全国高等职业教育预防医学专业规划教材

# 营养与食品卫生学

### （供预防医学及相关专业使用）

**主 编** 范 敏 贾 茜

中国协和医科大学出版社

北 京

## 内容提要

本教材是"全国高等职业教育预防医学专业规划教材"之一，系根据本套教材的编写指导思想和原则要求，结合专业培养目标和本课程要求的教学目标编写而成。内容涵盖了绪论、营养学基础、各类食物的营养价值、公共营养、特殊人群的营养、营养与营养相关疾病等。此外，本教材还增加了教学课件、思维导图、能力测试等数字资源，丰富了教材内容，增强了线上和线下教学的联动性，以提升学生学习的主动性和积极性。

本教材主要供预防医学及相关专业使用。

**图书在版编目（CIP）数据**

营养与食品卫生学 / 范敏，贾茜主编. -- 北京：中国协和医科大学出版社，2024.8
（全国高等职业教育预防医学专业规划教材）
ISBN 978-7-5679-2376-8

Ⅰ.①营… Ⅱ.①范… ②贾… Ⅲ.①营养学－高等职业教育－教材 ②食品卫生学－高等职业教育－教材 Ⅳ.①R15

中国国家版本馆CIP数据核字（2024）第085529号

| | |
|---|---|
| 主　　编 | 范　敏　贾　茜 |
| **策划编辑** | 沈紫薇 |
| **责任编辑** | 沈紫薇 |
| **封面设计** | 邱晓俐 |
| **责任校对** | 张　麓 |
| **责任印制** | 黄艳霞 |
| **出版发行** | 中国协和医科大学出版社 |

（北京市东城区东单三条9号　邮编100730　电话010-65260431）

| | |
|---|---|
| 网　　址 | www.pumcp.com |
| 印　　刷 | 涿州汇美亿浓印刷有限公司 |
| 开　　本 | 889mm×1194mm　　1/16 |
| 印　　张 | 19.25 |
| 字　　数 | 550千字 |
| 版　　次 | 2024年8月第1版 |
| 印　　次 | 2024年8月第1次印刷 |
| 定　　价 | 65.00元 |

# 编者名单

**主　编** 范　敏　贾　茜

**副主编** 何清懿　何　苗　尹文琴

**编　者**（按姓氏笔画排序）

王银成（肥城市市场监督管理局）

尹文琴（江苏护理职业学院）

刘钰妮（襄阳职业技术学院）

李　鑫（长沙卫生职业学院）

杨　超（航空工业襄阳医院）

肖婷婷（肇庆医学院）

何　苗（江苏医药职业学院）

何清懿（长沙卫生职业学院）

范　敏（襄阳职业技术学院）

罗　静（江苏护理职业学院）

贾　茜（泰山护理职业学院）

# 出版说明

随着我国公共卫生事业的发展和社会对公共卫生服务需求的增加，预防医学在保障人民健康、提高生活质量方面的作用日益突出。高等职业教育作为培养高素质预防医学人才的摇篮，承担着重要的使命与责任。在国家教育改革的引领下，高等职业教育逐渐向现代化、职业化和信息化发展，对教材编写提出了更高要求。

本套教材是以实践科学发展观为指导思想，以服务教学、指导教学、规范教学、适应我国医学教育改革为宗旨，立足高等职业教育教学实际，以胜任能力培养为目标，使课程设置与理论实践紧密衔接，突出教材内容的实用性、先进性、科学性和通用性。本套教材为新形态教材，具体体现为：体现教育改革精神与职业教育特色；注重产教融合，突出实践教学；以实际操作技能为导向，融入新技术、新方法；融合思政，强化价值引领；以学生为中心，丰富模块设计；纸质教材与数字教材融合；教材编写在贯彻职业教育理念的同时，亦充分体现现代化的教育思想和方法，以全面提升学生的创新精神、人文素养、胜任能力等综合素质，培养适应医疗卫生体制改革的复合型和应用型人才。

同时，本套教材的编写遵循教材编写的基本规律，秉持"三基、五性、三特定"的原则，注重基础理论、基本知识和基本技能的培养，内容深度和广度适应全国高等职业教育的需求。教材编写以预防医学专业的培养目标为导向，着重培养学生的职业技能，满足职业岗位需求、学生学习需求和社会需求。教材内容涵盖了预防医学领域工作岗位所需的知识、技能和素质，帮助学生全面理解工作岗位，培养科学的临床思维和学习方法，以满足社会对学生知识和技能的要求，强调培养学生的创新能力、信息获取技能和终身学习能力，确保教材的启发性。在编写过程中，我们充分考虑到高等职业教育的多样性，确保教材既能适应不同院校的需求，又能满足学生毕业时的知识和技能要求。

本套教材涵盖流行病学、传染病学、卫生统计学等10门课程，定位清晰、特色鲜明，具有以下特点。

一、体现教育改革精神与职业教育特色

本套教材强调实际操作和技能培训，注重培养学生的职业素养和实际工作能力。内容贴近职业实践，力求使学生能够顺利进入职业领域，成为胜任基层医疗机构或预防医学相关岗位的高级技术型专业人才。编写过程中，我们注重教材内容与实际工作岗位匹配，确保教材内容符合基层实际工作的需求。

二、注重产教融合，突出实践教学

高等职业教育强调产教深度融合，创新培养模式，这是职业教育的重要发展方向。本套教材的建设始终把提高人才培养质量放在首位，密切联系实际，突出实践教学，将专业内容设置与行业需求对接；推动教学与行业技术发展同步，使课程内容与职业标准对接；完善职业教育教学过程机制，使教学过程与实际工作过程对接。

三、以学生为中心，丰富模块设计

考虑到职业教育学生的年龄和学习特点，本套教材的模块设置丰富多样，包括案例导入、思维导图、执考知识点总结、习题等模块。这种结构不仅有助于学生理解和记忆知识点，还能提高学生的学习兴趣和效果。每个模块设计精细，既有理论讲解，又有实践应用，旨在全面提升学生的综合素质。

四、贴合公共卫生执业助理医师资格考试

为了帮助学生更好地应对公共卫生执业助理医师资格考试，本套教材对比了2019版和2024版考纲，将最新考纲的变化细致拆解到各章中，方便学生掌握最新的考试要求。这一设计使教材更具针对性和实用性，帮助学生高效备考，提升考试通过率。

五、纸数融合，丰富学习体验

本套教材采用纸数融合的形式出版，即在纸质教材内容之上，配套提供数字化资源。通过思维导图、课件等多种媒体形式强化内容呈现，丰富教学资源。读者可以直接扫描书中二维码，阅读与教材内容相关联的课程资源，从而丰富学习体验，使学习更加便捷。这种创新的学习方式，不仅提高了教学效果，也提升了学生的学习积极性和主动性。

希望本套教材的出版，能够推动高质量预防医学专业人才的培养，促进我国预防医学学科或领域的教材建设与教育发展，为我国公共卫生事业的发展和人民健康的保障作出积极贡献。

# 前言

高等职业教育预防医学专业的培养目标是培养能够胜任基层医疗机构或预防医学领域相关岗位的高级技术型专业人才，具备预防医学基本理论、基本知识，掌握预防评估和预防工作的基本技能及其应用能力，以及人际沟通、团队合作和充分利用社会预防资源的高级技能。

《营养与食品卫生学》为"全国高等职业教育预防医学专业规划教材"之一，系根据本系列教材的编写思想和原则要求编写而成。本教材从预防医学的观点出发，帮助学生深入理解食物、膳食与人体健康的关系，掌握营养与食品卫生学的基本理论、基本技能和学科发展方向，为增进人民体质、预防疾病，提高健康水平服务；为预防食物污染，提高食品质量，合理开发利用食物资源服务。本教材以高等职业教育预防医学专业的培养目标为导向，将正确的价值观融入编写工作，强化思政和医德医风教育，围绕建设高质量教育体系以及全民健康事业发展需求，紧扣高等职业院校培养高素质技能型人才的要求，对接行业需求，增强适用性。教材内容满足预防医学领域工作岗位的知识、技能、素质和心理需求，符合高等职业院校学生的认知特点和教学规律，满足社会对学生知识、技能和人文素质的要求，且具备可持续发展的潜力。教材严格遵守编写原则，遵循"三基、五性、三特定"的要求，基础理论和基本知识内容以"必要且充分"为准则，着重培养基本技能，确保教材既具有学科思想性和科学性，又具有实用性和前沿性。

本教材采用"纸数融合"的形式，在纸质版教材的基础上，增加了思维导图、教学课件、能力测试等数字资源，提升高等职业院校预防医学专业教育的效果与品质。每章起始设有案例导入，激发学生的学习兴趣。章末配有二维码，学生可通过扫码自我检验学习效果，开展案例讨论，拓展自主学习空间。后期会持续更新，不断融入符合学科发展规律和发展要求的新理念、新成果、新技术，打造优秀的立体化教材。

本教材主要内容共设十一章，包括绪论、营养学基础、各类食物的营养价值、公共营养、特殊人群的营养、营养与营养相关疾病、食品污染及其预防、食品添加剂及其管理、各类食品卫生及管理、食源性疾病及其预防、食品安全与食品安全监督管理。本教材主要供高等职业教育预防医学及相关专业使用。

本教材在编写过程中，得到了各位编者所在学校的领导及有关部门的大力支持和帮助，向所有支持帮助本教材编写和出版工作的领导、同行和所有编者致谢！

　　虽然在教材编写过程中我们对书稿进行了反复讨论和修改，但由于营养与食品卫生学的相关知识不断发展和更新，教材中难免存在疏漏与不足，恳请广大师生和读者提出宝贵意见，以便再版时进一步修订与完善。

编　者

2024年4月

# 目录

# 第一章 绪 论

学 习 目 标

**素质目标：**培养关注人群营养健康状况的职业素养，提高食品安全意识。

**知识目标：**掌握营养学、食品卫生学的定义及研究内容；熟悉营养学与食品卫生学的区别与联系，营养与食品卫生学的研究方法；了解营养学与食品卫生学的发展。

**能力目标：**能运用相关知识，开展营养与食品卫生相关工作和服务。

营养与食品卫生学（nutrition and food hygiene）是预防医学专业的主干课程之一，主要从预防医学的角度研究营养、饮食与人类健康的关系，以及据此提出预防疾病、保护和促进健康的措施、政策和法规等。因此，营养与食品卫生学同时具备自然科学和社会科学的属性，即科学性、实践性和应用性。

营养与食品卫生学属于预防医学范畴，它包含两个密切联系又相互区别的学科：营养学（nutrition science）与食品卫生学（food hygiene）。

## 案例导入

**【案例】**

王阿姨是一位全职妈妈，为了孩子的健康成长，她经常从网上学习营养知识和美食做法。她了解到孩子生长发育需要补充优质蛋白质，因此每餐都会有动物性食品，而且经常做孩子喜欢吃的红烧肉、炖排骨、糖醋里脊、粉蒸肉；她了解到薯类营养价值较高，所以用红薯、马铃薯作为主食；听说胡萝卜有营养，她把胡萝卜洗净后作为餐后水果。

**【问题】**

1. 你认为王阿姨的做法是否正确？

2. 请结合营养与食品卫生学知识，为王阿姨提供合理建议。

3. 讨论：在日常生活中，你曾遇到过哪些不符合营养与食品卫生学知识的行为。

核心知识拆解

# 第一节 营养学与食品卫生学

## 一、营养学的定义

"营"的含义是谋求,"养"的含义是养生,营养就是谋求养生。在我国传统医学中,养生是指保养、调养、颐养生命。现代意义上的营养是指机体从外界摄取食物,经过消化、吸收和代谢,将吸收的有效成分用以供给能量、构成和更新身体组织、满足生理功能和体力活动需要的生物学过程。合理营养、平衡膳食是人类维持生命、生长发育和健康的关键。

营养学是指研究膳食、营养素及其他食物成分对健康影响及改善措施的科学,即研究食物中对人体有益的成分及人体摄取和利用这些成分以维持、促进健康的规律和机制,在此基础上采取具体的、宏观的、社会性措施改善人类健康、提高生命质量。营养学涉及食物营养、人体营养和公共营养三大领域,根据研究内容可以分为基础营养、食物营养、公共营养、特殊人群营养和临床营养五大领域。

## 二、食品卫生学的定义

食品卫生学是研究食品中可能存在的、威胁人体健康的有害因素及其作用机制,并在此基础上提出预防措施,以提高食品安全性,预防食源性疾病,保护食用者健康的科学。

## 三、营养学与食品卫生学的区别与联系

**1. 区别** 营养学与食品卫生学在研究目的、研究方法、研究内容、理论体系、实践应用等方面各不相同。简而言之,营养学是研究食物中的有益成分与健康的关系,食品卫生学则是研究食物中有害成分与健康的关系。

**2. 联系** 营养学与食品卫生学同属预防医学领域,都是研究食物与人体健康关系的科学,两者具有相同的研究对象——食物和人体。

## 四、营养学与食品卫生学的研究内容与方法

### (一)营养学研究内容

营养学的研究内容主要包括食物营养、人体营养和公共营养三大方面。

**1. 食物营养** 主要研究食物的营养组成、功能及为改善、弥补食物的营养缺陷所采取的各种措施。此外,食物营养还研究对新食品原料的开发、利用等方面。

**2. 人体营养** 主要研究营养素与人体之间的相互作用。人体需摄入含有一定种类、数量、适宜比例营养素的食物来保持健康,营养素摄入不均衡会对健康造成危害。人体营养可分为正常人体营养和

临床营养。近年来，由于营养素摄入不平衡而导致的营养相关疾病的分子营养学基础研究及其营养预防已成为人体营养的重要研究内容。

**3. 公共营养** 主要通过营养监测、营养调查发现人群中存在的营养问题及其影响因素，并有针对性地提出改善或解决营养问题的措施。公共营养具有实践性、宏观性、社会性和多学科性等特点，其工作内容包括膳食营养素参考摄入量、膳食结构与膳食指南、营养调查与评价、营养监测、营养教育、营养干预、食物营养规划与营养改善、社区营养等。

### （二）食品卫生学研究内容

**1. 食品的污染** 主要研究食品中可能存在的有害因素的种类、数量、性质、来源、污染食品的程度、对人体健康的影响与作用机制，以及防止食品污染的措施等。

**2. 食品及其加工技术的卫生问题** 主要研究食品在生产、加工、运输、销售、储存等各环节可能或容易出现的卫生问题及预防管理措施。

**3. 食源性疾病及食品安全评价体系的建立** 食源性疾病主要是指食源性肠道传染病、人畜共患传染病、食源性寄生虫病和食物中毒等。建立完善的食品安全评价体系不仅有利于居民健康，更有利于国家经济发展和社会稳定。

**4. 食品安全监督管理** 主要研究我国食品安全法律体系的构成、性质及在食品安全监督管理中的地位与功能。食品安全标准作为我国食品安全法的主要法律依据，其相关的制定原则与制定程序也是食品卫生学的重要研究内容。食品卫生学还研究食品生产和加工、食品销售和餐饮服务的监督管理和质量保证体系，强化食品生产加工过程的管理手段，如建立食品良好生产规范（good manufacturing practice，GMP）、危害分析和关键控制点体系（hazard analysis and critical control point，HACCP）等也是保障食品安全的重要手段。

**5. 食品安全风险监测与预警** 食品安全风险监测是系统持续收集食源性疾病、食品污染以及食品中有害因素的监测数据及相关信息，并综合分析、及时报告和通报的活动。其目的是为食品安全风险评估、食品安全标准制定修订、食品安全风险预警和交流、食品安全监督管理等提供科学支持。

---

**知识拓展**

**食品安全风险监测的发展历程**

"民以食为天，食以安为先。"食品安全是国家物质发展和精神文明建设的重要体现。食品安全不仅要依靠国家法律的约束，也需要专业人员开展科学、严谨的食品安全风险监测。

2010年初，我国通过了《食品安全风险监测管理规定（试行）》，第一次对食品安全风险监测进行了法律界定与约束。2021年11月，根据《中华人民共和国食品安全法》及其实施条例的规定，经工业和信息化部、农业农村部、商务部、海关总署、市场监管总局、国家粮食和物资储备局同意，国家卫生健康委员会修订了《食品安全风险监测管理规定》。根据《2022年我国卫生健康事业发展统计公报》数据，截至2022年末，全国设置食品安全风险监测点2802个，对27大类10.1万份样品开展污染物及有害因素进行监测；在47 715个医疗卫生机构和3600个疾控机构开展食源性疾病监测。

---

### （三）营养学与食品卫生学的研究方法

营养学与食品卫生学所采用的研究方法具有很多相同之处。两者均采用流行病学、卫生统计学、食品理化检验学、实验动物学、生物化学、生理学、免疫学、微生物学、药理学、细胞生物学、分子遗传学、分子生物学及肿瘤学等相关学科领域的研究方法；按受试或实验对象的不同，两者的研究方法均可分为人群研究和实验室研究。但由于营养学与食品卫生学的研究目的不同，具体研究方法存在各自的特点和明显的不同，具体介绍如下。

**1. 营养学的研究方法** 按研究目的，可分为营养流行病学研究方法、分子营养学研究方法、营养缺乏病研究方法、营养代谢研究方法、营养状况评价方法、营养相关功能检测方法、食物营养与相关成分测定方法等。

**2. 食品卫生学的研究方法** 按研究目的，可分为食品卫生学检验方法、食品毒理学方法、食品安全性评价方法、食品中有毒物质限量标准的制定方法、食物中毒的调查处理方法、危险性分析方法、GMP和HACCP的建立方法，以及行政和法制监督管理方法等。

# 第二节 营养学的发展

## 一、营养学的发展历程

### （一）古代营养学的发展历程

根据《周礼·天官》记载，3000多年前我国西周时期官方医政制度把医学分为四大类：食医、疾医、疡医、兽医，其中食医排在"四医"之首。"食医，掌和王之六食、六饮、六膳、百羞、百酱、八珍之齐。"食医负责调配王室贵族饮食的寒温、滋味、营养等，相当于现代的营养师。

古代"膳食指南"始于我国。2000多年前的战国至西汉时期编写的中医经典著作《黄帝内经·素问》中提出"五谷为养、五果为助、五畜为益、五菜为充、气味合而服之，以补精益气"的原则，这是最早提出的膳食平衡理念。

食疗理念在我国源远流长。东晋葛洪撰写的《肘后备急方》记载了用豆豉、大豆、小豆、胡麻、牛乳、鲫鱼六种方法治疗和预防脚气病；唐代医学家孙思邈明确提出了"食疗"的概念和药食同源的观点，认为"用之充饥则谓之食，以其疗病则谓之药"，在饮食养生方面，他强调顺应自然，避免"太过"和"不足"的危害；唐代，我国第一部食疗专著《食疗本草》成书，作者为孟诜，后经张鼎增订；宋代《太平圣惠方》中记载了28种疾病的食疗方法；元代忽思慧等撰写的《饮膳正要》最早从健康人的立场出发，通过饮食营养，滋补身体，达到强身养生的目的，并对各种保健食物、补益药膳及烹调方法进行了研究和记载；明代李时珍总结了我国16世纪以前的药学经验，撰写了《本草纲目》，其中有关抗衰老的保健药物及药膳就达253种，代表了我国古代食疗的高峰。

国外最早关于营养方面的记载始见于公元前400多年的著作中。古希腊名医希波克拉底（Hippocrates）在公元前400多年已认识到膳食营养对于健康的重要性，在《希波克拉底誓言》中提到了饮食和生活方式对健康的影响，他提出"让食物成为你的药物，让药物成为你的食物"（Let food be the medicine and medicine be the food）的观点，与我国古代"药食同源"学说有惊人相似之处。

### （二）现代营养学的发展历程

现代营养学始于18世纪中叶。1785年法国发生"化学革命"，鉴定了一些主要化学元素并建立了一些化学分析方法，才开始了现代意义上的营养学研究。一般认为现代营养学可分为3个时期。

**1. 营养学的萌芽和形成期**　为1785—1945年，该时期形成了营养学的基本概念、理论；建立了食物成分的化学分析方法和动物实验方法；明确了一些营养缺乏病的病因；分离和鉴定了食物中绝大多数营养素。该时期是营养学发展的黄金时期。1934年，美国营养学会的成立标志着现代营养学的基本框架已经形成。该时期是营养学历史上突破最大、最多的时期，产生了许多代表性成果。

（1）1785年，法国化学家贝托莱（Berthollet）证明动物、植物体内存在氨和氮，标志着现代营养学的开端。

（2）1839年，荷兰科学家莫伊尔德（Mulder）首次提出"蛋白质"（protein）一词。

（3）1842年，德国有机化学家李比希（Liebig）提出机体营养过程是对蛋白质、脂肪和碳水化合物的氧化过程，并指出碳水化合物可在体内转化为脂肪。

（4）1860年，德国生理学家伏伊特（Voit）建立了氮平衡学说，并首次系统提出蛋白质、碳水化合物和脂肪的每日供给量；1894年，德国生理学家鲁伯纳（Rubner）建立了测量食物代谢燃烧产生热量的方法，提出了热量代谢的体表面积法则和鲁伯纳生热系统；1899年，美国科学家阿特沃特（Atwater）提出了阿特沃特生热系数，修正了三大供能营养素能量参考值。

（5）1912年，波兰裔美国科学家冯克（Funk）认定食物中有防治夜盲症、脚气病、坏血病和佝偻病的物质——维持生命的胺素（Vitamine）。1928年，匈牙利生物化学家圣捷尔吉（Szent-Gyorgyi）成功地从牛的副肾腺中分离出1克纯维生素C。

（6）1928年，中国生物化学家吴宪编著了我国第一本营养学教材《营养概论》，是我国学者撰写的第一本现代营养学著作，同年还发表了我国历史上第一份有意义的"食物成分表"——《中国食物的营养价值》（*Nutrition Value of Chinese Food*）。

（7）1936年，中华医学会公共卫生委员会组建营养委员会。1937年，营养委员会提出"中国民众最低限度之营养需要"，为我国第一次发布国民营养需要量文献。

（8）1942年，罗斯（Rose）根据人体试验确认成人有8种必需氨基酸。

**2. 营养学的全面发展和成熟期**　为1946—1984年，该时期继续发现了一些新营养素，并系统研究了这些营养素消化、吸收、代谢及生理功能，营养素缺乏引起的疾病及其机制；关注营养缺乏和营养过剩对人类健康的危害；公共营养的兴起是该时期营养学发展的显著特点。

以战时调整食物结构的政策以及预防营养缺乏病所采取的社会性措施为基础，第二次世界大战后，营养工作的社会性不断得到加强，随后在世界卫生组织（World Health Organization，WHO）和联合国粮食及农业组织（Food and Agriculture Organization of the United Nations，FAO）的努力下，加强了全球营养工作的宏观调控性质，公共营养学应运而生。

中华人民共和国成立后，我国营养学和人民营养事业有了长足发展。根据营养学家的建议，国家采取了对主要食品统购、统销和价格补贴政策，保证了食物合理分配和人民基本需要。设置了营养科研机构，在全国各级医学院开设了营养卫生课程，为我国培养了大批营养专业人才队伍。结合国家建设和人民健康需要，开展了多方面富有成效的工作，先后进行了"粮食适宜碾磨度""军粮标准化""5410豆制代乳粉""提高粗粮消化率"等研究工作。1952年，我国出版了第一版《食物成分表》。1955年，提出中华人民共和国成立后第一个营养素供给量建议（recommended dietary allowance，RDA）。1959年，开展了我国历史上第一次全国性营养调查。

**3. 营养学发展的新的突破和孕育期**　为1985年至今，该时期有如下特点。

（1）营养学研究领域更加广泛：除传统营养素外，植物化学物对人体健康的影响及其对慢性病的防治作用逐渐成为营养学研究热点；不仅研究营养素的生理功能，还研究其对疾病的预防和治疗作用。

（2）营养学研究内容更加深入：1985年分子营养学（molecular nutrition）名词的提出，以及2006年《分子营养学》教材的出版，分别标志着分子营养学研究的开始和这门学科的成熟。分子营养学从微观的角度研究营养与基因之间的相互作用及其对人类健康的影响。

（3）营养学研究内容更加宏观：2005年5月发布的《吉森宣言》（*Giessen declaration*）及同年9月第十八届国际营养学大会上均提出了营养学的新定义：营养学（也称为新营养学，new nutrition science）是一门研究食品体系、食品和饮品及其营养成分与其他组分和它们在生物体系、社会和环境体系之间及之内的相互作用的科学。新营养学特别强调营养学不仅是一门科学，还是三位一体的综合性学科。因此，新营养学比传统营养学的研究内容更加广泛和宏观。新营养学的进一步发展将从生物学、社会学和环境科学的角度，综合制定"人人享有安全、营养食品"权利的方针、政策，最大限度地开发人类潜力，享有健康的生活，发掘、保持和享受多元化程度逐渐提高的居住环境与自然环境。

在此时期，我国的营养学研究成果也不断丰富。1988年中国营养学会修订了每人每天膳食营养素供给量，并于1989年制定了我国第一个膳食指南。与此同时，我国的营养科学工作者进行了一些重要营养缺乏病（包括克山病、碘缺乏病、佝偻病及烟酸缺乏症等）的防治研究，并结合防治克山病及硒中毒的研究结果，提出了人体硒需要量，受到各国学者的高度重视。另外，在基础营养学研究，如我国居民蛋白质、能量需要量以及利用稳定同位素技术检测微量元素、体内代谢等研究领域已接近世界先进水平，并取得了重要成果。

根据社会发展和居民膳食结构的改变，1997年、2007年、2016年和2022年中国营养学会先后修订了《中国居民膳食指南》，并发布了《中国居民平衡膳食宝塔》；2000年，中国营养学会发布了我国第一部《中国居民膳食营养素参考摄入量》，并于2013年和2023年进行了两次修订。

1993年，国务院发布了《九十年代中国食物结构改革与发展纲要》；1994年，国务院颁布了《食盐加碘消除碘缺乏危害管理条例》；1997年，国务院办公厅发布了《中国营养改善行动计划》；2001年和2014年分别发布了《中国食物与营养发展纲要（2001—2010年）》和《中国食物与营养发展纲要（2014—2020年）》；2017年，国务院办公厅印发《国民营养计划（2017—2030年）》；2019年，《中国食物与营养发展纲要（2021—2035年）》研究编制工作启动。

## 二、营养学的发展趋势

**1. 加强营养学的基础研究**　深入研究营养素在人体的代谢过程、生理功能、作用机制，以及食物（农产品、食品）营养功能评价研究。

**2. 植物化学物的研究**　重点研究植物化学物的提取、分离和纯化，进一步发掘植物化学物在预防和治疗营养相关疾病方面的作用。

**3. 分子营养学的研究**　重点研究营养基因组学及基因多态性对营养素代谢的影响。这些分子营养学基础工作的完成，将推进营养物质在分子和基因水平对机体代谢的调节作用和机制的研究，也将为从分子水平采取有针对性的个体化及人群营养预防措施提供科学依据。

**4. 营养相关疾病的研究**　一方面，从细胞、分子生物学水平探讨与钙、锌、硒、铁和维生素D等微量营养素缺乏有关的生物标志物，从而为这些缺乏病的诊断提供特异、敏感的标志物。另一方面，重点研究膳食结构、食物成分与慢性病的关系，从微观与宏观两个方面同时入手，探讨防治慢性病的有效措施。推进食品营养标准体系建设，健全居民营养监测制度，强化重点区域、重点人群营养干预。

**5. 新营养学的研究**　新营养学是在公共营养的基础上，在研究领域与研究范围上进一步扩展，如营养生态学、营养经济学、营养政策学、营养管理学等。另外，还急需培养开展这些交叉学科研究工作所需要的专业人才。

**6. 传统食养产品研究**　发挥中医药特色优势，制定符合我国现状的居民食养指南，引导居民养成符合我国不同地区饮食特点的食养习惯。推动传统食养与现代营养学、体育健身等有效融合，推进传统食养产品的研发及产业升级换代，将现代食品加工工业与传统食养产品、配方等相结合，推动产品、配方标准化，产业规模化，形成一批社会价值和经济价值较大的食养产品。

**7. 营养健康基础数据共享利用研究** 依托现有信息平台，加强营养与健康信息化建设，完善食物成分与人群健康监测信息系统。构建信息共享与交换机制，推动互联互通与数据共享。建设跨行业集成、跨地域共享、跨业务应用的基础数据平台。建立营养健康数据标准体系和电子认证服务体系。积极推动"互联网＋营养健康"服务，促进大数据应用试点示范，带动以营养健康为导向的信息技术产业发展。

# 第三节 食品卫生学的发展

## 一、食品卫生学的发展历程

### （一）古代食品卫生学的发展历程

人类对食品可能造成人体健康损害甚至死亡的认识，最早可追溯到人类的起源。采集狩猎时期，人类主要靠捕猎和采集野果维持生命，已认识到有些动植物是有毒的，可使人中毒甚至死亡，这也是该时期存在的主要食品卫生问题。这一时期，食品卫生主要依赖于日常生活经验和传统习俗，人类通过观察食物的颜色、气味和口感来判断其是否安全可食。

进入新石器时代，人类生产食物的技术与能力明显提高，出现了过剩的食物需要储藏，从而出现了食物腐败变质（food spoilage）和食物中毒（food poisoning）问题，食物保存方法和生产耐储藏食物的新技术应运而生。大约在公元前6000年，苏美尔人和巴比伦人开始了原始的啤酒酿造。我国周代，人们就能制造出酒、醋、酱等发酵食品。这一时期还出现了腌制、熏制、自然风干和冷冻等食品保存技术，食盐、食醋、天然香料和天然草药等食品添加剂也开始应用。我国夏商周时期，青铜制造工艺达到鼎盛，并广泛用作食品容器，因此经常发生铅中毒事件；这一时期流行的炼丹术（国外称炼金术），使得含汞物质进入人体，而经常引发中毒事件。随着农业的发展，玉米、小麦得到大面积种植，食物来源的多样化也增加了食品安全的风险，出现了玉米、小麦被真菌污染而发生中毒事件。公元857年，德国发生麦角中毒事件，这是第一次记录在案的由麦角菌引起的人类中毒事件。

随着文明的发展，食品卫生逐渐受到重视，并制定了相应的法律。古埃及人制定了关于食品储存和加工的卫生规定；古希腊和古罗马则建立了较为完善的食品市场监管体系；中世纪罗马与意大利设置了专管食品卫生的"市吏"；我国周代就已经设置了"凌人"，专司食品冷藏防腐；春秋时期，《论语·乡党》中记载"食饐而餲，鱼馁而肉败，不食。色恶，不食。臭恶，不食。失饪，不食。不时，不食"；唐代《唐律》规定了处理腐败食品的法律准则，如"脯肉有毒曾经病人，有余者速焚之，违者杖九十；若与人食，并出卖令人病者徒一年；以故致死者，绞"。

这些早期的食品卫生观念和实践经验为后来的食品卫生学发展奠定了基础。

### （二）现代食品卫生学的发展历程

**1. 现代食品卫生学的形成期** 这一时期从18世纪末至20世纪中叶，18世纪末法国的"化学革命"为食物中化学污染物的发现与研究奠定了基础。该时期由于化学、微生物学、物理学、生理学等学科所取得的突破性成就，使现代食品卫生学不仅得以建立，而且取得了迅猛发展。细菌污染与食品腐败变质，食物中毒，食品的伪造、掺假、掺杂等问题是这一时期存在的主要食品卫生学问题。

1683年，荷兰科学家列文虎克（Leeuwenhoek）第一次在显微镜下观察到细菌。1837年，法国微生物学家巴斯德（Pasteur）第一次认识到食品中微生物的存在及其作用，证明牛奶变酸是由微生物引起的；1860年他第一次用加热的方法杀死了葡萄酒和啤酒中的有害微生物，即"巴氏消毒法"。巴斯德的发现为现代食品微生物学的发展奠定了基础。这一时期，人们逐渐认识到食品中的化学性污染物（如汞、镉、砷、铅等）和生物性污染物（如沙门菌、肉毒梭菌等）的性质与结构，并建立了相应的分析、检测与鉴定方法，明确了微生物污染在食品腐败变质及食物中毒过程中的作用，开始尝试用高压灭菌消毒、防腐剂及其他一些方法来延长食品保存期。为了追逐高额利润，这个时期也出现了食品伪造、掺假、掺杂等问题，因此许多国家建立了食品法。1851年法国颁布了《取缔食品伪造法》、1872年英国颁布了《禁止食品、饮料与药品掺假法》、1906年美国国会通过了《纯净食品药品法》。

**2. 现代食品卫生学的快速发展期**　第二次世界大战结束以后，科学技术的快速发展带动了工业、农业、商业等的迅猛发展。这种快速发展直接或间接促进了食品卫生学的进一步发展与完善。

（1）理论与技术研究：食品毒理学理论与食品安全性评价程序的建立及危险性分析方法的应用，都为评价食品中各种有害因素的毒性及制定食品卫生标准提供了依据与保证；食品卫生监督管理概念及理论体系的提出，为确保食品卫生及安全提供了强有力的保障；一些现代化、高精度仪器，如色谱仪和分光光度计、气质联用仪、液质联用仪、磁共振仪等在食品卫生学领域的应用，使发现与鉴定食品中新的化学性污染物及检测食品中痕量污染物成为可能；细胞生物学、分子遗传学、免疫组织化学、分子生物学等技术及同位素示踪技术等的应用，进一步阐明了食品污染物在体内的代谢、毒性作用性质、作用机制及敏感、特异的生物标志物，为进一步修订污染物的食品安全标准奠定了基础。

（2）食品污染物研究：食品的化学性污染是第二次世界大战结束后食品卫生的最主要问题，也是发展最快、最具特征的一个领域。工业盲目、无节制、无秩序地扩张与发展，导致工厂排放的"三废"一度失去控制，从而造成环境及食品的严重污染，如在日本曾出现过水俣病、痛痛病等"公害病"。此外，为增加粮食产量，大量使用农药、化肥、除草剂、植物生长调节剂等，也导致了环境及食品的严重污染。为促进畜牧业的快速发展，在畜、禽养殖过程中大量使用兽药、激素及各种添加剂，从而导致这些化学物质在畜、禽产品中过量残留，并对人体造成一定危害，其中最典型的是盐酸克伦特罗（瘦肉精）。食品添加剂及各种容器包装材料在食品生产、加工、储藏过程中的广泛应用，加重了食品化学性污染的严重局面。在腌制、发酵、烧烤、熏制等食品中发现了具有致突变、致畸、致癌作用的毒性化学污染物。

（3）生物性污染物研究：该时期发现了真菌污染的严重性，鉴定了一系列真菌毒素的化学结构，并阐明了这些毒素的毒作用性质及作用机制。1960年，发生了黄曲霉毒素造成英国10万只火鸡死亡事件之后，真菌毒素的研究才开始得到世界各国和国际有关组织的高度重视。

（4）物理性污染物研究：食品的放射性污染是20世纪50年代中期提出并纳入食品卫生学的新问题，其原因是世界上的一些超级大国竞相开发核武器，开展核试验，建立核反应堆，偶尔会出现核爆炸试验、核反应堆意外污染和意外泄漏事件，如比基尼群岛氢弹试验、苏联切诺贝利核反应堆和英国核反应堆意外泄漏事件，都曾造成食品的严重污染。此外，经常性的放射性物质开采、冶炼，工业、医疗放射性物质的应用，也会造成环境及食品的污染。因此，世界各国都建立了包括食品在内的环境放射性污染监测系统，制定并不断修订"食品中放射性物质限量标准"和"食品放射性管理办法"。

（5）食品卫生监督与管理研究：鉴于食品污染的广泛性和严重性，迫切需要将食品卫生学在理论和技术研究方面所取得的成果应用于生产和生活实际，以保护人类健康。世界各国都非常重视食品卫生监督与管理工作，不仅提出了食品卫生监督与管理的概念及理论体系，还成立了相应的组织管理机构，并开展了卓有成效的工作。1963年，联合国粮农组织和世界卫生组织共同成立了食品法典委员会（Codex Alimentarius Commision，CAC），主要负责制定推荐的食品卫生标准及食品加工规范，协调各国的食品卫生标准并指导各国和全球食品安全体系的建立。此外，世界各国都制定了本国的食品卫生法及与之配套的技术规范、规章、办法等，各国政府也设有专门负责食品卫生监督与管理的部门，并有专业人员队伍负责食品卫生的日常监督与管理，从而基本上保障了食品安全。

## 二、我国现代食品卫生学的发展

**1. 食品卫生法制管理** 我国食品卫生的法制化管理始于20世纪50年代，1953年，全国开始建立卫生防疫站，食品卫生工作是卫生防疫工作的重点之一。1965年，国务院批转了卫生部、商业部、第一轻工业部、中央工商行政管理局、全国供销合作总社制定的《食品卫生管理试行条例》。1979年，国务院正式颁布了《中华人民共和国食品卫生管理条例》。1982年11月，第五届全国人大常委会第二十五次会议通过了《中华人民共和国食品卫生法（试行）》。1995年10月，第八届全国人大常委会第十六次会议审议通过了正式的《中华人民共和国食品卫生法》。为了从源头上保障农产品质量安全，进一步健全和完善保障食品安全的法律，2006年4月，第十届全国人大常委会第二十一次会议通过了《中华人民共和国农产品质量安全法》。2009年2月，第十一届全国人大常委会通过了《中华人民共和国食品安全法》（以下简称《食品安全法》），从食品卫生到食品安全，这意味着食品与健康的范围扩大了，食品安全不仅包括食品卫生，还包括质量安全、营养安全等。2015年10月，修订后的《食品安全法》正式实施。2018年12月和2021年4月，第十三届全国人大常委会第七次会议和第二十八次会议分别对《食品安全法》进行了修正。

**2. 研制和实施食品卫生标准** 我国自20世纪50年代开始研制和实施食品卫生标准，当时主要是针对发现的某些比较突出的食品卫生问题制定单项卫生标准，如1953年卫生部制定的酱油中的砷限量指标。1960年国务院转发了卫生部、中华人民共和国国家科学技术委员会等制定的《食用合成染料管理暂行办法》，规定了允许使用的五种合成色素和使用限量。20世纪70年代末，提出了粮、油、肉、蛋、乳等易发生食品卫生问题的食品产品卫生标准，以及食品添加剂、汞、黄曲霉毒素、六六六和滴滴涕、放射性物质限量等14类54项卫生标准。到20世纪90年代末，我国制定的各类食品卫生标准多达500余项。2009年食品安全法实施以后，明确规定了食品安全国家标准由国务院卫生行政部门会同国务院食品安全监督管理部门制定、公布，国务院标准化行政部门提供国家标准编号。2022年，国家卫生健康委员会发布《食品安全标准与监测评估"十四五"规划》，提出以提升卫生健康系统基层食品安全风险防范能力为重点，并明确了"十四五"期间我国食品安全标准与监测15项重点工作任务。

**3. 建立和完善食品检验方法** 1959年以前，我国没有统一的食品理化检验方法，食品微生物检验方法是伴随着我国食品污染事件的发生而逐步建立和发展的。1960—1962年，我国证实了副溶血性弧菌是引起食物中毒的病原菌，并建立了一整套常规检验方法及生化、血清、噬菌体的分型技术。1976年，卫生部颁布了《食品卫生检验方法（微生物学部分）》；1978年，卫生部首次颁布《食品卫生检验方法（理化部分）》；20世纪80年代初期，该方法上升为国家标准；2010年后，该方法修订为食品安全国家标准。1984年，颁布了《食品卫生微生物学检验》（GB 4789—84）国家标准；2004—2008年，对其进行了全面系统修订，增加了对微生物实验室的基本要求、国际食品微生物标准委员会的采样方案、样品检验的质量控制和检验后样品的处理，并制定了食品中大肠埃希菌$O_{157}$：$H_7$及阪崎肠杆菌等的检验方法；2010年后修订为食品安全国家标准。2011年，国家食品安全风险评估中心成立，建立了食源性疾病主动监测与预警网络，从而更准确地掌握我国食源性疾病的发病和流行趋势，提高食源性疾病的预警与防控能力。

**4. 研究与解决重要食品卫生问题**　我国科学工作者先后进行了酵米面和变质银耳中毒、变质甘蔗中毒及肉毒毒素中毒的研究与控制；有机氯农药残留、辐照食品的研究与标准制定；工业废水灌溉农田的安全性评价；主要酒类中氨基甲酸乙酯的风险评估；牛乳头奶中硫氰酸盐本底含量调查；我国居民即食食品中单核细胞增生李斯特菌的定量风险评估；食品安全突发事件的应急处理等相关研究工作，为保障我国人民的健康与食品安全发挥了良好的作用。

**5. 建立食品安全监测体系和食品安全控制技术**　参照全球环境、食品污染监测与评估计划，自2000年开始卫生部在全国建设食品污染物监测网；《食品安全法》颁布后建立了全国食品安全风险监测网，对食品污染物、食源性致病菌和食源性疾病进行常规监测；1990年、1992年、2000年、2007年、2009年、2016年，开展了六次全国总膳食研究（total diet study，TDS），开展了二噁英及其类似物、新型溴系阻燃剂、全氟烷基化合物及其替代物，以及新兴毒素的真菌毒素、农药残留和兽药残留高通量筛查与靶向检测等近千个化合物的检测，进而获得了污染物膳食暴露量，为国家食品安全风险评估项目和国家食品安全标准的限量制定提供了有力支持。20世纪80年代，危害分析与关键控制点（HACCP）传入我国，20世纪90年代开始在我国食品企业中应用，先后对乳制品、肉制品、饮料、水产品、酱油、益生菌类保健食品、凉果和餐饮业等食品加工行业及餐饮行业的安全管理开展试点研究，相继颁布《食品企业HACCP实施指南》《危害分析与关键控制点（HACCP）体系及其应用指南》（GB/T 19538），以及乳制品、速冻食品、肉制品、调味品等HACCP的应用指南。2003年，卫生部发布了《食品安全行动计划》，规定至2006年所有的乳制品、果蔬汁饮料、碳酸饮料、含乳饮料、罐头食品、低温肉制品、水产品加工企业、学生集中供餐企业实施HACCP管理。2007年，酱油、食醋、植物油、熟肉制品等食品加工企业、餐饮业、快餐供应企业和医院营养配餐企业实施HACCP管理。《食品安全法》也明确规定，国家鼓励食品生产经营企业符合良好生产规范要求，实施HACCP体系，提高食品安全管理水平。

**6. 参与国际事务**　我国于1984年加入食品法典委员会（CAC），经国务院批准于1986年成立了中国食品法典委员会。2000年，随着我国加入世界贸易组织（World Trade Organization，WTO），卫生部成立了CAC专家组，加强对国际法典标准的跟踪研究。2002年，中国首次牵头组织起草《减少和预防树果中黄曲霉毒素污染的生产规范》，该规范于2005年7月第28届CAC大会获得顺利通过。2006年7月，我国成为CAC委员会食品添加剂规范典委员会（Codex Committee on Food Additives，CCFA）和农药残留规范典委员会（Codex Committee On Pesticide Residues，CCPR）的主席国。2007年4月和2008年4月，在北京举办的第39届和第40届CCFA会议获得了巨大成功，兑现了中国政府向CAC及其成员国的承诺，赢得了国内外各界的高度评价，提升了我国在食品法典领域的国际地位。

### 三、我国食品安全及监督管理面临的主要问题

食品安全是世界各国都非常关注的重大问题，食品安全问题同样也是我国公共卫生面临的挑战之一。

**1. 食品安全面临的主要问题**　我国食品安全工作仍面临不少困难和挑战，如微生物和重金属污染，农药、兽药残留，食品添加剂不规范使用，制假售假等问题时有发生，环境污染对食品安全的影响逐渐显现，一些生产经营者主体责任意识不强，食品行业新业态、新资源潜在风险增多，营养缺乏和营养过剩等问题共存，不仅严重影响国民的健康寿命和生活质量，也直接影响健康中国建设目标的实现。

**2. 食品安全监督管理面临的主要问题**　当前，卫生健康系统食品安全与营养健康工作的发展速度和人民群众不断增长的健康需求还有一定差距。在体系和能力建设方面，国家和省级风险评估条件保

障尚不能适应风险管理的要求，市县级人才队伍和技术能力尚难以满足食品安全事故流行病学调查、食源性疾病防控、医防融合的需要。在工作机制方面，部门联动、资源利用、信息整合共享还不够充分，风险监测、风险评估与标准研制衔接有待强化，食源性疾病监测预警机制尚待完善。

**本章小结**

**教学课件**

**执考知识点总结**

本章无执考知识点。

**拓展练习及参考答案**

（贾　茜）

# 第二章 营养学基础

营养(nutrition)是指人体从外界环境摄取食物，经过消化吸收和代谢后，构成和更新身体组织、满足生理功能和体力活动需要的生物学过程。营养在人的生命活动中起着非常重要的作用，是决定人体健康的重要因素。

营养素（nutrient）是指维持机体繁殖、生长发育和生存等一切生命活动和过程，需要从外界环境中摄取的物质。来自食物的营养素种类繁多，人体所需的营养素有40多种，根据其化学性质和生理作用分为五大类，即蛋白质（protein）、脂类（lipids）、碳水化合物（carbohydrate）、矿物质（mineral）和维生素（vitamin)。根据人体的需要量或体内含量多少，可将营养素分为宏量营养素（macronutrients）和微量营养素（micronutrients)。

**1. 宏量营养素** 包括碳水化合物、脂类和蛋白质，这三种营养素经体内氧化可以释放能量，又称产能营养素（calorigenic nutrients)。人体对宏量营养素需要量较大。碳水化合物是机体的重要能量来源，人体所需能量的50% ～ 65%由食物中的碳水化合物提供。脂肪作为能源物质在体内氧化时释放的能量较多，可在机体大量储存。一般情况下，人体主要利用碳水化合物和脂类氧化供能，在机体所需能源物质供能不足时，可将蛋白质氧化分解获得能量。

**2. 微量营养素** 相对宏量营养素来说，人体对微量营养素需要量较少，包括矿物质和维生素。根据在体内的含量不同，矿物质又可分为常量元素（macroelements）和微量元素（microelements)。维生素则可分为脂溶性维生素（lipid-soluble vitamins）和水溶性维生素（water-soluble vitamins)。

案例导入

**【案例】**

据多家媒体报道，2020年5月，湖南某县多名家长发现自己孩子食用一款"倍氨敏"产品后，身体出现湿疹，体重严重下降，头骨畸形似"大头娃娃"，还有不停拍头等异常情况。

2021年2月19日，国家市场监督管理总局官网发布一批落实食品药品安全"四个最严"要求专项行动典型案例。其中，曾将蛋白固体饮料"倍氨敏"虚假宣传为特殊用途奶粉，适合过敏体质宝宝的某商家被顶格罚款200万元。63名该产品的消费者已获赔1 029 940.58元。

【问题】

1. 该事件中患儿出现身体异常是由于缺乏哪种营养素所导致的？
2. 该营养素长期摄入不足会有哪些危害？
3. 该商家违背了社会主义核心价值观中的什么价值准则？

## 核心知识拆解

# 第一节 蛋 白 质

蛋白质（protein）是以氨基酸为基本单位，通过肽键连接起来的一类含氮大分子有机化合物，是生命和机体的物质基础，从机体的构成到一切生命活动，几乎都离不开蛋白质，因此没有蛋白质就没有生命。

## 一、蛋白质的生理功能

### （一）人体组织的构成成分

人体的一切细胞组织都含有蛋白质，如骨骼和牙齿中含有大量的胶原蛋白、指甲与皮肤表层含有角蛋白、肌肉组织中含有肌红蛋白等。人体在生长发育过程中包含着蛋白质的不断增加，在细胞死亡或组织修复的同时，蛋白质组成的新细胞也在不断地再生。总之，蛋白质是人体一切细胞和组织的基本成分，是组织器官生长发育、更新和创伤修复的主要原料。在正常成人体内，蛋白质占体重的16%～19%，每天约有3%的蛋白质被更新。

### （二）构成体内多种重要的生理活性物质

体内很多重要的生理活性物质有蛋白质成分，如催化体内物质代谢和生理生化过程的蛋白酶类，调节各种代谢活动和生理生化反应的蛋白质类激素，携带和运输氧的血红蛋白，参与和维持肌肉收缩的肌钙蛋白、肌动蛋白等。

### （三）供给能量

蛋白质通过代谢可以为人体提供热能，是三大产能营养素之一。每克蛋白质提供17kJ（4kcal）的热能。

### （四）提供特殊氨基酸

蛋白质中的甲硫氨酸（蛋氨酸）是体内最重要的甲基供体，为体内很多含氮物质如肌酸、肾上腺素、肉碱等的合成提供甲基。此外，甲基化在蛋白质和核酸的修饰加工方面也极为重要。牛磺酸在出生前后中枢神经系统和视觉系统发育中起关键作用。精氨酸能增加淋巴因子的生成与释放。

## 二、氨基酸、氨基酸模式与蛋白质互补

氨基酸是构成蛋白质的基本单位，构成人体蛋白质的氨基酸有20多种。人体必需但体内不能合成或合成速度不能满足机体需要，必须从食物中获得的氨基酸，称为必需氨基酸（essential amino acid），包括异亮氨酸、亮氨酸、赖氨酸、甲硫氨酸、苯丙氨酸、苏氨酸、色氨酸、缬氨酸和组氨酸。组氨酸为婴儿必需氨基酸，1985年联合国粮食及农业组织（FAO）/世界卫生组织（WHO）的报告中认为组氨酸也是成人必需氨基酸。人体需要，但能在体内合成，不需要从食物中获得的氨基酸，称为非必需氨基酸，如天冬氨酸、谷氨酸、甘氨酸、丝氨酸、丙氨酸、脯氨酸等。正常人可以自身合成，但在创伤、感染、剧烈运动及高分解代谢等特殊条件下会相对缺乏，需要外源性补充的氨基酸，如精氨酸和谷氨酰胺。或者是能减少必需氨基酸需求的氨基酸，如酪氨酸和半胱氨酸，被称为条件必需氨基酸。

人体蛋白质及各种食物蛋白质在必需氨基酸的种类和含量上存在着差异，在营养学上用氨基酸模式（amino acid pattern）来反映这种差异。氨基酸模式即蛋白质中各种必需氨基酸的构成比例。其计算方法是将该种蛋白质中的色氨酸含量定为1，分别计算出其他必需氨基酸的相应比值，这一系列的比值就是该种蛋白质的氨基酸模式（表2-1）。

表2-1　人体和几种食物的蛋白质氨基酸模式

| | 异亮氨酸 | 亮氨酸 | 赖氨酸 | 甲硫氨酸+半胱氨酸 | 苯丙氨酸+酪氨酸 | 苏氨酸 | 缬氨酸 | 色氨酸 |
|---|---|---|---|---|---|---|---|---|
| 人体 | 4.0 | 7.0 | 5.5 | 3.5 | 6.0 | 4.5 | 5.0 | 1.0 |
| 全鸡蛋 | 3.2 | 5.1 | 4.1 | 3.4 | 5.5 | 2.8 | 3.9 | 1.0 |
| 牛奶 | 3.4 | 6.8 | 5.6 | 2.4 | 7.3 | 3.1 | 4.6 | 1.0 |
| 牛肉 | 4.4 | 6.8 | 7.2 | 3.2 | 6.2 | 3.6 | 4.6 | 1.0 |
| 大豆 | 4.3 | 5.7 | 4.9 | 1.2 | 3.2 | 2.8 | 3.2 | 1.0 |
| 面粉 | 3.8 | 6.4 | 1.8 | 2.8 | 7.2 | 2.5 | 3.8 | 1.0 |
| 大米 | 4.0 | 6.3 | 2.3 | 2.3 | 3.8 | 2.9 | 4.8 | 1.0 |

当食物蛋白质氨基酸模式与人体蛋白质氨基酸模式越接近时，必需氨基酸被机体利用的程度越高，食物蛋白质的营养价值也越高。所含必需氨基酸种类齐全、数量充足、比例适当，可用作评价食物蛋白质营养价值参照物的蛋白质称为参考蛋白质，常用鸡蛋蛋白质和人乳蛋白质作为参考蛋白质。

食物蛋白质中一种或几种含量相对较低，影响蛋白质利用率的必需氨基酸称为限制氨基酸。其中含量最低的称第一限制氨基酸，以此类推。例如，大米和面粉的第一限制氨基酸为赖氨酸，大豆的第一限制氨基酸为甲硫氨酸。不同的蛋白质所含必需氨基酸的种类和数量不同。两种或两种以上食物蛋白质混合食用，其所含必需氨基酸种类和数量之间相互补充，提高食物蛋白质营养价值的作用，称为蛋白质互补作用（proteincomplementary action）。例如，将大豆和米面同时食用，大豆蛋白质可弥补米面蛋白质中赖氨酸的不足，米面也可在一定程度上补充大豆蛋白质中甲硫氨酸的不足，起到互补作用。因此，要养成良好的饮食习惯，不挑食、不偏食，发挥蛋白质的互补作用，以提高食物蛋白质的利

用率。

## 三、氮平衡

机体内的蛋白质始终处于合成与分解的动态变化中。体内的蛋白质均由碳、氢、氧、氮等元素组成，是机体氮元素的唯一来源。因此，通常以氮平衡来衡量人体蛋白质需要量和评价人体蛋白质营养状况。氮平衡是指摄入氮与排出氮的动态平衡。机体在不同生理状况下可以出现以下三种不同的氮平衡。

**1. 零氮平衡** 指摄入氮＝排出氮（尿氮、粪氮、皮肤氮等氮损失），表示组织蛋白质的合成与分解处于平衡状态，一般见于健康成人。此时蛋白质主要用于组织更新。

**2. 正氮平衡** 指摄入氮＞排出氮，表示组织蛋白质的合成＞分解，一般见于婴幼儿、儿童、青少年、孕妇、乳母和恢复期的患者。此时蛋白质除用于组织更新外，还要合成新组织。

**3. 负氮平衡** 指摄入氮＜排出氮，表示组织蛋白质的合成＜分解，见于衰老、消耗性疾病、吸收不良、创伤、应激、活动量过大等。蛋白质摄入不足或利用能力下降，从而无法满足组织更新和修复的需求，进而影响身体的健康与功能。

蛋白质如长期摄入不足，热能供给不足，活动量过大及精神紧张都可促使氮平衡趋向负氮平衡，可使机体出现生长发育迟缓、体重减轻、贫血、免疫功能低下、易感染、智力发育障碍等，严重时可引起营养性水肿。

## 四、食物中蛋白质营养价值的评价

食物中的蛋白质组成不同，其营养价值也不一样。食物蛋白质营养价值的高低受很多因素影响，其主要影响因素是蛋白质含量及人体对不同蛋白质的消化、吸收和利用程度。因此，食物蛋白质营养价值主要从以下三个方面来评价。

### （一）蛋白质含量

评价食物蛋白质营养价值，应以含量为基础。对同类食物而言，蛋白质的含量越高，其营养价值也越高。食物中的蛋白质含量一般使用凯氏定氮法测定，测得食物中的含氮量乘以换算系数6.25（16%的倒数）就可得出食物中蛋白质的含量。

### （二）蛋白质消化率

蛋白质消化率是指在消化道内被吸收的蛋白质占摄入蛋白质的百分比，是反映食物蛋白质在消化道内被分解和吸收程度的一项指标。蛋白质的消化率越高，被机体吸收利用的可能性越大，营养价值也越高。一般动物性食物蛋白质的消化率高于植物性食物，如将食物加工烹调软化或去除纤维，可提高其消化率。例如，大豆整粒食用消化率约为60%，而加工成豆浆或豆腐则消化率可提高到90%以上。蛋白质消化率可分为表观消化率和真消化率，蛋白质表观消化率是不考虑粪代谢氮时，机体对食物蛋白质消化吸收的程度；蛋白质真消化率是指在考虑粪代谢氮时，蛋白质吸收量占摄入量的百分比（表2-2）。表观消化率由于没有考虑粪代谢氮，计算更简便，计算结果小于真消化率，因此使用表观消化率更简便也更安全。在实际应用中常采用的是表观消化率。

表2-2　几种食物蛋白质真消化率

| 食物 | 真消化率/% | 食物 | 真消化率/% | 食物 | 真消化率/% |
| --- | --- | --- | --- | --- | --- |
| 鸡蛋 | 97±3 | 大米 | 88±4 | 大豆粉 | 86±7 |
| 牛奶 | 95±3 | 面粉 | 96±4 | 菜豆 | 78 |
| 肉、鱼 | 94±3 | 燕麦 | 86±4 | 花生酱 | 88 |
| 玉米 | 85±6 | 小米 | 79 | | |

$$蛋白质真消化率（\%）=\frac{摄入氮-（粪氮-粪代谢氮）}{摄入氮}×100\%$$

$$蛋白质表观消化率（\%）=\frac{摄入氮-粪氮}{摄入氮}×100\%$$

### （三）蛋白质利用率

衡量蛋白质利用率的指标很多，各指标分别从不同角度反映了蛋白质被利用的程度。下面介绍几种常用的指标。

**1. 生物价（biological value，BV）** 是反映食物蛋白质消化吸收后，被机体利用程度的指标，生物价的值越高，表明其被机体利用程度越高，最大值为100。计算公式如下：

$$蛋白质生物价（\%）=\frac{储留氮}{吸收氮}×100\%$$

式中，吸收氮=摄入氮-（粪氮-粪代谢氮）；储留氮=吸收氮-（尿氮-尿内源性氮）。

蛋白质生物价的高低取决于必需氨基酸的含量和比值。食物蛋白质中必需氨基酸比值与人体组织蛋白质中氨基酸比值越接近，该食物蛋白质的生物价越高。常见食物的蛋白质生物价见表2-3。

表2-3　常见食物的蛋白质生物价

| 食物 | BV | 食物 | BV | 食物 | BV |
| --- | --- | --- | --- | --- | --- |
| 鸡蛋 | 94 | 大米 | 77 | 白面粉 | 52 |
| 鸡蛋白 | 83 | 小麦 | 67 | 小米 | 57 |
| 鸡蛋黄 | 96 | 生大豆 | 57 | 玉米 | 60 |
| 脱脂牛奶 | 85 | 熟大豆 | 64 | 白菜 | 76 |
| 鱼肉 | 83 | 豆腐 | 65 | 甘薯（红薯） | 72 |
| 牛肉 | 76 | 扁豆 | 72 | 马铃薯 | 67 |
| 猪肉 | 74 | 蚕豆 | 58 | 花生 | 50 |

生物价对指导肝、肾病患者的膳食有很多意义。生物价越高，表明食物蛋白质中的氨基酸主要用来合成人体蛋白质，可避免过多的氨基酸经肝、肾代谢而释放能量或由尿排出，从而大大减少肝、肾负担。

**2. 蛋白质净利用率（net protein utilization，NPU）** 反映食物中蛋白质被机体利用的程度。它包括食物蛋白质的消化和利用两个方面。将食物蛋白质净利用率和生物价结合起来评价蛋白质营养价值更为全面，蛋白质净利用率可以通过蛋白质真消化率与蛋白质生物价的乘积来计算。

$$蛋白质净利用率（\%）＝蛋白质真消化率×蛋白质生物价$$

**3. 蛋白质功效比值（protein efficiency ratio，PER）** 是指在规定条件下，实验动物每摄入1g蛋白质的体重增加量（g）。由于被测蛋白质主要被用来满足机体生长的需要，所以该指标被广泛用作婴幼儿食品中蛋白质的评价。实验时，实验动物饲料中被测蛋白质是唯一蛋白质来源，占饲料的10%，实验期为28天。

$$蛋白质功效比值＝\frac{动物体重增加（g）}{摄入食物蛋白质（g）}$$

**4. 氨基酸评分（amino acid score，AAS）和蛋白质消化率校正的氨基酸评分（protein digestibility-corrected amino acid score，PDCAAS）** 氨基酸评分又称蛋白质化学评分，是被测食物蛋白质每克氮第一限制氨基酸量与参考蛋白质每克氮相应氨基酸量之比，是最简单地评估蛋白质质量的方法。氨基酸评分的缺点是没有考虑食物蛋白质的消化率。

$$氨基酸评分＝\frac{被测食物蛋白质每克氮第一限制氨基酸量（mg）}{参考蛋白质每克氮相应氨基酸量（mg）}×100$$

蛋白质消化率校正的氨基酸评分又称蛋白质可消化性评分，是氨基酸评分与蛋白质真消化率的乘积。几种常见食物的蛋白质消化率校正的氨基酸评分见表2-4。

$$蛋白质消化率校正的氨基酸评分＝氨基酸评分×蛋白质真消化率$$

表2-4　几种食物蛋白质消化率校正的氨基酸评分

| 食物蛋白质 | PDCAAS | 食物蛋白质 | PDCAAS |
| --- | --- | --- | --- |
| 酪蛋白 | 1.00 | 菜豆 | 0.68 |
| 鸡蛋蛋白 | 1.00 | 燕麦粉 | 0.57 |
| 大豆分离蛋白 | 0.99 | 花生粉 | 0.52 |
| 牛肉 | 0.92 | 小扁豆 | 0.52 |
| 豌豆粉 | 0.69 | 全麦 | 0.40 |

## 五、蛋白质营养不良及摄入过多

### （一）蛋白质营养不良

蛋白质缺乏在成人和儿童中都有发生，但处于生长阶段的儿童更为敏感，蛋白质的质量在很大程度上决定了儿童的生长情况和成人的健康。据WHO估计，目前世界上大约有500万儿童患蛋白质-热能营养不良（protein-energy malnutrition，PEM），其中有因疾病和营养不良引起，但大多数则是因贫穷和饥饿引起的，这些儿童主要分布在非洲，中、南美洲，中东、东亚和南亚地区。PEM有两种：一种称为蛋白质缺乏型营养不良（Kwashiorkor），指能量摄入基本满足而蛋白质严重不足的儿童营养性疾病，主要表现为腹腿部水肿、虚弱、表情淡漠、生长滞缓、头发变色、变脆和易脱落、易感染其他疾病等；另一种称为干瘦型营养不良（Marasmus），指蛋白质和能量摄入均严重不足的儿童营养性疾病（表2-5），患儿消瘦无力，易感染其他疾病而死亡。这两种情况可以单独存在，也可并存。也有人认为此两种营养不良症是PEM的两种不同阶段。对成人来说，蛋白质摄入不足，同样可引起体力下降、水肿、抗病力减弱等症状。

表2-5　儿童Kwashiorkor和Marasmus的特征

| Kwashiorkor | Marasmus |
| --- | --- |
| 3～13岁儿童 | 小于2岁的幼儿 |
| 蛋白质摄入不足，常见的是感染 | 蛋白质、能量、维生素和矿物质严重缺乏或吸收功能受损 |
| 发病快，急性PEM | 发展缓慢，慢性PEM |
| 体重下降不明显 | 体重下降明显 |
| 肌肉部分消耗，保留部分体脂 | 严重的肌肉和脂肪消耗 |
| 体重是同年龄儿童平均体重的60%～80% | 体重小于同年龄儿童平均体重的60% |
| 水肿 | 没有明显的水肿 |
| 肿大的脂肪肝 | 没有脂肪肝 |
| 焦虑、易激惹、易悲伤 | 焦虑、淡漠 |
| 没有食欲 | 可能有食欲 |
| 毛发干、脆、易脱落、颜色改变 | 毛发稀疏、细黄、干枯、脱发 |
| 有皮损 | 皮肤干、瘦、弹性差 |

（二）蛋白质摄入过多

蛋白质，尤其是动物性蛋白摄入过多，对人体同样有害。一方面，过多的动物性蛋白质摄入会伴随较多的动物脂肪和胆固醇摄入，另一方面，蛋白质过多本身也会产生有害影响。正常情况下，人体不储存蛋白质，所以必须将过多的蛋白质脱氨分解，氮则由尿排出体外。这一过程需要大量水分，从而加重了肾脏的负荷，若肾功能已经受损，则危害更大。过多的动物性蛋白摄入，也造成含硫氨基酸摄入过多，加速骨骼中钙的丢失，易产生骨质疏松症（osteoporosis）。有研究表明，同型半胱氨酸可能是心脏疾病的危险因素，摄入较多同型半胱氨酸的男性，发生心脏疾病的风险是对照组的3倍。此外，摄入蛋白质过多可能与一些癌症有关，尤其是结肠癌、乳腺癌、肾癌、胰腺癌和前列腺癌。

### 六、蛋白质的参考摄入量与食物来源

（一）参考摄入量

蛋白质参考摄入量以满足氮平衡为原则。《中国居民膳食营养素参考摄入量》根据不同性别、年龄及生理状况制订了相应的蛋白质参考摄入量，其中成人蛋白质推荐摄入量（RNI）为：男性65g/d，女性55g/d，蛋白质摄入量占总能量的10%～15%。

（二）食物来源

**1. 动物性食物**　如肉类、鱼类、蛋类，其蛋白质含量在10%～20%，属于优质蛋白质。

**2. 植物性食物**　如谷类、薯类、豆类等，其中大豆的蛋白质含量为20%～40%，是唯一能够代替动物性蛋白质的植物蛋白质，也属于优质蛋白质。为提高蛋白质质量，一般动物性蛋白质和大豆蛋白质宜占膳食蛋白质总量的30%～50%。

# 第二节　脂　　类

脂类（lipids）包括脂肪（fats）和类脂（lipoids），是一类化学结构相似或完全不同的有机化合物。人体脂类总量占体重的10%～20%。脂肪又称甘油三酯（triglycerides），是体内重要的储能和供能物质，约占体内脂类总量的95%，类脂主要包括磷脂（phospholipids）和固醇类（sterols），约占全身脂类总量的5%，是细胞膜、机体组织器官，尤其是神经组织的重要组成成分。脂类也是膳食中重要的营养素，烹调时赋予食物特殊的色、香、味，增进食欲，适量摄入对满足机体生理需要，促进维生素A、维生素E等脂溶性维生素的吸收和利用，维持人体健康发挥着重要作用。

## 一、脂肪及其功能

甘油三酯由三分子脂肪酸（fatty acid，FA）和一分子甘油（glycerol）形成。脂肪酸分为饱和脂肪酸和不饱和脂肪酸。动物脂肪含饱和脂肪酸多，因饱和脂肪酸熔点高，常温下呈固态，称为脂；植物脂肪含不饱和脂肪酸多，不饱和脂肪酸熔点较低，常温下呈液态，称为油。脂肪因其所含的脂肪酸链的长短、饱和程度和空间结构不同，而呈现不同的特性和功能。

### （一）体内脂肪的生理功能

人体内的甘油三酯主要分布在腹腔、皮下和肌肉纤维之间，具有重要的生理功能。

**1. 储能和供能**　这是脂肪的主要功能。当人体摄入能量过多不能及时被利用时，就可转变为脂肪储存起来。当机体需要时，脂肪细胞中的脂肪分解酶立即分解甘油三酯释放出甘油和脂肪酸进入血液循环，和食物中被吸收的脂肪一起被分解释放出能量以满足机体的需要。1g脂肪彻底氧化可产生约37kJ（约9kcal）能量。静息状态下空腹的成年人，所需的能量大约25%来自游离脂肪酸，15%来自葡萄糖，其余由内源性脂肪提供。

体内脂肪的储能和供能有2个特点：一是脂肪细胞可以不断地储存脂肪，至今还未发现其吸收脂肪的上限，所以人体可因不断地摄入过多的能量而不断地积累脂肪，导致越来越胖；二是机体不能利用脂肪酸分解的含2个碳的化合物合成葡萄糖，所以脂肪不能直接给脑和神经细胞及血细胞提供能量，因此不当节食减肥可危害机体健康。

**2. 保温及润滑作用**　脂肪不易传热，故皮下脂肪可起到隔热保温的作用，维持体温正常和恒定。在体内，脂肪组织对器官有支撑和衬垫作用，可保护内部器官免受外力伤害，如心脏、肾脏等脏器四周的脂肪对内脏可起到保护和减震作用，腹腔大网膜中大量脂肪在胃肠蠕动中起润滑作用，甚至皮脂腺分泌脂肪对皮肤也起到润滑保护作用。

**3. 节约蛋白质作用**　脂肪在体内代谢分解的产物，可以促进碳水化合物的能量代谢，使其更有效地释放能量。充足的脂肪可保护体内蛋白质（包括食物蛋白质）不被用来当作能源物质，而使其有效地发挥其他生理功能，脂肪的这种功能被称为节约蛋白质作用。

**4. 机体构成成分**　细胞膜中含有大量脂肪酸，是细胞维持正常的结构和功能所必不可少的重要成分。

**5. 内分泌功能** 人体的脂肪组织还具有内分泌作用。由脂肪组织所分泌的因子参与机体的代谢、免疫、生长发育等生理过程，如瘦素、肿瘤坏死因子α、白细胞介素-6、雌激素、胰岛素样生长因子-1等。

### （二）食物中脂肪的作用

食物中的脂肪除为人体提供能量和作为人体脂肪的合成材料以外，还有一些特殊的营养学功能。

**1. 增加饱腹感** 食物脂肪由胃进入十二指肠时，可刺激十二指肠产生肠抑胃素，使胃蠕动受到抑制，造成食物由胃进入十二指肠的速度相对缓慢。食物中脂肪含量越多，胃排空的速度越慢，所需时间越长，从而增加饱腹感。

**2. 改善食物的感官性状** 脂肪作为食品烹调加工的重要原料，可以改善食物的色、香、味、形，促进食欲。

**3. 提供脂溶性维生素** 食物脂肪中同时含有各类脂溶性维生素，如维生素A、维生素D、维生素E、维生素K等。脂肪不仅是这类脂溶性维生素的食物来源，也可促进它们在肠道中的吸收。

## 二、脂肪酸的分类及其功能

### （一）脂肪酸的分类

根据碳链的长短、饱和程度和空间结构不同，脂肪酸可以有不同的分类方法。

**1. 按碳链长度分类** 脂肪酸按其碳链长度可分为含14～24碳的长链脂肪酸（long-chain fatty acid，LCFA），含8～12碳的中链脂肪酸（medium-chain fatty acid，MCFA）和6碳以下的短链脂肪酸（short-chain fatty acid，SCFA）。此外，还有一些极长链脂肪酸主要分布在大脑和一些特殊的组织中，如视网膜和精子。脂肪组织中含有各种长度的脂肪酸。食物中主要以18碳脂肪酸为主，并且具有重要的营养学价值。

**2. 按饱和程度分类** 脂肪酸按是否含有不饱和双键可分为饱和脂肪酸（saturated fatty acid，SFA）和不饱和脂肪酸（unsaturated fatty acid，USFA）。饱和脂肪酸的碳链中没有不饱和双键，如棕榈油；不饱和脂肪酸根据不饱和双键的数量又可以分为单不饱和脂肪酸（monounsaturated fatty acid，MUFA）（含有一个不饱和双键）和多不饱和脂肪酸（polyunsaturated fatly acid，PUFA）（含有两个及以上不饱和双键）。最多见的单不饱和脂肪酸是油酸（oleic acid），膳食中最主要的多不饱和脂肪酸为亚油酸（linoleic acid）和α-亚麻酸（linolenic acid），主要存在于植物油中。

一般植物油中含不饱和脂肪酸较多，但可可籽油、椰子油和棕榈油含有较多的饱和脂肪酸，但因其碳链较短（10～12碳），所以熔点低于大多数动物脂肪。

**3. 按空间结构分类** 脂肪酸根据其空间结构不同可分为顺式脂肪酸（cis-fatty acid）和反式脂肪酸（trans-fatty acid）。在自然状态下，大多数的不饱和脂肪酸为顺式脂肪酸，只有少数的是反式脂肪酸（主要存在于牛奶和奶油中）。

不饱和脂肪酸的不饱和双键与氢结合变成饱和键，随着饱和程度的增加，油类可由液态变为固态，这一过程称为氢化（hydrogenation）。氢化作用一方面可以提高脂肪的抗氧化作用，另一方面可以改变脂肪中脂肪酸的空间结构，如植物油氢化过程中，其中一些不饱和脂肪酸的空间结构由顺式转化为反式，称为反式脂肪酸。而反式不饱和脂肪酸不具有必需脂肪酸的生物活性。反式脂肪酸的含量一般随植物油的氢化程度而增加，如人造奶油可能含7%～18%的反式脂肪酸。

**知识拓展**

　　近年来，反式脂肪酸对人体健康的潜在危害逐渐受到广泛关注。一些研究结果显示，反式脂肪酸可显著提升低密度脂蛋白胆固醇（LDL-C）水平，同时降低高密度脂蛋白胆固醇（HDL-C）水平，进而增加罹患冠心病的风险。此外，人造奶油中的反式脂肪酸还被认为与肿瘤、2型糖尿病等疾病的发病风险相关。然而，这些对人体健康的不良影响尚需进一步确凿的证据支持。

　　反式脂肪酸的摄入量主要受日常脂肪摄入总量及食物种类选择的影响。其中，人造奶油、蛋糕、饼干、油炸食品、乳酪产品及花生酱等食品是反式脂肪酸的主要膳食来源。

　　鉴于此，世界卫生组织和联合国粮食及农业组织在《膳食营养与慢性疾病》（2003年版）中明确提出建议，为维护心血管健康，应严格控制膳食中反式脂肪酸的摄入量，确保其不超过总能量的1%。各国政府亦纷纷采取行动，加强对食品中反式脂肪酸的管理与监控。例如，美国、加拿大和韩国等国已要求食品标签上明确标注反式脂肪酸的含量，以便消费者作出更加明智的选择。加拿大更是进一步设定了食品中反式脂肪酸的限量标准。2013年，美国食品药品监督管理局更是宣布初步决定禁用对人体健康有害的人造反式脂肪酸。

　　在我国，《中国居民膳食营养素参考摄入量》（2013版）亦对反式脂肪酸的摄入量进行了明确规定，建议2岁以上儿童及成人膳食中来源于食品工业加工产生的反式脂肪酸的最高摄入量（UL）应小于总能量的1%，大致相当于每日2g的摄入量。这一标准的制定旨在引导公众形成健康的饮食习惯，降低反式脂肪酸对健康的潜在风险。

**4. 按双键位置分类**　脂肪酸碳原子位置的排列一般从$CH_3$-的碳（为ω碳）起计算不饱和脂肪酸中不饱和键的位置。如油酸的表达式为$C_{18:1}$,ω-9，即碳链由18个碳组成，有一个不饱和键，从甲基端数起，不饱和键在第九位和第十位之间；亚油酸为$C_{18:2}$,ω-6,9，即有两个不饱和键，第一个不饱和键从甲基端数起，在第六和第七碳之间。此外，国际上也有用n来代替ω的表示方法，如ω-9可写成n-9。常见脂肪酸的中、英文名称及表达式见表2-6。

表2-6　常见脂肪酸的中、英文名称及表达式

| 中文名称 | 英文名称 | 表达式 |
| --- | --- | --- |
| 丁酸 | butyric acid | $C_{4:0}$ |
| 己酸 | caproic acid | $C_{6:0}$ |
| 辛酸 | caprylic acid | $C_{8:0}$ |
| 癸酸 | capric acid | $C_{10:0}$ |
| 月桂酸 | lauric acid | $C_{12:0}$ |
| 肉豆蔻酸 | myristic acid | $C_{14:0}$ |
| 棕榈酸 | palmitic acid | $C_{16:0}$ |
| 棕榈油酸 | palmitoleic acid | $C_{16:1}$,n-7 cis |
| 硬脂酸 | stearic acid | $C_{18:0}$ |
| 油酸 | oleic acid | $C_{18:1}$,n-9 cis |
| 反油酸 | elaidic acid | $C_{18:1}$,n-9 trans |
| 亚油酸 | linoleic acid | $C_{18:2}$,n-6,9 all cis |

**续　表**

| 中文名称 | 英文名称 | 表达式 |
| --- | --- | --- |
| α- 亚麻酸 | α-linolenic acid | $C_{18:3}$,n-3,6,9 all cis |
| γ- 亚麻酸 | γ-linolenic acid | $C_{18:3}$,n-6,9,12 all cis |
| 花生酸（二十烷酸） | arachidic acid | $C_{20:0}$ |
| 花生四烯酸 | arachidonic acid | $C_{20:4}$,n-6,9,12,15 all cis |
| 二十碳五烯酸 | eicosapentaenoic acid，EPA | $C_{20:5}$,n-3,6,9,12,15 all cis |
| 芥子酸 | erucic acid | $C_{22:1}$,n-9 cis |
| 二十二碳五烯酸 | docosapentaenoic acid，DPA | $C_{22:5}$,n-3,6,9,12,15 all cis |
| 二十二碳六烯酸 | docosahexaenoic acid，DHA | $C_{22:6}$,n-3,6,9,12,15,18 all cis |
| 二十四碳单烯酸（神经酸） | nervonic acid | $C_{24:1}$,n-9 cis |

### （二）必需脂肪酸的功能

人体不可缺少且自身不能合成，需要从食物中获得的脂肪酸称为必需脂肪酸（essential fatty acid，EFA），主要包括亚油酸和α- 亚麻酸。EFA主要有以下生理功能。

**1. 构成磷脂的组成成分**　磷脂是细胞膜的主要结构成分，所以EFA与细胞膜的结构和功能直接相关。

**2. 前列腺素合成的前体**　前列腺素（prostaglandins，PG）存在于许多器官中，有多种生理功能，如使血管扩张和收缩，影响神经传导、肾脏对水的排泄，奶中的前列腺素还可以防止婴儿消化道损伤等。

**3. 参与胆固醇代谢**　EPA可促进胆固醇正常代谢，预防动脉粥样硬化。

EFA的摄入量每天应不少于总能量的3%。EFA的缺乏可以引起生长迟缓、生殖障碍、皮肤损伤（出现皮疹），以及肾脏、肝脏、神经和视觉疾病。这些情况多发生在婴儿、以脱脂奶或低脂膳食喂养的幼儿、长期全胃肠外营养的患者，也可出现在患有慢性肠道疾病的患者中。但过多摄入，也可使体内的氧化物、过氧化物及能量等增加，同样对机体产生多种慢性危害。

## 三、类脂及其功能

类脂（lipoids）包括磷脂（phospholipid）和固醇类（sterols），前者主要有磷酸甘油酯和神经鞘脂，在脑、神经组织和肝脏中含量丰富；后者主要为胆固醇和植物固醇，动物内脏、蛋黄等食物中富含胆固醇，而植物固醇主要来自植物油、种子、坚果等食物。

### （一）磷脂

磷脂是指含有磷酸基团的类脂。按其组成结构可以分为磷酸甘油酯和神经鞘磷脂两类。磷酸甘油酯即甘油三酯中一个或两个脂肪酸被磷酸或含磷酸的其他基团所取代的一类脂类物质，常见的有卵磷脂、脑磷脂、肌醇磷脂等。神经鞘磷脂分子结构中含有脂肪酰基、磷酸胆碱和神经鞘氨醇，但不含甘油。神经鞘磷脂是膜结构的重要磷脂，它与卵磷脂并存于细胞膜外侧。人红细胞膜的磷脂中20%～30%为神经鞘磷脂。磷脂的功能如下。

**1. 提供能量**　和甘油三酯一样，磷脂也可提供能量。

**2. 构成细胞膜成分**　由于磷脂具有极性和非极性双重特性，可帮助脂类或脂溶性物质，如脂溶性维生素、激素等顺利通过细胞膜，促进细胞内外的物质交流。磷脂的缺乏会造成细胞膜结构受损，使毛细血管脆性和通透性增加，皮肤细胞对水的通透性增高引起水代谢紊乱，产生皮疹。

**3. 乳化剂作用**　磷脂可以使体液中的脂肪悬浮在体液中，有利于其吸收、转运和代谢。由于磷脂的乳化作用，在食品加工中被广泛应用，如在人造奶油、蛋黄酱和巧克力生产中常以磷脂（如卵磷脂）作为乳化剂。

**4. 改善心血管作用**　磷脂可以防止胆固醇在血管内沉积、降低血液的黏度、促进血液循环，同时能改善脂肪的吸收和利用，对预防心血管疾病具有一定作用。

**5. 改善神经系统功能**　食物磷脂被机体消化吸收后释放出胆碱，进而合成神经递质乙酰胆碱，可促进和改善大脑组织和神经系统的功能。

### （二）固醇类

固醇类是一类含有多个环状结构的脂类化合物，广泛存在于动植物食物中。胆固醇（cholesterol）是最重要的一种固醇，是细胞膜的重要成分，也是人体内许多重要的活性物质的合成材料，如胆汁、性激素（如睾酮）、肾上腺素（如皮质醇）等。胆固醇还可在体内转变成7-脱氢胆固醇，后者在皮肤中经紫外线照射可转变成维生素$D_3$。

人体内胆固醇的来源：①内源性，肝脏和肠壁细胞是体内合成胆固醇最旺盛的组织。大脑虽然含有丰富的胆固醇，但合成能力低，主要由血液提供。碳水化合物和脂肪等分解产生的乙酰辅酶A是体内各组织合成胆固醇的主要原料。人体胆固醇合成代谢受能量及胆固醇摄入的多少、膳食脂肪摄入的种类、甲状腺素水平、雌激素类水平、胰岛素水平等影响和调节。体内胆固醇增多时可负反馈抑制肝及其他组织中胆固醇合成限速酶的活性，使胆固醇的合成降低。②外源性，来源于动物性食物，如脑、内脏和蛋黄等。膳食胆固醇的吸收率约为30%。由于机体既可从食物中获得胆固醇，也可利用内源性胆固醇，因此一般不存在胆固醇缺乏。

## 四、食物中脂类营养价值的评价

### （一）必需脂肪酸含量

脂肪中必需脂肪酸的含量越多，其营养价值越高。一般认为，植物油中必需脂肪酸含量较多，动物油中含量较少，见表2-7。

表2-7　几种常见食物中亚油酸的含量

| 名称 | 亚油酸含量/% | 名称 | 亚油酸含量/% |
|---|---|---|---|
| 豆油 | 52.2 | 奶油 | 4.2 |
| 芝麻油 | 43.7 | 猪油 | 8.9 |
| 花生油 | 37.6 | 羊油 | 2.9 |
| 葵花籽油 | 63.2 | 牛油 | 1.9 |
| 菜籽油 | 16.3 | 椰子油 | 6.0～10.0 |

## （二）脂肪的消化率

脂肪的消化率与其熔点有关，含不饱和脂肪酸和短链脂肪酸越多的脂肪，熔点越低，越容易消化。一般植物油的熔点低于动物油，故植物油的消化率高于动物油，见表2-8。

表2-8  常见油脂的消化率

| 名称 | 消化率/% | 名称 | 消化率/% |
|---|---|---|---|
| 花生油 | 98.3 | 奶油 | 97.0 |
| 芝麻油 | 98.0 | 鸡油 | 96.7 |
| 玉米油 | 96.9 | 鱼油 | 95.2 |
| 大豆油 | 97.5 | 猪油 | 97.0 |

## （三）各种脂肪酸的比例

机体对饱和脂肪酸、单不饱和脂肪酸和多不饱和脂肪酸的需要不仅要有一定的数量，还应有一定的比例。有研究推荐饱和脂肪酸、单不饱和脂肪酸、多不饱和脂肪酸的比例应为1∶1∶1；日本学者则建议比例为3∶4∶3更适宜。所以三者之间的比例仍需要进一步的研究。

## （四）脂溶性维生素的含量

一般脂溶性维生素含量越高的脂肪，营养价值也越高，牛奶、动物肝脏和鱼肝油中富含维生素A、维生素D；植物油中富含维生素E，如小麦胚芽油中含量较为丰富；动物性脂肪中几乎不含有脂溶性维生素。

## 五、脂类参考摄入量与食物来源

### （一）参考摄入量

《中国居民膳食营养素参考摄入量》推荐成人膳食脂肪摄入量占总能量的20%～30%；成年人亚油酸的适宜摄入量占总能量的4%，α-亚麻酸的适宜摄入量占总能量的0.6%。

### （二）食物来源

**1. 动物的脂肪组织和肉类**  如肥肉、猪油、牛油、羊油、鱼油、奶油等，此类脂肪饱和脂肪酸含量较多，必需脂肪酸含量较少（鱼油除外），几乎不含维生素，故营养价值较低。

**2. 植物的种子及坚果**  如菜籽油、茶籽油、芝麻油、大豆油、花生油、玉米油等，此类油在常温下呈液态，含不饱和脂肪酸较多（椰子油除外），是必需脂肪酸的良好来源。

动物性来源的脂肪和植物性来源的脂肪主要区别如下：①植物脂肪或植物油含较多的多不饱和脂肪酸。②植物脂肪不含胆固醇。但有几个例外，可可黄油、椰子油和棕榈油富含饱和脂肪酸，海产品却富含不饱和脂肪酸，如深海鱼、贝类食物含二十碳五烯酸（EPA）和二十二碳六烯酸（DHA）相对较多。部分食物的脂肪含量见表2-9。

表2-9 部分食物的脂肪含量

| 食物名称 | 脂肪含量/（g·100g⁻¹） | 食物名称 | 脂肪含量/（g·100g⁻¹） |
|---|---|---|---|
| 猪肉（肥） | 88.6 | 鸡腿 | 13.0 |
| 猪肉（肥瘦） | 37.0 | 鸭 | 19.7 |
| 猪肉（后臀尖） | 30.8 | 草鱼 | 5.2 |
| 猪肉（后肘） | 28.0 | 带鱼 | 4.9 |
| 猪肉（里脊） | 7.9 | 黄鱼（大黄花鱼） | 2.5 |
| 猪蹄 | 18.8 | 海鳗 | 5.0 |
| 猪肝 | 3.5 | 鲤鱼 | 4.1 |
| 猪大肠 | 18.7 | 鸡蛋 | 8.8 |
| 牛肉（瘦） | 2.3 | 鸡蛋黄 | 28.2 |
| 羊肉（瘦） | 3.9 | 鸭蛋 | 13.0 |
| 鹌鹑 | 3.1 | 核桃（干） | 58.8 |
| 鸡 | 9.4 | 花生（炒） | 48.0 |
| 鸡翅 | 11.8 | 葵花籽（炒） | 52.8 |

# 第三节 碳水化合物

碳水化合物，也称为糖类，是营养素中的重要成员。它们由碳、氢、氧三种元素组成，形成了一大类化合物。这些化合物包括了糖（单糖和双糖）、寡糖和多糖，是人类主要的能量来源。

绿色植物通过光合作用，利用自然界的水、空气和二氧化碳，合成出了糖类。这一过程不仅为植物本身提供了能量，也是整个生态系统中能量流动的基础。在食物链中，植物作为生产者，通过光合作用将太阳能转化为化学能，为整个生态系统提供了源源不断的能量。

对于人类来说，糖类是最主要、最经济、最安全的能量来源。机体需要能量来维持正常的生理功能，而糖类正是提供这一能量的重要物质。无论是脑细胞的代谢，还是肌肉的运动，都需要糖类的参与。此外，糖类也是人体细胞结构的重要组成部分，对于维持细胞的正常结构和功能具有重要作用。

除作为能量来源和细胞结构成分外，糖类还参与了许多重要的生物合成过程，如脱氧核糖核酸（DNA）和核糖核酸（RNA）的合成、神经递质的合成等。这些过程对于维持生命和健康至关重要。

总体来说，糖类作为最基本、最重要的物质之一，对于人类生命与健康是不可或缺的。我们应该充分认识到糖类的重要性，合理摄入各种糖类，以保持身体健康。

## 一、碳水化合物的分类

### （一）糖

**1. 单糖** 单糖是指含有3～6个碳原子的多羟基醛或多羟基酮，一般条件下不能再水解为更小分子的碳水化合物，包括葡萄糖、果糖、核糖和脱氧核糖等。

（1）葡萄糖：葡萄糖是最常见、最主要的单糖，以游离形式存在于水果、蜂蜜中。葡萄糖有D型和L型，人体只能代谢D型，不能利用L型，因此L型葡萄糖可作为甜味剂增加食品的甜味，而不能作为能源提供能量。葡萄糖是构成各种糖类的基本单位，也是体内主要以游离形式存在的单糖。

（2）果糖：在糖类中最甜，以游离形式主要存在于水果、蜂蜜中，是饮料、冷冻食品、糖果蜜饯生产的重要原料。果糖吸收后，经肝脏转变成葡萄糖被人体利用，也有一部分转变为糖原、乳酸和脂肪。果糖吸收比葡萄糖慢，但利用比葡萄糖快，对血糖影响小，相对不易引起血糖升高。

**2. 双糖**　双糖是由两个相同或不相同的单糖分子上的羟基缩合脱水生成的糖苷。自然界最常见的双糖是蔗糖及乳糖。此外还有麦芽糖、海藻糖、异麦芽糖、纤维二糖、壳二糖等。

（1）蔗糖：由一分子葡萄糖和一分子果糖以α-糖苷键连接而成，几乎存在于所有植物中。尤其在甘蔗、甜菜中含量最为丰富。日常所用的白砂糖即蔗糖，主要是从甘蔗和甜菜中提取。

（2）麦芽糖：由两分子葡萄糖以α-糖苷键连接而成，主要存在于发芽的谷粒中，尤其是麦芽中。在制糖、制酒工业中被大量使用。

（3）乳糖：由一分子葡萄糖和一分子半乳糖以β-糖苷键连接而成，主要存在于奶及奶制品中。乳糖约占鲜奶的5%，占奶类总能量的30%～50%。

## （二）寡糖

寡糖又称为低聚糖，是指由3～9个单糖构成的碳水化合物。比较重要的寡糖是存在于豆类食品中的棉籽糖和水苏糖，它们不能被人体消化酶水解，但在结肠中可被肠道细菌分解产气，故大量食用豆类食品易引起腹部胀气，因此必须进行适当加工以减少其不良影响。寡糖可被肠道双歧杆菌利用并促进其增殖，从而起到保护肠道免受感染的作用。寡糖在肠道的发酵产物如短链脂肪酸能预防和治疗结肠炎症、结肠肿瘤。

## （三）多糖

多糖是由10个及以上单糖组成的大分子糖，主要包括能被消化吸收的淀粉、糖原和不被消化吸收的纤维素。

**1. 淀粉**　是由许多葡萄糖分子通过α-糖苷键连接而成的一类多糖。淀粉主要储存在植物细胞中，尤其富含于谷类、薯类、豆类食物中，是人类碳水化合物的主要食物来源，也是最丰富、最廉价的膳食能量来源。根据其结构可分为直链淀粉和支链淀粉：①直链淀粉不溶于水，易使食物"老化"，形成难消化的抗性淀粉，故血糖升高的幅度小（血糖生成指数低）。②支链淀粉容易吸收水分，吸水后膨胀成糊状（糊化），消化率提高，故血糖升高的幅度大（血糖生成指数高），糯性粮食如糯米、糯玉米、糯高粱等含支链淀粉多，见表2-10。

表2-10　不同食物的血糖生成指数

| 血糖生成指数/% | 食物 |
| --- | --- |
| 75～ | 裸燕麦（莜麦） |
| 80～ | 燕麦、荞麦、玉米面：黄豆面（2:1）、玉米面：黄豆面：面粉（2:2:1） |
| 85～ | 玉米面、玉米渣：菜豆（芸豆）（7:3）、绿豆：粳米：海带（2:7:1） |
| 90～ | 籼米、小米、标准面粉、高粱米、绿豆：粳米（1:3） |
| 95～ | 粳米、甘薯、糯米 |

**血糖生成指数**

血糖生成指数（glycemic index，GI）是指摄入含50g碳水化合物的食物后，2～3小时内血糖曲线下面积与空腹状态的增幅比例，再比上摄入相同量葡萄糖后的相应增幅。这个指数有助于了解食物对血糖的影响程度。通常，GI值大于70%的食物被视为高血糖指数食物，这些食物能迅速提升血糖；而GI值小于55%的食物则被定义为低血糖指数食物，它们能使血糖缓慢上升；介于55%～70%的食物则被视为中血糖指数食物。

了解血糖生成指数对保持健康至关重要。对于糖尿病患者来说，选择低血糖指数食物有助于稳定血糖，避免血糖过高或过低的情况发生。此外，通过了解血糖生成指数，人们可以更深入地理解食物与健康的关系，从而作出更健康的选择。

当然，除了考虑食物的GI值，我们还需要关注其他因素。例如，烹饪方式、个体差异及饮食习惯等都会对GI值产生影响。此外，食物搭配也是影响GI值的重要因素。因此，在选择食物时，我们需要综合考虑多个因素，以便更好地控制血糖水平。

**2. 糖原** 又称为动物淀粉，是一种广泛分布于哺乳类及其他动物肝、肌肉等组织的、多分散性的高度分支的葡聚糖，用于贮藏能量。肝糖原可用于维持正常的血糖水平，肌糖原可提供运动所需的能量。由于具有水溶性和多分支的特点，糖原在体内可迅速分解提供能量。糖原在贝类软体动物中含量最多，其他食物中含量较少。

**3. 膳食纤维** 主要包括纤维素、木质素、抗性低聚糖、果胶、抗性淀粉等，以及其他不可消化的碳水化合物。

## 二、碳水化合物的主要生理功能

### （一）体内碳水化合物的功能

**1. 储存和提供热能** 糖原是肌肉和肝脏内碳水化合物的储存形式，肝脏约储存机体内1/3的糖原，肝糖原可分解成葡萄糖进入血液供给机体组织，尤其是脑、神经和红细胞对能量的需要，所以在低血糖时，大脑和神经系统的功能降低会比较明显。肌糖原只供给肌肉自身能量需要。体内的糖原储存只能维持数小时，必须从膳食中不断得到补充。母体内合成的乳糖是乳汁中主要的碳水化合物。

**2. 机体的构成成分** 结缔组织中的黏蛋白、细胞膜的糖蛋白、神经组织中的糖脂、遗传物质RNA和DNA，其结构中都有糖类的参与。

**3. 节约蛋白质** 当体内碳水化合物供给充足时，蛋白质可执行其特有的生理功能而避免被作为能量消耗。当碳水化合物缺乏时，就要动用体内的蛋白质，甚至是器官（如肌肉、肝、肾、心）中的蛋白质，从而对机体及器官造成损害。

**4. 抗生酮** 脂肪在体内代谢需要葡萄糖协同作用。若碳水化合物不足，脂肪酸不能彻底氧化而产生酮体，过多的酮体可引起酮血症，影响机体的酸碱平衡。体内有充足的碳水化合物，就可以起到抗生酮作用。人体每天需要摄入50～100g碳水化合物才能防止酮血症的发生。

### （二）食物碳水化合物的功能

**1. 主要的能量营养素** 膳食中的碳水化合物是来源最广、最经济的能量营养素。1g碳水化合物在体内充分氧化可提供约17kJ（4kcal）能量。我国居民以米面为主食，60%以上的能量来源于碳水化合物。

**2. 改变食物的色、香、味、形** 利用碳水化合物的各种性质，可加工出色、香、味、形各异的多种食品，如食糖的甜味是食品烹调加工中不可缺少的原料，利用直链淀粉的特点生产各种粉条等。

**3. 提供膳食纤维** 膳食纤维是指植物性食物中不能被人体小肠消化吸收，对人体有健康意义的碳水化合物，包括部分非淀粉多糖（纤维素、半纤维素、木质素、果胶等）、抗性淀粉、葡聚糖及其他部分低聚糖等。膳食纤维的主要生理功能如下。

（1）增强肠道功能、有利于粪便排出：膳食纤维可促进肠蠕动，缩短粪便在肠道的停留时间，增加排便量，预防肠道疾病和肿瘤的发生。

（2）降低血糖和血胆固醇：膳食纤维可吸附食物中的单糖和双糖，降低其吸收速度，以减少小肠对糖的吸收，因此可降低餐后血糖升高的幅度，有利于糖尿病的治疗。由于膳食纤维可吸附胆汁酸，使脂肪、胆固醇等吸收率下降，也可达到降血脂的作用，对防治心脑血管疾病和胆石症有良好作用。

（3）降低血压：淀粉、蛋白质和脂肪等可快速分解成小分子物质进入血液，导致人体血压升高，而膳食纤维可以与这些小分子物质进行结合，从而延缓血压的快速增高。同时膳食纤维还可以减少无机盐的吸收，对于高血压人群有较好的缓解血压快速上升的作用。

（4）控制体重：膳食纤维可以减缓食物从胃进入肠道的速度，由于其吸水后膨胀的特性，可以产生饱腹感，因而可减少热能的摄入，达到控制体重和减肥的目的。

（5）对抗有害物质：膳食纤维可以吸附重金属及多环芳烃类等多种致癌物质，减少有害物质的吸收，预防癌症。

膳食纤维是人体健康必不可少的重要营养素，但过多摄入膳食纤维对人体健康有一定的副作用。例如，膳食纤维会影响蛋白质及其他营养物质在体内的消化和吸收，引起腹部不适感，增加肠道蠕动和产气量，会降低营养素的吸收。

### 三、碳水化合物的参考摄入量与食物来源

#### （一）参考摄入量

《中国居民膳食营养素参考摄入量》建议碳水化合物摄入量以占总能量的50% ～ 65%为宜，精制糖占总能量的10%以下。另外，成人膳食纤维适宜摄入量为25 ～ 30g/d。

#### （二）食物来源

碳水化合物的主要来源是谷类、豆类、薯类，还有各种食糖，如蔗糖、乳糖、果糖等。但各种食糖除供热能外，几乎不含其他营养素，营养价值远不如谷类、豆类和薯类。膳食纤维广泛存在于植物性食物中，如谷类、薯类、豆类、蔬菜、水果类，动物性食物不含膳食纤维，加工过于精细的谷类食物中的膳食纤维含量也很少。

# 第四节 能　　量

人体为维持生命代谢和从事体力活动，每天都需要一定的热能。所需能量主要来自食物中的三大产热营养素：蛋白质、脂肪和碳水化合物。能量平衡不但受到外界环境因素的影响，也受到内环境因素（如多种细胞因子、受体、激素等）的影响，能量平衡一旦失调将会引起一系列的健康问题。

## 一、能量单位与能量系数

国际上通用的能量单位是焦耳（J）、千焦耳（kJ）或兆焦耳（MJ）。营养学上常使用卡（cal）或千卡（kcal）表示。其换算方法如下。

$$1 千卡（kcal）= 4.184 千焦耳（kJ）$$
$$1 千焦耳（kJ）= 0.239 千卡（kcal）$$

能量系数（energy coefficient）是每克产能营养素在体内氧化时所产生的能量。碳水化合物、脂肪、蛋白质的能量系数分别为17kJ（4kcal）、37kJ（9kcal）和17kJ（4kcal）。

## 二、人体的能量消耗

成年人的能量消耗主要用于维持基础代谢、身体活动与食物热效应三方面。对孕妇与乳母而言，能量消耗还用于胎儿生长发育、母体的子宫、胎盘及乳房等组织增长，合成、分泌乳汁和体脂储备等。对于婴幼儿、儿童和青少年，能量消耗还应包括生长发育所需要的能量。在理想的平衡状态下，机体的能量需要等于其能量消耗。

### （一）基础代谢

**1. 基础代谢的概念**　基础代谢（basal metabolism，BM）又称基础能量消耗（basic energy expenditure，BEE），是指维持生命活动所需的最低能量消耗，占人体总能量消耗的60%～70%。WHO/FAO对基础代谢的定义是人体在经过10～12小时空腹和良好的睡眠、清醒仰卧、恒温条件下（一般为22～26℃），无任何身体活动和紧张的思维活动，全身肌肉放松时的能量消耗。此时能量消耗仅用于维持体温、呼吸、心脏搏动、血液循环及其他组织器官和细胞的基本生理功能的需要。基础代谢的水平用基础代谢率（basal metabolic rate，BMR）来表示，是指人体处于基础代谢状态下，每小时每千克体重（或每平方米体表面积）的能量消耗，其常用单位为kJ/（kg·h）或kcal/（kg·h）、kJ/（m²·h）或kcal/（m²·h）。

**2. 基础代谢的影响因素**

（1）年龄：婴儿和青少年基础代谢相对较高，成年后基础代谢随年龄增长而下降，30岁以后每10年约降低2%，更年期后下降较多，能量消耗减少。

（2）性别：在年龄、体表面积相同的情况下，男性基础代谢水平比女性高5%～10%，可能与女性体成分中瘦体重所占的比例低于男性有关。妇女在妊娠期因子宫、乳房、胎盘、胎儿生长发育的需求，基础代谢水平增高。

（3）体型、体表面积和机体构成：基础代谢与体表面积的大小成正比。在体重相同的情况下，身高越高，体表面积越大，向外环境散热越快，基础代谢亦越高。因此，同等体重情况下瘦高者比矮胖者基础代谢要高。人体瘦组织（包括肌肉、心、肝和肾等）消耗的能量占基础代谢的70%～80%，瘦体重（去脂体重）大、肌肉发达者，基础代谢水平高。

（4）内分泌：内分泌异常会影响基础代谢率，如甲状腺激素、肾上腺素、去甲肾上腺素等分泌异常，能使能量代谢增强，直接或间接影响人体基础代谢的能量消耗。

（5）其他：高温、寒冷、大量摄食、体力过度消耗及精神紧张都可提高基础代谢水平，而禁食、饥饿或少食则可使基础代谢水平降低。

**3. 基础代谢的计算** 24小时基础代谢消耗的能量以kJ/d或kcal/d表示。

（1）用体表面积计算：公式如下。

$$体表面积（m^2）＝0.006×身高（cm）＋0.0126×体重（kg）－0.1603$$

根据计算的体表面积及年龄、性别查表2-11，即可计算出24小时基础代谢消耗的能量。

表2-11 人体每小时基础代谢率

| 年龄/岁 | 男 kJ/m² (kcal/m²) | 女 kJ/m² (kcal/m²) | 年龄/岁 | 男 kJ/m² (kcal/m²) | 女 kJ/m² (kcal/m²) |
|---|---|---|---|---|---|
| 1～ | 221.8（53.0） | 221.8（53.0） | 30～ | 154.0（36.8） | 146.9（35.1） |
| 3～ | 214.6（51.3） | 214.2（51.2） | 35～ | 152.7（36.5） | 146.4（35.0） |
| 5～ | 206.3（49.3） | 202.5（48.4） | 40～ | 151.9（36.3） | 146.0（34.9） |
| 7～ | 197.9（47.3） | 200.0（47.8） | 45～ | 151.5（36.2） | 144.3（34.5） |
| 9～ | 189.1（45.2） | 179.1（42.8） | 50～ | 149.8（35.8） | 139.7（33.4） |
| 11～ | 179.9（43.0） | 175.7（42.0） | 55～ | 148.1（35.4） | 139.3（33.3） |
| 13～ | 177.0（42.3） | 168.6（40.3） | 60～ | 146.0（34.8） | 136.8（32.7） |
| 15～ | 174.9（41.8） | 158.8（37.9） | 65～ | 143.9（34.4） | 134.7（32.2） |
| 17～ | 170.7（40.8） | 151.9（36.3） | 70～ | 141.4（33.8） | 132.6（31.7） |
| 19～ | 164.0（39.2） | 148.5（35.5） | 75～ | 138.9（33.2） | 131.0（31.3） |
| 20～ | 161.5（38.6） | 147.7（35.3） | 80～ | 138.1（33.0） | 129.3（30.9） |
| 25～ | 156.9（37.5） | 147.3（35.2） | | | |

（2）直接计算法：在临床或现场实际工作中，可根据被测者身高、体重和年龄直接用以下公式计算24小时基础能量消耗。

$$男 BEE（kcal/d）＝66＋13.7×体重（kg）＋5.0×身高（cm）－6.8×年龄$$
$$女 BEE（kcal/d）＝65.5＋9.5×体重（kg）＋1.8×身高（cm）－4.7×年龄$$

（3）根据体重计算：中国营养学会建议将18～59岁人群按照表2-12中公式计算的结果减去5%作为该人群基础代谢能量消耗参考值。

表2-12 按体重计算基础能量消耗的公式

| 年龄/岁 | 男 kcal/d | 男 MJ/d | 女 kcal/d | 女 MJ/d |
|---|---|---|---|---|
| 18～30 | 15.057w＋692.2 | 0.0629w＋2.89 | 14.818w＋486.6 | 0.0619w＋2.03 |
| 30～60 | 11.472w＋873.1 | 0.0479w＋3.65 | 8.126w＋845.6 | 0.0340w＋3.53 |
| ＞60 | 11.711w＋587.7 | 0.0490w＋2.457 | 9.082w＋658.5 | 0.0379w＋2.753 |

注：w为体重（kg）。

## （二）体力活动

除基础代谢外，体力活动也是人体能量消耗的重要部分，占人体总能量消耗的15%～30%。肌肉越发达者，活动时消耗能量越多；体重越重者，做相同的运动所消耗的能量也越多；劳动强度越大，持续活动时间越长，工作越不熟练，消耗能量就越多。其中以劳动强度对能量代谢的影响最为显著，我国现行的体力活动强度分级标准见表2-13。

表2-13　中国营养学会建议的中国成人体力活动水平分级

| 劳动强度 | PAL | 生活方式 | 从事的职业或人群 |
| --- | --- | --- | --- |
| 轻度 | 1.5 | 静态生活方式/坐位工作，很少或没有重体力的休闲活动；静态生活方式/坐位工作，有时需要走动或站立，但很少有重体力的休闲活动 | 办公室职员或精密仪器机械师；实验室助理、司机、学生、装配线工人 |
| 中度 | 1.75 | 主要是站着或走着工作 | 家庭主妇、销售人员、侍应生、机械师、交易员 |
| 重度 | 2.0（＋0.3） | 重体力职业工作或重体力休闲活动方式；体育运动量较大或重体力休闲活动次数多且持续时间较长 | 建筑工人、农民、林业工人、矿工；运动员 |

注：PAL指身体活动水平，英文全称是physical activity level。

### （三）食物热效应

食物热效应（thermic effect of food，TEF）是指人体摄食过程所引起的额外能量消耗，是摄食后发生的一系列消化、吸收利用，以及营养素及其代谢产物之间相互转化过程中所消耗的能量，又称食物特殊动力作用（specific dynamic action，SDA）。食物热效应的高低与食物营养成分、进食量和进食速度有关。

食物中不同产能营养素的食物热效应不同，其中蛋白质的食物热效应最大，为本身产生能量的20%～30%，而脂肪和碳水化合物分别为0%～5%与5%～10%。

摄食量越多，能量消耗也越多；进食快者比进食慢者食物热效应高，这主要是由于进食快时中枢神经系统较活跃，激素和酶的分泌速度快且数量多，吸收和储存的速率较高，能量消耗也相对较多。

### （四）生长发育

婴幼儿、儿童、青少年和孕妇、乳母及恢复期的患者每日所需的能量除了用于基础代谢、体力活动和食物热效应，还需要额外增加。婴幼儿、儿童和青少年生长发育阶段能量消耗增加，额外增加的能量消耗主要用于生长发育中合成新组织所需。妊娠期额外能量消耗的增加主要用于胎儿生长发育和孕妇子宫、乳房与胎盘的发育及母体脂肪的储存，以及这些组织的自身代谢等；哺乳期产生乳汁及乳汁自身含有的能量等也需要额外的能量消耗。

## 三、能量的参考摄入量

正常情况下，人体每天摄入的热能与消耗的热能应基本保持平衡，长期摄入不足和摄入过多都会引起人体体重的改变从而引起相应的危害。

根据我国居民以植物性食物为主、动物性食物为辅的饮食习惯，《中国居民膳食营养素参考摄入量》推荐三大产热营养素占总热能百分比分别为蛋白质10%～15%，脂肪20%～30%，碳水化合物50%～65%。同时按不同性别、年龄、生理状况及劳动强度制定了具体的推荐摄入量。

目前，我国居民的生活水平有了很大的提高，饮食结构也随之发生了变化，膳食中粮谷类食物摄入量逐年下降，动物性食品和油脂摄入过多导致的营养过剩现象正在取代以往的营养缺乏病而严重威胁人们的健康，应引起人们的重视。

# 第五节　维　生　素

## 一、概述

维生素（vitamin）是人体必需的一类微量营养素，是维持人体正常生理功能所必需的一类微量有机物质，分为脂溶性维生素和水溶性维生素两类。前者包括维生素 A、维生素 D、维生素 E、维生素 K，后者有 B 族维生素和维生素 C。人和动物缺乏维生素时不能正常生长，易发生营养缺乏病。

### （一）维生素的性质

维生素的种类很多，化学结构各不相同，生理功能各异，但它们都具有以下共同特点。

1. 维生素一般都是以其本体形式或可被机体利用的前体形式存在于天然食物中。

2. 大多数维生素不能在体内合成，也不能大量储存于组织中，所以必须由食物供给。即使有些维生素（如维生素 K、维生素 $B_7$）能由肠道细菌合成一部分，但也不能替代从食物中获得的这些维生素。

3. 维生素不是构成机体组织的原料，也不提供能量。

4. 虽然维生素每日生理需要量（仅以 mg 或 μg 计）很少，但在调节物质代谢过程中却起着十分重要的作用。

5. 维生素常以辅酶或辅基的形式参与酶的功能。

6. 不少维生素包含几种结构相近、生物活性相同的化合物，如维生素 $A_1$ 与维生素 $A_2$、维生素 $D_2$ 与维生素 $D_3$、吡哆醇、吡哆醛和吡哆胺等。

### （二）维生素的命名

维生素的命名可以按发现的顺序，也可以按化学结构或功能命名，见表2-14。

表2-14　维生素的命名

| 以发现的顺序命名 | 以化学结构或功能命名 |
|---|---|
| 维生素 A | 视黄醇，抗干眼病因子 |
| 维生素 D | 钙化醇，抗佝偻病因子 |
| 维生素 E | 生育酚 |
| 维生素 K | 叶绿基甲萘醌，凝血维生素 |
| 维生素 $B_1$ | 硫胺素，抗脚气病因子，抗神经炎因子 |
| 维生素 $B_2$ | 核黄素 |
| 维生素 $B_3$ | 烟酸（尼克酸），维生素PP，抗癞皮病因子 |
| 维生素 $B_5$ | 泛酸，遍多酸 |
| 维生素 $B_6$ | 吡哆醇，吡哆醛，吡哆胺 |
| 维生素 $B_7$ | 生物素，辅酶R，维生素H |
| 维生素 $B_9$ | 叶酸（蝶酰谷氨酸），维生素M |
| 维生素 $B_{12}$ | 钴胺素，抗恶性贫血病因子 |
| 维生素 C | 抗坏血酸 |

## （三）维生素的分类

根据维生素的溶解性，可将其分为两大类，即脂溶性维生素和水溶性维生素。

**1. 脂溶性维生素** 是指不溶于水而溶于脂肪及有机溶剂的一类维生素，包括维生素A、维生素D、维生素E及维生素K。在食物中它们常与脂类共存；其吸收与肠道中的脂类密切相关；易储存于体内（主要在肝脏中），而不易排出体外（维生素K除外）；如摄取过多，蓄积于体内可引起中毒；如长期摄入过少，可缓慢地出现缺乏症状。

**2. 水溶性维生素** 是指能溶于水的维生素，包括B族维生素和维生素C。其代谢产物较易自尿中排出，体内没有非功能性的单纯储存形式。机体中水溶性维生素饱和后，摄入过多的维生素将从尿中排出；反之，若组织中的维生素枯竭，则摄入的维生素将大量被组织利用，而从尿中排出的维生素将减少。水溶性维生素一般无毒性，但过量摄入时也可能出现毒性；如摄入过少，可较快出现缺乏症状。

## 二、维生素A

### （一）维生素A的理化性质

维生素A类是指含有视黄醇结构，并具有其生物活性的一大类物质，包括形成的维生素A和维生素A原及其代谢产物。维生素A活性形式有3种：视黄醇、视黄醛和视黄酸。

在植物中不含已形成的维生素A，某些黄色、绿色、红色植物中含有类胡萝卜素，其中一部分可在体内转变成视黄醇和视黄醛的类胡萝卜素，称为维生素A原，如α-胡萝卜素、β-胡萝卜素、β-隐黄素、γ-胡萝卜素等。目前已经发现的类胡萝卜素有700余种，约有1/10是维生素A原，其中β-胡萝卜素最重要，它常与叶绿素并存。还有一些类胡萝卜素，如玉米黄素、辣椒红素、叶黄素和番茄红素，它们不能转化成维生素A。

维生素A和类胡萝卜素都对酸、碱和热稳定，一般烹调加工不易被破坏，但易被氧化和被紫外线破坏。当食物中含有磷脂、维生素E、维生素C和其他抗氧化剂时，视黄醇和胡萝卜素较为稳定。脂肪酸败可引起维生素A的严重破坏。

### （二）维生素A的吸收与代谢

食物中的视黄醇一般不以游离的形式存在，而是与脂肪酸结合形成视黄基酯，视黄基酯和类胡萝卜素又常与蛋白质结合形成复合物，经胃内的蛋白酶水解后从食物中释出，在小肠中胆汁、胰脂酶、肠脂酶的共同作用下，释放出脂肪酸和游离的视黄醇、类胡萝卜素，被小肠绒毛上皮细胞吸收。

视黄醇在机体内被氧化成视黄醛后，再进一步被氧化成视黄酸。肝脏是储存维生素A的主要器官，维生素A主要以棕榈酸视黄酯的形式储存于肝星状细胞和肝主细胞。营养良好者肝中可储存维生素A总量的80%～95%，肾中维生素A储存量约为肝脏的1%，眼色素上皮中也储存少量维生素A。

维生素A在体内被氧化成一系列的代谢产物，后者与葡萄糖醛苷结合后由胆汁进入粪便排泄。约70%的维生素A经此途径排泄，其中一部分经肠肝循环再吸收入肝。约30%的代谢产物由肾排泄，类胡萝卜素主要由胆汁排泄。

### （三）维生素A的生理功能

**1. 维持正常的视觉** 人视网膜中的杆状细胞含有感受弱光的视紫红质，它是由视蛋白与11-顺式视黄醛所构成的。视紫红质经光照射后，11-顺式视黄醛异构成反式视黄醛，并与视蛋白分离而失色，此过程称"漂白"。若人进入暗处，因视紫红质消失，故不能见物。之后，分离后的全反式视黄醛，在一系列酶的作用下又形成11-顺式视黄醛，再与视蛋白重新结合为视紫红质，恢复对弱光的敏感性，从而能在一定照度的暗处看见物体，此过程称暗适应。若维生素A充足，则视紫红质的再生速度快而完全，暗适应恢复时间短；若维生素A不足，则视紫红质再生速度慢而不完全，暗适应恢复时间延长。

**2. 维持上皮细胞的正常生长与分化**　维生素A在维持上皮的正常生长与分化中起重要作用，其中9-顺式视黄酸和全反式视黄酸在细胞分化中的作用尤为重要。

**3. 抑癌**　维生素A有抑癌、防癌的作用，可能与其调节细胞的分化、增殖和凋亡有关，也可能与抗氧化作用有关。许多膳食流行病学和血清流行病学研究表明，高维生素A和β-胡萝卜素摄入者患肺癌等上皮癌症的危险性减少。

**4. 维持机体正常免疫功能**　维生素A通过调节细胞免疫和体液免疫提高免疫功能，可能与增强巨噬细胞和自然杀伤细胞的活力及改变淋巴细胞的生长或分化有关。此外，维生素A可保持上皮细胞完整性，促进上皮细胞的分化，有利于抵抗外来致病因子。

**5. 抗氧化**　类胡萝卜素能捕捉自由基（free radicals），猝灭单线态氧（single oxygen，$^1O_2$），提高抗氧化防御能力。

### （四）维生素A的缺乏与过量

婴幼儿和儿童维生素A缺乏的发生率远高于成人。维生素A缺乏最早的症状是暗适应能力下降，严重者可导致夜盲症，会影响某些职业人群如驾驶员、雷达操作员等夜晚在野外或微弱光线下的操作能力。维生素A持续缺乏，尤其是营养不良的婴幼儿，可导致眼干燥症，进一步发展可致失明。儿童维生素A缺乏最重要的体征是比托斑（Bitot's spot），又称毕脱氏斑，为贴近角膜两侧和结膜外侧因干燥而出现皱褶，角膜上皮堆积，形成大小不等的形状似泡沫的白斑。

维生素A缺乏除引起眼部症状外，还会引起机体不同组织上皮干燥、增生及角化，以致出现各种症状，如皮脂腺及汗腺角化，出现皮肤干燥，毛囊角化过度，发生毛囊丘疹与毛发脱落；食欲降低，易感染。维生素A缺乏还可影响抗体的生成从而使机体抵抗力下降，特别是儿童、老年人容易引起呼吸道炎症，严重时可引起死亡。缺乏维生素A的儿童还会出现生长停滞、发育迟缓。

### （五）维生素A的参考摄入量与食物来源

《中国居民膳食营养素参考摄入量》推荐我国成年男性、女性的维生素A RNI分别为800μgRAE/d和700μgRAE/d。可耐受最高摄入量（UL）为3000μgRAE/d。

维生素A较好的来源是各种动物肝脏、鱼肝油、鱼卵、全奶、奶油、禽蛋等；维生素A原的良好来源是深色蔬菜和水果，如冬寒菜、菠菜、苜蓿、蕹菜（空心菜）、莴笋叶、芹菜叶、胡萝卜、豌豆苗、红心甘薯、辣椒、芒果、杏及柿子等。除膳食来源之外，维生素A补充剂也常使用，使用时应注意用量不要过大，以防止中毒。

---

**知识拓展**

#### 视黄醇活性当量

视黄醇活性当量（retinol activity equivalent，RAE）是指膳食摄入具有视黄醇活性物质的活性之和，计算公式如下：

视黄醇活性当量（RAE/μg）＝
膳食或补充剂来源的全反式视黄醛（μg）＋1/2补充剂纯品全反式β-胡萝卜素（μg）＋
1/12膳食全反式β-胡萝卜素（μg）＋1/24其他膳食维生素A原类胡萝卜素（μg）

### 三、维生素D

#### （一）维生素D的理化性质

维生素D为具有钙化醇生物活性的所有类固醇的总称，以维生素$D_2$（麦角钙化醇）及维生素$D_3$（胆钙化醇）最为常见，具有促进钙、磷吸收和利用的作用。维生素$D_2$是由酵母菌或麦角中的麦角固醇经紫外线照射后的产物，维生素$D_3$是由储存于皮下的胆固醇的衍生物7-脱氢胆固醇经紫外线照射后转变而成的。在某些特定条件下，如工作或居住在日照不足、空气污染（阻碍紫外光照射）的地区可影响维生素$D_3$的生成。

维生素D是白色晶体，溶于脂肪和脂溶性溶剂，其化学性质比较稳定，在中性和碱性溶液中耐热，不易被氧化，但在酸性溶液中逐渐分解，故通常的烹调加工不会引起维生素D的损失，但脂肪酸败可引起维生素D破坏。过量辐照，可形成具有毒性的化合物。

#### （二）维生素D的吸收与代谢

在皮肤中，7-脱氢胆固醇经光照转变成维生素$D_3$，膳食中的维生素$D_3$在胆汁的作用下，在小肠乳化形成胶团被吸收入血。从膳食和皮肤两条途径获得的维生素$D_3$与血浆中α球蛋白结合并被转运至肝，在肝内经维生素$D_3$-25-羟化酶催化生成25-OH-$D_3$，然后再被转运至肾脏，进一步被氧化成1,25-$(OH)_2$-$D_3$和24,25-$(OH)_2$-$D_3$；血液中维生素D结合蛋白主要携带1,25-$(OH)_2$-$D_3$到达小肠、骨、肾等靶器官中，产生生物学效应，呈现各种生理作用。

维生素D主要储存于脂肪组织中，肝、大脑、肺、脾、骨和皮肤中也有少量存在。维生素D分解代谢主要在肝，主要经胆汁排泄，它在转化为极性较强的代谢产物并结合葡萄糖苷酸后随胆汁被排入肠中，在尿中仅排出2%～4%。

#### （三）维生素D的生理功能

1,25-$(OH)_2$-$D_3$是维生素D的活性形式，作用于小肠、肾、骨等靶器官，基本生理功能是维持细胞内、外钙浓度的稳定，调节钙磷代谢等。

**1. 促进小肠钙吸收**　转运至小肠组织的1,25-$(OH)_2$-$D_3$先进入黏膜上皮细胞，并在该处诱发一种特异的钙结合蛋白合成。一分子钙结合蛋白可与4个钙离子结合，因此，它可被视为参与钙运输的载体。这种结合蛋白还可增加肠黏膜对钙的通透性，将钙通过黏膜细胞主动转运进入血液循环。

**2. 促进肾小管对钙、磷的重吸收**　1,25-$(OH)_2$-$D_3$对肾也有直接作用，能促进肾小管对钙、磷的重吸收，减少丢失。佝偻病患儿的早期表现就是尿磷增高，血浆无机磷酸盐浓度下降，从而影响骨组织的钙化。

**3. 对骨细胞呈现多种作用**　当血钙浓度降低时，1,25-$(OH)_2$-$D_3$能动员骨组织中的钙和磷释放入血液，以维持正常的血钙浓度，还能诱导肝细胞、单核细胞转变为成熟的破骨细胞，破骨细胞一旦成熟，即失去了1,25-$(OH)_2$-$D_3$的核受体，因此不再呈现其生理作用。成骨细胞也有1,25-$(OH)_2$-$D_3$的核受体，体外试验提示，1,25-$(OH)_2$-$D_3$能增加碱性磷酸酶的活性及骨钙化基因的表达。

**4. 调节基因转录**　1,25-$(OH)_2$-$D_3$可以通过调节基因转录和一种独立信息传导途径来启动生物学效应，已经证明有30个具有调节基因转录作用的维生素D核受体靶器官，包括肠、肾、骨、胰、垂体、乳房、胎盘、造血组织、皮肤及各种来源的癌细胞等。

**5. 通过维生素D内分泌系统调节血钙平衡**　目前已确认存在维生素D内分泌系统，主要调节因子是

$1,25\text{-}(OH)_2\text{-}D_3$甲状旁腺激素及血清钙、磷的浓度。$1,25\text{-}(OH)_2\text{-}D_3$是受低血钙引起的甲状旁腺激素上升的刺激而产生的，肾将$1,25\text{-}(OH)_2\text{-}D_3$羟化为$24,25\text{-}(OH)_2\text{-}D_3$的过程是受高血钙引起的甲状旁腺激素下降的刺激而产生的。这两种形式的维生素$D_3$与甲状旁腺激素、降钙素在调节钙的代谢上起着重要作用。当血钙降低时，甲状旁腺激素水平升高，$1,25\text{-}(OH)_2\text{-}D_3$增多，通过其对小肠、肾、骨等靶器官的作用以增高血钙水平；当血钙过高时，甲状旁腺激素水平下降，降钙素产生增加，尿中钙、磷的排出量增加。

### （四）维生素D的缺乏与过量

维生素D缺乏导致肠道吸收钙和磷减少，肾小管对钙和磷吸收减少，影响骨钙化，造成骨骼和牙齿的钙化异常。婴儿缺乏维生素D可导致佝偻病；成人，尤其是孕妇、乳母缺乏维生素D可发生骨质软化症；老年人缺乏维生素D，可导致骨质疏松症。

**1. 佝偻病**　维生素D缺乏时，由于骨骼不能正常钙化，易引起骨骼变软和弯曲变形。如幼儿刚学会走路时，身体重量使下肢骨骼弯曲，形成膝内翻或膝外翻、胸骨外凸（"鸡胸"），肋骨与肋软骨连接处形成"肋骨串珠"，囟门闭合延迟、骨盆变窄和脊柱弯曲。由于腹部肌肉发育差，腹部易膨出。牙齿方面，表现为出牙推迟，恒牙稀疏、凹陷，容易发生龋齿。佝偻病发病率北方高于南方，与婴幼儿日照不足有关。

**2. 骨质软化症**　成人，尤其是孕妇、乳母在缺乏维生素D和钙、磷时容易发生骨质软化症，主要表现为骨质软化、变形，其中孕妇骨盆变形可致难产。

**3. 骨质疏松症**　老年人由于肝肾功能降低，胃肠吸收欠佳，户外活动减少，故体内维生素D水平常低于年轻人。骨质疏松症及其引起的骨折是威胁老年人健康的主要疾病之一。

**4. 手足痉挛症**　当缺乏维生素D、钙吸收不足、甲状旁腺功能失调或其他原因造成血清钙水平降低时可引起手足痉挛症，表现为肌肉痉挛、小腿抽筋、惊厥等。

一般认为，由膳食提供的维生素D不会引起中毒，但摄入过量的维生素D补充剂和强化维生素D的乳制品可引起中毒。长期每天摄入$25\mu g$的维生素D可引起中毒，出现食欲缺乏、体重减轻、恶心、呕吐、腹泻、头痛、多尿、烦渴、发热、血清钙磷增高，可发展成动脉、心肌、肺、肾、气管等软组织转移性钙化和肾结石，严重可导致死亡。

### （五）维生素D的参考摄入量与食物来源

维生素D的供给量必须与钙、磷的供给量一起考虑。在钙和磷供给量充足的条件下，《中国居民膳食营养素参考摄入量》推荐儿童、少年、孕妇、乳母、成人维生素D的RNI及0～1岁婴儿的适宜摄入量（AI）均为$10\mu g/d$，65岁以上老年人的RNI是$15\mu g/d$；11岁及以上人群（包括孕妇、乳母）的UL为$50\mu g/d$，0～4岁、4～7岁、7～11岁人群的UL则分别为$20\mu g/d$、$30\mu g/d$、$45\mu g/d$。

经常晒太阳是人体获得充足维生素$D_3$经济、有效的方法，成年人只要经常接触阳光，在一般膳食条件下不会发生维生素D缺乏病。

维生素D主要存在于海鱼（如沙丁鱼）、肝脏、蛋黄等动物性食品及鱼肝油制剂中。我国不少地区食用维生素A、维生素D强化牛奶，使维生素D缺乏症得到了有效控制。

## 四、维生素E

### （一）维生素E的理化性质

维生素E是指一组脂溶性维生素，包括α-生育酚、β-生育酚、γ-生育酚、δ-生育酚和α-生育三烯酚、β-三烯生育酚、γ-三烯生育酚、δ-三烯生育酚，均具有抗氧化活性，其中α-生育酚活性最强。α-生育酚是黄色油状液体，溶于乙醇、脂肪和脂溶性溶剂，对热及酸稳定，对碱不稳定，对氧十分敏感，油脂酸败会加速维生素E的破坏。食物中维生素E在一般烹调时损失不大，但油炸时维生素E活性明显降低。

### （二）维生素E的吸收与代谢

生育酚在食物中以游离形式存在，而生育三烯酚则以酯化的形式存在，经胰脂酶和肠黏膜脂酶水解后被吸收，且主要在小肠上部被吸收。在胆汁的作用下，99%的游离生育酚或生育三烯酚与脂类消化产物及载脂蛋白掺入乳糜微粒，经胸导管进入体循环。

血液中的维生素E可从乳糜微粒转移到其他脂蛋白中进行运输。由于生育酚溶解于脂质且由脂蛋白转运，所以血浆生育酚浓度与血浆总脂浓度之间有很强的相关性，但与血浆总胆固醇的相关性较差。因此，有人提出在评价维生素E营养状况时（尤其是高脂血症患者），应结合血浆总脂水平考虑。

由于肝脏有迅速更新维生素E储存的功能，故维生素E在肝脏储存不多。

### （三）维生素E的生理功能

**1. 抗氧化作用** 维生素E是高效抗氧化剂，在体内保护细胞免受自由基损害。维生素E与超氧化物歧化酶（superoxide dismutase，SOD）、谷胱甘肽过氧化物酶（glutathione peroxidase，GSH-Px）一起构成体内抗氧化系统，保护生物膜及其他蛋白质免受自由基攻击。

在非酶抗氧化系统中维生素E是重要的抗氧化剂，生育酚分子与自由基发生反应后，可生成生育酚羟自由基，此化合物又可被维生素C、谷胱甘肽及辅酶Q重新还原成生育酚。

**2. 预防衰老** 随着年龄增长，体内脂褐质（俗称老年斑，是细胞内某些成分被氧化分解后的沉积物）不断增加。补充维生素E可减少脂褐质形成，改善皮肤弹性，使性腺萎缩减轻，提高免疫能力。因此，维生素E在预防衰老中的作用被日益重视。

**3. 影响动物的生殖功能** 维生素E缺乏时可出现睾丸萎缩及其上皮细胞变性、孕育异常。临床上常用维生素E治疗先兆流产和习惯性流产。

**4. 调节血小板的黏附力和聚集作用** 维生素E可抑制磷脂酶$A_2$的活性，减少血小板血栓素$A_2$的释放，从而抑制血小板的聚集，可以减轻心肌梗死及脑卒中的危险。

### （四）维生素E的缺乏与过量

维生素E缺乏在人群中较为少见，但可出现在低体重的早产儿、血β-脂蛋白缺乏症、脂肪吸收障碍的患者中。多不饱和脂肪酸摄入过多，可发生维生素E缺乏。维生素E缺乏时，可出现视网膜退行性改变、蜡样质色素积聚、溶血性贫血、肌无力、神经退行性病变、小脑共济失调等。

在脂溶性维生素中，维生素E的毒性也相对较小。有证据表明长期每天摄入600mg以上的维生素E，可能出现视物模糊、头痛、极度疲乏、恶心、呕吐等中毒症状。

### （五）维生素E的参考摄入量与食物来源

《中国居民膳食营养素参考摄入量》推荐成人（包括孕妇）维生素E的适宜摄入量为14mg α-TE/d，乳母为17mg α-TE/d；成人（包括孕妇、乳母）UL为700mg α-TE/d。

维生素E主要的食物来源：植物油、麦胚、坚果、豆类等；肉类、鱼类、水果及蔬菜中维生素E含量甚少，绿叶蔬菜中有一定含量；人体肠道内能合成一部分，所以一般情况下不会发生维生素E缺乏。

┌─ **知识拓展** ─────────────────────────────────────────

### α-生育酚当量（α-TE）

膳食中具有维生素E生物活性物质的总量，以毫克α-生育酚当量（mg α-TE）表示，计算公式如下：

α-TE（mg）＝1×α-生育酚（mg）＋0.5×β-生育酚（mg）＋0.1×γ-生育酚（mg）＋
0.02×δ-生育酚（mg）＋0.3×α-三烯生育酚（mg）

─────────────────────────────────────────────────────

## 五、维生素B₁

### （一）维生素B₁的理化性质

维生素B₁也称抗脚气病因子和抗神经炎因子，由含氨基的嘧啶环和含硫的噻唑环通过亚甲基桥相连而成，因分子中含有"硫"和"氨"，故又称硫胺素（thiamin）。纯品为白色粉末状结晶，微带酵母气味，口感呈咸味，易溶于水，微溶于乙醇。酸性环境下较稳定，加热120℃仍不分解；中性和碱性环境中不稳定，易被氧化和受热破坏。硫胺素被氧化后转变为硫色素（脱氢硫胺素），硫色素在紫外光下呈现蓝色荧光，利用这一特性可测定维生素B₁的含量。

### （二）维生素B₁的吸收与代谢

维生素B₁吸收主要在空肠，在低浓度（2μmol/L）时主要靠主动转运系统吸收。在高浓度时可由被动扩散吸收，但效率很低，1次口服2.5～5.0mg时，大部分不能被吸收。吸收后的维生素B₁在空肠黏膜细胞内经磷酸化作用转变成焦磷酸酯，在血液中主要以焦磷酸酯的形式由红细胞完成体内转运。

成年人体内维生素B₁总量为25～30mg，主要分布在肌肉中，约占50%，其次为心脏、大脑、肝脏和肾脏中。维生素B₁在体内以不同的焦磷酸化形式存在，其中大约80%为焦磷酸硫胺素（thiamine pyrophosphate，TPP），10%为三磷酸硫胺素（thiamine triphosphate，TTP），其他为单磷酸硫胺素（thiamine monophosphate，TMP），三种形式的维生素B₁在体内可以相互转化。体内维生素B₁生物半衰期为9～18天，如膳食中缺乏维生素B₁，1～2周后人体组织中的含量就会下降。

维生素B₁在肝脏代谢，代谢产物主要由肾脏随尿排出体外，排出量与摄入量有关。少量由汗液排出。

### （三）维生素B₁的生理功能

TPP是维生素B₁主要的辅酶形式，在体内参与两个重要反应，即α-酮酸的脱羧反应和磷酸戊糖途径的转酮醇反应，在线粒体的生物氧化过程中起关键作用，同时也是核酸合成所需的戊糖，以及脂肪和类固醇合成所需NADPH的重要来源。由于经氧化脱羧产生的乙酰CoA和琥珀酰CoA是三大营养素分解代谢和产生能量的关键酶，因此，当维生素B₁严重缺乏时，ATP生成障碍，丙酮酸和乳酸在机体内堆积，会对机体造成损伤。

此外，维生素B₁在维持神经、肌肉（尤其是心肌）的正常功能，以及维持正常食欲、胃肠蠕动和消化液分泌方面起着重要的作用。近年来已经证实，维生素B₁的此种功能属于非辅酶功能，可能与TPP直接激活神经细胞的氯通道，控制神经传导的启动有关。

#### （四）维生素B₁的缺乏与过量

脚气病又称硫胺素缺乏症，主要损害神经-血管系统，多发生在以加工精细的米面为主食的人群。临床上根据年龄差异将脚气病分为成人脚气病和婴儿脚气病。

**1. 成人脚气病** 早期症状较轻，主要表现有疲乏、淡漠、食欲缺乏、恶心、忧郁、急躁、沮丧、腿沉重麻木和心电图异常。症状特点和严重程度与维生素B₁缺乏程度、发病急缓等有关，一般将其分成以下三型。①干性脚气病（dry beriberi）：以多发性周围神经炎症为主，出现上行性周围神经炎，表现为指（趾）端麻木、肌肉酸痛、压痛，尤以腓肠肌为甚，跟腱及膝反射异常。②湿性脚气病（wet beriberi）：多以水肿和心脏症状为主。由于心血管系统功能障碍，出现水肿，右心室可扩大，出现心悸、气短、心动过速，如处理不及时，常致心力衰竭。③混合型脚气病：其特征是既有神经炎又有心力衰竭和水肿。

此外，长期酗酒的人群还极易由于酒精中毒而引起维生素B₁缺乏导致韦尼克-科尔萨科夫（Wernicke-Korsakoff）综合征，发病呈急性或亚急性，临床表现包括精神错乱、共济失调、眼肌麻痹、假记忆和逆行性健忘甚至昏迷，是一种神经脑病综合征，也称为脑型脚气病。

**2. 婴儿脚气病（infant beriberi）** 多发生于2～5月龄的婴儿，多是由于乳母维生素B₁缺乏所致。其发病突然，病情急，初期可有食欲缺乏、呕吐、兴奋和心搏增快，呼吸急促和困难；晚期有发绀、水肿、心脏扩大、心力衰竭和强直性痉挛，常在症状出现1～2天后突然死亡。

维生素B₁一般不会引起过量中毒，只有短时间服用超过RNI 100倍的剂量时有可能出现头痛、惊厥和心律失常等。

#### （五）维生素B₁的参考摄入量与食物来源

维生素B₁的需要量与能量摄入量有密切关系，目前我国成人维生素B₁平均需要量为0.5mg/1000kcal，孕妇、乳母和老年人较成人高，为0.5～0.6mg/1000kcal。《中国居民膳食营养素参考摄入量》推荐成人RNI：男性为1.4mg/d，女性为1.2mg/d。

维生素B₁广泛存在于天然食物中，含量丰富的食物有谷类、豆类及干果类（如葵花籽、花生）。动物的内脏（肝、肾、心）、瘦肉、禽蛋中含量也较多。目前膳食中维生素B₁主要来自谷类食物，多存在于种子表皮和胚芽中，若米、面碾磨过于精细，可造成维生素B₁大量损失。由于维生素B₁具有易溶于水且在碱性条件下易受热分解的特性，所以过分淘米或烹调中加碱也可导致维生素B₁大量损失。一般温度下烹调食物时维生素B₁损失不多，高温烹调时损失可达30%～40%。

### 六、维生素B₂

#### （一）维生素B₂的理化性质

维生素B₂又称核黄素，是B族维生素之一，在体内以黄素腺嘌呤二核苷酸（FAD）、黄素单核苷酸（FMN）作为辅基与特定蛋白质结合，形成黄素蛋白，参与体内氧化还原反应和能量代谢。精纯的维生素B₂为橙黄色针状结晶，微带苦味。虽然属于水溶性，但在水中溶解度很低，在27.5℃时，每100ml仅能溶解12mg。在酸性溶液中对热稳定，在碱性环境中易于分解破坏。核黄素有游离及结合两种状态，游离状态容易发生光裂解，结合状态比较稳定。

#### （二）维生素B₂的吸收与代谢

维生素B₂主要在胃肠道上部吸收，是一个主动转运过程，需要Na⁺和ATP参与。机体对维生素B₂

的吸收量与摄入量成正比。一般来说，动物来源的维生素$B_2$比植物来源的维生素$B_2$容易吸收。胃酸和胆盐可促进游离维生素$B_2$的释放，有利于维生素$B_2$吸收；抗酸制剂干扰食物中维生素$B_2$的释放；乙醇可干扰维生素$B_2$的消化和吸收；某些金属离子，如$Zn^{2+}$、$Cu^{2+}$、$Fe^{2+}$通过螯合可抑制维生素$B_2$吸收。

维生素$B_2$在血液中主要通过与白蛋白的松散结合，与免疫球蛋白IgG、IgM和IgA的紧密结合完成其体内转运。近年来，在多种动物包括牛、鼠、猴和人妊娠期间的血清中，发现一种特殊的核黄素结合蛋白，该载体蛋白可能有利于将维生素$B_2$转运给胎儿，对胎儿的正常发育起着重要作用。体内多余的维生素$B_2$主要随尿液排出，未被吸收的维生素$B_2$随粪便排出，汗液亦可排出少量维生素$B_2$。

（三）维生素$B_2$的生理功能

维生素$B_2$以FMN和FAD辅酶形式参与许多代谢的氧化还原反应。

**1. 参与体内生物氧化与能量代谢**　维生素$B_2$在体内以FMN和FAD的形式与特定蛋白结合形成黄素蛋白（flavoprotein），黄素蛋白是机体许多酶系统中重要辅基的组成成分，通过呼吸链参与体内氧化还原反应与能量代谢，重要的含黄素蛋白的酶有氨基酸氧化酶、细胞色素C还原酶、丙酮酸脱氢酶、脂肪酰辅酶A脱氢酶、谷胱甘肽还原酶、黄嘌呤氧化酶和单胺氧化酶等。这些酶在氨基酸的氧化脱氨基作用及嘌呤核苷酸的代谢中起重要作用，从而维持蛋白质、脂肪和碳水化合物的正常代谢，促进正常的生长发育，维护皮肤和黏膜的完整性。若体内维生素$B_2$不足，则物质和能量代谢发生紊乱，将出现生长发育障碍和物质代谢障碍。

**2. 参与烟酸和维生素$B_6$的代谢**　FAD和FMN分别作为辅酶参与色氨酸转变为烟酸和维生素$B_6$转变为磷酸吡哆醛的反应。

**3. 其他生理功能**　维生素$B_2$还参与体内其他一些生化过程，如FAD作为谷胱甘肽还原酶的辅酶，参与体内抗氧化防御系统，维持还原型谷胱甘肽的浓度；FAD与细胞色素P450结合，参与药物代谢；提高机体对环境应激适应能力等。

（四）维生素$B_2$的缺乏与过量

维生素$B_2$缺乏主要的临床表现为眼、口腔和皮肤的炎症反应。缺乏早期表现为疲倦、乏力、口腔疼痛，眼出现瘙痒、烧灼感，继而出现口腔和阴囊病变，称为口腔生殖系统综合征，包括唇炎、口角炎、舌炎、皮炎、阴囊皮炎及角膜血管增生等。

**1. 眼**　眼球结膜充血，角膜周围血管增生，角膜与结膜相连处有时出现水疱。表现为睑缘炎、畏光、视物模糊和流泪等，严重时角膜下部有溃疡。

**2. 口腔**　口角湿白、裂隙、疼痛和溃疡（口角炎）；唇疼痛、肿胀、裂隙、溃疡及色素沉着（唇炎）；舌疼痛、肿胀、红斑及舌乳头萎缩（舌炎），典型者全舌呈紫红色或红紫相间，出现中央红斑，边缘界线清楚如地图样变化（地图舌）。

**3. 皮肤**　脂溢性皮炎，常见于皮脂分泌旺盛部位，如鼻唇沟、下颌、眼外及耳后、乳房下、腋下、腹股沟等处。患处皮肤皮脂增多，轻度红斑，有脂状黄色鳞片。

维生素$B_2$缺乏常伴有其他营养素缺乏，如影响烟酸和维生素$B_2$的代谢；干扰体内铁的吸收、储存及动员，致使储存铁量下降，严重时可造成缺铁性贫血。维生素$B_2$缺乏还会影响生长发育，妊娠期缺乏可导致胎儿骨骼畸形。

一般维生素$B_2$不会引起过量中毒。

（五）维生素$B_2$的参考摄入量与食物来源

维生素$B_2$的需要量与机体能量代谢、蛋白质的摄入量有关，因此当机体能量需要量增加，处于生长加速和创伤修复期时，维生素的摄入量均应相应增加。《中国居民膳食营养素参考摄入量》推荐的成人 RNI：男性为 1.4mg/d，女性为 1.2mg/d。

维生素 $B_2$ 广泛存在于动植物食品中，动物性食品较植物性食品含量高。动物肝脏、肾脏、心脏、乳汁及蛋类中含量尤为丰富；植物性食品以绿色蔬菜、豆类含量较高，而谷类含量较少。维生素 $B_2$ 在碱性溶液中易分解，对光敏感，所以食品加工过程中加碱，储存和运输过程中日晒及不避光均可导致其损失。食物烹调方法不同，维生素 $B_2$ 损失也不同，如碗蒸米饭比捞饭损失少；在烹调肉类时油炸和红烧损失较多。

## 七、烟酸

### （一）烟酸的理化性质

烟酸又称维生素 $B_3$、尼克酸、抗癞皮病因子等，是 B 族维生素之一。烟酸在体内以烟酰胺（尼克酰胺）形式存在，烟酸和烟酰胺总称为维生素 PP，它们在体内具有相同的生理活性，二者皆溶于水和乙醇，烟酰胺的溶解性明显好于烟酸，但它们都不溶于乙醚。烟酸对酸、碱、光、热稳定，是维生素中最稳定的一种，一般烹调损失极少。

### （二）烟酸的吸收与代谢

膳食中的烟酸主要以辅酶Ⅰ（NAD）和辅酶Ⅱ（NADP）的形式存在，经消化后在胃及小肠吸收，吸收后以烟酸的形式经门静脉进入肝脏，在肝内转化成 NAD 和 NADP。在肝内未经代谢的烟酸和烟酰胺随血液进入其他组织，再形成含有烟酸的辅酶。肾脏也可直接将烟酰胺转变为辅酶Ⅰ。

未被利用的烟酸可被甲基化，以 N-甲基烟酰胺和 2-吡啶酮的形式由尿中排出。成年人体内的烟酸可由色氨酸转化而来，但色氨酸转化为烟酸需要维生素 $B_1$、维生素 $B_2$ 和维生素 $B_6$ 的参与。

### （三）烟酸的生理功能

**1. 参与体内物质和能量代谢** 烟酸在体内以烟酰胺的形式构成 NAD 和 NADP，这两种辅酶结构中的烟酰胺部分具有可逆的加氢和脱氢特性，在细胞生物氧化过程中起着传递氢的作用。

**2. 与核酸的合成有关** 葡萄糖通过磷酸戊糖代谢途径可产生 5-磷酸核糖，这是体内产生核糖的主要途径，核糖是合成核酸的重要原料。而烟酸构成的 NAD 和 NADP 是葡萄糖磷酸戊糖代谢途径第一步生化反应中氢的传递者。

**3. 降低血胆固醇水平** 每天摄入 1～2g 烟酸，可降低血胆固醇水平。其原理可能是它干扰胆固醇或脂蛋白的合成，或者是它能促进脂蛋白酶的合成。

**4. 葡萄糖耐量因子的组成成分** 葡萄糖耐量因子（glucose tolerance factor，GTF）是由三价铬、烟酸、谷胱甘肽组成的一种复合体，可能是胰岛素的辅助因子，有增加葡萄糖的利用及促进葡萄糖转化为脂肪的作用。

### （四）烟酸的缺乏与过量

当烟酸缺乏时，体内 NAD 和 NADP 合成受阻，导致某些生理氧化过程发生障碍，即出现烟酸缺乏症——癞皮病。其典型症状是皮炎（dermatitis）、腹泻（diarrhea）和痴呆（dementia），即"三 D"症状。皮炎多发生在身体暴露部位，如面颊、手背和足背，呈对称性。患处皮肤与健康皮肤有明显界线，多呈日晒斑样改变，皮肤变为红棕色，表皮粗糙、脱屑、色素沉着，颈部皮炎较常见。消化道症状主要表现为食欲缺乏、消化不良、腹泻。同时可出现口腔黏膜和舌部糜烂及猩红舌。神经精神症状表现有抑郁、忧虑、记忆力减退、感情淡漠和痴呆，有的可出现躁狂和幻觉。同时伴有肌肉震颤、腱反射过敏或消失。

烟酸缺乏主要发生在以玉米为主食的地区。原因是玉米中的烟酸为结合型，而人体需要的是游离型烟酸，但加碱能使玉米中的结合型烟酸转变为游离型烟酸，从而被机体利用。烟酸缺乏常与维生素 $B_1$ 和维生素 $B_2$ 缺乏同时存在。

过量摄入烟酸的副作用主要表现为皮肤发红、眼部不适、恶心、呕吐、高尿酸血症和糖耐量异常等，长期大量摄入可对肝脏造成损害。

### （五）烟酸的参考摄入量与食物来源

膳食中烟酸应以烟酸当量（NE）表示，计算公式如下：

$$烟酸NE（mg）＝烟酸（mg）＋1/60色氨酸（mg）$$

《中国居民膳食营养素参考摄入量》推荐我国成人烟酸RNI为：男性15mgNE/d，女性12mgNE/d，UL 为35mg NE/d。

烟酸广泛存在于食物中，植物性食物中存在的主要是烟酸，动物性食物中存在的主要是烟酰胺。良好的来源为肝、肾、瘦肉、全谷、豆类等，乳类和蛋类中的烟酸含量虽低，但色氨酸含量较高，其在体内可转化为烟酸，平均约60mg 色氨酸转化为1mg 烟酸。

## 八、维生素B₆

### （一）维生素B₆的理化性质

维生素 $B_6$ 包括三种天然存在形式，即吡哆醇（pyridoxine，PN）、吡哆醛（pyridoxal，PL）和吡哆胺（pyridoxamine，PM），这三种形式结构性质相近且均具有维生素 $B_6$ 活性。维生素 $B_6$ 易溶于水及乙醇，微溶于有机溶剂，在空气和酸性条件下稳定，在碱性条件下易被破坏，各种形式对光均较敏感。

### （二）维生素B₆的吸收与代谢

维生素 $B_6$ 主要在空肠吸收。食物中维生素 $B_6$ 多以磷酸盐等形式存在，必须经非特异性磷酸酶水解后才能被吸收。体内转运主要靠与血浆白蛋白结合。维生素 $B_6$ 在肝脏和肌肉中含量较高，肌肉中的维生素 $B_6$ 占储存总量的75% ～ 80%。

在肝脏中维生素 $B_6$ 的三种非磷酸化形式通过吡哆醇激酶转化为各自的磷酸化形式参与多种酶的反应，维生素 $B_6$ 在一种由 FAD 参与的氧化反应中不可逆地转化为4-吡哆酸，最后由尿排出。

### （三）维生素B₆的生理功能

维生素 $B_6$ 主要以磷酸吡哆醛的形式参与近百种酶促反应，多数与氨基酸代谢有关，在蛋白质合成与分解代谢，糖原异生、不饱和脂肪酸代谢、某些神经介质（如5-羟色胺、牛磺酸、多巴胺、去甲肾上腺素和β-氨基丁酸）的合成方面发挥重要作用。此外，在色氨酸转化为烟酸的过程中需要以磷酸吡哆醛为活性中心的犬尿氨酸酶，维生素 $B_6$ 缺乏时该转化过程受阻，并可导致黄尿酸排出量增加。维生素 $B_6$ 是参与一碳代谢的丝氨酸转羟甲基酶的辅酶，因而影响核酸的合成，亦可影响同型半胱氨酸转化为甲硫氨酸。

### （四）维生素B$_6$的缺乏与过量

正常情况下，维生素B$_6$不易缺乏。维生素B$_6$缺乏通常与其他B族维生素缺乏同时存在。除膳食摄入不足外，某些药物如异烟肼、环丝氨酸等均能诱发维生素B$_6$缺乏。

人体维生素B$_6$缺乏可致眼、鼻与口腔周围皮肤脂溢性皮炎，并可扩展到面部、前额、耳后、阴囊及会阴等处，维生素B$_6$还可引起体液和细胞介导的免疫功能受损，出现半胱氨酸血症和黄尿酸血症，偶见小细胞低色素性贫血。

维生素B$_6$毒性相对较低，经食物来源摄入的大量维生素B$_6$无不良反应，营养补充剂中的高剂量维生素B$_6$（500mg/d）可引起严重不良反应，表现为神经毒性和光敏感性反应。

### （五）维生素B$_6$的参考摄入量与食物来源

人体对维生素B$_6$的需要，受膳食蛋白质水平、肠道菌合成维生素B$_6$和人体利用程度、生理状况及服用药物的状况等因素影响。正常情况下，维生素B$_6$不易缺乏，《中国居民膳食营养素参考摄入量》推荐成人RNI为1.4mg/d、妊娠期为2.4mg/d、哺乳期为1.4mg/d。口服避孕药或用异烟肼治疗结核时，应增加维生素B$_6$的摄入量。

维生素B$_6$广泛存在于各种食物中，含量最高的食物为白色肉类（如鸡肉和鱼肉），其次为肝脏、豆类、坚果类和蛋黄等。水果和蔬菜中维生素B$_6$含量也较多，其中香蕉、卷心菜、菠菜的含量丰富，但在柠檬类水果、奶类等食品中含量较少。

## 九、叶酸

### （一）叶酸的理化性质

叶酸（folic acid）最初是从菠菜叶中分离提取出来的，因故得名，也被称为维生素B$_9$、维生素B$_C$和维生素M，其化学名称是蝶酰谷氨酸（pteroylglutamic acid），由蝶啶、对氨基苯甲酸和谷氨酸结合而成。叶酸为淡黄色结晶状粉末，不溶于冷水，稍溶于热水，其钠盐易溶于水，不溶于乙醇、乙醚及其他有机溶剂。在水中易被光破坏，在酸性溶液中不稳定，pH<4可被破坏，在酸性溶液中温度超过100℃即分解，在中性和碱性溶液中对热稳定。

### （二）叶酸的吸收与代谢

膳食中的叶酸需经小肠黏膜刷状缘上的γ-谷氨酰羧酰酶水解为单谷氨酸叶酸的形式在小肠吸收。叶酸在肠道的转运是一个载体介导的主动转运过程，并对pH要求严格，最适pH为5.0～6.0。以单谷氨酸盐形式大量摄入时则以简单扩散为主。

叶酸的生物利用率在不同食物中相差甚远，如莴苣仅为25%，而豆类最高达96%，一般在40%～60%，这种差距可能与食物中叶酸存在的形式有关。一般来说，还原型叶酸吸收率高，谷氨酸分子越少吸收率越高。膳食中维生素C和葡萄糖可促进叶酸吸收，锌缺乏，乙醇及某些药物（如避孕药、抗惊厥药物）可抑制叶酸的吸收。

正常成人体内叶酸储存量为5～10mg，约一半储存于肝脏，且80%以5-甲基四氢叶酸形式存在。成人叶酸丢失量平均为60μg/d，主要通过胆汁和尿液排出体外。

## （三）叶酸的生理功能

天然存在的叶酸大多是还原形式的叶酸，即二氢叶酸和四氢叶酸，但只有四氢叶酸才具有生理功能。叶酸的重要生理功能是作为一碳单位的载体参与代谢。它主要携带"一碳基团"（甲酰基、亚甲基及甲基等）参与嘌呤和嘧啶核苷酸的合成，在细胞分裂和增殖中发挥作用；催化二碳氨基酸和三碳氨基酸相互转化；在某些甲基化反应中起重要作用。因此，叶酸为许多生物和微生物生长所必需。

## （四）叶酸的缺乏与过量

叶酸缺乏的原因包括摄入不足、吸收利用不良、代谢障碍、需要量增加或排泄量增加。叶酸缺乏的具体表现如下。

**1. 巨幼红细胞贫血**　叶酸缺乏时，骨髓内幼红细胞分裂增殖速度减慢，停留在幼红细胞阶段以致成熟受阻，细胞体积增大，核内染色质疏松，形成巨幼红细胞（megaloblast）。骨髓中大的、不成熟的红细胞增多。叶酸缺乏同时也引起血红蛋白合成减少，形成巨幼红细胞贫血。患者红细胞发育障碍，伴有红细胞和白细胞计数减少，还可能引起智力退化。

**2. 对孕妇和胎儿的影响**　叶酸缺乏还可使孕妇先兆子痫和胎盘早剥的发生率增高，胎盘发育不良导致自发性流产，叶酸缺乏尤其是患有巨幼红细胞贫血的孕妇，易出现胎儿宫内发育迟缓、早产和新生儿低出生体重。孕早期叶酸缺乏可引起胎儿神经管畸形（neural tube defect，NTD），主要表现为脊柱裂和无脑畸形等中枢神经系统发育异常。

**3. 高同型半胱氨酸血症**　膳食中缺乏叶酸会使同型半胱氨酸向胱氨酸转化受阻，从而使血中同型半胱氨酸水平升高，形成高同型半胱氨酸血症。高浓度同型半胱氨酸是动脉硬化和心血管疾病发病的一个独立危险因素。

**4. 癌症**　人类患结肠癌、前列腺癌及宫颈癌与膳食中叶酸的摄入不足有关。结肠癌患者的叶酸摄入量明显低于正常人，叶酸摄入不足的女性，其结肠癌发病率是正常人的5倍。

大剂量服用叶酸亦可产生副作用，表现为影响锌的吸收而导致锌缺乏；使胎儿发育迟缓，低出生体重儿增加；干扰抗惊厥药物的作用而诱发患者惊厥；掩盖维生素 $B_{12}$ 缺乏的症状，干扰其诊断。

## （五）叶酸的参考摄入量与食物来源

《中国居民膳食营养素参考摄入量》推荐叶酸参考摄入量中，14岁起至成年人为400μgDFE/d，孕妇为600μgDFE/d，乳母为550μgDFE/d。叶酸的UL为1000μgDFE/d。膳食叶酸当量（DFE）计算公式：

$$膳食叶酸当量（μg）=天然食物来源叶酸（μg）+1.7×叶酸补充剂（μg）$$

叶酸广泛存在于动植物食品中，其良好的食物来源有肝脏、肾脏、蛋、梨、蚕豆、芹菜、花椰菜、莴苣、柑橘、香蕉及其他坚果类。天然食物中的叶酸经过烹调加工可损失50%～90%；合成叶酸的稳定性好，室温下保存6个月仅有少量分解。

## 十、维生素B₁₂

### （一）维生素B₁₂的理化性质

维生素 $B_{12}$ 分子中含金属元素钴，因而又称钴胺素（cobalamin），是唯一含有金属元素的维生素。维生素 $B_{12}$ 为红色结晶体（金属钴的颜色），熔点甚高（320℃时不熔），溶于水和乙醇，不溶于氯仿和乙醚，结构性质稳定，在弱酸条件下稳定，在强酸、强碱环境中易被破坏，日光、氧化剂和还原剂均能使其破坏。

### （二）维生素 $B_{12}$ 的吸收与代谢

食物中的维生素 $B_{12}$ 在胃酸及消化酶作用下释放，到达小肠后在肠液及胰蛋白酶的作用下，维生素 $B_{12}$ 游离并与胃的糖蛋白内因子（IF）结合成复合物，至回肠时通过肠壁吸收。体内如缺乏IF，维生素 $B_{12}$ 则不能被吸收。吸收量达到饱和后随膳食供给量的增多而吸收率降低。吸收率因年龄增长、维生素 $B_6$ 缺乏、铁缺乏和甲状腺功能减退而下降，而妊娠期吸收率会升高。患胃炎、服用抗惊厥药物和抗生素会影响维生素 $B_{12}$ 的吸收。常见的维生素 $B_{12}$ 缺乏性恶性贫血就是由于胃黏膜变化引起IF不足造成的，此时需要用维生素 $B_{12}$ 治疗。此外，胰液可促进维生素 $B_{12}$ 的吸收，维生素 $B_{12}$ 吸收后进入血液，再与特异性蛋白质结合随血液循环运送到体内各组织。

人体内维生素 $B_{12}$ 的储存量为 $2\sim3mg$，主要储存在肝。维生素 $B_{12}$ 的肝肠循环对其重复利用和体内稳定十分重要，随胆汁由肝排出的维生素 $B_{12}$ 大部分可在肠道被重新吸收。

### （三）维生素 $B_{12}$ 的生理功能

维生素 $B_{12}$ 在体内以两种辅酶形式发挥生理作用，即甲基 $B_{12}$（甲基钴胺素）和辅酶 $BB_{12}$（5-腺苷钴胺素）参与体内生化反应。

维生素 $B_{12}$ 作为甲硫氨酸合成酶的辅酶参与同型半胱氨酸甲基化转变为甲硫氨酸的反应。维生素 $B_{12}$ 从5-甲基四氢叶酸获得甲基后形成甲基 $B_{12}$，后者又将甲基转移给同型半胱氨酸，并在甲硫氨酸合成酶的作用下合成甲硫氨酸。维生素 $B_{12}$ 缺乏时，5-甲基四氢叶酸上的甲基不能转移，甲硫氨酸的生成受阻，造成同型半胱氨酸堆积，形成高同型半胱氨酸血症；同时使组织中游离的四氢叶酸含量减少，不能被重新利用，影响嘌呤和嘧啶的合成，最终导致核酸合成障碍，影响细胞分裂，产生巨幼红细胞贫血，即恶性贫血。

维生素 $B_{12}$ 作为甲基丙二酰辅酶A异构酶的辅酶参与甲基丙二酸-琥珀酸的异构化反应。维生素 $B_{12}$ 缺乏时，甲基丙二酰辅酶A大量堆积，其结构与脂肪酸合成的中间产物丙二酰辅酶A相似，因此影响脂肪酸的正常合成。脂肪酸的合成异常影响了髓鞘质的更新，髓鞘质变性退化，造成进行性脱髓鞘，导致维生素 $B_{12}$ 缺乏引起的神经疾病。

### （四）维生素 $B_{12}$ 的缺乏与过量

维生素 $B_{12}$ 缺乏多见于素食者、母亲为素食者的婴幼儿和老年人。膳食摄入不足，各种原因引起的胃酸过少，胰蛋白酶分泌不足，回肠疾病及血清全钴胺传递蛋白 II 合成减少等均可导致维生素 $B_{12}$ 吸收减少，进而导致维生素 $B_{12}$ 缺乏，其主要表现如下。

**1. 巨幼红细胞贫血** 维生素 $B_{12}$ 参与细胞的核酸代谢，为造血过程所必需。当其缺乏时，红细胞中DNA合成障碍，诱发巨幼红细胞贫血。

**2. 神经系统损害** 维生素 $B_{12}$ 缺乏会阻抑甲基化反应而引起神经系统损害，可引起斑状、弥漫性的神经脱髓鞘，此种进行性的神经病变始于末梢神经，逐渐向中心发展累及脊髓和大脑，形成亚急性复合变性，出现精神抑郁、记忆力下降、四肢震颤等神经症状。

**3. 高同型半胱氨酸血症** 维生素 $B_{12}$ 缺乏与叶酸缺乏一样可引起高同型半胱氨酸血症。高同型半胱氨酸血症不仅是心血管疾病的危险因素，并可对脑细胞产生毒性作用而造成神经系统损害。

维生素 $B_{12}$ 毒性相对较低。但也有报道指出，维生素 $B_{12}$ 过量可能会导致神经损伤，表现为头晕、头痛、焦虑、恶心、呕吐、瘙痒、痤疮和红斑等症状。此外，维生素 $B_{12}$ 过量也可能增加患过敏性疾病的风险，如哮喘、寒战、湿疹、荨麻疹和面部水肿等。

### （五）维生素B$_{12}$的参考摄入量与食物来源

人体对维生素B$_{12}$需要量极少，《中国居民膳食营养素参考摄入量》中维生素B$_{12}$的RNI成人为2.4μg/d、孕妇为2.9μg/d、乳母为3.2μg/d。

维生素B$_{12}$的主要食物来源为动物性食物，如畜类、禽类、鱼类及蛋类，乳及乳制品含量较少。植物性食物几乎不含维生素B$_{12}$。

## 十一、维生素C

### （一）维生素C的理化性质

维生素C又称抗坏血酸（ascorbic acid），是一种含有6个碳原子的酸性多羟基化合物。天然存在的维生素C有L-型和D-型两种形式，其中L-型有生物活性，D-型无生物活性。维生素C为无色无臭的片状晶体，易溶于水，稍溶于丙酮与低级醇类，不溶于脂溶性溶剂，0.5%的维生素C水溶液即呈强酸性（pH<3）。维生素C是一种强还原剂，有较强的抗氧化活性。结晶维生素C稳定，其水溶液极易氧化，遇空气、热、光、碱性物质、氧化酶及微量铜、铁等重金属离子，可促进其氧化进程。

食物中维生素C有还原型与氧化型（脱氢型）之分，两者可通过氧化还原反应相互转变，均具生物活性。人血浆中维生素C主要以还原形式存在，还原型和氧化型比为15∶1，故测定还原型维生素C即可了解血中维生素C的水平。

### （二）维生素C的吸收和代谢

维生素C在消化道主要以钠依赖的主动转运形式吸收入血，较少以被动扩散形式吸收。主要吸收部位为回肠，也可经口腔和胃少量吸收。

食物中的维生素C主要是还原型，在吸收前可被氧化成脱氢型维生素C，脱氢型维生素C比还原型维生素C以更快的速度通过细胞膜，进入小肠黏膜细胞或其他组织细胞后，脱氢型维生素C在脱氢型维生素C还原酶的作用下，以谷胱甘肽（glutathione，GSH）作为供氢体，很快还原成还原型维生素C。

维生素C的吸收量随着摄入量增加而减少。正常成人体内可储存维生素C 1.2～2.0g，最高3.0g，维生素C含量最高的组织为垂体，其次为肾上腺、肾、脾和肝。维生素C主要从尿中排出，其次是汗液和粪便。一般情况下，血浆维生素C含量与尿排出量有密切关系。

### （三）维生素C的生理功能

**1. 抗氧化作用** 维生素C是机体内的强抗氧化剂，可直接与氧化剂作用，在组织中可被氧化型谷胱甘肽氧化成脱氢型维生素C，然后又被还原型谷胱甘肽还原，保持了二者之间的平衡，使体内氧化还原过程正常进行。

**2. 促进胶原蛋白合成** 羟脯氨酸和羟赖氨酸是细胞间质胶原蛋白的重要组成成分，而这二者的羟基化过程需要维生素C的参与。当体内维生素C不足时，这种羟基化过程不能正常进行，影响胶原蛋白的合成，导致创伤愈合，延缓毛细血管壁脆弱，引起不同程度出血。

**3. 改善铁、钙和叶酸的利用** 维生素C能使血浆中的铁转运蛋白中的三价铁还原为二价铁，从而被释放出来，二价铁再与肝脏铁蛋白结合，提高了铁的利用率，有助于治疗缺铁性贫血。维生素C可促进钙的吸收，这是因为它们在胃中形成一种酸性介质，而防止了不溶性钙络合物的生成及发生沉淀。

维生素C可将叶酸还原成有生物活性的四氢叶酸，防止发生巨幼红细胞贫血。

**4. 促进类固醇的代谢** 维生素C可以参与类固醇的羟基化反应，促进代谢进行，如由胆固醇转变成胆酸、皮质激素及性激素。这可能是维生素C可以降低血清胆固醇的原因，从而预防动脉粥样硬化的发生。

**5. 清除自由基** 维生素C是一种重要的自由基清除剂，它通过逐级供给电子而变成三脱氢维生素C和脱氢维生素C，以达到清除自由基，发挥抗衰老作用。

**6. 参与合成神经递质** 只有在维生素C充足时，大脑中才能产生两种神经递质，即去甲肾上腺素和5-羟色胺。如果维生素C缺乏，则神经递质的形成受阻，故维生素C缺乏的人会感到疲劳和虚弱。

**7. 其他作用** 维生素C能促进抗体形成，增加人体抵抗力，可减轻流感的病情并缩短病程。对于进入人体内的有毒物质如汞、铅、砷、苯等及某些药物和细菌毒素，给予大量的维生素C可缓解其毒性。此外，维生素C还可治疗肌肉疼痛。

### （四）维生素C的缺乏与过量

膳食摄入减少或机体需要增加又得不到及时补充时，可使体内维生素C储存减少，引起缺乏。若体内储存量低于300mg，将出现缺乏症状，主要引起坏血病。临床表现如下。

**1. 前驱症状** 起病缓慢，一般4～7个月。患者多有全身乏力、食欲缺乏。成人早期还有齿龈肿胀，间或有感染发炎。婴幼儿会出现生长迟缓、烦躁和消化不良。

**2. 出血** 全身点状出血，起初局限于毛囊周围及牙龈等处，进一步发展可有皮下组织、肌肉、关节和腱鞘等处出血，甚至形成血肿或瘀斑。

**3. 牙龈炎** 牙龈可见出血、红肿，尤以牙龈尖端最为显著。

**4. 骨质疏松** 维生素C缺乏引起胶原蛋白合成障碍，骨有机质形成不良而导致骨质疏松。

维生素C毒性很低。但是一次口服2～3g时可能会出现腹泻、腹胀；患有结石的患者，长期过量摄入可能增加尿中草酸盐的排泄，增加尿路结石的危险。

### （五）维生素C的参考摄入量与食物来源

《中国居民膳食营养素参考摄入量》维生素C的RNI为100mg/d，预防非传染性慢性病摄入量为200mg/d，UL为2000mg/d。

维生素C主要来源为新鲜蔬菜和水果，一般是叶菜类含量比根茎类多，酸味水果比无酸味水果含量多。含量较丰富的蔬菜有辣椒、西红柿、油菜、卷心菜、菜花和芥菜等。蔬菜烹调方法以急火快炒为宜，可采用淀粉勾芡或加醋烹调以减少维生素C损失。维生素C含量较多的水果有樱桃、石榴、柑橘、柠檬、柚子和草莓等，而苹果和梨含量较少。某些野菜野果中维生素C含量尤为丰富，如苋菜、苜蓿、刺梨、沙棘、猕猴桃和酸枣等。特别是枣、刺梨等水果中含有生物类黄酮，对维生素C的稳定性具有保护作用。

# 第六节 矿 物 质

## 一、概述

矿物质（mineral）是人体和食物中含有的除碳、氢、氧、氮元素外的其余无机物元素，也称为无机盐或灰分。包括常量元素和微量元素，占成年人体重的5%～6%。

### (一)矿物质的分类

在人体内的含量＞0.01%体重的矿物质，包括钾、钠、钙、镁、硫、磷、氯，都是人体必需的微量营养素，称为常量元素（亦称宏量元素）。在人体内的含量＜0.01%体重的矿物质，称为微量元素，分为三类：第一类为人体必需的微量元素，有铁、碘、锌、硒、铜、钼、铬、钴8种；第二类为人体可能必需的微量元素，有锰、硅、镍、硼、钒5种；第三类为具有潜在毒性，但在低剂量时，对人体可能有益的微量元素，包括氟、铅、镉、汞、砷、铝、锂、锡8种。

### (二)矿物质的特点

1. 矿物质在体内不能合成，必须从外界摄取。矿物质与蛋白质、脂肪和碳水化合物等营养素不同，不能在体内合成，且每天都有一定量的矿物质随尿、粪便、汗液、毛发、指甲、上皮细胞脱落，以及月经、哺乳等过程排出体外。因此，为满足机体的需要，矿物质必须不断地从饮食中得到补充。

2. 矿物质是唯一可以通过天然水途径获取的营养素。除了食物，天然水中含有大量的矿物质元素，并容易被机体吸收。但长期饮用矿物质含量超标的水，容易导致毒性作用，如我国氟中毒高发地区，其中饮水型氟中毒是最主要类型，患病人数也最多，主要分布在华北、西北、东北地区。

3. 矿物质在体内分布极不均匀。如钙和磷主要分布在骨骼和牙齿，铁分布在红细胞，碘集中在甲状腺，钴分布在造血系统，锌分布在肌肉组织等。

4. 矿物质之间存在协同或拮抗作用。一种矿物质元素可影响另一种的吸收或改变其在体内的分布。例如，摄入过量铁或铜可以抑制锌的吸收和利用，而摄入过量的锌也可以抑制铁的吸收，而铁可以促进氟的吸收。

5. 某些矿物质元素在体内的生理剂量与中毒剂量范围较窄，摄入过多易产生毒性作用。如我国居民氟的适宜摄入量为1.5mg/d，而可耐受最高摄入量仅为3.5mg/d。

### (三)人体矿物质缺乏与过量的原因

**1. 地球环境因素** 地壳中矿物质元素的分布不平衡，致使某些地区表层土壤中某种矿物质元素含量过低或过高，导致人群因长期摄入在这种环境中生长的食物或饮用水而引起亚临床症状甚至疾病。以我国为例，72%地区（包括东北、中部和西部等地区）土壤中硒含量仅为0.25～0.95mg/kg，为缺硒或低硒地区。流行病学调查发现硒缺乏与克山病的分布一致，硒缺乏是当地居民克山病高发的重要因素。而我国湖北恩施地区土壤表层硒含量高达50～7150mg/kg，该地区居民可能因长期摄入富含硒食物而导致慢性硒中毒。

**2. 食物成分及加工因素** 食物中含有天然存在的矿物质拮抗物，如菠菜中含有较多草酸盐可与钙或铁结合成难溶的螯合物而影响其吸收。馒头、面包在制作过程中，经过发酵能够降低植酸的含量。尼罗河三角地区居民因习惯食用未发酵面包，导致面粉中植酸与锌结合成不溶性物质，抑制锌的吸收利用，从而导致儿童出现锌缺乏疾病。食物加工过程中可造成矿物质的损失，如粮谷表层富含的矿物质常因碾磨过于精细而丢失，蔬菜浸泡于水中或蔬菜水煮后把水倒掉可损失大量矿物质。食品加工过程所使用的金属机械、管道、容器或食品添加剂品质不纯，含有矿物质杂质，也可污染食品。

**3. 人体自身因素** 由于摄入不足，消耗增加导致矿物质缺乏，如厌食、挑食、疾病状态导致食物摄入不足或摄入食物品种单调，使矿物质供给量达不到机体需求量；生理需求增加引起的钙、锌、铁等矿物质缺乏，如儿童、青少年、孕妇、乳母对营养素需求的增加导致矿物质的不足。当机体长期排泄功能障碍时有可能造成矿物质在体内蓄积，引起急性或慢性毒性作用。

## 二、钙

钙（calcium）是人体含量最多的矿物质元素，占成人体重的1.5%～2.0%。其中约99%的钙集中在骨骼和牙齿中，其余的钙分布于软组织、细胞外液和血液中，统称为混溶钙池（miscible calciumpool）。人体血液中的总钙浓度为2.25～2.75mmol/L，其中46%为蛋白结合钙，包括白蛋白结合钙和球蛋白结合钙，6.5%为与柠檬酸或无机酸结合的复合钙，其余47.5%为离子化钙。血浆中离子化钙是生理活性形式，正常浓度为0.94～1.33mmol/L。这部分钙对维持体内细胞正常生理状态，调节机体生理功能发挥重要的作用。

机体主要通过内分泌系统的甲状旁腺激素（parathyroid hormone，PTH）和降钙素（calcitonin，CT）及1,25-$(OH)_2$-$D_3$调节混溶钙池的钙与骨骼钙保持着动态平衡。当血液中钙浓度降低时，PTH就会促使骨骼释放可交换钙，并刺激维生素D转变成为活性型1,25-$(OH)_2$-$D_3$，促进肠黏膜对钙的吸收，协同PTH增加骨吸收，并促进肾小管对钙的重吸收，使血钙水平恢复正常。当血钙水平升高时，CT可拮抗PTH对骨骼的溶解作用，抑制破骨细胞的生成，促进成骨细胞的增加，从而抑制骨基质的分解和骨盐溶解，促进骨盐沉积，降低血钙水平，使血清钙浓度保持恒定，以维持钙的内环境稳定，又称为钙稳态（calcium homeostasis）。钙稳态的维持是机体各种生理功能活动的基础。

### （一）钙的生理功能

**1. 构成骨骼和牙齿的成分** 人体骨骼和牙齿中无机物的主要成分是钙的磷酸盐，多以羟磷灰石$[Ca_{10}(PO_4)_6(OH)_2]$或磷酸钙$[Ca_3(PO_4)_2]$的形式存在，是机体$Ca^{2+}$与磷酸根（$PO_4^{3-}$）进行生物钙化的结果。体内骨骼中的钙与混溶钙池保持着相对的动态平衡，骨骼中的钙不断地从破骨细胞中释放进入混溶钙池，混溶钙池中的钙又不断地沉积于成骨细胞中，由此使骨骼不断更新。

**2. 维持神经和肌肉的活动** $Ca^{2+}$可与细胞膜的蛋白和各种阴离子基团结合，具有调节细胞受体结合和离子通透性及参与神经信号传递物质释放等作用，以维持神经肌肉的正常生理功能，包括神经肌肉的兴奋性、神经冲动的传导、心脏的搏动等。当血浆$Ca^{2+}$浓度明显下降时可引起手足抽搐和惊厥，而血浆$Ca^{2+}$浓度过高则可引起心力衰竭和呼吸衰竭。

**3. 促进细胞信息传递** $Ca^{2+}$作为细胞内重要的"第二信使"之一，在细胞受到刺激后，胞浆内的$Ca^{2+}$浓度升高，引起细胞内的系列反应。通过$Ca^{2+}$调控的组织和细胞间的反应非常广泛，如基因的表达和调控，腺体的分泌，细胞的增殖、分化和骨架的形成，中间代谢反应，视觉形成过程，神经末梢递质的释放等。

**4. 促进血液凝固** 凝血因子Ⅳ即$Ca^{2+}$，能够促使活化的凝血因子在磷脂表面形成复合物而促进血液凝固，去除$Ca^{2+}$后血液即不能凝固。

**5. 调节机体酶的活性** $Ca^{2+}$对许多参与细胞代谢的酶具有重要的调节作用，如腺苷酸环化酶、鸟苷酸环化酶、磷酸二酯酶、酪氨酸羟化酶等。

**6. 维持细胞膜的稳定性** 细胞外介质中的$Ca^{2+}$不仅可与细胞膜的某些蛋白质结合，而且可与磷脂的阴离子基团结合，导致膜结构的构象发生变化，使细胞膜的疏水性增强，以维持和发挥细胞膜正常的生理功能。

**7. 其他功能** 钙还参与激素的分泌，维持体液酸碱平衡及调节细胞的正常生理功能。

### （二）钙的缺乏与过量

**1. 缺乏** 人群中钙的缺乏比较普遍。儿童长期钙摄入不足，可引起生长发育迟缓，骨钙化不良，软骨结构异常，严重者可导致佝偻病，出现膝内翻或膝外翻、肋骨串珠、鸡胸等症状。婴儿血钙过低，导致神经肌肉兴奋性增高，手足因屈肌群兴奋亢进而痉挛抽搐。成人膳食钙缺乏，可加重骨钙丢失程度，发生骨软化与骨质疏松。骨软化多见于生育次数多、哺乳时间长的妇女，骨质疏松多发生于老年人。

**2. 过量** 许多研究表明，大量补钙可影响磷、镁、铁、锌等元素的生物利用率，并有增加肾结石危险的可能。

### （三）影响钙吸收的因素

钙在小肠通过主动转运与被动扩散吸收。主动转运受膳食成分、体内钙和维生素D的营养状况，以及生理状况如生长、妊娠、哺乳和年龄、性别等因素的影响。被动扩散则取决于肠腔中的钙浓度。人体钙吸收率一般在20%～60%。

**1. 机体因素** 钙的吸收与机体的需要程度密切相关。婴儿时期因需要量大，钙的吸收率可高达60%，儿童约为40%。随着年龄的增加，机体对钙的吸收率逐渐降低，成年人仅为20%左右，老年人更低，仅15%左右。妊娠、哺乳时期机体对钙需要量增加，吸收率也增加，孕妇、乳母对钙的吸收率可高达50%。此外，人体对钙的吸收，与体内维生素D的营养状况有关，维生素D充足有利于钙的吸收。

**2. 膳食因素**

（1）钙与维生素D的摄入量：膳食中钙与维生素D的摄入量越高，吸收量也相应增高。

（2）乳糖及充足的膳食蛋白质：乳糖可与钙螯合形成低分子的可溶性络合物，当其分解发酵产酸时，可使肠内pH降低，有利于钙的吸收。膳食中蛋白质充足时，某些氨基酸如赖氨酸、色氨酸、精氨酸等可与钙结合形成可溶性络合物，有利于钙吸收。一些实验表明，亮氨酸、异亮氨酸、组氨酸、甲硫氨酸也有类似的作用。但摄入过多而超过推荐摄入量时，可使尿钙排出增多出现负钙平衡。

（3）植酸盐、草酸盐、膳食纤维、过多脂肪：粮食中植酸较多，某些蔬菜如蕹菜、菠菜、苋菜、竹笋等含草酸较多，它们均可与钙结合形成不溶性的盐类，从而降低钙的吸收；膳食纤维中的醛糖酸残基与钙结合也可干扰钙的吸收；脂肪消化不良时，未被吸收的脂肪酸与钙结合成钙皂，影响钙的吸收。此外，长期服用制酸剂、肝素等也可干扰钙的吸收。

### （四）钙的参考摄入量与食物来源

《中国居民膳食营养素参考摄入量》推荐的成人钙RNI为800mg/d，孕中、晚期女性，乳母及50岁以上老年人均增加为1000mg/d。

不同食物钙的含量差异较大，含钙较多的食物见表2-15。钙源应当按其钙含量和生物利用率进行综合评价，例如奶及奶制品不仅钙含量高，其吸收率也高，因此生物利用率高，而菠菜虽然钙含量很高，但吸收率低，导致其生物利用率低，见表2-16。

表2-15 含钙丰富的食物　　　　　　　　　　　　　　　　　　　单位：mg/100g

| 食物 | 含量 | 食物 | 含量 | 食物 | 含量 |
| --- | --- | --- | --- | --- | --- |
| 虾皮 | 991 | 苜蓿 | 713 | 酸枣棘 | 435 |
| 虾米 | 555 | 荠菜 | 294 | 花生仁 | 284 |
| 河虾 | 325 | 雪里蕻 | 230 | 紫菜 | 264 |
| 泥鳅 | 299 | 苋菜 | 187 | 海带（湿） | 241 |
| 红螺 | 539 | 乌塌菜 | 186 | 黑木耳 | 247 |
| 河蚌 | 306 | 油菜薹 | 156 | 全脂牛乳粉 | 676 |
| 鲜海参 | 285 | 黑芝麻 | 780 | 酸奶 | 118 |

表2-16　可吸收钙的食物来源比较

| 食物/100g | 钙含量/mg | 钙吸收率/% | 食物/100g | 钙含量/mg | 钙吸收率/% |
|---|---|---|---|---|---|
| 奶 | 110 | 32.1 | 豆（红豆） | 23.5 | 24.4 |
| 奶酪 | 721 | 32.1 | 甘薯 | 26.8 | 22.2 |
| 酸奶 | 160 | 32.1 | 甘蓝 | 70 | 49.3 |
| 豆（斑豆） | 51.8 | 26.7 | 小白菜 | 90 | 53.8 |
| 豆（白豆） | 103 | 21.8 | 菠菜 | 135 | 5.1 |

## 三、磷

磷是人体必需常量元素之一，与钙结合构成骨骼和牙齿，参与物质代谢，维持机体的酸碱平衡。正常饮食可获得足够的磷。正常成人体内含磷600～900g，为体重1%左右，占体内无机盐总量的1/4。总磷的85%～90%以羟基磷灰石形式存在于骨骼和牙齿中，其余散在分布于全身各组织及体液中。

### （一）磷的生理功能

**1. 构成骨骼和牙齿的重要成分**　在骨的形成过程中2g钙需要1g磷，形成无机磷酸盐，主要成分为羟磷灰石。

**2. 参与能量代谢**　碳水化合物，如葡萄糖是以磷酰化化合物的形式被小肠黏膜吸收；葡萄糖-6-磷酸酯和丙糖磷酸酯是葡萄糖能量代谢的重要中间产物；磷酸化合物如腺苷三磷酸（ATP）等是代谢过程中作为储存、转移、释放能量的物质。

**3. 构成细胞成分**　磷酸基团是核糖核酸（RNA）和脱氧核糖核酸（DNA）的组成成分。磷脂为构成所有细胞膜所必需的成分，与膜的离子通道有关。磷脂存在于血小板膜上，可黏附凝血因子，促进凝血过程，磷脂也参与脂蛋白组成。此外，质膜内的多磷酸肌醇磷脂及其分解产物三磷酸肌醇为钙激活受体信号系统的组成部分。

**4. 组成细胞内第二信使**　磷是环磷酸腺苷酸（cAMP）、环磷酸鸟苷酸（cGMP）和肌醇三磷酸（inositol triphosphate，IP3）等的成分。

**5. 酶的重要成分**　磷酸基团是组成体内许多辅酶或辅基的成分，如焦磷酸硫胺素、磷酸吡哆醛、辅酶Ⅰ（nicotinamide adenine dinucleotide，NAD）和辅酶Ⅱ（nicotinamide adenine dinucleotide phosphate，NADP）等。

**6. 调节细胞因子活性**　磷参与细胞的磷酸化和去磷酸化过程，发挥信号转导作用，具有激活蛋白激酶、调控细胞膜离子通道、活化核内转录因子、调节基因表达等作用。

**7. 调节酸碱平衡**　磷参与组成体内磷酸盐缓冲体系，磷酸盐可与氢离子结合为磷酸氢二钠和磷酸二氢钠，并从尿中排出，从而调节体液的酸碱平衡。

### （二）磷的缺乏与过量

**1. 缺乏**　磷广泛存在于各种食物中，所以磷缺乏较少见。临床上长期使用大量抗酸药、肾小管重吸收障碍或是禁食者易出现磷的缺乏，严重的情况下发展为低磷酸血症，出现食欲缺乏、贫血、肌无力、骨痛、佝偻病和骨软化、全身虚弱、对传染病的易感性增加、感觉异常、共济失调、精神错乱甚至死亡。

**2. 过量**　一般情况下，不易发生膳食摄入过量的问题。如医用口服或静脉注射大量磷酸盐，可引起高磷血症，干扰钙的吸收，导致神经兴奋性增强，手足抽搐和惊厥。

### （三）磷的参考摄入量与食物来源

动物性食物和植物性食物中均含丰富的磷，当膳食中能量与蛋白质供给充足时不会引起磷的缺乏。理论上，膳食中的钙磷比例维持在2:1之间比较好，不宜低于1:2。牛奶的钙磷比为1:1，母乳的钙磷比例比牛奶更好，成熟母乳为1.5:1.0。考虑妊娠期和哺乳期机体对磷的吸收情况，无须增加磷的摄入量，所以孕妇和哺乳期妇女磷的适宜摄入量与成人的一致。

《中国居民膳食营养素参考摄入量》推荐的成人膳食磷RNI为720mg/d，UL为3500mg/d。

膳食磷的来源很广泛，鱼肉、蛋类、奶酪、瘦肉及动物的肝、肾等都是磷的丰富来源。海带、紫菜、芝麻酱、花生、坚果、粗粮等含磷也较丰富，但粮谷中磷多为植酸磷，如果不经过加工处理，吸收利用率低。

## 四、铁

铁是人体重要的必需微量元素之一，参与体内氧的运送和组织呼吸过程，维持正常的造血功能。人体内铁的含量随年龄、性别、营养与健康状况等不同而存在较大的个体差异。正常成年男性体内含铁量为3~5g，女性稍低。60%~75%的铁存在于血红蛋白，3%在肌红蛋白，1%在含铁酶类（如细胞色素、氧化酶、细胞色素氧化酶、过氧化物酶、过氧化氢酶等）、辅助因子及运铁载体中，称为功能性铁。其余25%~30%的铁作为体内贮存铁，主要以铁蛋白和含铁血黄素形式存在于肝、脾和骨髓中。

### （一）铁的生理功能

**1. 参与体内氧和二氧化碳的运输**　铁为血红蛋白、肌红蛋白的主要成分，参与体内氧和二氧化碳的运送、交换，这是铁在体内发挥的极其重要的生理功能。

**2. 参与组织呼吸、促进生物氧化还原反应**　铁是某些酶的辅基，如过氧化物酶、过氧化氢酶、细胞色素C、细胞色素氧化酶等。铁在组织呼吸过程中，借助价数的变化，参与细胞呼吸过程，在电子传递过程中，作为电子载体起催化剂作用，从而促进生物氧化还原反应。

**3. 参与红细胞的形成与成熟**　铁在骨髓造血组织中，进入幼红细胞内与卟啉、珠蛋白结合生成血红蛋白。铁缺乏时，血红蛋白合成不足，红细胞寿命缩短，自身溶血增加。

**4. 其他功能**　铁可催化β-胡萝卜素转化为维生素A，促进嘌呤与胶原的合成、抗体的产生及药物在肝脏的解毒等。

### （二）影响铁吸收的因素

食物中的铁吸收主要在十二指肠和空肠上端，胃和小肠的其余部分也吸收少量的铁。食物中的铁分为血红素铁（heme iron）和非血红素铁（nonheme iron）两种，它们的吸收形式有所不同。

血红素铁主要存在于动物性食物中，占总膳食铁的15%，可与血红蛋白及肌红蛋白中的原卟啉结合，以卟啉铁的形式直接被肠黏膜上皮细胞吸收，在胞浆内血红素加氧酶的作用下血红素的卟啉环打开，释放出游离$Fe^{2+}$。血红素铁的吸收率受膳食因素影响较小，只受个体铁营养状况、血红素铁的数量的轻度影响，且胃黏膜分泌的内因子有促进其吸收的作用，吸收率较非血红素铁高，一般在15%~35%。

非血红素铁又称为离子铁，此类铁主要以$Fe(OH)_3$络合物的形式存在于谷类、豆类、水果、蔬菜、蛋类中，占膳食铁总量的绝大部分。此类铁必须在胃酸作用下与有机部分分开，还原为$Fe^{2+}$形式才能被吸收，其有效吸收率仅为2%～20%。

**1. 促进铁吸收的因素**

（1）蛋白质类食物：蛋白质类食物能够刺激胃酸分泌，促进铁的吸收。氨基酸，如组氨酸、赖氨酸、胱氨酸、甲硫氨酸、酪氨酸与铁螯合成小分子的可溶性单体，可提高铁的吸收率。

（2）维生素：维生素C是铁吸收的有效促进因子，当其缺乏时，铁吸收、转运与肝、脾储存铁均受阻。维生素C可将铁离子还原为亚铁离子，还能螯合铁使之形成小分子的可溶性铁螯合物，故有利于铁的吸收，半胱氨酸也有类似作用。此外，充足的维生素A、叶酸、维生素$B_{12}$、维生素$B_2$等对铁的吸收也起着重要的辅助作用。

（3）其他：某些单糖如葡萄糖、果糖，有机酸如柠檬酸、琥珀酸，一些发酵蔬菜、酱油，以及含硫氨基酸也可以促进铁的吸收。

**2. 抑制吸收的因素**

（1）膳食中存在的磷酸盐、植酸盐、草酸盐及存在于茶叶、咖啡中的鞣酸、多酚类物质等，可与非血红素铁形成不溶性的铁盐而抑制铁的吸收。有报道指出，面包中植酸含量即使只有5～10mg，也可减少铁吸收达到50%。茶可减少铁吸收达到60%，咖啡可减少铁吸收达到40%。

（2）膳食纤维：膳食纤维摄入过多时，可与阳离子铁、钙结合，干扰其吸收。

（3）卵黄高磷蛋白：一般存在于蛋类中，可干扰蛋类中铁的吸收，使其吸收率仅为3%。

（4）碱或碱性药物：可使非血红素铁形成难溶的氢氧化铁而影响铁的吸收。

（5）萎缩性胃炎及大部分胃切除：胃酸分泌减少，可降低膳食中三价铁的溶解度和减少铁螯合物的生成，从而影响铁的吸收。

血红素铁和非血红素铁的吸收都受机体铁储存量的影响，当铁储存量增多时，吸收率降低；储存量减少时，机体需铁量增加，吸收率亦增加。例如，成年男子的平均膳食铁的吸收率为6%，而育龄妇女可达13%。

### （三）铁的缺乏与过量

**1. 缺乏** 长期膳食铁供给不足，可引起体内铁缺乏或导致缺铁性贫血，多见于婴幼儿、孕妇及乳母。

体内缺铁可分三个阶段：第一阶段为铁减少期，该阶段体内储存铁减少，血清铁蛋白浓度下降，无临床症状；第二阶段为红细胞生成缺铁期，此时除血清铁蛋白浓度下降外，血清铁浓度也下降，同时铁结合力上升，游离原卟啉浓度上升；第三阶段为缺铁性贫血期，血红蛋白和红细胞容积比下降。铁缺乏时对人体的影响如下。

（1）影响脑功能：缺铁儿童易烦躁或冷漠、呆板，影响智力。青少年表现为注意力不集中，学习记忆能力下降，工作耐力下降，认知能力下降。

（2）影响体质：贫血者多体弱，容易疲劳，常伴心悸、气短、头晕、食欲缺乏、抗寒能力降低等症状，容易感染及反复感染。严重者出现面色苍白、指甲脆薄、反甲、肝脾轻度增大，甚至死亡。

（3）影响免疫功能：铁缺乏可损害机体免疫功能，尤其是细胞免疫功能。

（4）影响妊娠结局：孕妇缺铁不但增加胎儿早产、发育延迟、低出生体重的发生率，还会增加围生期胎儿的死亡率。

（5）加重铅中毒症状：经研究发现，铁缺乏可增加铅的吸收，铁缺乏儿童铅中毒的发生率比无铁缺乏的儿童高3～4倍，这可能与缺铁时机体对二价金属离子吸收率增高有关。

改善膳食以增加铁的摄入、食物铁强化、营养素补充剂是解决铁缺乏和缺铁性贫血的三条主要途径。

**2. 过量** 正常情况下，即使膳食铁含量很丰富，通过膳食途径也不会引起铁过量。当长期过量服用铁剂，或长期食用大量含铁高的特殊食品时，或反复大量输血，均会造成铁过量和中毒。此时铁在肝脏大量沉积，并可引起皮肤色素沉着症及各种重要器官损害甚至死亡。

### （四）铁的参考摄入量与食物来源

混合膳食中铁的平均吸收率为10%～20%。健康的成年女性，月经期间每日约损失2mg，故每日铁的参考摄入量应高于健康的成年男性。《中国居民膳食营养素参考摄入量》推荐的成人膳食铁的RNI为：男性12mg/d，女性20mg/d，UL为42mg/d。

含铁较高的食物见表2-17。膳食中铁的良好来源为动物内脏、动物全血、畜肉、禽肉、黑木耳等。乳及乳制品、蛋类、谷类、豆类和蔬菜含铁量不高，都在8%以下，属于非血红素铁，吸收率较低。如摄入部分动物性食物的混合膳食，铁吸收率可达10%，膳食中如存在富含维生素C的蔬菜和水果，则可以增强膳食铁的吸收。

表2-17　含铁较高的食物　　　　　　　　　　　　　　　　　　　　单位：mg/100g

| 食物 | 含量 | 食物 | 含量 | 食物 | 含量 |
| --- | --- | --- | --- | --- | --- |
| 荞麦（带皮） | 10.1 | 黑木耳（干） | 97.4 | 紫菜（干） | 54.9 |
| 蛏子 | 33.6 | 鸭血（白鸭） | 30.5 | 猪肝 | 22.6 |
| 河蚌 | 26.6 | 豆腐皮 | 13.9 | 芝麻酱 | 50.3 |
| 海参 | 13.2 | 虾米 | 11.0 | 蘑菇（干） | 51.3 |
| 鸭肝 | 23.1 | 羊血 | 18.3 | 扁豆 | 19.2 |

## 五、碘

碘（iodine）是人体必需微量元素之一，成人体内含碘15～20mg，其中70%～80%存在甲状腺组织内，其余分布在骨骼肌、肺、卵巢、肾、淋巴结、肝、睾丸和脑组织中。甲状腺组织含碘量随年龄、摄入量及腺体的活动性不同而有所差异，健康成人甲状腺组织内含碘8～15mg，其中包括甲状腺素（tetraiodothyronine，$T_4$），三碘甲腺原氨酸（triiodothyronine，$T_3$），一碘酪氨酸（monoiodotyrosine，MIT），二碘酪氨酸（diiodotyrosine，DIT），以及其他碘化物。血液中含碘30～60μg/L，主要为蛋白结合碘（protein-boundiodine，PBI）。

### （一）碘的生理功能

碘在体内主要参与甲状腺素的合成，故其生理功能主要表现为甲状腺素的作用。

**1. 促进生物氧化和调节能量转换**　碘对维持、调节体温及保持正常的新陈代谢与生命活动至关重要。

**2. 促进蛋白质合成和神经系统发育**　碘对胚胎发育期和出生后早期生长发育，特别是智力发育尤为重要。

**3. 活化体内许多重要的酶**　包括细胞色素酶系、琥珀酸氧化酶系等100余种，促进物质代谢过程。

**4. 促进体格的生长发育**　甲状腺素是促进机体生长发育和成熟的重要因素，参与肌肉、骨骼及性器官等的发育或分化。甲状腺功能减退的幼儿，可出现体格矮小、肌肉无力、智力低下、性发育障碍等。

**5. 调节组织中的水盐代谢**　缺乏甲状腺素可引起组织水盐潴留并发黏液性水肿。

**6. 促进维生素的吸收和利用**　包括促进烟酸的吸收利用和β-胡萝卜素向维生素A的转化。

（二）碘的缺乏与过量

1. **缺乏** 机体所需的碘可以从饮水、食物及食盐中获得，饮水和食物中的碘离子易被消化道吸收并转运至血浆，一般不会缺乏。但由于地理环境的原因，远离海洋的内陆山区，其土壤、水和食物的含碘量较低，因而容易导致碘缺乏。机体因缺碘而导致的一系列功能障碍或疾病统称为碘缺乏病（iodinedeficiency disorder，IDD）。不同时期碘缺乏的表现如下。

（1）孕妇、乳母缺碘：易使胎儿、新生儿缺碘，引起流产、死产、先天畸形儿的出生。严重者可引起新生儿呆小病（克汀病），患儿表现为发育不全、智力低下、聋哑、斜视、痉挛性瘫痪、水肿及身材矮小等。

（2）儿童、青少年时期缺碘：甲状腺素合成、分泌不足，可出现甲状腺肿、甲状腺功能减退、亚临床克汀病、单纯性耳聋及体格和智力发育障碍等。

（3）成年人膳食中缺碘：可引起甲状腺肿、甲状腺功能减退等。

碘缺乏造成的智力损伤是不可逆的，最好的办法就是预防。简单有效的预防方法就是采用碘化食盐，即在食盐中加入碘化钾或碘酸钾，加入量可控制在（1:50 000）～（1:20 000）。但应注意碘盐应置于避光、避热、避潮的地方保存，以避免碘的丢失，同时注意其有效期。也可采用碘油，碘油只是一种临时替代的辅助措施，注射一次碘油可维持2～3年，口服一次维持1年。

2. **过量** 长期摄入含碘量高的膳食，以及在治疗甲状腺肿等疾病中使用过量的碘剂，同样危害人体健康，而且可以致病，如甲状腺功能亢进、甲状腺功能减退、桥本甲状腺炎、甲状腺癌、碘过敏和碘中毒等。

---

**知识拓展**

**碘相关疾病的预防**

为了有效降低高碘地区居民碘过量的潜在风险，自2012年起，我国已全面停止向这些地区供应碘盐。同时，部分地区积极采取改水措施，旨在降低居民对碘的暴露程度，确保民众的健康安全。然而，我们必须清醒地认识到，水源性高碘地区的分布往往具有局灶性特点，且这些地区与非高碘地区甚至碘缺乏地区交错共存，情况较为复杂。

此外，随着社会经济的迅猛发展和物流体系的日益完善，缺碘地区的居民在食物来源上变得更加多元化。这种变化不仅影响了居民的碘营养状况，还给我们制定和执行碘营养干预策略带来了前所未有的挑战。然而，从另一个角度来看，这些变化也为公共卫生干预政策从粗放型向精准型转变提供了宝贵的机遇。

因此，我们需要在深入分析和研究的基础上，制定更加科学、精准的碘营养干预策略，以更好地适应不同地区、不同人群的实际情况，确保公共卫生干预政策的有效实施，切实保障广大民众的健康福祉。

---

（三）碘的参考摄入量与食物来源

《中国居民膳食营养素参考摄入量》推荐的成人膳食碘RNI为：120μg/d，UL为600μg/d。

食物中碘含量随地球化学环境变化会出现较大差异，也受食物烹调加工方式的影响。海产品的碘含量高于陆地食物，陆地动物性食物高于植物性食物。海带、海藻、鱼虾及贝类食品都是常见的富碘食物。

## 六、锌

锌（zinc）是人体必需微量元素之一，成人体内锌的含量男性约2.5g，女性约1.5g。锌分布于人体所有的组织、器官、体液及分泌物中，约60%存在于肌肉，30%存在于骨骼中。在细胞中，30%～40%的锌存在于细胞核中，50%存在于细胞质，其余的存在于细胞膜中。锌对生长发育、免疫功能、物质代谢和生殖功能等均具有重要作用。

### （一）锌的生理功能

**1. 金属酶的组成成分或酶的激活剂** 锌是人体许多重要酶的组成成分或激活剂。主要的含锌酶有超氧化物歧化酶、苹果酸脱氢酶、碱性磷酸酶、乳酸脱氢酶等，这些酶在组织呼吸、能量代谢及抗氧化过程中发挥重要作用。

**2. 促进生长发育** 锌参与蛋白质合成，细胞生长、分裂和分化等过程。锌的缺乏可引起RNA、DNA及蛋白质的合成障碍，细胞分裂减少，导致生长停止。锌参与促黄体激素、促卵泡激素、促性腺激素等有关内分泌激素的代谢，对胎儿生长发育、促进性器官和性功能发育均具有重要调节作用。

**3. 促进机体免疫功能** 锌可促进淋巴细胞有丝分裂，增加T细胞的数量和活力。锌可控制外周血单核细胞合成干扰素-γ、白细胞介素-1和白细胞介素-6、肿瘤坏死因子-α和白细胞介素-2受体等的分泌和产生。缺锌可引起胸腺萎缩、胸腺激素减少、T细胞功能受损及细胞介导免疫功能改变。

**4. 维持细胞膜结构** 锌可与细胞膜上各种基团、受体等作用，增强膜稳定性和抗氧自由基的能力。缺锌可造成膜的氧化损伤，结构变形，膜内载体和运载蛋白的功能改变。

此外，锌与唾液蛋白结合成味觉素可增进食欲，缺锌可影响味觉和食欲，甚至发生异食癖；锌对皮肤和视力具有保护作用，缺锌可引起皮肤粗糙和上皮角化。

### （二）锌的缺乏与过量

膳食中的植酸盐、膳食纤维及过多的钙、铁、铜会影响锌的吸收，而蛋白质在肠内消化后产生的氨基酸，以及维生素D、葡萄糖、乳糖、半乳糖、柠檬酸等有利于锌的吸收。一般锌的生物利用率较低，为15%～20%。锌缺乏在以谷类为主食的国家，尤其在经济落后地区的儿童中相当普遍。

**1. 缺乏** 锌缺乏可导致诸多生理变化，主要有如下几方面。

（1）生长发育不良，包括骨骼和脑发育不良，小儿生长发育迟缓、矮小、瘦弱，严重者可致侏儒症，胎儿先天性严重缺锌可造成畸形。

（2）食欲缺乏，味觉、嗅觉敏锐度下降，甚至出现异食癖。

（3）免疫功能障碍，伤口不易愈合，并且反复感染。

（4）性成熟延迟，性功能减退。男性可出现生殖幼稚症和不育症，女性可出现分娩异常，易发生流产。

（5）影响皮肤、毛发的正常状态，皮肤毛囊过度角化，出现苔藓样变化，头发稀疏、枯黄、无光泽，皮肤干燥、粗糙，并有色素沉着等。

（6）可引起暗适应能力低下、认知行为改变、贫血及肠病性肢端皮炎等。

**2. 过量** 一般通过膳食途径不会引起锌过量。盲目过量补锌或食用因镀锌罐头污染的食物和饮料可引起锌过量或锌中毒。过量的锌可干扰铜、铁和其他微量元素的吸收和利用，影响中性粒细胞和巨噬细胞活力，抑制细胞杀伤能力，损害免疫功能。成人摄入大剂量的锌可观察到毒性症状，引起发热、腹泻、恶心、呕吐和嗜睡等临床症状。

## （三）锌的参考摄入量与食物来源

《中国居民膳食营养素参考摄入量》推荐的成人膳食锌RNI为：男性12.5mg/d，女性7.5mg/d，UL为40mg/d。

含锌丰富的食物是海产品中的贝类（如牡蛎等）、畜肉类、蛋类、动物的内脏、干豆类，坚果中含锌量也较高，而谷类、蔬菜、水果类锌含量较低（表2-18）。一般动物性食物锌的含量和生物利用率均高于植物性食物。

表2-18 含锌较高的食物

单位：mg/100g

| 食物 | 含量 | 食物 | 含量 | 食物 | 含量 |
|---|---|---|---|---|---|
| 小麦胚粉 | 23.40 | 生蚝 | 71.20 | 鲜扇贝 | 11.69 |
| 山核桃 | 12.59 | 蕨菜（脱水） | 18.11 | 螺蛳 | 10.27 |
| 松子 | 9.02 | 山羊肉（冻） | 10.42 | 海蛎 | 47.05 |
| 口蘑 | 9.04 | 蛏干 | 13.63 | 蚌肉 | 8.50 |
| 火鸡腿 | 9.26 | 墨鱼（干） | 10.02 | 鱿鱼（干） | 11.24 |

## 七、硒

1957年，我国学者首先提出克山病与缺硒（selenium）有关的报告，并进一步验证和肯定了硒是人体必需的微量元素。人体硒总量为14～21mg。硒存在于所有细胞与组织器官中，在肝、肾、胰腺、心、脾、牙釉质和指甲中浓度较高，肌肉、骨骼和血液中次之，脂肪组织最低。体内大部分硒主要以两种形式存在，一种是来自膳食的硒甲硫氨酸，它在体内不能合成，作为一种非调节性储存形式存在，当膳食中硒供给中断时，硒甲硫氨酸可向机体提供硒；另一种是硒蛋白中的硒半胱氨酸，为具有生物活性的化合物。

### （一）硒的生理功能

**1. 抗氧化功能** 硒通过构成谷胱甘肽过氧化物酶和硒蛋白化合物发挥抗氧化作用，从而维持细胞膜结构完整性及细胞的正常功能，起到延缓衰老的作用。

**2. 维护心肌和血管的健康** 许多调查显示，血中硒含量高的地区人群心血管疾病发病率低；动物实验证实，硒对心肌纤维、小动脉及微血管的结构和功能有保护作用。

**3. 增强免疫功能** 硒可通过上调白细胞介素-2（interleukin-2，IL-2）受体表达，使淋巴细胞、NK细胞、淋巴因子激活杀伤细胞（lymphokine-activated killer cells，LAK cell）的活性增加，从而增强免疫功能。

**4. 对重金属有解毒作用** 硒与金属有很强的亲和力，在体内与汞、砷、镉、铅等重金属结合形成金属硒蛋白复合物而解毒，并促进有毒重金属排出体外。

**5. 其他功能** 硒有调节甲状腺激素、促进生长发育、增强机体免疫力、保护视觉器官及抗肿瘤的作用。

### （二）硒的缺乏与过量

**1. 缺乏** 硒的吸收率高低主要与膳食中硒的化学结构、溶解度有关。例如，硒代甲硫氨酸的吸率大于无机形式的硒，溶解度大者吸收率较高。硒的吸收率大多在50%以上，故一般处于低硒地理环境的人群才容易发生硒缺乏。

（1）克山病：硒缺乏可导致以多发性灶状心肌坏死为主要病变的地方性心肌病，即克山病，主要表现为急性或慢性心功能不全和各种类型的心律失常，其易感人群为2～6岁的儿童和育龄妇女。

（2）大骨节病：目前认为低硒是大骨节病发生的环境因素之一，研究表明用亚硒酸钠与维生素治疗儿童早期大骨节病有显著疗效。硒能改善大骨节病患者软骨蛋白多糖和胶原代谢，提高其代谢转化率，对防止病情恶化有较好效果。

（3）动脉粥样硬化、高血压：机体缺硒时，清除氧自由基和抗脂质过氧化能力下降，容易造成动脉内皮细胞损伤，易发生动脉粥样硬化、高血压等疾病。

**2. 过量**　硒摄入过多可致硒中毒，在一些高硒地区均有发生。例如，我国湖北恩施和陕西紫阳县等地发生的地方性硒中毒，即与当地水体和膳食中含硒量高有关。主要表现为毛发脱落、指甲变形、肢麻木、抽搐，甚至偏瘫，严重者可致死亡，有些患者还表现出腹痛、腹泻、呼出大蒜味气体等。

**（三）硒的参考摄入量与食物来源**

《中国居民膳食营养素参考摄入量》推荐成人膳食硒RNI为60μg/d，UL为400μg/d。

食物中硒含量随当地水质和土壤中硒含量的不同有较大差异，即使是同一品种的谷物或蔬菜，由于产地不同而硒含量也会有所不同。一般动物性食物，如肝、肾、肉类及海产品中含硒较为丰富，而蔬菜、水果含量较低（表2-19）。

表2-19　含硒较高的食物　　　　　　　　　　　　　　　　　单位：μg/100g

| 食物 | 含量 | 食物 | 含量 | 食物 | 含量 |
| --- | --- | --- | --- | --- | --- |
| 魔芋精粉 | 350.15 | 猪肾 | 156.77 | 瘦牛肉 | 10.55 |
| 普中红蘑 | 91.70 | 珍珠白蘑（干） | 78.52 | 干蘑菇 | 39.18 |
| 牡蛎 | 86.64 | 鸭肝 | 57.27 | 小麦胚粉 | 65.20 |
| 小黄花鱼 | 55.20 | 蘑菇（干） | 39.18 | 带鱼 | 36.57 |
| 腰果 | 34.00 | 南瓜子 | 27.03 | 鸡蛋黄 | 27.01 |
| 鲜赤贝 | 57.35 | 猪肝 | 19.21 | 西瓜子 | 23.44 |
| 猪肉（肥瘦） | 11.97 | 羊肉（肥瘦） | 32.20 | 扁豆 | 32.00 |

**本章小结**

**教学课件**

**执考知识点总结**

本章涉及的2019版及2024版公共卫生执业助理医师资格考试考点对比见表2-20。

表2-20　2019版及2024版公共卫生执业助理医师资格考试考点对比

| 单元 | 细目 | 要点 | 2024版 | 2019版 |
|---|---|---|---|---|
| 营养学基础 | 概述 | （1）营养、营养素的概念 | 新增 | — |
| | | （2）营养与人体健康的关系 | 新增 | — |
| | 蛋白质 | （1）生理功能 | √ | √ |
| | | （2）必需氨基酸、氨基酸模式、限制氨基酸 | √ | √ |
| | | （3）食物蛋白质营养价值评价 | √ | √ |
| | | （4）人体蛋白质缺乏 | √ | √ |
| | | （5）参考摄入量及食物来源 | √ | √ |
| | 脂类 | （1）分类 | 新增 | — |
| | | （2）功能 | √ | √ |
| | | （3）脂肪酸的分类及功能 | √ | √ |
| | | （4）参考摄入量及食物来源 | √ | √ |
| | 碳水化合物 | （1）分类及功能 | √ | √ |
| | | （2）参考摄入量及食物来源 | √ | √ |
| | | （3）膳食纤维的生理功能 | √ | √ |
| | 能量 | （1）能量单位和能量系数 | √ | √ |
| | | （2）人体的能量消耗 | √ | √ |
| | | （3）人体能量需要量的确定 | 已删除 | √ |
| | | （4）能量的食物来源和能量平衡 | 新增 | — |
| | 矿物质 | （1）概念及特点 | √ | √ |
| | | （2）钙、铁、碘、锌、硒的生理功能、缺乏症、参考摄入量及食物来源 | √ | √ |
| | 维生素 | （1）特点及分类 | √ | √ |
| | | （2）维生素A、维生素D、维生素E、维生素$B_1$、维生素$B_2$、维生素C、烟酸及叶酸的生理功能、缺乏与过量、参考摄入量及食物来源 | √ | √ |

## 拓展练习及参考答案

（尹文琴）

# 第三章　各类食物的营养价值

学 习 目 标

**素质目标：**培养学生树立"食物要多样、搭配要合理"的饮食观念。

**知识目标：**掌握各类食物营养价值的特点；熟悉加工烹调对各类食物营养价值的影响；了解各种常见食物的营养价值与搭配。

**能力目标：**能根据不同人群的营养需要及食物营养特点挑选、搭配食物。

---

**案例导入**

**【案例】**

刘女士，38岁，过去一直身体健康，但近年来感乏力、易疲倦、体力不支，时常感冒与头晕，去医院检查发现有轻度贫血。医生告知其饮食存在问题，故前来咨询。以下是刘女士代表性的每日食物摄入量：各类主食350g，豆制品50～100g，蔬菜600g，水果100g，烹调油30g。

**【问题】**

1. 刘女士摄入的各种食物可以提供哪些营养素？
2. 根据各类食物的营养特点，刘女士的饮食可能存在哪些缺陷？
3. 为了改善刘女士的营养与健康状况，你有哪些建议？

---

核心知识拆解

人体所需要的能量和营养素主要是靠食物获得。自然界供人类食用的食物种类繁多，根据其来源可分为植物性食物和动物性食物两大类。各种食物由于所含能量和营养素的种类和数量能满足人体营养需要的程度不同，故营养价值有高低之分。

## 第一节　食物营养价值的评价及意义

食物营养价值（nutritional value）是指食物中所含的营养素和能量能够满足人体营养需要的程度。食物营养价值的高低，主要取决于以下因素：食物中营养素的种类是否齐全、营养素的数量是否充足、营养素的比例是否合适、是否容易消化吸收。所含营养素种类齐全、数量及比例合适、易被人体消化吸收利用的食物，其营养价值相对较高；所含营养素种类不全、数量欠缺或比例不合适，不易为机体消化吸收利用的食物，其营养价值相对较低。食物营养价值的高低是相对的，各种食物都有各自的特点，如奶类食品在蛋白质方面营养价值较高，但铁含量却很低。此外，在研究食物的营养价值时，还要充分考虑某些食物内部天然存在的一些抗营养因子。如豆类中的抗胰蛋白酶因子、菠菜中的草酸等，在食用时要通过适当加工烹调予以破坏或消除，以提高食物的营养价值。有些食物除营养作用外，还含有一些特殊的营养意义，如大豆中的异黄酮、皂苷，大蒜中的大蒜素，木耳中的酸性多糖等，可提高免疫功能，降低血脂和血压，具有抗癌和抑癌作用。即使同一种食物，营养素的种类和含量可因食物的品系、部位、产地和成熟程度等不同而存在差异。

## 一、食物营养价值的评定

### （一）营养素的种类及含量

**1. 测定方法** 常用的营养素测定方法有化学分析法、仪器分析法、微生物法、酶分析法等。实际工作中，常通过查阅食物成分表，计算食物中各种营养素的含量和它们之间的各种比值，初步评定食物的营养价值。

**2. 评定** 当评定食物中某营养素的营养价值时，应对其所含营养素的种类及含量进行分析确定。食物中所提供的营养素的种类和营养素的相对含量越接近于人体需要或组成，该食物的营养价值就越高。

### （二）营养素质量指数（index of nutrition quality，INQ）

各类食物不仅为机体提供能量，还供给人体所需的多种营养素，以满足机体需要。在综合评价一种食物的营养价值时，需要结合食物中的营养素含量与该食物所能提供的能量两方面进行综合判断，这就是能量营养素密度，即同一食物中营养素与能量的比值。到20世纪80年代，美国营养机构在能量营养素密度理论的基础上，结合人体的实际需要，提出了食物的"营养质量指数"的概念。

食物营养质量指数是以食物中营养素能满足人体营养需要的程度（营养素密度）与同一种食物能满足人体热能需要的程度（能量密度）的比值来评定食物的营养价值。

**1. 计算方法**

（1）查食物成分表，找出某种营养素含量。

（2）查中国居民膳食营养素推荐摄入量，确定某一人群能量与营养素推荐摄入量。

（3）计算某种食物的营养素密度，计算公式如下：

$$营养素密度 = \frac{一定量食物中某种营养素含量}{相应营养素的推荐摄入量}$$

（4）计算某种食物的能量密度，计算公式如下：

$$能量密度 = \frac{一定量食物提供的能量}{能量推荐摄入量}$$

（5）计算某一食物中营养素INQ值，计算公式如下：

$$INQ = \frac{营养素密度}{能量密度}$$

**2. 评定**

（1）INQ＝1，表示食物提供营养素的能力与提供能量的能力相当，二者满足人体需要的程度相等，为"营养质量合格食物"。

（2）INQ＞1，表示该食物提供营养素的能力大于提供能量的能力，也为"营养质量合格食物"，并且特别适合超重和肥胖者选择。

（3）INQ＜1，表示该食物提供营养素的能力小于提供能量的能力，长期食用此食物，会发生该营养素不足或能量过剩的危险，为"营养质量不合格食物"。

一般认为属于前两种的食物营养价值高，后一种营养价值低。

### （三）食物利用率

食物利用率是指食物进入体内后被机体消化、吸收和利用的程度。其代表的意义是摄入的食物有多少转化成动物的体重。食物利用率主要代表了对体重起作用的宏量营养素，包括蛋白质、脂肪、碳水化合物，常被作为新食物资源、婴幼儿食品的评价方法。

**1. 计算方法**　一般用动物饲养方法来测定，选用成长期的大鼠或小鼠，计算饲料利用和体重增加的多少，计算公式如下：

$$食物利用率 = \frac{饲养期间动物的增重值（g）}{饲养期间总的饲料消耗量（g）} \times 100\%$$

**2. 评定**　食物利用率越高，说明该食物在体内越能够充分利用，具有较高的营养价值，反之，则该食物的营养价值较低。

### （四）食物血糖生成指数（Glycemic Index，GI）

食物血糖生成指数简称血糖指数，指餐后不同食物血糖耐量曲线在基线内面积与标准糖（葡萄糖）耐量面积之比，以百分比表示。食物血糖生成指数是衡量食物引起餐后血糖反应的一个生理学指标，能确切反映食物摄入后人体的生理状况。

食物的血糖生成指数最早是用来评价食物碳水化合物吸收利用的方法。但近来人们逐渐认识到，食物的血糖生成指数实际上与食物中其他成分的含量、物理状况、加工方法等都是密切相关的，因此并非仅是对食物碳水化合物的评价。

**1. 计算方法**　测定一个食物的血糖生成指数，通常需要有一定数量的志愿者。具体方法是选择10～15个健康志愿者（或糖尿病患者），第一天晚餐后禁食。第二天早晨，每人食用一份计算好的食物（50g碳水化合物）。分别抽取空腹和餐后5分钟、15分钟、30分钟、45分钟、60分钟时血样，准确测定血糖含量并计算2小时血糖曲线下面积（area under curve，AUC），与50g纯葡萄糖的血糖下面积进行比较。以葡萄糖或白面包餐后血糖AUC为对照（100%），受试物AUC占葡萄糖或白面包AUC的百分比即为受试物的血糖生成指数，计算公式如下：

$$血糖生成指数 = \frac{某食物在食用后2h血糖曲线下面积}{相当含量葡萄糖在食用后2h血糖曲线下面积} \times 100\%$$

**2. 评定**　食物血糖生成指数是一个比较而言的数值，表示这个食物与葡萄糖相比升高血糖的速度和能力。在营养学教育中广泛应用，为了方便使用，规定GI＞70为高CI食物；GI在56～69为中GI食物；GI＜55为低GI食物。

影响GI的因素很多，如食物组分和含量、碳水化合物的类型和结构，以及食物的物理状况和加工制作过程等因素，反映了食物整体的消化利用状况。如富含支链淀粉的大米GI较高，而含直链淀粉比例高的大米则相反。富含膳食纤维、抗性淀粉或其他不消化的碳水化合物食物，淀粉酶的抗性增强，胃肠的消化吸收率变小而且缓慢，GI低。食物物理状态会对GI产生影响，如粒度的大小、生熟程度等。稻麸、青香蕉、带皮的粒状玉米都能降低食物的GI值。食物加工时的温度和时间对GI影响更大，米饭烹调时间越长，糊化程度越高，GI也就越高。

（五）食物的抗氧化能力

膳食中的抗氧化物基本可分成三类：膳食抗氧化营养素、非营养素类抗氧化物、其他合成或提取的抗氧化物。

膳食抗氧化营养素主要包括维生素E、维生素C、β-胡萝卜素等，这几种营养素可直接清除和淬灭体内的活性氧自由基。含有膳食抗氧化营养素的食物主要包括蔬菜、水果、坚果、豆类等植物性食品。

膳食非营养素抗氧化物主要包括大量的植物化学物质，如生物类黄酮、类胡萝卜素等，这些物质不是人体必需的营养素，但在机体内发挥着重要的抗氧化作用。其作用机制可以是直接清除自由基，或减少自由基的生成，或消除其前体如$H_2O_2$，或与金属螯合，或抑制氧化酶，或增强内源性抗氧化物与抗氧化酶。

1. **测定方法**　目前测定食物抗氧化活性的方法大致有三种：黄嘌呤氧化酶法、ORAC法（oxygen radical absorbance capacity）、FRAP法（ferric reducing antioxidant power）等。

2. **评定**　食物的抗氧化物质进入人体后，可以防止体内产生过多的自由基，这些抗氧化物质具有清除自由基的能力，能预防自由基水平（或总量）过高，预防营养相关慢性病，增强机体抵抗力，故抗氧化营养成分含量高的食物通常被认为营养价值也较高。

（六）其他

在进行食物营养价值评价的时候，要考虑抗营养因子的存在。如大豆中含有蛋白酶抑制剂、植物红细胞凝血素、草酸、植酸等，会抑制营养素的吸收利用。

还应考虑营养素在加工烹调过程中的变化。多数情况下，过度加工会引起某些营养素损失，如谷类加工有利于食用和消化吸收，但加工精度越高，营养素损失就越多。有些食物通过加工制作可提高蛋白质的利用率。如整粒大豆的蛋白质消化率为65%左右，加工制成豆腐后其蛋白质消化率为92%～96%，其营养价值明显提高。因此，食物加工处理应选用适当的加工技术，尽量减少食物中营养素的损失。

**二、评定食物营养价值的意义**

了解各种食物所含的营养素种类，能指导人们科学地选购食物和合理地搭配食物，配制营养平衡的膳食。了解食物中的非营养类物质和营养缺陷，可以帮助人们解决抗营养素问题，合理利用食物资源，并为改造或创制新食品指明方向。了解加工烹调对营养素的影响，能有针对性地采取有效措施，最大程度保存食物中的营养素，提高食物营养价值。只有真正全面认识各类食物的营养价值，才能指导人们通过合理的膳食，达到促进健康、增强体质、延年益寿及预防疾病的目的。

# 第二节　植物性食物的营养价值

植物性食物包括谷薯类、豆类、蔬菜、水果及坚果类等，是膳食中的重要组成部分，谷类是我国居民膳食中能量的主要来源，豆类含优质的植物蛋白，其他植物性食物能为我们提供丰富的维生素、矿物质和膳食纤维。

## 一、谷薯类的营养价值

谷类的种类很多，主要有稻谷、小麦、玉米、燕麦、荞麦、大麦、高粱、粟等。薯类主要有甘薯、山药、马铃薯、芋头、木薯等。在我国的膳食结构中，谷薯类食物是我国居民的主食，在膳食中所占比重较大。谷薯类食物的种类、品种很多，营养成分和含量不完全相同，即使是同一种类和品种，也会由于地区、气候条件、土壤条件和施肥、耕作方式及加工方法等不同，从而导致营养成分有所不同。

### （一）谷类

**1. 谷类的结构**　谷类种子除形态大小不一样外，其基本结构是相似的，都是由谷皮、糊粉层、胚乳和谷胚四部分组成。①谷皮：为谷粒的最外层，主要由纤维素、半纤维素等组成，含有一定量的蛋白质、脂肪和维生素，含较多的矿物质。②糊粉层：位于谷皮与胚乳之间，由厚壁细胞组成，纤维素含量较多，并含有较多的蛋白质、脂肪、维生素和矿物质，有较高的营养价值。如谷类加工碾磨过细，可使大部分营养素损失掉。③胚乳：是谷类的主要部分，含有大量的淀粉和较多的蛋白质、少量的脂肪和矿物质。④谷胚：位于谷粒的一端，富含蛋白质、脂肪、矿物质、B族维生素和维生素E。谷胚在谷类加工时容易损失。

**2. 谷类的营养成分**

（1）蛋白质：含量一般在7%～12%，因品种和种植地点不同，蛋白质含量也有所不同。谷类蛋白质必需氨基酸组成不平衡，普遍缺乏赖氨酸，有些谷类苏氨酸、色氨酸、苯丙氨酸、甲硫氨酸也偏低。赖氨酸被称为谷类的第一限制氨基酸。为提高谷类蛋白质的营养价值，常采用赖氨酸强化和蛋白质互补的方法，如种植高赖氨酸玉米，将谷类与豆类等含丰富赖氨酸的食物混合食用，来弥补谷类食物赖氨酸的不足，提高谷类蛋白质的营养价值。

谷物蛋白按其溶解性可分为清蛋白、球蛋白、谷蛋白和醇溶蛋白。清蛋白溶于水，加热至一定温度时会发生凝固，容易被强碱、金属盐类或有机溶剂所沉淀。球蛋白不溶于水，溶于中性盐稀溶液，加热凝固，为有机溶剂所沉淀。谷蛋白不溶于水、中性盐溶液及乙醇溶液中，但溶于稀酸及稀碱溶液，加热凝固，该蛋白仅存在于谷类粒中，常与醇溶蛋白分布在一起，典型的例子是小麦谷蛋白。醇溶蛋白不溶于水及中性盐溶液，可溶于70%～90%的乙醇溶液，也可溶于稀酸及稀碱溶液，加热凝固。该类蛋白质只存在于谷物中，如小麦醇溶蛋白。

谷物中清蛋白和球蛋白是由单链组成的低分子量蛋白质，它们为代谢活性蛋白质。谷蛋白和醇溶蛋白又称为贮藏蛋白，是谷类含量丰富的蛋白质。谷蛋白由多肽链彼此通过二硫键连接而成，醇溶蛋白由一条单肽链通过分子内二硫键连接而成。小麦的谷蛋白和醇溶蛋白虽不具有生理活性，但具有吸水膨胀性，可形成具有可塑性和延展性的面筋质网状结构，能形成面团，适宜于制作成各种面点，可保持气体从而生产各种松软烘烤食品。

（2）脂肪：含量较低，约2%，玉米和小米可达3%，主要集中在糊粉层和谷胚中。谷类脂肪主要含不饱和脂肪酸，质量较好。从玉米和小麦胚芽中提取的胚芽油，80％为不饱和脂肪酸，其中亚油酸为60％，具有降低血清胆固醇，防止动脉粥样硬化的保健功能。

谷类中脂肪的含量虽然很低，但它具有重要的作用，其制品在蒸制后产生一种特有的香气。但是在谷类粮食的长期贮存中，由于空气中氧的作用，脂肪会发生氧化酸败现象，使谷类食物的香气消失或减少，并产生令人不快的陈味。因此脂肪的氧化是粮食陈化的重要原因之一。

（3）碳水化合物：谷类碳水化合物含量最为丰富，含量都在70％以上，主要集中在胚乳中。其存在的主要形式是淀粉，以支链淀粉为主。其他为糊精、戊聚糖、葡萄糖和果糖等。稻米中的含量较高，小麦粉中的含量次之，玉米中含量较低。淀粉在烹调过程中因受热在水中溶胀、分裂、发生糊化作用，变得容易被人体消化吸收，是人类最理想、最经济的热能来源。

（4）矿物质：谷类的矿物质含量为1.5％～3.0％。主要是磷、钙。

淘洗大米的过程会损失掉70％的矿物质。大米中钙与磷的比值小，并且不含维生素D，所以大米中的钙在人体中吸收利用率比较低。小麦中铁和钙的含量略高于大米。小麦粉在加工烹调时，不用像大米那样淘洗，加热时间也较短，矿物质的保存率较大米高。

谷类中大都含有植酸。植酸能和钙、铁、锌等矿物质结合，生成人体无法吸收的植酸盐，所以人体对谷类中矿物质的吸收利用率很低。但小麦粉中的植酸在发酵过程中大部分被水解而消除。因此，小麦粉制成馒头或面包时，有利于人体对谷类食物中矿物质的吸收和利用。

（5）维生素：谷类是B族维生素的重要来源，如硫胺素、核黄素、烟酸、泛酸和吡哆醇等。玉米和小米含少量胡萝卜素。

玉米中的烟酸主要以结合型存在，只有经过适当的烹调加工，如用碱处理，使之变为游离型的烟酸，才能被人体吸收利用，若不经处理，以玉米为主食的人群就容易发生烟酸缺乏症而患癞皮病。

### （二）薯类

薯类是日常生活中较为常见的食物，主要有马铃薯、甘薯、木薯、芋头、山药等。薯类食物可以为人体提供多种营养物质，有利于身体健康。

薯类食物中的蛋白质，易于人体消化、吸收，适量食用可以为人体补充所需的蛋白质。适量食用薯类，其中的膳食纤维可以促进胃肠道蠕动，有利于预防和缓解便秘。薯类含有维生素A、维生素$B_2$、维生素C、钾、铁等，适量食用可以补充人体所需的维生素和矿物质。薯类食物含有丰富的碳水化合物，可作为主食食用。需要注意的是，虽然薯类食物营养丰富，但不建议过量食用，以免加重胃肠道负担，引起腹胀、腹痛等不适症状。

### （三）常见谷薯类食物的营养价值

**1. 稻谷**  分为早籼稻谷、晚籼稻谷、粳稻谷、籼糯稻谷、粳糯稻谷五类。稻谷中蛋白质含量为7％～12％，主要为谷蛋白。稻米仅欠缺赖氨酸和苏氨酸，其分别为第一限制性氨基酸和第二限制性氨基酸。其赖氨酸含量约占总蛋白的3.5％，比其他谷物籽粒高。大米的营养价值与其加工精度直接相关，以精白米和糙米比较，精白米中蛋白质减少8.4％、脂肪减少56％、纤维素减少57％、钙减少43％、维生素$B_1$减少59％、维生素$B_2$减少29％、烟酸减少48％。因此在以精白米为主食的地区，常易患脚气病等B族维生素缺乏症。对此，有些地区使用蒸谷米和强化米等措施，来提高大米的营养价值。

**2. 小麦**  小麦在我国的种植极为广泛，小麦蛋白质含量略高于稻米，一般含有12％～14％的蛋白质，由清蛋白、球蛋白、醇溶蛋白和谷蛋白组成。小麦制粉后，保留在面粉中的蛋白质主要是麦醇溶蛋白和麦谷蛋白。小麦面粉加水可揉成"面团"，面团在水中反复搓洗，得到一块具有延伸性和粘性的胶状物质，即"湿面筋"。湿面筋低温干燥后可得到"干面筋"（又称活性谷朊粉）。在所有谷类粉中，仅有小麦粉能形成可夹持气体从而生产出松软烘烤食品的强韧黏合的面团。面筋蛋白质是小麦具有独特性质的根源。

小麦粉中的矿物质和维生素与小麦粉的加工精度有关，加工精度越高，面粉越白，维生素和矿物质含量就越低，所含淀粉越多。长期以精白粉为主食，会引起多种营养素缺乏症。

**3. 玉米** 玉米可以吃新鲜的，也可做成干粮。玉米含蛋白质8.5%左右，主要为玉米醇溶蛋白，其中赖氨酸和色氨酸含量较低，只有4.5%。玉米脂肪含量为3.8%，比精白米面高5～6倍。玉米中所含维生素E和不饱和脂肪酸主要集中在玉米胚芽中。其中50%以上为亚油酸，具有降低血清胆固醇、预防高血压、冠心病、细胞衰老、脑功能衰退等作用。玉米中还含有钙、硒、镁、谷胱甘肽、胡萝卜素和维生素等营养物质，对维持心肌正常功能起到良好作用，也具有一定预防高血压、动脉硬化、尿路结石、脑功能衰退等多种疾病的作用。近来还发现玉米有防癌抗癌功效，玉米含有大量膳食纤维，能刺激肠道蠕动，缩短粪便在肠道中的停留时间，防止致癌物引起的结肠癌。玉米中的烟酸为结合型，加碱或小苏打可使其分解为游离型，更好地被人体利用。

**4. 小米** 小米所含蛋白质、脂肪及钙、磷、铁等多于大米，小米中的蛋白质主要是醇溶蛋白，其中赖氨酸含量很低，而甲硫氨酸、色氨酸和苏氨酸较其他谷类高。小米中蛋白质、脂肪、维生素的含量比大米高，B族维生素含量较丰富，并含有少量胡萝卜素，具有清热、健胃、安眠、补虚等功效，消化吸收率高，对产妇及小儿有很好的滋养作用。

**5. 燕麦** 又称莜麦，是世界上公认的营养价值很高的杂粮之一。燕麦含蛋白质高达15%以上，脂肪含量为6.7%，超过其他谷粮1～5倍。含有丰富的矿物质和微量元素（钾、钙、镁、铁、锌、锰、硒等），对降低血脂、维护心脑血管健康、延缓衰老都有良好作用。燕麦因其含糖分少、蛋白质多、纤维素高，是心血管疾病、糖尿病患者的理想保健食品。燕麦可加工制成片状干品，即燕麦片，营养丰富，如加入牛奶中作为早餐食用更为理想。

**6. 荞麦** 起源于我国，种植历史悠久，是良好的保健食品，也具有一定的药用价值。荞麦的蛋白质含量高达7%～13%，荞麦中的蛋白质主要是谷蛋白、水溶性清蛋白和盐溶性球蛋白等，这类蛋白质的面筋含量很低，蛋白质质量优于大米、小麦和玉米。荞麦蛋白质氨基酸种类多，构成比较平衡，尤其是赖氨酸。荞麦脂肪含量较低，约为2%，可提供人体所需的部分亚油酸和亚麻酸。荞麦种子中的淀粉含量在70%左右。荞麦淀粉近似大米淀粉，但颗粒较大，是易于糖化的淀粉，且容易消化吸收。矿物质和微量元素含量也很丰富，钾、镁、铜、铁等含量较高，对调节心律、扩张血管、降低血脂、防止动脉粥样硬化和血栓形成及维护心血管系统健康、调节酸碱平衡、增强免疫力、镇定神经等都起到重要作用。荞麦中维生素$B_1$、维生素$B_2$和胡萝卜素含量相当高，还含有多种独特成分如叶绿素、芦丁、槲皮素等类黄酮物质，可以预防心血管疾病，对糖尿病青光眼、贫血等也有较好辅助疗效。

**7. 马铃薯** 又名土豆，马铃薯中含蛋白质约2.5%，马铃薯块茎中所含的蛋白质主要由盐溶性球蛋白和水溶性蛋白组成，其中球蛋白约占2/3，是全价蛋白质，几乎含有所有的必需氨基酸，其中赖氨酸和色氨酸含量较高。因此，马铃薯的蛋白质虽然含量低，但有较高的消化吸收率，营养价值较高。含淀粉为10%～20%、水分为70%～80%。马铃薯还含有丰富的维生素C及铁、磷、B族维生素和胡萝卜素等。

**8. 甘薯** 又称红薯、白薯、地瓜。甘薯中的蛋白质中必需氨基酸的含量高，特别是大米、面粉中比较稀缺的赖氨酸含量丰富。甘薯除含碳水化合物、矿物质等外，还富含胡萝卜素、维生素C及多糖类胶原蛋白。甘薯的最大特点是能供给人体大量由胶原蛋白和黏液多糖类形成的黏液物质，它对人体的消化系统、呼吸系统和泌尿系统及各器官的黏膜有特殊的保护作用。甘薯同马铃薯一样，灰分中钾含量较高，都属于碱性食品。

在日常生活中，还有许多谷薯类食物，常见谷薯类食物的主要营养成分见表3-1。

表3-1 常见谷薯类的主要营养成分（每100g可食部分）

| 食物名称 | 能量/kcal | 蛋白质/g | 脂肪/g | 碳水化合物/g | 胡萝卜素/μg | 维生素B₁/mg | 维生素B₂/mg | 烟酸/mg | 维生素E/mg | 钙/mg | 铁/mg |
|---|---|---|---|---|---|---|---|---|---|---|---|
| 稻米（代表值） | 346 | 7.9 | 0.9 | 77.2 | 0 | 0.15 | 0.04 | 2.00 | 0.43 | 8 | 1.1 |
| 小麦粉（标准粉） | 362 | 10.1 | 0.7 | 76.0 | — | 0.19 | 0.04 | 2.50 | 1.11 | 14 | 3.5 |
| 玉米面（黄） | 350 | 8.5 | 1.5 | 78.4 | 40 | 0.07 | 0.04 | 0.80 | 0.98 | 22 | 0.4 |
| 小米 | 361 | 9.0 | 3.1 | 75.1 | 100 | 0.33 | 0.10 | 1.50 | 3.63 | 41 | 5.1 |
| 燕麦 | 338 | 10.1 | 0.2 | 77.4 | Tr | 0.46 | 0.07 | — | 0.91 | 58 | 2.9 |
| 荞麦 | 337 | 9.3 | 2.3 | 73.0 | 20 | 0.28 | 0.16 | 2.20 | 4.40 | 47 | 6.2 |
| 马铃薯 | 81 | 2.6 | 0.2 | 17.8 | 6 | 0.10 | 0.02 | 1.10 | 0.34 | 7 | 0.4 |
| 甘薯 | 106 | 1.4 | 0.2 | 25.2 | 120 | 0.11 | 0.25 | 0.60 | 0.43 | 24 | 0.8 |

## 二、豆类的营养价值

豆类可分为大豆类和其他豆类。大豆类按种皮的颜色可分为黄、青、黑、褐和双色大豆五种。其他豆类包括蚕豆、豌豆、绿豆、小豆等。豆制品是由大豆或绿豆等原料制作的半成品食物，如豆浆、豆腐、豆腐干等。

### （一）大豆的营养成分

**1. 蛋白质** 大豆蛋白质含量高达40%，是天然食物中含蛋白质最高的食品。大豆蛋白质的氨基酸组成与动物蛋白质相近，除甲硫氨酸略低外，其余必需氨基酸含量均较丰富，是植物性的完全蛋白质。在营养价值上，可与动物蛋白等同，其氨基酸组成接近人体需要，所以是最具营养的植物蛋白质。大豆中富含谷类蛋白较为缺乏的赖氨酸，与谷类食物混合食用，可较好地发挥蛋白质的互补作用，大大提高混合蛋白质的利用率。大豆蛋白质不含胆固醇，它特有的生理活性物质异黄酮具有降胆固醇的作用。大豆蛋白质还含有较丰富的天门冬氨酸、谷氨酸和微量胆碱，它们对脑神经系统有促进发育和增强记忆的作用。

**2. 脂类** 大豆脂肪含量为15%～20%，以不饱和脂肪酸居多，富含n-6系亚油酸及n-3系亚麻酸两种必需脂肪酸，其中亚油酸含量高达50%以上，尚有1.64%左右的磷脂。大豆中含有丰富的大豆卵磷脂、具有较强抗氧化能力的维生素E、植物固醇等，易于消化吸收，并有利于降低胆固醇和软化血管，是高血压、动脉粥样硬化等疾病患者的理想食物。同时，大豆油还是我国重要食用油。

**3. 碳水化合物** 大豆中的碳水化合物含量不高，为20%～30%，其组成比较复杂，一部分为淀粉阿拉伯糖、半乳聚糖等；另一部分则为棉籽糖、水苏糖，它们被称为胀气因子。这些物质存在于大豆细胞壁，几乎完全不含淀粉或含量极微，不能被人体消化吸收，其中有些在大肠内成为细菌的营养素来源。在肠道中经细菌作用可发酵产生二氧化碳和氨，引起腹部胀气。

**4. 维生素和矿物质** 大豆含有丰富的磷、铁、钙，明显多于粮谷类，但由于膳食纤维及一些抗营养因子的存在，钙与铁的消化吸收率并不高。其中B族维生素含量较高，比谷类多数倍，并含有一定量的胡萝卜素和维生素E。

**5. 其他** 大豆具有独特的保健成分，如大豆皂苷和大豆异黄酮等。大豆皂苷具有抗脂质氧化、抗自由基作用，可抑制肿瘤生长，影响心血管系统，增强免疫调节和抗病毒等保健功能。大豆异黄酮具有降低血脂、调节雌激素水平、增强免疫力、抗肿瘤等作用。大豆中膳食纤维含量较高，特别是豆皮，将提取的豆类纤维添加到缺少纤维的食品中，不仅可以改善食品的松软性，还有保健作用。豆类中的植物固醇可以明显降低血清胆固醇，对冠心病有一定的预防及治疗作用。

### （二）大豆中的抗营养因素

**1. 胰蛋白酶抑制剂** 胰蛋白酶抑制剂是大豆中主要的抗营养因子，现在已经发现的胰蛋白酶抑制剂有7～10种，但研究较为详细的只有2种，即抑蛋白酶多肽［库尼茨胰蛋白酶抑制剂（KTI）］和Bowman-Birk胰蛋白酶抑制剂（BBI）。胰蛋白酶抑制剂在大豆中的含量为2%左右。胰蛋白酶抑制剂一方面阻碍肠道内蛋白水解酶的作用，影响人体对蛋白的消化与吸收，引起恶心、呕吐等肠胃中毒症状；另一方面还作用于胰腺本身，发生补偿性反应，造成功能亢进，刺激胰腺分泌过多的胰腺酶，引起消化吸收功能失调或紊乱，严重时可出现腹泻、抑制机体生长和引起胰腺肿大等现象。因其对动物生长可产生一定影响，我国食品卫生标准中明确规定，含有豆粉的婴幼儿代乳品，尿酶实验必须是阴性。抗胰蛋白酶因子用加热的方法可使其失去活性，因此豆类食品应彻底煮熟，忌食半生不熟的豆类及其制品。

**2. 植物红细胞凝集素** 在大豆中的含量为3%左右，能与细胞表面的特殊糖蛋白和寡糖结合，凝集人和动物的红细胞，破坏肠壁，抑制消化，对免疫系统有毒害作用。植物红细胞凝集素在动物肠道中不易被蛋白酶水解，干扰消化酶的分泌，抑制肠道对营养物质的消化吸收，从而降低蛋白质的利用率，使动物生长受阻甚至停滞。植物红细胞凝集素在加热的过程中可以被破坏。

**3. 植酸** 大豆中的植酸含量为1%～3%，容易与锌、铜、钙、镁、铁等二价和多价金属离子结合形成难溶性的植酸盐，导致这些矿物质的利用率降低。大豆中60%～80%的磷都是以植酸态的形式存在的。

**4. 胀气因子** 大豆中含有许多酶，其中的脂肪氧化酶是产生豆腥味的主要酶类。95℃以上加热10～15分钟可脱去部分豆腥味。

### （三）其他豆类的营养价值

其他豆类主要包括红豆、豇豆、芸豆、绿豆、豌豆、蚕豆等。一般所含蛋白质为20%～25%，蛋白质组成中赖氨酸丰富，但含硫氨酸偏低。脂肪含量较低，仅为0.5%～2.0%。碳水化合物含量可高达55%～60%。微量元素、B族维生素都大大高于谷类。如蚕豆的蛋白质含量为30%左右，是食用豆类中仅次于大豆的高蛋白作物，且蛋白质中必需氨基酸种类全，除色氨酸和甲硫氨酸含量稍低外，其余6种含量都较高，尤其以赖氨酸含量丰富。常见豆类的主要营养成分见表3-2。

表3-2　常见豆类的主要营养成分（每100g可食部分）

| 食物名称 | 蛋白质/g | 脂肪/g | 碳水化合物/g | 胡萝卜素/μg | 维生素B$_1$/mg | 维生素B$_2$/mg | 烟酸/mg | 维生素E/mg | 钙/mg | 铁/mg | 锌/mg | 磷/mg | 硒/μg |
|---|---|---|---|---|---|---|---|---|---|---|---|---|---|
| 大豆 | 35.0 | 16.0 | 34.2 | 220 | 0.41 | 0.20 | 2.10 | 18.90 | 191 | 8.2 | 3.34 | 465 | 6.16 |
| 蚕豆（干） | 21.6 | 1.0 | 61.5 | — | 0.09 | 0.13 | 1.90 | 1.60 | 31 | 8.2 | 3.42 | 418 | 1.30 |
| 扁豆 | 25.3 | 0.4 | 61.9 | 30 | 0.26 | 0.45 | 2.60 | 1.86 | 137 | 19.2 | 1.90 | 218 | 32.00 |
| 绿豆 | 21.6 | 0.8 | 62.0 | 130 | 0.25 | 0.11 | 2.00 | 10.96 | 81 | 6.5 | 2.18 | 337 | 4.28 |

| 食物名称 | 蛋白质/g | 脂肪/g | 碳水化合物/g | 胡萝卜素/μg | 维生素B$_1$/mg | 维生素B$_2$/mg | 烟酸/mg | 维生素E/mg | 钙/mg | 铁/mg | 锌/mg | 磷/mg | 硒/μg |
|---|---|---|---|---|---|---|---|---|---|---|---|---|---|
| 豌豆 | 20.3 | 1.1 | 65.8 | 250 | 0.49 | 0.14 | 2.40 | 8.47 | 97 | 4.9 | 2.35 | 259 | 1.69 |
| 芸豆 | 21.4 | 1.3 | 62.5 | 180 | 0.18 | 0.09 | 2.00 | 7.74 | 176 | 5.4 | 2.07 | 218 | 4.61 |

## 三、蔬菜、水果的营养价值

### （一）蔬菜的营养价值

蔬菜种类繁多，颜色丰富多样，是人们日常生活中不可缺少的食物。蔬菜按其结构及可食部分不同，可分为叶菜类、根茎类、瓜茄类、鲜豆类和菌藻类，所含的营养成分因其种类不同，差异较大。蔬菜中含有丰富的维生素、矿物质、膳食纤维等营养物质，还含有一些植物化学物质如类胡萝卜素、多酚和黄酮类化合物、有机硫化物等，对维持人体正常生理活动和免疫调节、增进健康有重要的营养价值。

**1. 蛋白质** 新鲜蔬菜蛋白质含量低，通常在3%以下，不是人类蛋白质的主要来源。不同品种和种类的蔬菜蛋白质含量相差很大，鲜豆类、菌类和深绿色叶菜蛋白质含量较高，如鲜豇豆蛋白质含量为2.9%，金针菇为2.4%，瓜类蛋白质含量均在1%左右，新鲜叶菜类蔬菜蛋白质含量在1.0% ～ 8.1%。

**2. 脂类** 蔬菜中的脂肪含量大部分不超过1%。

**3. 碳水化合物** 蔬菜中的碳水化合物包括淀粉、糖、纤维素和果胶。蔬菜中的淀粉含量通常只有2% ～ 3%。根茎类的淀粉含量可达10% ～ 25%。一些有甜味的蔬菜中含有少量单糖和双糖。蔬菜中的纤维素、半纤维素、果胶含量丰富，是人体膳食纤维的重要来源。

**4. 矿物质** 蔬菜中含有几十种矿物质元素，其中以钾、钙、铁、磷的含量较为丰富，不仅满足人体的需要，还对维持体内酸碱平衡起重要作用。如含钾较多的有豆类、辣椒、榨菜、蘑菇、香菇等，由于钾盐能促进心肌的活动，因此蔬菜对调节心脏活动、维持正常血压有一定的作用。许多蔬菜含钙也较为丰富，如豇豆、菠菜、油菜、苋菜、萝卜缨、莴苣、芹菜、韭菜、嫩豌豆等，这些蔬菜每100g鲜重中可利用的钙在40 ～ 160mg。含铁较多的有海带、紫菜、黑木耳、发菜、芹菜、紫菜、苜蓿、口蘑、羊肚菌等，多数绿叶菜每100g含铁1 ～ 2mg，蔬菜中的维生素C可促进其吸收。含锌丰富的蔬菜有黄豆、扁豆、茄子、大白菜、白萝卜、南瓜等。

大多数蔬菜中虽然含有比较多的矿物质，但同时也因含有较多的草酸和膳食纤维，而影响自身及其他食物中钙、铁等矿物质的吸收。所以在选择蔬菜时，不能只考虑其钙的绝对含量，还应注意其草酸的含量。草酸能溶于水，食用含草酸较多的蔬菜时可先焯水，去除部分草酸。

**5. 维生素** 蔬菜含有人体需要的各种维生素，如维生素B$_1$、维生素B$_2$、维生素B$_6$、烟酸、维生素C及胡萝卜素等。

维生素C的分布常与叶绿素平行，所以深绿色的蔬菜中维生素C含量较高。如长时间贮存、加工烹调、置于碱性环境中等，维生素C易被破坏。蔬菜切碎后，维生素C因与空气中的氧接触，氧化酶会迅速促进维生素C的破坏。因此炒菜时应该先洗后切，切好的蔬菜要立即下锅，烹调中可采取急火快炒的办法，更好保存维生素C。维生素C在绿叶菜中含量较丰富，其次是根茎类，一般瓜类含量较少。

蔬菜中含量较多的胡萝卜素主要为 α-胡萝卜素、β-胡萝卜素、γ-胡萝卜素和番茄红素，胡萝卜素在绿色、黄色或红色蔬菜中含量较多。此外，叶菜中还含有核黄素、叶酸等。

**6. 膳食纤维** 蔬菜中的膳食纤维主要包括纤维素、半纤维素、木质素、可溶性纤维（主要为纤维多聚糖，溶于沸水），以及其他膳食纤维素组成成分等。纤维素是以纤维二糖为单位缩合而成的多糖。

蔬菜中纤维素、半纤维素等膳食纤维含量较高，在主食精制程度越来越高的膳食中，蔬菜中的膳食纤维具有重要的意义。纤维素能加速胆固醇降解为胆酸的反应，从而降低心血管疾病的发病率。蔬菜中的膳食纤维可以增加肠蠕动，有效预防便秘，降低结肠癌的发病率。

**7. 其他** 蔬菜中还含有一些酶类、杀菌物质和具有特殊生理活性的植物化学物质，如洋葱、甘蓝、西红柿等含有的类黄酮为天然抗氧化剂，具有保护心脑血管、预防肿瘤等多种生物学作用；大蒜中含有植物杀菌素和含硫化合物，具有降低血清胆固醇、抗菌消炎等作用；萝卜中含有淀粉酶，生食有助于消化；南瓜、苦瓜已被证实有明显降低血糖的作用等。

### （二）水果的营养价值

水果是一类多汁、味甜且营养丰富的植物性食物的总称。其中以植物的带肉果实或种子为主，以木本植物的果实为多。根据果实的形态和生理特征，水果可分为仁果类、核果类、浆果类、柑橘类和瓜果类等。新鲜水果水分含量多，多数水果含水分达85%～90%。

**1. 蛋白质** 水果含有0.1%～1.5%的含氮物质，其中35%～75%是蛋白质。蛋白质组分因水果的品种和成熟度含量差异很大。水果中的蛋白质主要为酶蛋白。总体来说，新鲜水果营养素含量相对较低，不是含氮物质的良好来源，因此不宜作为主食。

**2. 脂类** 水果中脂类物质含量很低，多在0.1%～0.5%，却富含磷脂和不饱和脂肪酸。水果的种仁通常是富含油脂的，如杏仁含油量为23%，桃仁含油量为23%，梨仁含油量为16%，苹果仁含油量为24%。一些水果或果皮是芳香精油的来源，其中脂类物质种类十分丰富。此外，果皮多含有果蜡，其成分是高级脂肪酸和高级脂肪醇所成的酯，并含有烃类、游离脂肪酸、醛和酮等物质。

**3. 碳水化合物** 水果含糖较蔬菜多而具甜味，水果中所含碳水化合物在6%～28%。果实中的甜味来源主要是葡萄糖、果糖和蔗糖，不同种类和品种有较大差异。蔗糖是水果中的主要低聚糖，其含量因水果不同可以有很大的差异。在一些水果中，蔗糖是主要的甜味来源。

葡萄糖、果糖和蔗糖的比例及含量则因水果种类、品种和成熟度的不同而异。仁果类以含果糖为主，如苹果和梨；核果类以含蔗糖为主，如桃、杏、李子和菠萝等；浆果类以葡萄糖和果糖为主，如葡萄、草莓等。葡萄、香蕉和番石榴中含有少量的麦芽糖。核果类和仁果类中山梨糖醇的含量较为丰富，浆果类、柑橘类水果、菠萝和香蕉等水果不含有山梨糖醇。除香蕉之外，淀粉仅在未成熟水果中存在。水果在成熟过程中，淀粉分解逐渐转化为可溶性糖，糖分含量提高，甜度增加，成熟后淀粉含量降至可忽略的水平，但成熟香蕉中的淀粉含量高达3%以上。

**4. 矿物质** 水果中含有多种人体所需的矿物质，如钾、钠、钙、镁、磷、铁、锌、铜等，以钾、钙、镁和磷含量较多，而钠的含量很低。水果中的微量元素含量则因栽培地区的土壤微量元素含量和肥料施用情况不同而具有较大的差异。草莓、大枣和山楂的铁含量较高，而且因富含维生素C和有机酸，其中铁的生物利用率较高。

**5. 维生素** 新鲜水果中含维生素C和胡萝卜素较多，而B族维生素含量普遍较低。鲜枣、山楂、草莓、橘、酸枣、猕猴桃、龙眼中维生素C含量较多，芒果、柑橘和杏等含胡萝卜素较多。香蕉比较特殊，含叶酸和B族维生素较为丰富。

水果中维生素的含量受到种类、品种、成熟度、气候条件、储藏时间等的影响，因此即使同一品种，也可能产生较大的差别。此外，水果不同部位的维生素C含量有所差异。对于苹果来说，靠近外皮的果肉部分维生素C含量较高，而甜瓜则以靠近种子的部位维生素C含量较高。

**6. 膳食纤维**　水果中含有较丰富的膳食纤维，主要是纤维素、半纤维素和果胶，是膳食纤维的重要来源。

**7. 其他**　水果中的有机酸能刺激人体消化腺的分泌，增进食欲，有利于食物的消化。有机酸还可使食物保持一定的酸度，对维生素C的稳定性具有保护作用。水果中有机酸的种类主要为柠檬酸、苹果酸、酒石酸和抗坏血酸，含量为0.2% ～ 3.0%。柠檬酸酸味入嘴即达最酸感，后味时间短，而苹果酸酸味后味更长，各种天然有机酸的不同配比是形成水果特定风味的重要因素。

富含色素也是水果的一大特色。色素使水果呈现丰富多彩的颜色，赋予其良好的感观性状。水果中的色素类物质主要有叶绿素、类胡萝卜素、多酚类色素。未成热的水果中以叶绿素为主，成熟过程中叶绿素逐渐分解、呈现各种色彩。但也有少数水果一直保持一定程度的绿色、如猕猴桃、某些品种的葡萄。类胡萝卜素广泛存在于黄色、橙黄色、橙红色和红色水果中。多酚类色素为水果当中的水溶性物质，包括花青素和黄酮类物质。

### （三）常见蔬菜、水果的营养价值

常见蔬菜、水果的主要营养成分见表3-3。

表3-3　常见蔬菜、水果的主要营养成分（每100g可食部分）

| 食物名称 | 膳食纤维 /g | 胡萝卜素 /μg | 维生素B$_1$ /mg | 维生素B$_2$ /mg | 维生素C /mg | 钙 /mg | 磷 /mg | 钾 /mg | 铁 /mg | 锌 /mg | 硒 /μg |
|---|---|---|---|---|---|---|---|---|---|---|---|
| 白萝卜（鲜） | — | Tr | 0.02 | 0.01 | 19.0 | 47 | 16 | 167 | 0.2 | 0.14 | 0.12 |
| 胡萝卜（红） | 1.1 | 4130 | 0.04 | 0.03 | 13.0 | 32 | 27 | 190 | 1.0 | 0.23 | 0.63 |
| 四季豆 | 1.5 | 210 | 0.04 | 0.07 | Tr | 42 | 51 | 123 | 1.5 | 0.23 | 0.43 |
| 绿豆芽 | 1.2 | 11 | 0.02 | 0.02 | 4.0 | 14 | 19 | 32 | 0.3 | 0.20 | 0.27 |
| 番茄 | — | 375 | 0.02 | 0.01 | 14.0 | 4 | 24 | 179 | 0.2 | 0.12 | Tr |
| 南瓜 | 0.8 | 890 | 0.03 | 0.04 | 8.0 | 16 | 24 | 145 | 0.4 | 0.14 | 0.46 |
| 小白菜 | — | 1853 | 0.01 | 0.05 | 64.0 | 117 | 26 | 116 | 1.3 | 0.23 | 0.39 |
| 苹果（代表值） | 1.7 | 50 | 0.02 | 0.02 | 3.0 | 4 | 7 | 83 | 0.3 | 0.04 | 0.10 |
| 梨（代表值） | 2.6 | 20 | 0.03 | 0.05 | 11.0 | 7 | 14 | 85 | 0.4 | 0.10 | — |
| 桃（代表值） | 1.0 | 20 | 0.01 | 0.02 | 10.0 | 6 | 11 | 127 | 0.3 | 0.14 | 0.47 |
| 葡萄（代表值） | 1.0 | 40 | 0.03 | 0.02 | 4.0 | 9 | 13 | 127 | 0.4 | 0.16 | 0.11 |
| 橙 | 0.6 | 160 | 0.05 | 0.04 | 33.0 | 20 | 22 | 159 | 0.4 | 0.14 | 0.31 |

## 四、坚果的营养价值

### （一）坚果的营养成分

坚果是人们生活中常见的零食，可以不经烹调直接食用，也可炒熟后食用，或作为煎炸食品、焙烤食品、糖果、糕点的制作原料，增强各种烹调食品的口感。

坚果可以分为油脂类坚果和淀粉类坚果。油脂类坚果富含油脂，包括核桃、榛子、杏仁、松子、香榧、腰果、花生、葵花籽、西瓜子、南瓜子等；淀粉类坚果中淀粉含量高而脂肪很少，包括栗子、银杏、莲子、芡实等。

**1. 蛋白质** 坚果中蛋白质含量多在12%～22%，可作为膳食蛋白质的补充来源。坚果的氨基酸组成各不相同，如花生缺乏含硫氨基酸，核桃缺乏甲硫氨酸和赖氨酸，芝麻缺乏赖氨酸，葵花籽含硫氨基酸丰富但赖氨酸稍低。坚果类蛋白质生物利用率较低，需要与其他食物混合食用，发挥蛋白质的互补作用，提高其营养价值。

**2. 脂类** 坚果中脂肪含量较高，通常达到40%以上，其中松子、杏仁、榛子、葵花籽等达50%以上。坚果类当中的脂肪多为不饱和脂肪酸，富含必需脂肪酸，是优质的植物性脂肪。

**3. 碳水化合物** 油脂类坚果中可消化的碳水化合物的含量较少，多在15%以上。但栗子、腰果、莲子等淀粉类坚果中碳水化合物的含量较高，达40%以上。坚果中膳食纤维含量较高，还包括少量不能为人体吸收的低聚糖和多糖类物质。栗子、莲子等虽然富含淀粉，但由于其淀粉结构与大米、面粉不同，其GI较低，可以与粮食类主食一同烹调，制成莲子粥、栗子窝头等食品。

**4. 维生素** 坚果中含量较多的维生素是维生素E和B族维生素（维生素$B_1$、维生素$B_2$、烟酸和叶酸）。油脂类坚果含有大量的维生素E，淀粉类坚果维生素E含量低一些。如黑芝麻中维生素E含量可多达50.4 mg/100g。

**5. 矿物质** 坚果富含钾、镁、磷、钙、铁、锌、硒、铜等矿物质。坚果中锌的含量普遍较高，黑芝麻中铁的含量较高，腰果中硒的含量较多。

## （二）常见坚果的营养价值

常见坚果的主要营养成分见表3-4。

表3-4  常见坚果的主要营养成分（每100g可食部分）

| 食物名称 | 能量/kcal | 蛋白质/g | 脂肪/g | 碳水化合物/g | 维生素$B_1$/mg | 维生素$B_2$/mg | 维生素E/mg | 钙/mg | 磷/mg | 钾/mg | 铁/mg | 锌/mg | 硒/μg |
|---|---|---|---|---|---|---|---|---|---|---|---|---|---|
| 白果 | 355 | 13.2 | 1.3 | 72.6 | — | 0.10 | 24.70 | 54 | 23 | 17 | 0.2 | 0.69 | 14.50 |
| 核桃（干） | 646 | 14.9 | 58.8 | 19.1 | 0.15 | 0.14 | 43.21 | 56 | 294 | 385 | 2.7 | 2.17 | 4.62 |
| 松子（炒） | 644 | 14.1 | 58.5 | 21.4 | — | 0.11 | 25.20 | 161 | 227 | 612 | 5.2 | 5.49 | 0.62 |
| 杏仁 | 578 | 22.5 | 45.4 | 23.9 | 0.08 | 0.56 | — | 97 | 27 | 106 | 2.2 | 4.30 | 15.65 |
| 葵花籽（炒） | 625 | 22.6 | 52.8 | 17.3 | 0.43 | 0.26 | 26.46 | 72 | 564 | 491 | 6.1 | 5.91 | 2.00 |
| 花生仁（油炸） | 583 | 22.2 | 47.1 | 26.2 | 0.30 | 0.08 | 8.70 | 20 | 474 | 551 | 1.6 | 3.16 | — |

# 第三节　动物性食物的营养价值

动物性食物是人们膳食的重要组成部分，包括畜类、禽类、水产类、乳类和蛋类等。该类食物能供给人体优质蛋白质、脂肪、矿物质和维生素，是食用和营养价值较高的食品，且味鲜美，易消化。

## 一、畜禽类

畜禽类食物含有丰富的营养素，是人类蛋白质、矿物质和维生素的重要来源之一，对人类的营养起着极为重要的作用，是重要的动物性食物。

畜禽肉是指畜类和禽类的肉，前者指猪、牛、羊、兔、马、骡、驴、犬、鹿、骆驼等牲畜的肌肉、内脏及其制品，后者包括鸡、鸭、鹅、火鸡、鹌鹑、鸵鸟、鸽等的肌肉及其制品。畜禽肉的营养价值较高，饱腹作用强，可加工烹制成各种美味佳肴，是一种食用价值很高的食物。

### （一）畜禽类的营养成分

**1. 蛋白质**　是生命的物质基础，畜禽肉中的蛋白质含量占10%～20%。根据其功能和溶解性大致可分为三大类：肌原纤维蛋白质，或称为盐溶性蛋白质；肌浆蛋白质，或称为水溶性蛋白质；结缔组织蛋白质及膜蛋白质，或称为不溶性蛋白质。

畜禽肉中的蛋白质为完全蛋白质，含有人体必需的各种氨基酸，并且必需氨基酸的构成比例接近人体需要，因此易被人体充分利用，营养价值高，属于优质蛋白质。蛋白质含量因动物的种类、年龄、肥瘦程度及部位而异。如在畜肉中，猪肉的蛋白质含量为13.2%左右，牛肉高达20%，羊肉介于猪肉和牛肉之间，兔肉、马肉、鹿肉和骆驼肉的蛋白质含量也为20%左右，狗肉约为17%。在禽肉中，鸡肉的蛋白质含量较高，约为20%，鸡胸肉的蛋白质含量约为20%，鸡翅约为17%；鸭肉约为16%；鹅肉约为18%；鹌鹑的蛋白质含量也高达20%。猪通脊肉蛋白质含量约为21%，后臀尖约为15%，肋条肉约为10%，奶脯仅为8%；牛通脊肉的蛋白质含量为22%左右，后腿肉约为20%，腑肋肉约为18%，前腿肉约为16%；羊前腿肉的蛋白质含量约为20%，后腿肉约为18%，通脊和胸脯肉约为17%。

畜禽的皮肤和筋腱主要由结缔组织构成。结缔组织的蛋白质含量为35%～40%，结缔组织蛋白质包括胶原蛋白、弹性蛋白和网状蛋白，存在于结缔组织的纤维和基质中，其中胶原蛋白和弹性蛋白占结缔组织蛋白质总量的90%以上。例如，猪皮含蛋白质28%～30%，其中85%是胶原蛋白。胶原蛋白遇热会发生收缩，当加热温度高于热收缩温度时，胶原蛋白就会逐渐变为明胶并且溶于水，冷却后则形成胶冻。明胶易被酶水解，也易消化。胶原蛋白的特点是甘氨酸和脯氨酸含量高，且含有羟脯氨酸和羟赖氨酸（羟赖氨酸是胶原蛋白中所特有的），但酪氨酸、组氨酸、色氨酸的含量异常低。弹性蛋白在结缔组织中的含量比胶原蛋白少，是构成弹力纤维的主要成分。弹性蛋白中所含的羟脯氨酸比胶原蛋白少，所含的色氨酸、酪氨酸数量也很少。由于胶原蛋白和弹性蛋白缺乏色氨酸和甲硫氨酸等人体必需氨基酸，为不完全蛋白质，不能以此作为动物蛋白质的主要来源。

骨是一种坚硬的结缔组织，其中的蛋白质含量约为20%，骨胶原占有很大比例，为不完全蛋白质。骨可被加工成骨糊添加到肉制品中，以充分利用其中的蛋白质。

畜禽血液中的蛋白质含量分别为：猪血约为12%、牛血约为13%、羊血约为7%、鸡血约为8%、鸭血约为8%。畜血血浆蛋白质含有8种人体必需氨基酸和组氨酸，营养价值高，其赖氨酸和色氨酸含量高于面粉，可以作为蛋白强化剂添加在各种食品和餐菜中；血细胞部分可应用于香肠的生产，其氨基酸组成与胶原蛋白相似，用胶原酶水解时，可得到与胶原蛋白水解物同样的肽类。

此外，畜禽肉中含有可溶于水的含氮浸出物，是非蛋白质的含氮物质，占肌肉化学成分的1.65%，主要包括核苷酸类、嘌呤碱、肌酸、肌酐、游离氨基酸、肽类等，它们是肉中香气的主要成分。一般成年动物含量高于幼年动物。老禽肉比幼禽肉含氮浸出物多，故其肉汤更为鲜美。

畜禽肉蛋白质营养价值较高，含有较多的赖氨酸，宜与谷类食物搭配食用，以发挥蛋白质的互补作用。为了充分发挥畜禽肉营养作用，还应注意将畜禽肉分散到每餐膳食中，防止集中食用。

**2. 脂类** 是脂肪和类脂的总称。肉中的脂类含量与肌肉间脂肪组织的分布与含量有着密切关系，脂肪组织的90%为中性脂肪。畜禽肉中的脂肪含量因动物的品种、年龄、肥瘦程度、部位等不同有较大差异。在畜肉中，猪肉的脂肪含量最高，羊肉次之，牛肉最低。例如，猪瘦肉中的脂肪含量为6.2%，羊瘦肉为3.9%，而牛瘦肉仅为2.3%，兔肉的脂肪含量也较低，为2.2%。在禽肉中，火鸡和鹌鹑的脂肪含量较低，在3%以下；鸡和鸽子的脂肪含量类似，在14%～17%；鸭和鹅的脂肪含量达20%左右。畜禽肌肉中类脂成分含量较高，其中磷脂占有较高比例，它和胆固醇、糖脂是构成肌细胞膜及细胞内部膜结构的重要成分。

畜肉脂肪以饱和脂肪酸为主，熔点较高，主要为甘油三酯、卵磷脂（少量）、胆固醇和游离脂肪酸等。禽肉脂肪含有较多的亚油酸，熔点低，易于消化吸收。

必需脂肪酸的含量与组成是评价食物中脂类营养价值的重要指标。动物脂肪中必需脂肪酸明显低于植物油脂，故其营养价值也低于植物油脂。禽类脂肪中必需脂肪酸含量高于畜类脂肪，故禽类脂肪的营养价值高于畜类脂肪。

畜禽动物年龄的增加对肉中脂肪的含量也会产生影响，老龄动物肉中的脂肪比例高于幼小动物。动物的肥育程度对肉中的脂肪含量影响较大，肥育良好的家畜，其肉中的脂肪含量明显高于肥育不良的家畜。

动物脑中胆固醇含量最高，每100g可达2000mg以上。动物内脏中胆固醇含量也较高，一般为瘦肉的3～5倍。瘦肉中胆固醇含量较低，每100g含70mg左右，肥肉比瘦肉高90%左右。

**3. 碳水化合物** 畜禽肉中的碳水化合物均以糖原形式存在于肌肉和肝脏中，含量极少。

牲畜刚宰杀后，其肉质呈弱碱性（pH 7.0～7.4），肌肉中糖原和含磷有机化合物在组织酶的作用下，分解为乳酸和游离磷酸，肉的酸度增加。当pH为5.4时，肌凝蛋白开始凝固，使肌纤维硬化而出现僵直，此时肉的味道较差，肉汤混浊，不鲜不香。随着pH进一步下降，肌肉结缔组织变软，具有一定弹性，肉松软多汁，味美芳香，表面因蛋白凝固而形成有光泽的膜，有阻止微生物侵入内部的作用，这个过程称为畜肉后熟，俗称排酸。

**4. 矿物质** 肉类含有较为丰富的矿物质，含量一般为1%～2%，且其吸收利用率比植物性食品高。瘦肉中的矿物质含量高于肥肉，内脏中的矿物质含量高于瘦肉。畜禽肉中的铁以血红素铁的形式存在，生物利用率高，吸收率不受食物中各种干扰物质的影响，动物肝脏中铁含量丰富。畜肉中钙的含量虽然不高，但吸收利用率很高。

畜禽类的内脏富含磷和铁，吸收利用率高，禽类内脏铁含量明显高于畜类。肝脏富含多种矿物质，且平均水平高于肉类。肝是铁的贮藏器官，含铁量位居各内脏器官之首。例如，猪肝含铁22.6mg/100g，是猪肾的3.7倍、猪脾的2倍。畜禽血含有多种矿物质，吸收利用率高，故畜禽的肝和血液是铁的最佳膳食来源。

**5. 维生素** 畜禽肉可提供多种维生素，主要以B族维生素和维生素A为主，猪肉中B族维生素含量特别丰富，硫胺素达0.54mg/100mg，是牛肉的8倍，羊肉的近4倍。畜禽内脏中维生素含量比肌肉中多，其中肝的含量最为丰富，特别富含维生素A、维生素D和维生素$B_2$，维生素A的含量以牛肝和羊肝为最高，维生素$B_2$含量则以猪肝中最丰富。在禽肉中还含有较多的维生素E。

### （二）常见畜禽类的营养价值

常见畜禽类的主要营养成分见表3-5。

表 3-5　常见畜禽类的主要营养成分（每 100g 可食部分）

| 食物名称 | 能量 /kcal | 蛋白质 /g | 脂肪 /g | 胆固醇 /g | 维生素A /μgRAE | 维生素B₁ /mg | 维生素B₂ /mg | 维生素E /mg | 钙 /mg | 铁 /mg |
|---|---|---|---|---|---|---|---|---|---|---|
| 猪肉（代表值） | 331 | 15.1 | 30.1 | 86 | 15 | 0.30 | 0.13 | 0.67 | 6 | 1.3 |
| 猪肉（里脊） | 150 | 19.6 | 7.9 | 55 | Tr | 0.32 | 0.20 | 0.33 | 6 | 1.5 |
| 猪肝 | 126 | 19.2 | 4.7 | 180 | 6502 | 0.22 | 2.02 | Tr | 6 | 23.2 |
| 牛肉（里脊） | 107 | 22.2 | 0.9 | 63 | 4 | 0.05 | 0.15 | 0.80 | 241 | 4.2 |
| 牛腩 | 332 | 17.1 | 29.3 | 44 | Tr | 0.02 | 0.06 | Tr | — | 0.6 |
| 羊肉（代表值） | 139 | 18.5 | 6.5 | 82 | 8 | 0.07 | 0.16 | 0.48 | 16 | 3.9 |
| 鸡（代表值） | 145 | 20.3 | 6.7 | 106 | 92 | 0.06 | 0.07 | 1.34 | 13 | 1.8 |
| 鸡肝 | 121 | 16.7 | 4.8 | 356 | 10 414 | 0.33 | 1.10 | 1.88 | 7 | 12.0 |
| 鸭（代表值） | 240 | 15.5 | 19.7 | 94 | 52 | 0.08 | 0.22 | 0.27 | 6 | 2.2 |
| 鸭肝 | 128 | 14.5 | 7.5 | 341 | 1040 | 0.26 | 1.05 | 1.41 | 18 | 23.1 |

## 二、蛋类

蛋类主要指鸡、鸭、鹅、鹌鹑、火鸡等禽类的卵。各种蛋的结构和营养价值大致相同，其中食用最普遍、销量最大的是鸡蛋。蛋类在我国居民膳食构成中所占的比例为 1.4%，主要提供高营养价值的蛋白质。蛋类对成人、儿童、老年人、孕妇、乳母、患者（除限胆固醇者外）都适用。

（一）蛋类的结构

蛋类的结构基本相似，主要由蛋壳、蛋清和蛋黄三部分组成。蛋壳位于蛋的最外层，重量占整个鸡蛋的 11%～13%，其质量和厚度与饲料中的矿物质含量相关，如钙决定蛋壳的厚度和强度。蛋壳主要由 93%～96% 的碳酸钙、0.5%～1.0% 的碳酸镁、0.5%～2.8% 的磷酸钙和磷酸镁，以及少量黏多糖组成。在蛋壳最外面有一层水溶性胶状黏蛋白，对防止微生物进入蛋内和蛋内水分及二氧化碳过度向外蒸发起着保护作用。当蛋生下来时，这层膜即附着在蛋壳的表面，外观无光泽，呈霜状，根据此特征，可鉴别蛋的新鲜程度。如蛋外表面呈霜状，无光泽而清洁，表明蛋是新鲜的；如无霜状物，且油光发亮不清洁，说明蛋已不新鲜。由于这层膜是水溶性的，在储存时要防潮，不能水洗或雨淋，否则会很快变质腐败。

蛋清位于蛋壳与蛋黄之间，为白色半透明黏性溶胶状物质，主要是卵白蛋白。蛋清分为三层：外层稀蛋清、中层浓蛋清和内层稀蛋清。遇热、碱、醇类发生凝固，遇氯化物或某些化学物质，浓厚的蛋白则水解为水样的稀薄物。根据这种性质，蛋可加工成松花蛋和咸蛋。

蛋黄呈球形，为浓稠、不透明、半流动黏稠物。由鸡蛋钝端和尖端两侧的蛋黄系带固定在内层稀蛋清和浓蛋清之中。蛋黄系带是一种卵黏蛋白，鲜蛋的三层蛋清层次分明，蛋黄系带清晰完整，随着储藏时间的延长，pH 渐渐上升，浓蛋清部分渐渐变稀，蛋黄系带逐渐变细直至消失，蛋黄从中央移开，逐渐贴于蛋壳，蛋黄膜弹性减弱甚至破裂。据此可鉴别蛋的新鲜程度。

（二）蛋类的营养成分

1. 蛋白质　蛋类蛋白质含量一般在 10% 以上。全鸡蛋蛋白质的含量为 12% 左右，蛋清中略低，蛋黄中较高，每枚鸡蛋平均可为人体提供6g蛋白质。鸡蛋蛋白质为优质蛋白质的代表，其生物价高达94，在各种食物蛋白质当中最高，易被人体消化吸收和利用。在评定食物蛋白质营养质量时，经常用作参比蛋白质。鸡蛋中蛋白质的品种和质量基本恒定，受饲料影响较小。鸭蛋的蛋白质含量与鸡蛋类似。

蛋类是天然食物中优良的蛋白质，所含蛋白质氨基酸组成与人体需要最接近，适合人体需要，易消化吸收。蛋类蛋白质中赖氨酸和甲硫氨酸含量较高，与谷类和豆类食物混合食用，可弥补这类食物的赖氨酸或甲硫氨酸不足。

蛋清所含的蛋白质超过40种，为胶状样水溶液，主要包括卵清蛋白、卵伴清蛋白、卵黏蛋白、卵类黏蛋白等糖蛋白，其含量共占蛋清总蛋白的80％左右。卵清蛋白也是一种含磷蛋白。此外，蛋清中还含有卵球蛋白、溶菌酶及9％左右的其他蛋白质。

蛋黄蛋白质主要是与脂类相结合的脂蛋白和磷蛋白，其中低密度脂蛋白占65％，卵黄球蛋白占10％，卵黄高磷蛋白占4％，而高密度脂蛋白占16％。蛋黄蛋白质具有良好的乳化性质，故而成为色拉酱的主要原料。

煮蛋、煎蛋时蛋中的蛋白质凝固，但蛋黄凝固点高于蛋清，凝固速度较蛋清慢。蛋中蛋白质中富含半胱氨酸，加热过度使半胱氨酸部分分解产生硫化氢，与蛋黄中的铁结合可形成黑色的硫化铁。煮蛋中蛋黄表面的青黑色和鹌鹑蛋罐头的黑色物质来源于此。

**2. 脂类** 蛋清中含脂肪极少，98％的脂肪存在于蛋黄中。蛋黄中的脂肪呈乳融状且分散成细小颗粒，故易于消化和吸收。鸡蛋黄中的磷脂主要为卵磷脂和脑磷脂。蛋黄是磷脂的极好来源，所含卵磷脂具有降低血胆固醇的效果，并能促进脂溶性维生素的吸收。各种禽蛋的蛋黄中总磷脂含量相似。

蛋黄中胆固醇含量高。鹅蛋黄中胆固醇含量最高，每100g达1696mg，是猪肝的7倍、肥猪肉的17倍，中等大小的鸡蛋约含胆固醇250mg，也是高胆固醇食品。加工成咸蛋或松花蛋后，胆固醇含量无明显变化。蛋黄中的卵磷脂，对心血管疾病有一定的预防作用。

**3. 碳水化合物** 蛋类碳水化合物含量约为1％，一部分与蛋白质相结合而存在，含量为0.5％左右；另一部分游离存在，含量约为0.4％。后者中98％为葡萄糖，其余为微量的果糖、甘露糖、阿拉伯糖、木糖和核糖。这些微量的葡萄糖是蛋粉制作中发生美拉德反应的原因之一，因此生产上在干燥工艺之前采用葡萄糖氧化酶除去蛋中的葡萄糖，使其在加工储藏过程中不发生褐变。

**4. 矿物质** 蛋类含有磷、镁、钙、硫、铁、铜、锌、氟等多种矿物质，主要集中在蛋黄中。蛋黄中矿物质含量为1.0％～1.5％，其中磷占60％以上，钙占13％左右。蛋中所含铁元素以非血红素铁形式存在，但由于卵黄高磷蛋白对铁吸收的干扰作用，蛋黄中铁的生物利用率较低，仅为3％左右。

蛋中的矿物质含量受饲料因素影响较大，目前市场上的富硒蛋、富碘蛋、高锌蛋、高钙蛋等就是在饲料中添加矿物质所得。

**5. 维生素** 蛋中维生素含量丰富，包括维生素A、所有的B族维生素、维生素D、维生素E、维生素K和微量的维生素C。绝大部分的维生素存在于蛋黄中。蛋中的维生素含量受品种、季节和饲料的影响。

### （三）常见蛋类的营养价值

常见蛋类的主要营养成分见表3-6。

表3-6　常见蛋类的主要营养成分（每100g可食部分）

| 食物名称 | 能量/kcal | 蛋白质/g | 脂肪/g | 胆固醇/g | 维生素A/μgRAE | 维生素B$_1$/mg | 维生素B$_2$/mg | 维生素E/mg | 钙/mg | 铁/mg |
|---|---|---|---|---|---|---|---|---|---|---|
| 全鸡蛋 | 139 | 13.1 | 8.6 | 648 | 255 | 0.09 | 0.20 | 1.14 | 56 | 1.6 |
| 鸡蛋白 | 60 | 11.6 | 0.1 | — | — | 0.04 | 0.31 | 0.01 | 9 | 1.6 |
| 鸡蛋黄 | 328 | 15.2 | 28.2 | 1510 | 438 | 0.33 | 0.29 | 5.06 | 112 | 6.5 |
| 鸭蛋 | 180 | 12.6 | 13.0 | 565 | 261 | 0.17 | 0.35 | 4.98 | 62 | 2.9 |
| 鹌鹑蛋 | 160 | 12.8 | 11.1 | 515 | 337 | 0.11 | 0.49 | 3.08 | 47 | 3.2 |
| 咸鸭蛋（熟） | 177 | 13.8 | 13.5 | — | — | 0.15 | 0.28 | 2.85 | 52 | 2.1 |
| 松花蛋（鸭蛋） | 171 | 14.2 | 10.7 | 608 | 215 | 0.06 | 0.18 | 3.05 | 63 | 3.3 |

### 三、水产类

水产类种类繁多，包括鱼类、甲壳类、软体类等。根据其来源又可分为淡水产品和海水产品两类。

#### （一）鱼类

**1. 蛋白质**　鱼类蛋白质含量为15%～25%，分布于肌浆和肌基质，肌浆主要含肌凝蛋白、肌溶蛋白、可溶性肌纤维蛋白、肌结合蛋白和球蛋白；肌基质主要包括结缔组织和软骨组织，含有胶原蛋白和弹性蛋白质。除了蛋白质，鱼还含有较多的其他含氮化合物，主要有游离氨基酸、肽、胺类、胍、季铵类化合物、嘌呤类和脲等。

鱼类蛋白质较畜禽肉蛋白质易消化，亦为优质蛋白。存在于鱼类结缔组织和软骨中的含氮浸出物主要为胶原和黏蛋白，是鱼汤冷却后形成凝胶的主要物质。有些水产制品如鱼翅中蛋白质含量也很高，但主要以结缔组织蛋白为主，属于不完全蛋白质。

**2. 脂类**　鱼类中的脂类物质含量各不相同，与种类、鱼龄、季节、食物摄取度、摄食习惯均有关，为1%～10%，平均5%左右，呈不均匀分布，主要存在于皮下和脏器周围，肌肉组织中含量甚少。不同鱼种含脂肪量有较大差异，如鳕鱼含脂肪在1%以下，而河鳗脂肪含量高达10.8%。

鱼类脂肪多由不饱和脂肪酸组成（占70%～80%），熔点低，常温下为液态，消化吸收率达95%左右。鱼类脂肪中含有长链多不饱和脂肪酸，如二十二碳五烯酸（EPA）和二十二碳六烯酸（DHA），具有降低血脂、防治动脉粥样硬化等作用，但易发生氧化。鱼肉中的胆固醇含量不高，但鱼籽中的含量较高。

**3. 碳水化合物**　鱼类碳水化合物含量约为1.5%，主要存在形式是糖原。鱼类肌肉中的糖原含量与其致死方式有关，捕即杀者糖原含量最高；挣扎疲劳后死去的鱼类，体内糖原消耗严重，含量降低。挣扎疲劳后死去的鱼类，鱼体内除了糖原，还含有黏多糖类。

**4. 矿物质**　鱼类中的矿物质含量为1%～2%。其中锌、磷、钙、钠、氯、钾、镁等元素的含量较丰富。水产鱼类钙的含量较畜肉高，但钙的吸收率较低。海产鱼类含碘丰富；牡蛎中锌的含量丰富。

**5. 维生素**　鱼油和鱼肝油是维生素A和维生素D的重要来源，也是维生素E(生育酚)的一般来源。维生素C含量很低。

### （二）甲壳类、软体类

甲壳类海洋动物没有脊椎，身体分为几个部分，每一个部分都有一双联结腿和一个龟壳样的外壳，外壳覆盖并保护着身体。这类动物主要有虾和螃蟹。甲壳类产品的肉质结构同鱼类一样，营养成分丰富，内含蛋白质、脂肪、维生素A、维生素B$_1$、维生素B$_2$、烟酸、钙、磷、铁及多种氨基酸、微量的胆固醇。甲壳类所含的甘氨酸是其主要的风味物质，虾肉中水溶性蛋白含量高，鲜味得以增强。加热之后，虾的味道变差，是水溶性蛋白变性凝固的缘故。虾蟹甲壳含碳酸钙、甲壳素、蛋白质等，一般虾蟹甲壳中含蛋白质25%、碳酸钙40%～45%、甲壳质15%～20%。甲壳质是唯一的动物性膳食纤维物质，具有降低胆固醇、调节肠内代谢、调节血压的生理功效，并且具有排除体内重金属毒素的作用。

软体类水产品可以分为双壳类软体动物和无壳类软体动物两大类。双壳类软体动物包括蛤类、牡蛎、蛤贝、扇贝等。无壳类软体动物包括章鱼、乌贼等。软体类水产品含有丰富的蛋白质、脂肪、糖原、无机盐等。其蛋白质中，含有全部必需氨基酸，其中酪氨酸和色氨酸的含量比牛肉和鱼肉高，尤其是贝类，其氨基酸含量丰富且平衡，是不可多得的优质蛋白食品。

虾类、贝类脂肪含量少，蟹类的脂肪主要在蟹黄中。虾、蟹等肉中的胆固醇含量不高，但虾籽、蟹籽、蟹黄中的含量较高。

### （三）常见水产类的营养价值

常见水产类的主要营养成分见表3-7。

表3-7　常见水产类的主要营养成分（每100g可食部分）

| 食物名称 | 能量/kcal | 蛋白质/g | 脂肪/g | 胆固醇/mg | 维生素A/μgRAE | 维生素B$_1$/mg | 维生素B$_2$/mg | 烟酸/mg | 维生素E/mg | 钙/mg | 铁/mg |
|---|---|---|---|---|---|---|---|---|---|---|---|
| 草鱼 | 113 | 16.6 | 5.2 | 86 | 11 | 0.04 | 0.11 | 2.80 | 0.86 | 58 | 1.7 |
| 鲫鱼 | 108 | 17.1 | 2.7 | 130 | 17 | 0.04 | 0.09 | 2.50 | 0.68 | 79 | 1.3 |
| 黄鳝 | 89 | 18.0 | 1.2 | 126 | 50 | 0.06 | 0.98 | 3.70 | 1.34 | 42 | 2.5 |
| 河虾 | 87 | 16.4 | 2.4 | 240 | 48 | 0.04 | 0.03 | Tr | 3.34 | 325 | 4.0 |
| 基围虾 | 101 | 18.2 | 1.4 | 181 | — | 0.02 | 0.07 | 2.90 | 1.69 | 83 | 2.0 |
| 河蟹 | 95 | 13.8 | 2.6 | 267 | 389 | 0.06 | 0.08 | 1.70 | 2.99 | 208 | 1.6 |
| 鲜扇贝 | 264 | 55.6 | 2.4 | 348 | Tr | Tr | 0.21 | 0.20 | 11.85 | 142 | 7.2 |

## 四、乳类

鲜乳主要是由水、脂肪、蛋白质、乳糖、矿物质、维生素等组成的一种复杂乳胶体，是营养价值最高的食品之一，其营养成分齐全，组成比例适宜，易消化吸收，营养价值是其他任何食物所难以代替的，是能满足初生幼仔生长发育的全部营养需要的天然食品。即使在成年之后，许多国家的居民仍然大量消费乳和乳制品，对强健体质、维持营养平衡起到了重要作用。常用的如牛奶、羊奶和马奶等，可以提供优质蛋白质、维生素A、核黄素和钙。

（一）乳类的营养价值

**1. 蛋白质**　乳类蛋白质为优质蛋白质，容易被人体消化吸收。

牛乳中蛋白质含量比较恒定，平均为3%，主要由酪蛋白（79.6%）、乳清蛋白（11.5%）和乳球蛋白（3.3%）组成。酪蛋白属于结合蛋白，与钙、磷等结合，形成酪蛋白胶粒，以胶体悬浮液的状态存在于牛乳中。在制酸奶和乳酪时沉淀的蛋白质主要是酪蛋白，它赋予牛乳以独特的性质和营养。乳清蛋白可分为热稳定和热不稳定乳清蛋白两种，加热时发生凝固并沉淀的属于不稳定乳清蛋白。乳清蛋白主要包括β-乳球蛋白和α-乳清蛋白，其中乳球蛋白与机体免疫有关。牛乳的蛋白质为优质蛋白质，消化吸收率为87%～89%，容易被人体消化吸收。牦牛乳和水牛乳的蛋白质含量明显高于普通牛乳，在4%以上。

羊乳的蛋白质含量为1.5%，低于牛乳；羊乳蛋白质当中酪蛋白的含量较牛乳略低，其中所含的α-2S酪蛋白在胃中所形成的凝乳块较小而细软，更容易消化。婴儿消化羊乳的消化率可达94%以上。

人乳较牛乳蛋白质含量低，且酪蛋白比例低于牛乳，以乳清蛋白为主。利用乳清蛋白改变牛乳中酪蛋白与乳清蛋白的构成比，使之近似母乳的蛋白质构成，就是我们常见的适合婴幼儿生长发育需要的配方奶粉。

**2. 脂类**　牛乳中脂类的含量为2.8%～4.0%，主要由甘油三酯组成，还有少量的甘油单酯和二酯、磷脂、鞘脂、固醇类。牛乳中的脂类以微粒状的脂肪球分散在乳浆中，静置时，脂肪小球集于一处而成奶油浮于牛乳的上层。牛乳脂肪熔点较低，易消化，吸收率达97%。饲料不同和季节变化可导致乳中脂类成分略有变化。羊乳中脂肪球大小仅为牛乳脂肪球的1/3，而且大小均一，容易消化吸收。

乳类中的脂肪是脂溶性维生素的载体，对乳类的风味和口感也起着重要的作用。牛乳中脂肪酸组成复杂，达400种之多，其中短链脂肪酸（4～10碳）的含量较高，是乳脂肪风味良好及易消化的原因。其中，油酸约占30%，而亚油酸和亚麻酸分别占5.3%和2.1%。此外，还有少量的卵磷脂、胆固醇，以及脂溶性维生素。乳类脂肪的香气成分包括各种挥发性烷酸、烯酸、酮酸、羟酸、内酯、烷醛、烷醇、酮类等。

**3. 碳水化合物**　乳类中的碳水化合物含量为3.4%～7.4%。人乳中含量最高，羊乳居中，牛乳最少。碳水化合物的主要形式为乳糖，有调节胃酸、促进胃肠蠕动和促进消化液分泌的作用；还能促进钙的吸收和助长肠道乳酸菌繁殖、抑制腐败菌的生长等，为婴儿肠道内双歧杆菌的生长所必需，对于幼小动物的生长发育具有特殊的意义。但对于部分不经常饮奶的成人来说，体内乳糖酶活性过低，大量食用乳制品可能引起乳糖不耐受。用固定化乳糖酶将乳糖水解为半乳糖和葡萄糖可以解决乳糖不耐受问题，同时可提高产品的甜度。

**4. 矿物质**　乳类中矿物质主要包括钠、钾、钙、镁、氯、磷、硫、铜、铁等，大部分与有机酸结合形成盐类，少部分与蛋白质结合或吸附在脂肪球膜上。其中成碱性元素略多，因而牛乳为弱成碱性食品。一般100ml牛乳中含钙110mg，且吸收度率高，是钙的良好来源。但奶中铁元素的含量偏低。

乳类中的矿物质含量因泌乳期、品种、饲料等因素而有所差异。初乳中含量最高，常乳中含量略有下降。发酵乳中钙含量高并具有较高的生物利用率，为膳食中较好的天然钙来源。

**5. 维生素**　牛乳中含有人体所需的各种维生素，包括维生素A、维生素D、维生素E、维生素K、各种B族维生素。鲜牛奶中的维生素C含量较少，经过加工处理后所存无几。

牛乳是B族维生素的良好来源，特别是维生素$B_2$。乳清所呈现的淡黄绿色便是核黄素的颜色。乳中的B族维生素主要是瘤胃中的微生物所产生，其含量受饲料影响较小。牛乳中维生素D含量与牛的光照时间有关，而维生素A和胡萝卜素的含量则与乳牛的饲料密切相关。

**6. 酶类**　牛乳蛋白质部分为血液蛋白转化而来，含有大量酶类，主要是氧化还原酶、转移酶和水解酶。水解酶可以帮助消化营养物质，对幼小动物的营养吸收具有意义。转移酶主要有γ-谷氨酰转移酶和黄素单核苷酸腺苷转移酶。

牛乳还含有具有抗菌作用的成分如溶菌酶和过氧化物酶。溶菌酶对牛乳的保存最为重要，新鲜未经污染的牛乳由于溶菌酶的抗菌能力，可以在4℃下保存36小时之久。过氧化物酶也具有一定的抗菌作用，对革兰阳性菌具有抑制作用，对大肠埃希菌等一些革兰阴性菌具有杀灭作用。

**7．有机酸**  牛乳pH为6.6左右，其中有机酸含量较低，主要是柠檬酸及微量乳酸、丙酮酸及马尿酸等。牛乳中的有机酸中90%为柠檬酸，能帮助促进钙在牛乳中的分散，其含量随乳牛营养和泌乳期而变化。牛乳中柠檬酸除以酪蛋白胶粒的形式存在外，还存在离子态及分子态的柠檬酸盐，主要是柠檬酸钙。乳类腐败变质时，乳酸的含量会增高。

**8．其他生理活性物质**  乳类中含有大量的生理活性物质，其中较为重要的有乳铁蛋白、免疫球蛋白、生物活性肽、共轭亚油酸、激素和生长因子等。

### （二）常见乳类的营养价值

常见乳类的主要营养成分见表3-8。

表3-8  常见乳类的主要营养成分（每100g可食部分）

| 食物名称 | 蛋白质/g | 脂肪/g | 碳水化合物/g | 维生素A/μgRAE | 维生素B$_1$/mg | 维生素B$_2$/mg | 维生素C/mg | 烟酸/mg | 维生素E/mg | 钙/mg | 铁/mg |
|---|---|---|---|---|---|---|---|---|---|---|---|
| 牛乳（代表值） | 3.3 | 3.6 | 4.9 | 54 | 0.03 | 0.12 | Tr | 0.11 | 0.13 | 107 | 0.3 |
| 羊乳 | 1.5 | 3.5 | 5.4 | 84 | 0.04 | 0.12 | 2.1 | 2.1 | 0.19 | 82 | 0.5 |
| 人乳 | 1.3 | 3.4 | 7.4 | 11 | 0.01 | 0.05 | 5.0 | 0.20 | — | 30 | 0.1 |

# 第四节  食物营养价值的影响因素

## 一、加工对食物营养价值的影响

### （一）谷薯类的加工

谷类加工粗糙时出粉（米）率高、营养素损失少，但感观性状和消化吸收率也较低，且因植酸和纤维素含量较多而影响其他营养素的吸收。但由于蛋白质、脂肪、矿物质和维生素在谷粒表层和谷胚中含量较高，故加工精度越高，营养素损失就越多。影响最大的是维生素和矿物质。食用过于精细的主食是导致B族维生素缺乏的最主要原因。因此，合理加工谷类才能保持良好的感官性状、利于消化吸收，并最大限度地保留各种营养素。不同出粉率面粉营养素含量变化见表3-9。

表3-9 不同出粉率面粉营养素含量变化（每100g可食部分）

| 营养素 | 出粉率/% | | | | | |
| --- | --- | --- | --- | --- | --- | --- |
| | 50 | 72 | 75 | 80 | 85 | 95～100 |
| 蛋白质（g） | 10.0 | 11.0 | 11.2 | 11.4 | 11.6 | 12.0 |
| 铁（mg） | 0.9 | 1.0 | 1.1 | 1.8 | 2.2 | 2.7 |
| 钙（mg） | 15 | 18 | 22 | 27 | 50 | — |
| 维生素B$_1$（mg） | 0.08 | 0.11 | 0.15 | 0.26 | 0.31 | 0.04 |
| 维生素B$_2$（mg） | 0.030 | 0.035 | 0.040 | 0.050 | 0.070 | 0.120 |
| 烟酸（mg） | 0.70 | 0.72 | 0.77 | 1.20 | 1.60 | 6.00 |
| 泛酸（mg） | 0.40 | 0.60 | 0.75 | 0.90 | 1.10 | 1.50 |
| 维生素C（mg） | 0.10 | 0.15 | 0.20 | 0.25 | 0.30 | 0.50 |

薯类因营养丰富，除直接食用外，还可加工成食品、全粉、淀粉等经济价值较高的商品，通过加工可以大幅提高鲜薯的商品价值。

马铃薯可加工成粉丝、粉条和粉皮等传统产品，也可制作成薯类制品，如速冻薯条、油炸土豆片、薯面、薯粉、薯类面包等，还可以制作成薯类休闲食品，如油炸马铃薯片、膨化马铃薯等。马铃薯淀粉颗粒大，直链淀粉聚合度大，糊化温度较低，易液化、黏度强，具有其他淀粉不能替代的作用。如在挂面、方便食品、面包和香肠等，特别是婴儿食品及休闲食品中得到了广泛应用。

甘薯富含淀粉，产量高，价格低，资源丰富，易贮存和加工，近年来，越来越广泛地成为食品工业的重要原料之一。但薯块中含有一些不利于淀粉加工的物质，如果胶、纤维、酚类氧化酶、淀粉酶等，且在加工过程中易产生褐变，所以在甘薯淀粉加工中必须去除不利于淀粉加工的因素。甘薯食品种类很多，如膨化薯片、甘薯脯、甘薯蜜饯、甘薯酱、脱水甘薯片、山芋饼、甘薯酸奶等。我国一些地区，也常以甘薯叶作为夏季蔬菜。

## （二）豆类的加工

豆类经过不同的加工方法可制成多种豆制品。大豆制品中有非发酵豆制品和发酵豆制品两种。豆浆、豆腐脑、豆腐、豆腐丝、豆腐干、干燥豆制品（腐竹）等是常见的非发酵豆制品。这些豆制品经加工处理后，纤维素和抗营养因子等减少，使蛋白质的消化率提高。豆豉、黄豆酱、豆瓣酱、腐乳等属于发酵豆制品。经发酵工艺处理，这类制品中的蛋白质已被分解，更易于消化吸收，且发酵能使谷氨酸游离出来，使维生素B$_1$和维生素B$_2$的含量有所增加。

大豆和绿豆发制成豆芽，原有营养成分不变，还可产生抗坏血酸。常见豆制品的主要营养成分见表3-10。

表3-10 常见豆制品的主要营养成分（每100g可食部分）

| 食物名称 | 蛋白质/g | 脂肪/g | 膳食纤维/g | 碳水化合物/g | 胡萝卜素/μg | 维生素B$_1$/mg | 维生素B$_2$/mg | 烟酸/mg | 维生素E/mg | 钙/mg | 铁/mg | 锌/mg | 磷/mg | 硒/μg |
| --- | --- | --- | --- | --- | --- | --- | --- | --- | --- | --- | --- | --- | --- | --- |
| 豆浆 | 1.8 | 0.7 | 1.10 | 1.1 | 90 | 0.02 | 0.02 | 0.1 | 0.80 | 10 | 0.5 | 0.24 | 30 | 0.14 |
| 豆腐脑 | 1.9 | 0.8 | — | 0 | — | 0.04 | 0.02 | 0.4 | 10.46 | 18 | 0.9 | 0.49 | 5 | 微量 |

续　表

| 食物名称 | 蛋白质/g | 脂肪/g | 膳食纤维/g | 碳水化合物/g | 胡萝卜素/μg | 维生素B$_1$/mg | 维生素B$_2$/mg | 烟酸/mg | 维生素E/mg | 钙/mg | 铁/mg | 锌/mg | 磷/mg | 硒/μg |
|---|---|---|---|---|---|---|---|---|---|---|---|---|---|---|
| 豆腐（南） | 6.2 | 2.5 | 0.02 | 2.6 | — | 0.02 | 0.04 | 1.0 | 3.62 | 116 | 1.5 | 0.59 | 90 | 2.62 |
| 豆腐（北） | 12.6 | 4.8 | 0.50 | 2.0 | 30 | 0.05 | 0.03 | 0.3 | 6.70 | 138 | 2.5 | 0.36 | 158 | 1.55 |
| 腐乳（白） | 10.9 | 8.2 | 0.90 | 3.9 | 130 | 0.03 | 0.04 | 1.0 | 8.40 | 61 | 3.8 | 0.69 | 74 | 1.51 |
| 油豆腐 | 17.0 | 17.6 | 0.60 | 4.3 | 30 | 0.05 | 0.04 | 0.3 | 24.70 | 147 | 5.2 | 2.03 | 238 | 0.63 |
| 千张 | 24.5 | 16.0 | 1.00 | 5.5 | 30 | 0.04 | 0.05 | 0.2 | 23.38 | 313 | 6.4 | 2.52 | 309 | 1.75 |
| 豆腐 | 11.6 | 7.9 | 0.80 | 3.1 | 120 | 0.02 | 0.03 | 0.6 | 9.18 | 75 | 6.9 | 0.96 | 126 | 0.48 |
| 素鸡 | 16.5 | 12.5 | 0.90 | 4.2 | 60 | 0.02 | 0.03 | 0.4 | 17.80 | 319 | 5.3 | 1.74 | 180 | 6.73 |
| 绿豆芽 | 2.1 | 0.1 | 0.80 | 2.1 | 20 | 0.05 | 0.06 | 0.5 | 0.19 | 9 | 0.6 | 0.35 | 37 | 0.50 |

### （三）蔬菜、水果的加工

**1. 蔬菜的加工**　蔬菜在加工过程中易受损失的主要是维生素和无机盐，特别是维生素C。胡萝卜素不溶于水，不会随水流失，热稳定性较高，一般加工后的保存率可达80%～90%。但胡萝卜素具有高度不饱和的结构，对于氧化比较敏感。

脱水蔬菜的水分含量通常在7%～10%，其中的矿物质、碳水化合物、膳食纤维等成分得到浓缩。真空冷冻干燥法的营养素损失最小，长时间的暴晒或烘烤则带来较大的损失，维生素C损失率最高可达100%。干制蔬菜容易受到氧化的影响，因此应当在真空包装中保存，并降低贮藏温度。蔬菜腌制前反复地洗、晒或热烫，其水溶性维生素和矿物质损失严重。因此，腌制蔬菜不是维生素C的良好来源。传统酱菜的盐含量可达10%以上，近年来出现了大量低盐酱菜，其盐含量在7%左右，但需加入防腐剂。速冻蔬菜水溶性维生素有一定损失。但胡萝卜素损失不大。蔬菜罐头中维生素的保存率随储藏温度升高和储藏时间延长而降低。

**2. 水果的加工**　水果加工品中的维生素C含量有所下降，但柑橘汁和山楂汁酸性较强，可保留较多的维生素C。干制水果是由鲜果加工干制而成，维生素C破坏较为严重，但干枣中可保留一部分。经过脱水处理之后，果干中的矿物质含量得到浓缩而大幅提高，尤其是钾、铁、钙的含量相对较多。杏干、葡萄干、干枣、桂圆、无花果干等均为钾、铁、钙等矿物质的膳食补充来源之一。果胶也是水果加工品的重要成分，具有增稠、悬浮、形成凝胶等功能性质。富含果胶的水果可以制成果酱，如山楂、苹果、杏、猕猴桃、柑橘等。山楂糕中的凝胶物质即为山楂中天然存在的果胶。

### （四）畜禽类、水产类的加工

畜禽、水产类可加工制成罐头食品、熏制食品、干制品、熟食制品等，与新鲜食品比较更易保藏且具有独特风味。一般加工过程中对蛋白质、脂肪、矿物质影响不大，但高温制作时会损失部分B族维生素（如维生素B$_1$、维生素B$_2$和烟酸）。我国的肉类加工与烹调经过几千年的发展，已形成具有民族特色的中国传统风味。

腌腊制品是我国传统风味肉制品之一。腌腊制品含盐量上升，水分含量明显下降。由于盐、酱和脂肪氧化作用，在储藏过程中产生特殊的风味。与新鲜原料相比，脂肪和蛋白质含量由于水分减少而比例增高。

酱卤制品包括白煮肉类、酱卤肉类和糟肉类，产品为熟制品。酱卤肉制品制作时肉中的一部分脂肪溶入卤汤中，使产品的脂肪含量减少。长时间的炖煮可增加游离脂肪酸，减少饱和脂肪酸含量，但B族维生素有明显损失。

熏烧烤制品包括烟熏肉类和烧烤肉类。熏制过程中产品表面水分含量下降，并产生酚类、有机酸等物质，提高了肉制品的保藏性，但高温熏制产生较多多环芳烃类致癌物。烤制过程中水分含量下降，脂肪部分流失，但高温烤制可产生杂环胺类致癌物质，因此食品加工中应注意降低熏烤温度。

肉类干制品包括肉松、肉干和肉脯类制品。干制品大幅减少了水分含量，因而产品中蛋白质含很高。其中不添加脂肪的肉松和肉干都是蛋白质的良好来源。

### （五）蛋类的加工

蛋类制成的蛋制品有皮蛋、咸蛋、糟蛋、冰蛋、干全蛋粉、干蛋白粉、干蛋黄粉等，其蛋白质、脂肪的含量变化不大。新鲜蛋制作成皮蛋，由于加工过程中加入盐和碱，皮蛋中的矿物质含量增加，化学变化使蛋清呈暗褐色透明体，蛋黄呈褐绿色。皮蛋中B族维生素由于碱的作用几乎被全部破坏，但维生素A、维生素D保存尚好。咸蛋中钙等矿物质的含量明显上升，蛋白质、脂肪和碳水化合物的含量因水分的减少而略有增加。糟蛋是用鲜蛋泡在酒糟中制作而成的，由于乙醇的作用，蛋壳中的钙盐渗透到糟蛋中，所以糟蛋中钙的含量是鲜蛋的40倍。

### （六）乳类的加工

乳类制品包括巴氏杀（灭）菌乳、奶粉、炼乳、酸奶、奶油、奶酪等。

**1. 巴氏杀（灭）菌乳**　是将新鲜牛奶过滤、加热杀菌后分装出售的饮用奶。除维生素$B_1$和维生素C有损失外，营养价值与新鲜牛奶差别不大。一般市售的巴氏灭菌乳中，常强化维生素D和维生素$B_1$等营养素。

巴氏杀菌乳一般只杀灭乳中致病菌，而残留一定量的乳酸菌、酵母菌和霉菌；灭菌乳是杀死乳中一切微生物包括病原体、非病原体、芽孢等。但灭菌乳不是无菌乳，只是产品达到了商业无菌状态，即不含危害公共健康的致病菌和毒素，不含任何在产品贮存运输及销售期间能繁殖的微生物，在产品有效期内保持质量稳定和良好的商业价值，不变质。生产灭菌乳的主要目的是使产品的特性在加工后保持稳定并使此时间尽量延长。灭菌乳应符合两项要求：①加工后产品的特性应尽量与其最初状态接近。②贮存过程中产品的质量应与加工后产品的质量保持一致。

**2. 奶粉**　可分为全脂奶粉、脱脂奶粉、加糖奶粉、调制奶粉。

（1）全脂奶粉：鲜奶消毒后除去70%～80%水分，采用喷雾干燥法将奶喷成雾状颗粒，溶解性好，对蛋白质的性质、奶的色香味及其他营养成分影响较小。

（2）脱脂奶粉：生产工艺同全脂奶粉，但原料奶需经过脱脂的过程，会使脂溶性维生素损失，此种奶粉适合于腹泻的婴儿及要求少脂膳食的人群。

（3）调制奶粉：又称母乳化奶粉，该奶粉是以牛奶为基础，按照人乳组成的模式和特点加以调制，使各种营养成分的含量和比例接近母乳。

**3. 酸奶**　是一种发酵制品，以新鲜奶、脱脂奶、全脂奶粉、脱脂奶粉或炼乳等为原料接种乳酸菌，经过不同工艺发酵而成。酸奶适合于消化功能不良的婴幼儿、老年人，并能使成人原发性乳糖缺乏者的乳糖不耐症状减轻。

牛奶经过乳酸菌发酵后，其中的乳糖变成乳酸，蛋白质凝固，脂肪不同程度水解，因而形成独特的风味。酸奶营养丰富、易消化吸收、可刺激胃酸分泌。酸奶中所含的乳酸杆菌和双歧杆菌在肠道中可抑制肠道腐败菌的生长繁殖，防止腐败胺类产生，有利于维护人体的健康。

4. **炼乳** 是一种浓缩乳，常见炼乳的主要品种有甜炼乳和淡炼乳。

（1）甜炼乳：是在牛奶中加入约16%的蔗糖，并经减压浓缩到原体积40%的一种乳制品。成品中蔗糖含量为40%～45%，渗透压增大，成品保质期较长。甜炼乳因糖分过高在食用前需加大量水分冲淡，造成蛋白质等营养成分相对较低，故不宜用于喂养婴儿。

（2）淡炼乳：为无糖炼乳，又称蒸发乳。将牛奶浓缩到原体积1/3后装罐密封，经加热灭菌后制成具有保存性的乳制品。淡炼乳经过高温灭菌后维生素$B_1$受到损失，若予以增补，其营养价值与鲜奶相同。高温处理后形成的软凝乳块以均质处理可使脂肪球微细化，有利于消化吸收，所以淡炼乳适合于喂养婴儿。

5. **干酪** 又称奶酪，为一种营养价值很高的发酵乳制品，是在原料乳中加入适当量的乳酸菌发酵剂或凝乳酶，使蛋白质发生凝固，并加盐、压榨排除乳清之后的产品。

干酪中的蛋白质大部分为酪蛋白，经凝乳酶或酸作用而形成凝块。但也有一部分白蛋白和球蛋白被机械地包含于凝块之中。脂溶性维生素可保留在蛋白质凝块中，水溶性的维生素部分损失，维生素C几乎全部损失。硬质干酪含钙量高于软干酪。

6. **复合奶** 将脱脂奶粉和无水奶油分别溶解，按一定比例混合，再加入50%的鲜奶即成复合奶，其营养价值与鲜奶基本相似。

7. **奶油** 由牛奶中分离的脂肪制成的产品，一般脂肪含量为80%～83%，而含水量低于16%，主要用于佐餐和面包、糕点制作。

常见乳类制品的主要营养成分见表3-11。

表3-11 常见乳类制品的主要营养成分（每100g可食部分）

| 食物名称 | 蛋白质/g | 脂肪/g | 碳水化合物/g | 维生素A/μg | 维生素$B_1$/mg | 维生素$B_2$/mg | 维生素C/mg | 烟酸/mg | 维生素E/mg | 钙/mg | 铁/mg |
|---|---|---|---|---|---|---|---|---|---|---|---|
| 酸奶（代表值） | 2.8 | 2.7 | 12.9 | 23 | 0.03 | 0.12 | 1.3 | 0.09 | 0.12 | 128 | 0.3 |
| 奶酪 | 25.7 | 23.5 | 3.5 | 152 | 0.06 | 0.91 | — | 0.60 | 0.60 | 799 | 2.4 |
| 全脂奶粉（代表值） | 19.9 | 22.3 | 50.5 | 380 | 0.13 | 0.90 | 23.6 | 0.50 | 0.48 | 928 | 4.6 |

## 二、烹调对食物营养价值的影响

### （一）谷薯类的烹调

大米加工过程中若卫生条件要求不严且包装简陋，易受砂石、谷皮和尘土的污染，烹调前必须经过淘洗。但淘洗过程可使水溶性维生素和无机盐有损失，维生素$B_1$可损失30%～60%，维生素$B_2$和烟酸可损失20%～25%，无机盐可损失70%。营养素损失程度与淘洗次数、浸泡时间和用水温度密切相关。淘米时水温高、搓洗次数多、浸泡时间长，营养素的损失越大。淘米次数过多，不仅维生素和无机盐损失较多，还会损失部分蛋白质。目前市场上有强化维生素的免淘洗米，可直接烹煮。

不同的烹调方式引起营养素损失的程度不同，主要是对B族维生素的影响。如制作米饭，用蒸的方式B族维生素的保存率较捞蒸方式（弃米汤后再蒸）要高得多，因为大米煮到半熟后捞出再蒸，丢失了溶于米汤中的大量B族维生素。在制作面食时用蒸、烤、烙的方法B族维生素损失较少，但用高温油炸时损失较大，如油条制作时因加碱及高温油炸会使维生素$B_1$全部损失，维生素$B_2$和烟酸仅保留一半。

米饭在电饭煲中保温时，随时间延长硫胺素将损失。面食在焙烤时还原糖与氨基酸化合物发生褐变反应（又称美拉德反应），产生的褐色物质在消化道中不能水解，故无营养价值，而且使赖氨酸失去效能。因此，应注意焙烤温度和糖的用量。

### （二）豆类的烹调

有些豆类在未经处理的情况下含有抗营养物质，如植酸、草酸等。通过适当的处理，如浸泡、煮沸，可以降低这些抗营养物质的含量，提高豆类的营养利用率。大豆营养素含量虽高，但经炒熟、烤熟，其消化率很低，磨成浆、制成豆制品，消化率可达90%以上。绿豆、蚕豆、黄豆等发芽做成豆芽菜，可使维生素含量大大提高。

### （三）蔬菜、水果的烹调

根据蔬菜、水果的营养特点，在烹调中应注意水溶性维生素和矿物质的损失和破坏，特别是维生素C。烹调对蔬菜中维生素的影响与烹调过程中洗涤方式、切碎程度、用水量、pH、加热的温度及时间等因素有关。在削皮和切分过程中，外层维生素含量较高部分可能被除去，而切分后暴露在空气中易受到氧化。热烫则是营养素损失的关键，主要引起水溶性维生素的流失和氧化。切得较碎，成熟度高，热烫水量大，时间长，冷却慢，则营养素损失大。

为了防止蔬菜中无机盐和维生素的损失，烹调中要注意以下事项：①尽量减少用水浸泡的时间，大部分蔬菜不建议焯水，挤去菜汁的做法是不科学的。②蔬菜应急火快炒，烹调加热时间不宜过长。③加淀粉芡汁、加醋烹调可减少维生素C的损失。

水果大多以生食为主，不受烹调加热的影响。但在加工成制品时，如果脯、干果、罐头食品等，其中的维生素将有不同程度的损失。

### （四）畜禽类、水产类的烹调

畜禽类、水产类的烹调方法多种多样，常用有炒、焖、蒸、炖、煮、煎、炸、熏烤等。畜禽类、水产类食物在烹调加工过程中，蛋白质含量的变化不大，而且经烹调后蛋白质更易于消化吸收。

加热时间过长通常是破坏食物营养素最重要的原因。无机盐和大多数维生素在肉类炖、煮时，损失不大。在高温制作过程中，B族维生素损失较多，上浆挂糊、急火快炒可使肉类外部蛋白质迅速凝固，减少营养素的损失。

在熬、煮、炖、烧时，如以食肉为主，可先将水烧开后再下肉，使肉表面的蛋白质凝固，其内部大部分油脂和蛋白质留在肉内，肉味就比较鲜美。如以食肉汤为主，将肉下冷水锅，用文火慢煮，这样脂肪、蛋白质就从内部渗出，汤味肉香扑鼻，营养更佳。

油炸时油温很高，挂糊油炸是保护营养素的一种方法，但高温油炸食物中含有致癌物，不能多吃。

熏烤肉、鱼、肉肠类时，可产生对人体有害的苯并芘等致癌物质。建议不用明火直接熏烤，不要加糖熏烤，熏烤类食品尽量少吃。

### （五）蛋类的烹调

在生鸡蛋蛋清中，因含有具抗蛋白酶活性的卵巨球蛋白、卵类黏蛋白和卵抑制剂，妨碍蛋白质消化吸收，其消化吸收率仅为50%左右，故不可生食蛋清。烹调加热后可使各种抗营养因素完全失活，消化率达96%，因此鸡蛋烹调时应使其蛋清完全凝固。鲜鸡蛋蛋白的加热凝固温度为62～64℃，蛋黄为68～72℃。降低含水量、添加蔗糖均使鸡蛋蛋白质凝固温度提高，pH下降、添加钠盐或钙盐则可降低鸡蛋蛋白质的凝固温度。

一般烹调方法，温度不超过100℃，对蛋的营养价值影响很小，仅B族维生素有一些损失，煎鸡蛋和烤蛋中的维生素$B_1$、维生素$B_2$损失率分别为15%和20%，而叶酸损失率最大，可达65%。煮鸡蛋几乎不引起维生素的损失，煮蛋时蛋白质变得软且松散，容易消化吸收，利用率较高。但是不宜过度加热，否则会使蛋白质过分凝固，甚至变硬变韧，成硬块，影响食欲及消化吸收。

### 三、保藏对食物营养价值的影响

#### （一）谷薯类的保藏

在适宜条件下谷类可较长时间贮藏，其蛋白质、维生素、矿物质含量变化不大。谷类应贮存在避光、通风、干燥和阴凉的环境下，控制霉菌及昆虫的生长繁殖条件，减少氧气和日光对营养素的破坏，保持谷类的原有营养价值。由于粮谷贮藏条件和水分含量不同，各类维生素在贮存过程中变化不尽相同。如谷粒水分为17%时，5个月后维生素$B_1$损失30%；如谷粒水分为12%时，5个月后维生素$B_1$损失减少至12%；谷类不去壳贮存2年维生素$B_1$几乎无损失。

#### （二）豆类的保藏

大豆中含有较高的水分，容易导致霉菌滋生，因此，大豆储存前应充分干燥，将其水分含量控制在12%以下，才能有效防止霉菌滋生。晒干后的大豆籽粒坚硬，抗虫、抗霉能力较强，但破损的大豆较易变质。大豆籽粒中含有丰富的蛋白质和脂肪，在空气湿度大时容易吸湿，经夏季高温影响后，易变色变味。豆类有异味时应慎食，霉变的大豆不能食用。

由于豆制品富含蛋白质和一定量的水分，很适合微生物特别是霉菌的生长繁殖，极易腐败变质，因此豆制品随着新鲜度下降，其产品会发黏、变酸并产生异味。

#### （三）蔬菜、水果的保藏

当贮藏条件不当时，蔬菜、水果的鲜度和品质会发生改变，使其食用价值和营养价值降低。

新鲜蔬菜不宜久存，勿在日光下暴晒，烹制后的蔬菜不宜放置时间过长。萎蔫和高温会促进维生素C的损失，绿叶蔬菜在室温下24小时后，不仅维生素的含量显著下降，亚硝酸盐含量还会迅速上升。温度越高，变化越快。

蔬菜、水果在采收后仍会不断发生物理和化学变化，如呼吸、发芽、抽薹、后熟、老化等。

**1. 蔬菜、水果的呼吸作用**　呼吸作用实质上是酶参与的缓慢氧化过程。旺盛的有氧呼吸会加速氧化过程，降低蔬菜、水果的风味和营养价值。在贮藏过程中应避免厌氧呼吸和过旺的有氧呼吸，以减少营养素的损失。

**2. 蔬菜的春化作用**　春化作用是指蔬菜打破休眠而发生发芽或抽薹变化，如马铃薯发芽、洋葱的抽薹等。这会大量消耗蔬菜体内的养分，使其营养价值降低。

**3. 水果的后熟**　后熟是水果脱离果树后的成熟过程。水果经过后熟进一步增加芳香和风味，果肉软化宜食用，对改善水果质量是有重要意义的。水果成熟过程中原果胶逐渐水解为果胶，果实变软；过度成熟果实中的果胶被水解为果胶酸，果实过软而无法储存运输。因此采收果实应在其未完全成熟期，并贮藏在适宜温度和条件下，延缓其后熟过程，便于贮藏和运输。鲜果类水分含量高，易腐烂，宜冷藏。

蔬菜、水果贮藏宜采用的方法：①低温贮藏，以不使蔬菜、水果受冻为原则，根据其不同特性进行贮藏。②气调贮藏法，利用一定浓度的二氧化碳（或其他气体）使蔬菜、水果呼吸变慢，延缓其后熟过程，达到保鲜的效果。

### （四）畜禽肉类的保藏

畜禽肉类食物由于富含营养和大量水分，为微生物存活和繁殖创造了条件，易腐败变质。保存肉类的原则就是要防止病原菌和致病微生物的侵蚀。

**1. 低温保藏**　动物性食物一般采用低温贮藏，包括冷藏法和冷冻法。肉类食物在冷冻贮藏过程中，可发生蛋白质变性、变色、干缩、汁液流失及脂肪氧化从而降低食品的营养价值，冷冻肉质的变化受冻结速度、贮藏时间和解冻方式的影响。"快速冷冻，缓慢融化"是减少冷冻动物性食物营养损失的重要措施。

**2. 脱水保鲜**　如晒干、腌制。

**3. 加热处理**　仅加热不能有效防止肉类油脂和肌红蛋白的氧化，经热处理肉制品必须配合其他保藏方法使用。

**4. 发酵处理**　可使乳酸菌的生长占优势。

**5. 防腐保鲜**　添加一定量质量安全的防腐剂、抗氧化剂、发色剂和品质改良剂可延缓肉类保质期，但在烹饪前应洗掉保鲜剂。

**6. 真空包装**　将肉放进包装袋内，抽掉空气，接着吹热风，使受热材料收缩，紧贴于肉品表面，隔绝空气，减少氧化作用。

**7. 气调包装**　在密封袋中放入食品，用惰性气体如$N_2$代替包装内的气体，抑制微生物的生长。

**8. 肉类辐射保鲜技术**　利用原子能射线的辐射能来进行杀菌。目前认为，用辐射的方法照射食品较安全。小剂量辐射，不会引起毒理学危害。

### （五）蛋类的保藏

蛋类的贮藏保鲜的方法主要有冷藏法、气调保鲜法、浸泡法、涂膜法、巴氏杀菌法、射线辐射法等。鲜蛋在贮藏过程中，蛋白质比例将发生变化。卵类黏蛋白和卵球蛋白的含量相对增加，卵伴白蛋白和溶菌酶减少，蛋黄中卵黄球蛋白和磷脂蛋白的含量减少，而低磷脂质蛋白的含量增加。

鲜蛋在贮存过程中，由于各种微生物的侵入，蛋内容物的结构形态发生变化，而且蛋内的主要营养成分发生分解，造成蛋的腐败变质。细菌引起的腐败变质特征为：靠近蛋壳的蛋白呈现淡绿色，随后会逐渐扩展到全部蛋白，并使蛋白变稀，蛋内产生腐败气味。蛋内容物中的蛋白质、卵磷脂分解，产生硫化氢和胺类。与此同时，蛋白发生不同颜色变化，呈现蓝色或绿色荧光，蛋黄呈褐色或黑色，进一步发展成为细菌老黑蛋或腐败蛋。

### （六）水产类的保藏

鱼类保藏通常采用低温或使用食盐来抑制组织蛋白酶的作用和微生物的生长繁殖。低温处理有冷却和冻结两种方式。冷却是用冰冷却鱼体使温度降到-1℃左右，一般可保存5～15天。冻结是使鱼体在-40～-25℃的环境中冷冻，此时各组织酶和微生物均处于休眠状态，保藏期可达半年以上。以食盐保藏的海鱼，食盐浓度不应低于15%。鱼类所含的不饱和双键极易氧化破坏产生脂质过氧化物，因此打捞的鱼类需及时保存或加工处理，防止腐败变质。

有些鱼含有极强的毒素，如河豚，虽其肉质细嫩、味道鲜美，但其卵、卵巢、肝和血液中含有极毒的河豚毒素，若不谨慎加工处理，可引起急性中毒而导致死亡。

（七）乳类的保藏

鲜奶水分含量高，营养素种类齐全，有利于微生物生长繁殖，因此须经严格消毒灭菌后方可食用。消毒常用煮沸法和巴氏消毒法。煮沸法对奶的理化性质影响较大，营养成分有一定损失。巴氏消毒法对奶的组成和性质均无明显影响，但可致热不稳定维生素如维生素C损失20%～25%。此外，奶应避光保存，以保护其中的维生素。如鲜牛奶经日光照射1分钟后，B族维生素很快消失，维生素C也所剩无几。

---

**知识拓展**

### 食物营养的探索之路

我国对食物营养的认识历史悠久，在漫长的几千年发展过程中，出现了几十部食疗专著，这些专著的许多观点与现代营养学基本相似。

2000多年前的战国至西汉时期编写的中医经典著作《黄帝内经·素问》中就提出了"五谷为养、五果为助、五畜为益、五菜为充、气味合而服之，以补精益气"的原则，这是最早提出的膳食平衡理念。东晋葛洪撰写的《肘后备急方》记载了用豆豉、大豆、小豆、胡麻、牛乳、鲫鱼六种食物预防和治疗脚气病。唐代医学家孙思邈在饮食养生方面，强调顺应自然，特别要避免太过和不足的危害。另外，他还明确提出了食疗的概念和药食同源的观点，认为就食物功能而言，用之充饥则谓之食，以其疗病则谓之药。公元659年，孙思邈的弟子孟诜撰写了我国第一部食疗专著《食疗本草》。宋、金、元时期，食疗学及应用有了较全面的发展，如宋代王怀隐等编写了《太平圣惠方》，记载了28种疾病的食疗方法。元代忽思慧等撰写的《饮膳正要》针对各种保健食物、补益药膳及烹调方法进行了较为深入的研究。明代李时珍总结了我国16世纪以前的药学经验，撰写了《本草纲目》，其中有关抗衰老的保健药物及药膳就达253种。

智慧的中国人民在探索饮食和健康关系的历史进程中，不仅积累了丰富的实践经验和感性认识，还逐渐形成了祖国传统医学中关于营养保健的独特理论体系，用辩证、综合、联系和发展的观点研究饮食与健康的关系，在本质上更是对人与自然共同发展规律的总结与升华。

| 本章小结 | 教学课件 |
|---|---|

**执考知识点总结**

本章涉及的2019版及2024版公共卫生执业助理医师资格考试考点对比见表3-12。

表3-12　2019版及2024版公共卫生执业助理医师资格考试考点对比

| 单元 | 细目 | 要点 | 2024版 | 2019版 |
|---|---|---|---|---|
| 各类食品的营养价值 | 植物性食品的营养价值 | （1）谷薯类食品 | √ | √ |
| | | （2）豆类及其制品 | √ | √ |
| | | （3）蔬菜、水果 | √ | √ |
| | 动物性食品的营养价值 | （1）畜、禽、鱼、蛋类 | √ | 没有"蛋类" |
| | | （2）乳及乳制品 | √ | √ |
| | 加工和烹调对食物营养价值的影响 | （1）加工对食物营养价值的影响 | √ | √ |
| | | （2）烹调对食物营养价值的影响 | √ | √ |

## 拓展练习及参考答案

（范　敏）

# 第四章 公共营养

学 习 目 标

**素质目标：** 培养服务人民健康的社会责任感；培养细致、严谨的工作作风。

**知识目标：** 掌握膳食营养素参考摄入量的概念及内容，合理膳食的概念及要求，中国居民膳食指南与平衡膳食宝塔；熟悉公共营养的特点和研究内容，营养调查及评价，营养监测的常用指标；了解膳食结构的种类，营养改善措施。

**能力目标：** 能依据中国居民膳食指南与平衡膳食宝塔指导居民合理膳食；能对膳食调查结果进行初步分析和评价。

公共营养是营养学的重要组成部分，以社会群体的营养与健康为核心，在增强国民身体素质、提高社会生产力、促进经济发展方面发挥积极作用。

---

**案例导入**

**【案例】**

某女大学生，身高160cm，体重60kg。因对自己身材不满采取节食和运动措施开始减肥半月余，早餐200ml牛奶，午餐一份粥，晚餐一个苹果，每晚8点在田径场跑步1小时，约3km。目前出现了倦怠无力，上课打盹，夜间睡眠质量差的情况。

**【问题】**

1. 该女大学生需要减重吗？

2. 她采取的控制饮食的措施合理吗？

3. 为了改善该女大学生的营养与健康状况，你有哪些建议？

---

## 核心知识拆解

## 第一节 概 述

公共营养（public nutrition）是通过营养调查、营养监测发现人群中存在的营养问题及其影响因素，在此基础上有针对性地提出解决营养问题的措施，以及为提高、促进居民健康而制定指南、政策和法规等。公共营养曾被称为公共卫生营养（public health nutrition）、社会营养（society nutrition）和社区营养（community nutrition），1997年第十六届国际营养大会决定使用公共营养的概念。

## 一、公共营养的特点

公共营养以人群的健康和营养为核心，关注人群营养状况的多种影响因素，涉及多个社会部门，具有鲜明的特点。

**1. 宏观性** 公共营养面向的是特定的社会群体（如来自一个国家、省或地区的人群），因此需要针对某个国家或地区人群的营养状况，制定宏观的营养政策、食品经济政策，才能对食品生产与消费结构进行有效调整，引导公众平衡膳食。同样，国家的政策导向、经济实力也制约营养政策的制定，对国民的营养状况造成影响。

**2. 实践性** 是公共营养的突出特点。公共营养在人群层面上开展调查研究和营养干预的过程中，非常注重将营养学基础理论知识运用于实践中，将营养学的研究成果转化为改善人群营养状况的社会措施。

**3. 社会性** 人们的饮食行为受社会经济、制度、文化、法律、政策、政治背景、宗教信仰和行为习惯等方面的影响。因此，寻找解决人群营养问题的途径，不仅需要研究制定营养改善政策和措施，更需要全社会共同参与和各部门紧密协作，才能顺利实现公共营养目标。

**4. 多学科性** 尽管公共营养是营养学的一部分，但是其实践性、宏观性和社会性的特点决定了公共营养不仅涉及自然科学，还涉及社会科学。自然科学主要包括基础医学、临床医学和预防医学等，社会科学主要包括经济学、政治科学、人类学、社会与行为科学等。

## 二、公共营养的工作内容

公共营养的目标是提高人群的健康水平，包括提高生命质量和延长寿命。为了实现这一目标，需要有效地运用营养科学知识和方法，阐述人群的营养健康问题，并制定相关的营养政策和措施，引导公众形成科学的饮食行为。我国公共营养工作的具体内容如下。

（1）开展营养调查，全面了解人群的营养状况和膳食结构。

（2）开展营养监测，分析影响人群营养状况的环境与社会经济方面因素，探讨改善人群营养状况的社会措施。

（3）分析居民的营养状况和膳食结构，制定/修订膳食指南，倡导平衡膳食。

（4）制定/修订膳食营养素参考摄入量，并应用其评价和计划膳食。

（5）开展公共营养的科学研究，如修订食物成分表、设计与评估营养干预项目、培养与考核营养专业人才，以及开展社区营养服务等。

（6）开展营养教育，倡议科学的饮食行为（科学烹调、合理选择食物等）和食品生产加工导向。

（7）为制定国家食物营养相关的政策、法规，以及协调公共营养相关部门工作提供技术咨询。

（8）关注食品安全问题，为加强食源性疾病的预防控制提供技术咨询。

# 第二节 膳食营养素参考摄入量

为了保证人体能从食物中摄取足够的能量和营养素，使机体处于适宜的健康状态，世界各国结合本国国民体质健康状况制定了膳食营养素参考摄入量（dietary reference intakes，DRIs）。

# 一、概述

膳食营养素参考摄入量是为了保证人体合理摄入营养素，避免缺乏或过量，在推荐的膳食营养素供给量（recommended dietary allowance，RDA）的基础上发展起来的每日平均膳食营养素摄入量的一组参考值，是帮助个体和人群制订膳食计划的依据。RDA基本是基于预防缺乏病提出的参考值，没有考虑预防慢性疾病和过量的危害，1955年我国提出了"每日膳食营养素供给量"的概念。

2000年中国营养学会正式颁布了《中国居民膳食营养素参考摄入量》，包括平均需要量、推荐摄入量、适宜摄入量和可耐受最高摄入量四项内容。2013年12月完成了第一次修订工作，增加了宏量营养素可接受范围、预防非传染性慢性疾病的建议摄入量和特定建议值三项内容。2020年8月，中国营养学会重新启动了新版修订工作，2023年9月15日，《中国居民膳食营养素参考摄入量（2023版）》正式发布，修订的内容包括三个方面，一是把"预防非传染性慢性疾病的建议摄入量"改为"降低膳食相关非传染性疾病风险的建议摄入量"，进一步明确和完善其含义，并修订了特定建议值的目的人群和应用范围；二是首次修订了基础参考数值，如年龄分组、身体活动水平等；三是部分DRIs数值更新和修订，如能量、蛋白质、钙等。

## 二、中国居民膳食营养素参考摄入量

### （一）平均需要量

平均需要量（estimated average requirement，EAR）是指可以满足某一特定年龄、性别及生理状况群体中个体对某营养素需要量的平均值。当营养素摄入达到平均需要量水平时，仅可以满足50%个体需对该营养素的需求。由于某些营养素缺乏足够的人体需要量研究资料，因此并非所有营养素都能制定其相应人群的EAR。EAR是制定RNI的基础。

EAR可用来评估群体和个体营养素的摄入水平。针对人群，EAR可用于评估群体中摄入不足的发生率。针对个体，可检查其摄入不足的可能性。但EAR不是计划个体膳食的目标和推荐量。

### （二）推荐摄入量

推荐摄入量（recommended nutrient intake，RNI）是指可以满足某一特定年龄、性别及生理状况群体中绝大多数（97%～98%）个体需要量的摄入水平。RNI相当于传统意义上的RDA。RNI的主要用途是作为个体每日摄入该营养素的目标值。长期摄入RNI水平，可以满足身体对该营养素的需要，保持健康和维持组织中有适当的储备。

RNI是以EAR为基础制定的。当人群营养素需要量的分布为近似正态分布时，可计算出该营养素需要量的标准差（standard deviation，SD），EAR值加2倍SD可计算出RNI，即：

$$RNI = EAR + 2SD$$

如果资料不充分不能计算标准差，则用变异系数（coefficient of variation，CV）（一般设定为EAR的10%）代替SD进行计算，即：

$$SD = CV = 10\% \, EAR = 0.1 EAR$$

则RNI为：

$$RNI = EAR + 2 \times 0.1EAR = 1.2EAR$$

与其他营养素不同，能量的RNI就是人群的能量平均需要量，不需要增加2SD。

### （三）适宜摄入量

个体需要量的研究资料不足不能计算EAR，因而不能求得RNI时，可设定适宜摄入量（adequate intakes，AI）来代替RNI。AI是通过观察或实验获得的健康人群某种营养素的摄入量。例如，纯母乳喂养的足月产健康婴儿，其营养素个体需要量的研究资料不足不能计算EAR，因其从出生到4～6个月，营养素全部来自母乳，因此通过检测母乳中供给的营养素量就可以得到其AI值。

AI和RNI既有相似之处又有区别。相似之处是两者都可作为目标群体中个体营养素摄入量的目标值，即达到这两个水平时营养素缺乏的可能性都很小。但因其缺乏个体研究资料，AI的准确性远不如RNI，其摄入量水平可能显著高于RNI，因此使用AI时要比使用RNI时更加小心。AI主要用作个体的营养素摄入目标，当某群体的营养素平均摄入量达到或超过AI水平，则该群体中摄入不足者的危险性很小。

### （四）可耐受最高摄入量

可耐受最高摄入量（tolerable upper intake level，UL）是营养素或食物成分的平均每日摄入量的安全上限。这个量对一般人群中的几乎所有个体都不至于对健康造成损害，但并不表示达到这个摄入水平有益于人体健康。因此，UL并不是一个建议的摄入水平。目前某些营养素还没有足够的资料制定UL，但并不代表过多摄入这些营养素无潜在风险。

### （五）宏量营养素可接受范围

宏量营养素可接受范围（acceptable macronutrient distribution ranges，AMDR）指三大宏量营养素蛋白质、脂肪和碳水化合物理想的摄入量范围，常用其提供的能量占总能量的百分比表示。其显著特点之一是同时具有上限和下限。宏量营养素按该范围摄入不仅可以满足机体对这些必需营养素的需要，还有利于降低非传染性慢性疾病的发生危险。

### （六）降低膳食相关非传染性疾病风险的建议摄入量（PI-NCD或PI）

某些慢性疾病如肥胖、高血压、糖尿病、血脂异常、脑卒中、心肌梗死及某些癌症等，都与膳食营养素摄入量不足或过量有关。降低膳食相关非传染性疾病风险的建议摄入量（proposed intake for reducing the risk of diet-related non-communicable diseases，PI-NCD，简称建议摄入量，PI）是以非传染性慢性疾病的一级预防为目标，提出的必需营养素的每日摄入量。当非传染性慢性疾病易感人群的某些营养素摄入量达到此值时，可降低其非传染性慢性疾病的发病风险。某些营养素的PI可能低于AI，如钠；而另一些营养素可能高于RNI或AI，如维生素C、钾等。

### （七）特定建议值

特定建议值（specific proposed levels，SPL）是以降低成年人膳食相关非传染性疾病风险为目标，提出的其他膳食成分的每日摄入量。当该成分的摄入量达到SPL，可能有利于降低疾病的发生风险或死亡率。

# 第三节　合理膳食和膳食指南

## 一、合理膳食

### （一）合理膳食的概念

合理营养是指人体每天通过食物摄入的能量和各种营养素的数量及其比例，能满足人体在不同年龄、不同生理状况及不同劳动强度下的需要，并使机体保持良好的健康状态。

合理膳食，又称平衡膳食，是指能满足合理营养要求的膳食。合理膳食是合理营养的物质基础，是达到合理营养的唯一途径，也是反映现代人类生活质量的一个重要标志。

### （二）合理膳食的要求

由于食物中营养素的种类和数量各不相同，因此食物多样是合理膳食的基本原则，多种食物组成的膳食才能满足人体对能量及营养素的需求，除此之外，摄入种类齐全、数量充足、比例适宜的营养素才能达到平衡膳食的目的。合理膳食的基本要求如下。

**1. 食物种类齐全、数量充足、比例适当**　人类需要的基本食物一般可分为谷薯类、畜禽鱼蛋奶类、蔬菜水果类、大豆坚果类和油脂类五大类，不同食物中的营养素及有益膳食成分的种类和含量不同，只有食物种类齐全的膳食才能满足人体对能量和各种营养素的需要，达到DRIs。食物多样是平衡膳食模式的基本原则。此外，各类食物的摄入量要充足、比例要适宜，从而保证能量和营养素之间达到适宜的比例。从食物种类的角度出发，除了摄入量，种类的比例也要达到几个平衡：①动物性食物与植物性食物比例的平衡。②动物性食物中的蛋类、奶类、畜禽肉类、鱼虾类之间的比例的平衡。③植物性食物中蔬菜、水果、谷类、豆类、薯类、坚果类等之间的比例平衡。

从能量和营养素的角度出发，有几个比例也要达到平衡：①产能营养素供能比例的平衡。②优质蛋白质与总蛋白质之间的比例适宜，以保证必需氨基酸之间比例的平衡。③饱和、单不饱和及多不饱和脂肪酸之间的比例平衡。④必需脂肪酸与总能量摄入之间的比例平衡。⑤复合碳水化合物与总碳水化合物之间的比例平衡。⑥与能量代谢有关的B族维生素和能量消耗比例的平衡。⑦钙与磷的比例及其他矿物质之间的比例平衡。

**2. 合理的烹调加工**　食物经科学的加工与烹调的目的在于消除食物中的抗营养因子与有害微生物、提高食物的消化率、改变食物的感官性状和促进食欲。因此加工和烹调时应最大限度地减少营养素损失，提高食物的消化吸收率，改善食物的感官性状，增进食欲，消除食物中的抗营养因子、有害化学物和微生物。

**3. 保证食品安全**　一旦食物受到有毒有害物质污染或发生腐败变质，食物中的营养素就会受到破坏，不仅满足不了机体对营养的需求，还会危害人体健康，造成人体急、慢性中毒，甚至致癌。因此，食物不得含有对人体造成危害的各种有害因素，且应保持食物的新鲜卫生，以确保居民的生命安全。食品中的食品添加剂、化学物质及农药残留、微生物及其毒素等均应符合食品安全国家标准的规定。

**4. 合理的进餐制度和良好的饮食习惯**　合理的进餐制度有助于增进食欲和消化液定时分泌，有利于食物充分消化吸收。应根据不同人群所处的生理条件、劳动强度及作业环境对进餐制度进行合理安排。一般成年人应采用一日三餐制，两餐之间应有一定的时间间隔，并养成不偏食、不挑食、不暴饮暴食等良好的饮食习惯。

## 二、膳食结构

膳食结构（dietary patter）是一个国家、地区或个体日常膳食中各类食物的种类、数量及所占的比例。膳食结构的形成是一个长期的过程，受到多种因素影响，如一个国家或地区人口、农业生产、食品加工、饮食习惯等。一个国家或地区的膳食结构反映了当地资源、文化和民族等特征。在没有经过科学设计的情况下，每一种膳食模式都有其各自的优势和不足。

### （一）世界上典型的膳食结构

依据动、植物性食物在膳食构成中的比例，世界上典型的膳食结构主要包括以下4种类型。

**1. 经济发达国家膳食结构**　该膳食结构以动物性食物为主，是多数欧美发达国家如美国、西欧、北欧诸国的典型膳食结构，属于营养过剩型膳食。该膳食结构的特点是粮谷类食物消费量小，动物性食物及食糖的消费量大。能量和营养素的摄入存在"三高一低"，即高能量、高脂肪、高蛋白质、低膳食纤维。这种膳食模式的缺点是容易造成肥胖、高血压、冠心病、糖尿病等营养过剩性慢性病发病率上升。

**2. 东方膳食结构**　该膳食结构以植物性食物为主，动物性食物为辅。大多数发展中国家属此类型，如印度、孟加拉国、巴基斯坦和非洲一些国家等。该膳食结构的特点是谷物食物消费量大，动物性食物消费量小，因此来自动物性食物的营养素如蛋白质、铁、钙、维生素A的摄入量常会出现不足。这类膳食的缺点是容易出现蛋白质、能量营养不良，以致体质较弱，健康状况不良，劳动能力降低，但是也具备一定的优点，如可以降低2型糖尿病、心脑血管疾病（冠心病、脑卒中）、肿瘤等慢性病的发病率。

**3. 日本膳食结构**　该膳食结构是一种动、植物食物较为平衡的膳食结构，以日本为代表。该膳食结构的能量和脂肪的摄入量低于欧美发达国家，既吸取了西方膳食的长处，又保留了东方膳食的特点，少油、少盐，海产品占动物性食品的一半以上，蛋白质、脂肪和碳水化合物的供能比适宜，有利于预防营养过剩性疾病（心脑血管疾病、糖尿病和癌症）和营养缺乏病，膳食结构基本合理。

**4. 地中海膳食结构**　地中海地区居民心脑血管疾病、2型糖尿病等的发生率低，其膳食结构已引起了西方国家的注意。该膳食结构是居住在地中海地区的居民所特有的，意大利、希腊居民的膳食可作为该种膳食结构的代表。该膳食结构的特点有：①主要的食用油是橄榄油。②富含植物性食物，包括谷类、豆类、蔬菜、水果、果仁等。③每天食用适量的鱼、禽、少量蛋、奶酪和酸奶。④每月食用畜肉（猪、牛和羊肉及其产品）的次数较少。⑤大部分成人有饮用葡萄酒的习惯。此膳食结构的突出特点是饱和脂肪摄入量低，不饱和脂肪摄入量高，膳食含大量复合碳水化合物，蔬菜、水果摄入量较高。

### （二）我国的膳食结构

近几十年来，随着我国经济的高速发展、充足的食物供应和居民生活水平的不断提高，我国城乡居民的膳食结构发生了显著变化。在传统膳食模式的演变过程中，我国不同地区居民逐渐形成了某些地域性的膳食模式。如某些贫困和偏远地区居民保持了东方膳食结构，某些经济发达地区（大城市）居民已经是经济发达国家膳食结构，其他地区的居民则从原来的东方膳食结构向经济发达国家膳食结构过渡，目前我国正处于膳食结构变迁的关键期。尽管我国居民营养缺乏和营养过剩并存，但是目前更关注的是营养过剩引起的非传染性慢性疾病,如肥胖、心脑血管病、糖尿病、癌症等迅速增加。正确引导居民改变不合理的膳食,建立科学合理的膳食结构,是一项紧迫而艰巨的任务。

### (三)应采取的膳食改善措施

为了纠正目前我国居民膳食结构存在的问题,达到平衡膳食,需要全社会多部门联合采取措施。

1. 加强政府的宏观指导,建立和完善国家营养及慢性病监测体系,尽快制定国家营养改善相关法律法规,将国民营养与健康改善纳入国家与地方政府的中长期发展规划。

2. 发挥农业、食品加工,销售(市场)等领域在改善居民营养中的重要作用。发展豆类、奶类、禽肉类和水产类的生产和食品深加工,增加这些食品的消费量,改变牲畜肉类消费过快增长的局面。

3. 加强营养健康教育,广泛宣传《中国居民膳食指南(2022)》,提高公众对平衡膳食和健康生活方式的认识,并付诸行动。

4. 加强营养和食品领域专业队伍能力建设,培养高素质专业人才。培训乡镇卫生院、村卫生室和社区卫生服务中心(站)等基层医疗卫生机构的相关工作人员,以便更好地解决目前我国居民营养过剩和营养缺乏双重问题。

> **知识拓展**
>
> **东方健康膳食模式**
>
> 《中国膳食指南科学研究报告(2021)》显示,在浙江、上海、江苏、广东、福建等中国东南沿海地区具有南方膳食模式特点的人群中发生超重、肥胖、2型糖尿病代谢综合征和脑卒中等疾病的风险均较低。同时心血管疾病和慢性疾病的死亡率较低,该地区居民期望寿命也较高,这是因为该地区社会经济发展综合水平较高,居民膳食营养状况相对较好,形成了东方传统膳食模式向东方健康膳食模式转变的良好范例(为了方便描述和推广,把我国东南沿海一带的代表性饮食统称为东方健康膳食模式)。其主要特点是清淡少盐,食物多样,谷类为主,蔬菜水果充足,鱼虾等水产品丰富,奶类豆类丰富等,并具有较高的身体活动量。

### 三、中国居民膳食指南

膳食指南(dietary guidelines,DG)是由政府和科学团体根据营养科学的原则和人体的营养需要,结合当地食物生产供应情况及人群生活实践,专门针对食物选择和身体活动提出的指导意见。

《中国居民膳食指南》是以营养科学原理为基础,针对当前主要的公共卫生问题,提出的我国食物选择和身体活动的指导意见,其目的是实现平衡膳食,满足DRIs的要求。

### (一)中国居民膳食指南的修订

为了适应居民营养与健康的需要,帮助居民合理选择食物,1989年我国首次发布了《中国居民膳食指南》,1997年、2007年和2016年进行了3次修订,2022年5月发布了《中国居民膳食指南(2022)》系列指导性文件。《中国居民膳食指南(2022)》是由一般人群膳食指南、特定人群膳食指南、平衡膳食模式和膳食指南编写说明三部分组成。

## （二）一般人群膳食指南

一般人群膳食指南适用于2岁以上的健康人群，结合我国居民的营养问题，提出了8条平衡膳食准则。

1. **准则一：食物多样，合理搭配**　食物多样是平衡膳食模式的基本原则。多样的食物应包括四大类，即谷薯类、蔬菜水果类、畜禽鱼蛋奶类、大豆坚果类。建议平均每天摄入食物12种以上，每周25种以上，合理搭配。谷类为主是我国传统膳食结构的特点，也是平衡膳食模式的重要特征，建议每天摄入谷类食物200～300g，其中包含全谷物和杂豆类50～150g；薯类食物50～100g。每天的膳食应合理组合和搭配，平衡膳食模式中蛋白质供能占膳食总能量的10%～20%，碳水化合物占50%～65%，脂肪占20%～30%。

2. **准则二：吃动平衡，健康体重**　体重是客观评价人体营养与健康状况的重要指标，平衡膳食和适量运动是保持健康体重的关键。体重过低或过高均易增加疾病的发生风险。各年龄段人群都应每天进行适量身体活动，维持能量平衡、保持健康体重。在平衡膳食的同时，建议坚持日常身体活动，主动身体活动最好每天6000步；每周至少5天进行中等强度身体活动，累计150分钟以上；久坐时间不宜过长，每小时应主动活动。

3. **准则三：多吃蔬果、奶类、全谷、大豆**　蔬菜、水果、全谷、奶类和大豆及其制品是平衡膳食的重要组成部分，坚果是膳食的有益补充。蔬菜和水果是矿物质、维生素、膳食纤维和植物化学物的重要来源，奶类和大豆富含优质蛋白质、钙和B族维生素，可以有效降低慢性病的发病风险。推荐成人每天摄入不少于300g的新鲜蔬菜，深色蔬菜应占1/2；水果200～350g，果汁不能代替鲜果；饮奶300ml以上或相当量的奶制品。坚持餐餐有蔬菜，天天有水果，把全谷物、大豆制品、牛奶作为膳食重要组成部分。

4. **准则四：适量吃鱼、禽、蛋、瘦肉**　鱼、禽、蛋、瘦肉均属于动物性食物，富含优质蛋白质、维生素A、B族维生素等，有些也含有较高的脂肪和胆固醇。目前我国多数居民畜肉消费量高，鱼等水产较少，需要调整比例。动物性食物应优先选择鱼和禽类，鱼和禽类脂肪含量相对较低，鱼类含有较多的不饱和脂肪酸。蛋类各种营养成分比较齐全，瘦肉脂肪含量较低。烟熏和腌制肉类在加工过程中易产生一些致癌物，过多食用可增加部分肿瘤的发生风险，应当少吃。推荐成人平均每天摄入动物性食品总量120～200g，相当于每周摄入蛋类300～350g，畜禽肉300～500g，每周摄入鱼类2次或300～500g。

5. **准则五：少盐少油，控糖限酒**　我国多数居民食盐、烹调油和脂肪摄入过多，是目前肥胖和慢性病发生的危险因素，因此应当培养清淡饮食习惯，推荐成人每天摄入食盐不超过5g，烹调油25～30g。避免过多动物性油脂和饱和脂肪酸的摄入。过多摄入添加糖或含糖饮料可增加龋齿、超重和肥胖的发生风险。推荐每天摄入添加糖不超过50g，最好控制在25g以下，不喝或少喝含糖饮料。成年人如饮酒，一天饮用的酒精量不超过15g，孕妇、乳母、儿童青少年及慢性病患者不应饮酒。

6. **准则六：规律进餐，足量饮水**　规律进餐是实现平衡膳食、合理营养的前提，应合理安排一日三餐，定时定量、饮食有度，不暴饮暴食、不挑食偏食、不过度节食。早餐提供的能量应占全天总能量的25%～30%，午餐占30%～40%，晚餐占30%～35%。足量饮水是机体健康的基本保障，有助于维持身体活动和认知能力。建议低身体活动水平，成年女性每天饮水1500ml，成年男性每天饮水1700ml。每天主动、足量饮水，少量多次，推荐喝白水或茶水，不用饮料代替白水。

7. **准则七：会烹会选，会看标签**　食物是人类获取营养、保持健康、赖以生存和发展的物质基础，在生命的每个阶段，都应做好健康饮食规划。挑选新鲜的、营养密度高的食物，学会读懂预包装食品营养标签，选择购买较健康的包装食品。烹饪是膳食计划的重要组成部分，学习烹饪和掌握新工具，做好一日三餐，享受营养与美味，在家实践平衡膳食。对于如外卖食品或在外就餐的菜品选择，应根据就餐人数确定适宜份量，做到荤素搭配，并主动提出健康诉求。

**8. 准则八：公筷分餐，杜绝浪费** 加强饮食卫生安全，可防止食物中毒和其他食源性疾病事件发生。个人和家庭日常膳食应首先注意选择新鲜、当地产的食物，不食用野生动物。食物制备注意生熟分开，正确储存，多人同桌进食应配备公筷公勺，采用分餐或份餐等卫生措施。勤俭节约是中华民族的文化传统，食物资源来之不易，人人都应尊重食物、珍惜食物，在家在外按需备餐，不铺张不浪费。社会餐饮行业应多措并举，倡导文明用餐方式。从每个家庭做起，传承健康生活方式，树立饮食文明新风，促进公众健康和食物系统可持续发展。

### （三）特定人群膳食指南

特定人群膳食指南是根据不同年龄阶段人群的生理特点及其膳食营养素需要制定的。特定人群膳食指南包括9个，分别是孕妇膳食指南、乳母膳食指南、婴幼儿（包括0～6月龄和7～24月龄）喂养指南、儿童（包括学龄前儿童和学龄儿童）膳食指南、老年人（包括一般老年人和高龄老年人）膳食指南和素食人群膳食指南。0～2岁的婴幼儿喂养指南全面给出了核心推荐和喂养指导，其他特定人群均是在一般人群膳食指南的基础上对其膳食选择提出补充指导。

### （四）平衡膳食可视化图形

**1. 中国居民平衡膳食宝塔** 中国居民平衡膳食宝塔（Chinese Food Guide Pagoda）（以下简称宝塔）是根据《中国居民膳食指南（2022）》的核心内容和推荐，结合中国居民膳食的实际情况，把平衡膳食的原则转化为各类食物数量和比例的图形化表示，体现了一个在营养上比较理想的膳食模式。

平衡膳食宝塔共分5层（图4-1），各层面积大小不同，体现了5类食物和食物量的多少，其食物量是根据不同能量需要而设计的。宝塔旁边的文字注释标明了在能量1600～2400kcal，一段时间内成人每人每天各类食物摄入量的平均范围。第一层为谷薯类食物，成人每人每天摄入谷类食物200～300g，其中全谷物（包括杂豆）50～150g；另外，新鲜薯类50～100g。第二层为蔬菜水果，每人每天应摄入蔬菜300～500g，水果200～350g，深色蔬菜占蔬菜总摄入的1/2以上。第三层为鱼、禽、肉、蛋等动物性食物，每天摄入120～200g，其中畜禽肉40～75g、水产品40～75g、鸡蛋1个（50g左右）。第四层为乳类、大豆和坚果，每天应摄入相当于鲜奶300g的乳类及乳制品，大豆和坚果制品摄入量为25～35g，其中坚果每周70g左右（每日10g左右）。第五层为烹调油和盐，每天烹调油25～30g，食盐摄入量不超过5g。

水和身体活动的图示也包含在图4-1中，强调了增加身体活动和足量饮水的重要性。水的需要量主要受年龄、身体活动、环境温度等因素的影响，轻体力活动的成人每天饮水1500～1700ml，在高温或强体力活动的条件下应适当增加饮水量。提倡饮用白开水和茶水，不喝或少喝含糖饮料。鼓励养成天天运动的习惯，坚持每天多做一些消耗能量的活动。推荐成人每天进行至少相当于快步走6000步的身体活动，每周最好进行150分钟中等强度的运动。

**2. 中国居民平衡膳食餐盘** 中国居民平衡膳食餐盘是按照平衡膳食的原则，在不考虑烹调用油和盐的基础上，描述一人一餐膳食食物组成及其大致比例。餐盘共分为4部分，即谷薯类、鱼肉蛋豆类、蔬菜类和水果类，餐盘旁摆放一杯奶提示奶及奶制品的重要性。此餐盘适用于2岁以上人群，是一餐中食物基本构成的描述（图4-2）。

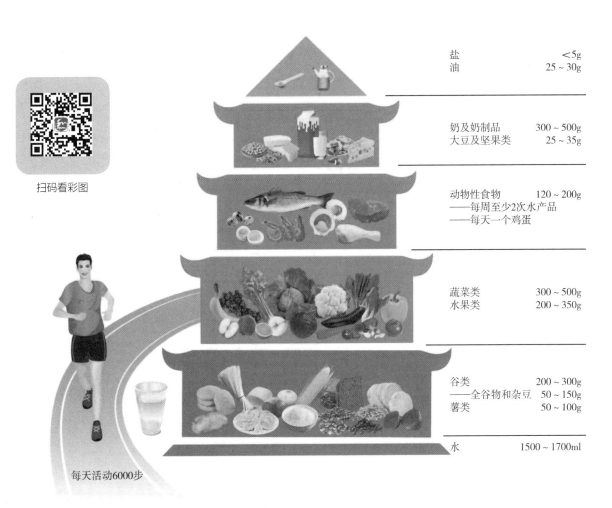

扫码看彩图

盐　　　　　　　　　　　　＜5g
油　　　　　　　　　　　　25～30g

奶及奶制品　　　　　　　300～500g
大豆及坚果类　　　　　　25～35g

动物性食物　　　　　　　120～200g
——每周至少2次水产品
——每天一个鸡蛋

蔬菜类　　　　　　　　　300～500g
水果类　　　　　　　　　200～350g

谷类　　　　　　　　　　200～300g
——全谷物和杂豆　　　　50～150g
薯类　　　　　　　　　　50～100g

水　　　　　　　　　　　1500～1700ml

每天活动6000步

**图4-1　中国居民平衡膳食宝塔**

图片来源：《中国居民膳食指南（2022）》。

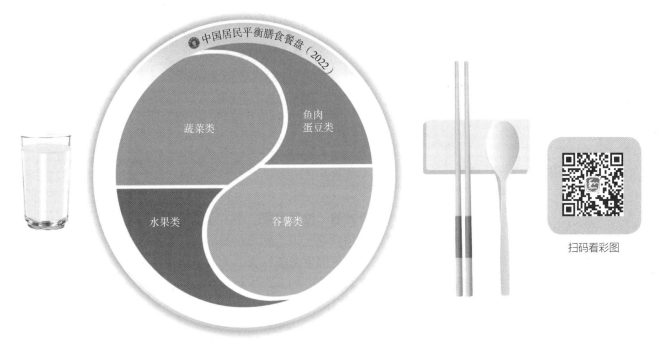

**图4-2　中国居民平衡膳食餐盘（2022）**

图片来源：《中国居民膳食指南（2022）》。

**3. 中国儿童平衡膳食算盘** 中国儿童平衡膳食算盘主要面向儿童，根据平衡膳食原则转变为各类食物份量的图形（图4-3）。其将食物分为6类，用不同颜色的彩珠表示各类食物，浅棕色珠子代表谷物，绿色珠子代表蔬菜，黄色珠子代表水果，橘红色珠子代表动物性食品，蓝色珠子代表大豆、坚果和奶类，橘黄色珠子代表油盐。跑步的儿童身挎水壶，表达鼓励儿童多喝白开水、天天运动、积极活跃地生活和学习。算盘中的食物份量按8～11岁儿童能量需要量平均值大致估算。

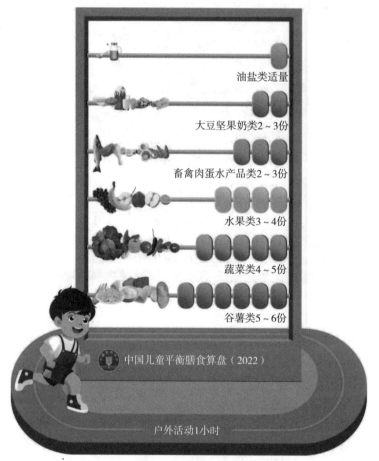

扫码看彩图

图4-3 中国儿童平衡膳食算盘（2022）

图片来源:《中国居民膳食指南（2022）》。

---

**知识拓展**

**在外就餐，杜绝浪费**

勤俭节约是中华民族的传统美德，食物资源宝贵，来之不易。在外就餐，大吃大喝，过度奢华放纵，不但造成铺张浪费，也会对自己的健康造成损害。公共餐饮应推行分餐、简餐、份饭，倡导节约、卫生、合理的饮食"新食尚"，也可以提供半份菜及准确标注菜量的标准化菜品，并按食物多样、营养均衡的要求配置、标注具体菜量，方便消费者自主调节食物量，以减少浪费。

我们每个人也应是"新食尚"的实践者和推行者。外出就餐时提倡点小份菜、半份菜，理性点餐、适量点餐；一般推荐的每份每盘菜品的标准量（按可食部计算）：纯肉类100～150g，肉类（为主）的混合蔬菜菜肴150～200g。点餐时建议根据用餐人数和菜量，估计蔬菜和肉类的合理摄入量，先确定凉菜、热菜的点菜数量，再结合荤素都有、蔬菜种类颜色多样、口味清淡、烹调方法健康的原则，合理搭配菜品。可以先少点一些，不够再加，推行"光盘"。如有剩余饭菜，打包带走，自觉抵制铺张浪费。自助餐消费时也应估量自我需要，少量多次取用，避免一次性取用过多，食用不完而造成不必要的浪费。

# 第四节　营养调查与评价

营养调查（nutrition survey）是指运用各种手段准确地了解某人群或特定个体各种营养指标的水平，以判断其营养和健康状况。我国曾于1959年、1982年、1992年和2002年分别进行了4次全国营养调查。2002年的全国营养调查与肥胖、高血压和糖尿病等慢性病调查结合在一起，是我国第一次全国性的营养和健康调查。2010年卫生部将中国居民营养与健康状况调查列为重大医改项目，确定了以5年为一个周期的常规性全国营养与健康监测工作。

## 一、营养调查目的、内容与步骤

### （一）营养调查的目的

营养调查的目的包括：①了解不同地区、年龄和性别人群的能量和营养素摄入情况。②了解与能量和营养素摄入不足、过剩有关的营养问题的分布和严重程度。③分析营养相关疾病的病因、影响因素。④监测膳食结构变迁及其发展趋势。⑤提供居民营养与健康状况数据。⑥为国家或地区制定干预策略和政策提供信息。

### （二）营养调查的内容

营养调查一般由四部分组成：膳食调查、人体测量、人体营养水平的生化检验、营养相关疾病临床体征及症状检查。上述四部分内容互相联系、相互验证，一般应同时进行。全面的营养调查应与健康检查同步进行，可以综合地分析人群营养与健康的关系，找出其原因和影响因素，提高营养干预的针对性和有效性。

### （三）营养调查的步骤

营养调查一般包括下列步骤：①确定营养调查的目的。②根据调查目的确定调查对象和人群。③确定抽样方法。④制订调查工作内容、方法和质量控制措施。⑤调查前人员准备，包括组织动员调查对象及调查员的培训。⑥现场调查、体格检查、样本采集及指标检测。⑦数据管理、统计分析及结果反馈。⑧形成调查报告。在营养调查工作中，调查计划的科学性、严谨性和可行性是保证调查质量的前提，同时调查对象的配合程度、调查人员的专业知识技能水平和工作态度，以及各级领导的支持也是影响调查质量的重要因素。

## 二、营养调查方法

### （一）膳食调查

膳食调查为了解被调查对象在一定时间内通过膳食摄取的能量、各种营养素的数量和质量，据此来评价被调查对象能量和营养素需求获得满足的程度。膳食调查方法有称重法、记账法、回顾法、食物频数法和化学分析法等。

**1. 称重法** 可用于个人、家庭或集体单位，该方法细致准确，但比较耗费人力、物力。调查期间需要对每餐所吃主副食的生重、熟重及剩余食物称重，并根据实际用餐人数，计算出平均每人用餐的生食物重量。将一天各餐的结果加在一起，得出每人每天摄入的各种食物生重，参照食物成分表来计算出能量和各种营养素摄入量。称重法膳食调查一般可调查 3～7 天。如果被调查对象年龄、性别、劳动强度上差别较大，则必须折算成相应"标准人（指轻体力劳动的 60kg 成年男子）"每人每日各种食物的摄入量。

**2. 记账法** 适用于有详细账目的集体单位，过程相对简便，节省人力物力。该法通过查账或记录本单位一定时间内各种食物消耗总量和用餐人数，计算出平均每人每日的食物消耗量，一般可统计 1 个月，一年四季各进行一次。如果被调查对象在年龄、性别、劳动强度上差别较大，与称重法一样，也要折算成"标准人"的每人每日各种食物摄入量。

**3. 回顾法** 又称询问法，即对被调查者连续 3 天各种主副食物摄入情况进行回顾调查（包括在外就餐），获得个人每日各种食物摄入量，根据食物成分表计算出能量和营养素的摄入量。成人在 24 小时内对所摄入的食物有较好的记忆，一般认为 24 小时膳食的回顾调查最易取得可靠的资料，称为 24 小时回顾法。该方法简便易行，但所得资料比较粗略，有时需要借助食物模具或食物图谱来提高其准确性。

**4. 食物频数法** 该法收集被调查对象过去一段时间（数周、数月或数年）内各种食物消费频率及消费量，从而获得个人长期食物和营养素平均摄入量。食物频率法可快速得到平时各种食物摄入的种类和数量，反映长期膳食行为，其结果可作为研究慢性病与膳食模式关系的依据，也可供膳食咨询指导之用。

**5. 化学分析法** 收集调查对象一日膳食中所摄入的全部主副食品，通过实验室化学分析方法来测定其营养素含量。根据样品的收集方法不同分为双份饭法和双份原料法两种。

### （二）人体测量

根据调查对象的年龄、性别选用适当的人体测量指标，可以较好地反映调查对象的营养状况。常用指标包括身高、体重、腰围、上臂围度与皮褶厚度。若开展专题调查，还可以选用胸围、头围、骨盆径、小腿围、背高、坐高、肩峰距和腕骨 X 线等指标。体格测量数据可用于评价个体或群体的营养状况，学龄前儿童的测量结果常被用于评价一个地区人群的营养状况。此外，研究者也可依研究目的综合多个指标，通过建立各项指标的评价指数或标准化的方法，综合分析被调查对象的营养状况。

**1. 理想体重（ideal weight）** 又称标准体重，一般用来衡量成人实测体重是否在适宜范围内。可用 Broca 改良公式和平田公式进行计算。

Broca 改良公式：

$$理想体重（kg）＝身高（cm）-105$$

平田公式：

$$理想体重（kg）＝［身高（cm）-100］×0.9$$

我国多采用 Broca 改良公式。实际体重位于理想体重的 ±10% 为正常范围，±10%～±20% 为超重／瘦弱，±20% 以上为肥胖／极瘦弱，＋20% 以上至＋29% 为轻度肥胖，＋30%～＋49% 为中度肥胖，＋50% 以上为重度肥胖。理想体重的概念虽容易被接受，但其"真值"难以估计，故理想体重的准确性有时会受到质疑，作为判断标准已较少使用。

**2. 体重指数（body mass index，BMI）** 是目前评价人体营养状况最常用的方法之一，计算公式如下：

$$体重指数（BMI）＝体重（kg）/［身高（m）］^2$$

WHO 建议，BMI＜18.5 为消瘦，18.5～24.9 为正常，25.0～29.9 为超重，≥30 为肥胖。亚洲标准为 BMI 18.5～22.9 为正常，23.0～24.9 为超重，≥25.0 为肥胖。2003 年"中国肥胖问题工作组"根据我国 20 多个地区流行病学数据与 BMI 的关系分析，提出我国成人 BMI 标准：BMI＜18.5 为消瘦，18.5～23.9 为正常，24.0～27.9 为超重，≥28.0 为肥胖。

**3. 年龄别体重（weight for age）、年龄别身高（height for age）和身高别体重（weight for height）** 这组指标主要用于评价儿童生长发育与营养状况。年龄别体重主要适用于婴幼儿，年龄别身高反映长期营养状况及其造成的影响，身高别体重反映近期营养状况。一般应先用年龄别身高排除生长迟滞者，再用身高别体重筛查出消瘦者。

**4. 腰围（waist circumference）、臀围（hip circumference）及腰臀比（waist-to-hip ratio，WHR）** 是评价人体营养状况的重要指标。测量腰围时受检者应空腹直立、双臂自然下垂、双足分开 25～30m，测量时平稳呼吸、不要收腹或屏气，在肚脐以上 1cm、以腋中线肋弓下缘和髂嵴连线中点的水平位置为测量点。臀围是耻骨联合和背后臀大肌最凸处的水平周径，反映髋部骨骼和肌肉的发育情况。腰臀比是腰围（cm）和臀围（cm）的比值。WHO 规定男性腰围≥102cm、女性腰围≥88cm 作为上身性肥胖的标准；腰臀比男性≥0.9、女性≥0.8 作为上身性肥胖的标准。我国提出男性腰围≥90cm、女性腰围≥85cm 为成人中心型肥胖。

**5. 皮褶厚度（skinfold thickness）** 是通过测量皮下脂肪厚度来估计体脂含量的方法。测量点常选用肩胛下角、肱三头肌和脐旁。实际测量时常采用肩胛下角和上臂肱三头肌肌腹处的皮褶厚度之和，并根据相应的年龄、性别标准来判断。皮褶厚度一般不单独作为肥胖的标准，通常与身高标准体重结合起来判定。

**6. 上臂围（upper arm circumference）和上臂肌围（upper arm muscle circumference）** 上臂围一般测量左上臂肩峰至鹰嘴连线中点的臂围。我国 1～5 岁儿童上臂围＜12.5cm 为营养不良，12.5～13.5cm 为中等，＞13.5cm 为营养良好。上臂肌围＝上臂围-3.14×三头肌皮褶厚度，成人正常参考值为男性 25.3cm、女性 23.2cm。

### （三）人体营养水平的生化检验

人体营养水平的生化检验是借助实验室检测发现人体营养储备水平低下、营养不足或营养过剩等状况，以预防营养相关疾病的发生。人体营养水平的生化检验可为观察某些因素对人体营养状况的影响提供科学依据，常用检测指标见表 4-1。

表4-1　人体营养状况的生化检测常用指标

| 营养素 | 检测指标 |
|--------|----------|
| 蛋白质 | 血清总蛋白、血清白蛋白（A）、血清球蛋白（G）、血清白蛋白/血清球蛋白（A/C）、空腹血中氨基总量/必需氨基酸、尿羟脯氨酸系数、游离氨基酸、必要的氮损失等 |
| 血脂 | 总脂、甘油三酯、α脂蛋白、β脂蛋白、胆固醇酯（包括胆固醇）、游离脂肪酸、血酮等 |
| 钙、磷及维生素D | 血清钙（包括游离钙）、血清无机磷、血清钙磷乘积、血清碱性磷酸酶、血浆 25-OH-D$_3$、血浆 1, 25-(OH)$_2$-D$_3$ 等 |
| 锌 | 发锌、血浆锌、红细胞锌、血清碱性磷酸酶活性 |
| 铁 | 全血血红蛋白浓度、血清运铁蛋白饱和度、血清铁、血清铁蛋白、血液血细胞比容（HCT或PCV）、红细胞游离原卟啉、平均红细胞体积（MCV）、平均红细胞血红蛋量（MCH）、平均红细胞血红蛋白浓度（MCHC）等 |
| 维生素类 | 维生素A：血清视黄醇、血清胡萝卜素。维生素 B$_1$：RBC 转酮醇酶活力系数5mg、负荷尿试验。维生素 B$_2$：RBC谷胱甘肽还原酶活性系数、5mg 负荷试验。烟酸：50mg 负荷尿试验。维生素 C：血浆维生素 C 含量、500mg 负荷尿试验。叶酸：血浆叶酸、红细胞叶酸等 |
| 其他 | 尿糖、尿蛋白、尿肌酐、尿肌酐系数、全血丙酮酸等 |

## （四）人体营养相关疾病的临床检查

临床检查的目的是根据症状和体征判断是否存在营养不足或过剩所致营养相关疾病、明确其严重程度。某种营养素缺乏或过剩引起的营养相关疾病，在不同的疾病发展阶段呈现相应的特征性症状和体征。常见临床表现与可能缺乏的营养素的关系见表4-2。但是，现实生活中个体可能同时存在多种营养素摄入不足或过剩，表现出的症状和体征可能并不典型。

表4-2　常见临床表现与可能缺乏的营养素的关系

| 部位 | 表现 | 可能缺乏的营养素 |
|------|------|------------------|
| 全身 | 消瘦或水肿，发育不良 | 能量、蛋白质、锌 |
|  | 贫血 | 蛋白质、铁、叶酸、维生素 B$_{12}$、维生素 B$_6$、维生素 B$_2$、维生素 C |
| 皮肤 | 干燥，毛囊角化 | 维生素 A |
|  | 毛囊四周出血点 | 维生素 C |
|  | 癞皮病皮炎 | 烟酸 |
|  | 阴囊炎，脂溢性皮炎 | 维生素 B$_2$ |
| 头发 | 稀少，失去光泽 | 蛋白质、维生素 A |
| 眼 | 比托斑，角膜干燥，夜盲 | 维生素 A |
| 唇 | 口角炎，唇炎 | 维生素 B$_2$ |
| 口腔 | 牙龈炎，牙龈出血，牙龈松肿 | 维生素 C |
|  | 舌炎，舌猩红，舌肉红 | 维生素 B$_2$、烟酸 |
|  | 地图舌 | 维生素 B$_2$、烟酸、锌 |
| 指甲 | 舟状甲 | 铁 |
| 骨骼 | 颅骨软化，方颅，鸡胸，串珠肋，膝内翻，膝外翻 | 维生素 D |
|  | 骨膜下出血 | 维生素 C |
| 神经 | 肌肉无力，四肢末端蚁行感，下肢肌肉疼痛 | 维生素 B$_1$ |

### 三、营养调查结果分析评价

**1. 膳食模式** 是指食物的种类、数量和相对比例，与食物的分类有关。实际应用中常以中国居民平衡膳食宝塔作为参考，评价被调查人群的膳食模式是否合理。

**2. 能量和营养素摄入量** 将调查人群每日的能量和各种营养素的摄入量汇总，参照DRIs，与其推荐值比较以评价其满足程度。为了得到相对准确的结果，对个体而言，既需准确描述摄入量，恰当选择推荐值，又要结合该个体的人体测量、营养相关疾病的临床检查、生化检验结果进行综合评价。

**3. 能量、蛋白质的食物来源** 能量的食物来源主要评价三大供能营养素所提供的能量占总能量的构成比是否适宜。蛋白质的食物来源主要评价动物性食物和豆类提供的优质蛋白质占总蛋白质的比例是否合理。

**4. 三餐能量分配比例** 一般人群为一日三餐，应定时和定量，早、中、晚三餐能量比约为3∶4∶3，幼儿和老年人可以在三餐之外适当加餐。可以合理选用零食作为一日三餐之外的营养补充，注意来自零食的能量应计入全天能量摄入之中。

**5. 其他** 分析是否存在过多摄取快餐食品、方便食品等；判断被调查者是否存在畜禽肉等动物性食物摄入过多所致的肥胖症；评价营养素摄入过剩或不足与营养相关疾病的因果关系；评价食物来源、储存条件、烹调加工方法是否会影响营养状况，以及就餐方式等饮食习惯与营养状况的关系。

# 第五节　营养监测

营养监测（nutrition surveillance）是指长期动态监测人群的营养状况，同时收集影响人群营养状况的有关环境和社会经济条件等方面的资料，探讨从政策上、社会措施上改善营养状况和条件的途径。营养监测还收集与食物生产、食物消费、食物分配有关的信息，因此营养监测又称食物营养监测（food and nutrition surveillance，FNS）。

### 一、营养监测概述

#### （一）营养监测的目的

1. 及时了解和掌握社会发展过程中居民食物消费及营养状况的变化和趋势。

2. 为决策者提供信息，有针对性地调整食物生产、流通政策，有的放矢地解决营养问题，预防疾病的发生。

3. 保证社会发展过程中食物生产、人群健康与环境的平衡发展和优化提高。

#### （二）营养监测的特点

**1. 突出重点** 一般会确定重点监测人群，如孕产妇、婴幼儿、学龄儿童等，分析影响其营养状况的社会环境因素，探讨可行的社会性措施。

**2. 动态监测** 营养监测是一个连续、长期的工作，分析掌握一个国家或地区营养状况及其影响因素的常年动态变化。将营养状况信息及时向上反馈，并为国家或地方制定营养政策提供科学依据。

## 二、营养监测内容

1. 居民食物、能量和营养素摄入情况的监测。
2. 居民营养及相关健康状况的监测。
3. 居民营养知识、营养态度、饮食行为和生活方式的监测。
4. 食品供应情况及其影响决定因素的监测。
5. 食物成分和营养数据库变化的监测。
6. 社会经济发展水平的监测。

## 三、营养监测系统

世界上许多国家都设立了营养监测系统，不同国家由于其具体情况不同，营养监测系统的设计各有特点，其中美国营养监测系统比较完善。我国营养监测系统始于1988年，我国首次开展全国常规性营养监测是2010—2012年中国居民营养与健康状况监测。

营养监测系统有如下要求：①建立组织机构，配备人员，提供所需物质和经费。②制定相关政策，建立工作程序和工作制度规范。③设置和完善质控评价体系。

营养监测系统的功能概括如下：①国家及部门的规划和政策的制定。②项目监控与评价。③对食物短缺进行预警。④问题的确定与宣传动员。⑤监测结构调整政策的效应。

## 四、营养监测工作的程序

在营养监测实践中，需要做好前期准备工作，如营养监测具体目的的确定、监测人群和监测点的选取，以及监测指标的确定等。营养监测工作的程序中，数据收集、数据分析、信息发布及利用是营养监测的核心内容。

### （一）营养监测具体目的的确定

营养监测的目的决定营养监测的内容。营养监测的总目的是为政府有关部门决策、制定干预项目提供信息和依据。营养监测常见的具体目的有以下几方面：①动态监测人群营养状况的变化趋势。②分析人群营养状况及三间分布。③找出营养状况不良的易感人群。④确定影响人群营养状况的有关因素。⑤确定预防策略，制定工作重点。⑥分析、评价营养干预措施的效果。每次营养监测的重点都会有所不同，因此，确定营养监测的目的是选择监测方式和监测内容的前提。

### （二）监测人群和监测点的选取

监测人群的确定和监测点的选择是建立营养监测系统的基本环节。监测人群选择的原则是在保证样本有代表性的基础上，避免过多耗费人力、物力和财力。监测点的选择可以是随机抽样，也可是根据监测目的选择其他的抽样方法。选择监测点时要考虑监测点的基本条件和实际情况，确保能够收集到真实、准确的数据。确定监测点的标准：①领导重视，组织健全。②有健全的监测工作网络。③有经过培训的专人负责具体监测工作。④有健全的工作制度、工作程序、工作质控和考核制度、资料管理制度。⑤能按方案完成监测任务。⑥能分析利用当地的营养监测资料，为制定政策提供科学依据。如果抽到的监测点不能胜任监测工作，可以在同类地区进行调换。

### （三）监测指标的确定

选择营养监测指标时应考虑其灵敏性、特异性与可行性。为使营养监测容易进行，指标宜少不宜多，并尽可能多地选择无损伤性的监测指标。在实践中还要考虑到所需的人力、物力及调查对象的接受程度。

营养监测常用指标包括健康指标、社会经济指标和饮食行为与生活方式指标。

**1. 健康指标** 应根据基线调查数据和可得到的资料确定。根据监测目的和监测人群选择合适指标。

（1）一般健康指标：世界卫生组织推荐的指标有身高、体重、婴儿哺乳/喂养方式、0～4岁死亡率、某种营养缺乏病的新病例。

（2）特殊情况下的附加指标：上臂围、角膜瘢痕、比托斑伴有结膜干燥症、血红蛋白、血清维生素A、地方性甲状腺肿。

（3）肥胖和慢性病人群的指标：血压、血清胆固醇和甘油三酯、成年人身高别体重、三头肌皮褶厚度及慢性病死亡率。

**2. 社会经济指标** 常用的指标为经济状况指标、各种服务指标和环境指标。

（1）经济状况指标：①再生产的物质财富，如住房（房间、人数、电器、供水）、耐用消费品（电视机、机动车、家畜）、设备（农具、经商用具）、储蓄存款。②不再生产的自然财富，如拥有土地面积、农业供水。③无形的财富，如文化程度、教育水平、受教育年限等。

在反映个人收入方面，常见的指标有Engel指数、收入弹性和人均收入及人均收入增长率。这些调查资料主要来自国家发展和改革委员会和国家或地方统计局。

1）Engel指数（Engel index）：是指食物支出占家庭总收入的比重，Engel指数＝用于食品的开支/家庭总收入×100%，它可以衡量一个国家或地区居民消费水平，是反映贫困富裕的指标。该指数在30%以下为最富裕，30%～39%为富裕，40%～49%为小康水平，50%～59%为勉强度日，60%以上为贫困。

2）收入弹性（income elasticity）：收入弹性＝食物购买力增长（%）/收入增长（%）。在富裕的地区收入弹性值较小，在贫困地区收入弹性为0.7～0.9，即如果收入增长10%，用于购买食品的增长率增加7%～9%。

3）人均收入及人均收入增长率：人均收入＝实际收入/家庭人口数，人均收入增长率（%）＝[（第二年度人均收入－第一年度人均收入）/第一年度人均收入]×100%。

（2）各种服务指标：包括卫生机构、农业推广、灌溉、信贷、生产投资（种子、化肥）。

（3）环境指标：包括供水、粪便及垃圾处理、拥挤情况。

**3. 饮食行为与生活方式指标** 食物的选择和营养素的摄取受饮食行为和生活方式影响，不合理的饮食行为和生活方式与营养状况及许多慢性疾病的发生、发展密切相关。饮食行为与生活方式的常见监测指标为饮酒、吸烟、身体活动、锻炼、生活作息，以及知识、态度和行为的改变等。

### （四）营养监测的数据收集

营养监测的数据收集有以下几种常见方式：①监测过程中调查获得的家庭资料和个人资料，如食物消费和营养素摄入情况、人体测量和生化检查数据等。②人口普查资料。③政府部门的统计资料。④国家卫生行政部门常规收集的资料。⑤社区资料。在数据收集过程中，必须进行营养监测资料质量控制，达到正确性、完整性、可靠性和可比性的控制标准。

## （五）营养监测的数据分析

根据营养监测系统收集的资料性质、涉及人群、营养素摄入状况相关的影响因素及其趋势、干预的效果评价等，可以从多方面对数据进行分析。分析方法一般有描述性分析方法、趋势性分析方法和干预性分析方法。

## （六）营养监测资料的信息发布及利用

营养监测的结果可以通过多种方式进行发布，如监测系统、正式简报、非正式报告（会议、专业接触）、出版物等。

可以通过以下方面利用营养监测结果：①制订营养干预措施。②发现高危人群，制定或评价营养目标以及监测食物的生产和销售。③制定相关法律、政策和指南。④进行营养的科学研究。此外，还可用于建立国家营养领域的信息系统，加强营养信息交流，促进营养信息资源共享。

> **知识拓展**
>
> ### 农村义务教育学生营养改善计划
>
> 党中央、国务院高度重视青少年的健康成长，从2011年秋季学期起，在试点地区启动实施农村义务教育学生营养改善计划。为进一步加强和改进营养改善计划工作，2022年10月31日，教育部等七部门印发《农村义务教育学生营养改善计划实施办法》（以下简称《办法》）。《办法》指出，营养改善计划实施地区和学校根据地方特点，按照安全、营养、卫生的标准，因地制宜确定供餐内容。供餐形式原则上应提供完整的午餐（热食），暂时无法提供午餐的学校可选择加餐或课间餐。尚未提供完整午餐的地区和学校，应不断改善供餐条件，逐步实现供应完整午餐。供餐食品必须符合食品安全和营养健康的标准要求，尊重少数民族饮食习惯。供餐食品应提供营养价值较高的畜禽肉蛋奶类食品、新鲜蔬菜、水果和谷薯类食品等，不得提供保健食品、含乳饮料和火腿肠等深加工食品，避免提供高盐、高油及高糖的食品，确保食品新鲜卫生、品种多样、营养均衡。倡导学校食堂按需供餐，通过采取小份菜、半份菜、套餐、自助餐等方式，制止餐饮浪费。鼓励各地积极推进"农校对接"，建立学校蔬菜、水果等直供优质农产品基地，在保障产品质量安全和营养的前提下，减少食材采购和流通环节，降低原材料成本。有条件的学校可采取"一日一供"，确保食材新鲜、安全、营养。

# 第六节　营养改善措施

居民营养状况改善是一项复杂的系统工程，须从不同层面采取措施。常用的改善方法包括营养教育、营养配餐与食谱制定、食品营养强化和新食品原料开发，以及食品营养标签。

## 一、营养教育

营养教育（nutrition education）是营养干预的一种有效手段，对居民营养状况的改善和健康水平的提高具有重要作用。营养教育的特点有容易实施、成本低、效益高、受益面广等。世界各国的经验证实，营养教育是最值得提倡的低投入、高收益的措施。

### （一）营养教育的定义及目的

营养教育是一种改善人群营养状况的有效方法。关于营养教育，WHO定义为：营养教育是通过改变人们的饮食行为而达到改善营养目的的一种有计划活动。

营养教育的目的是提高人群对营养与健康的认识，通过普及营养知识，倡导健康饮食行为和生活方式，合理利用天然食物资源，纠正营养缺乏和不平衡，改善人群的营养健康状况，减少各种营养相关疾病的发生风险。

### （二）营养教育的主要内容

1. 营养基础知识，如人体所需的营养素、各类食物的营养价值等。
2. 健康生活方式。
3. 中国居民膳食指南、中国居民平衡膳食宝塔。
4. 我国人群的营养现状，膳食营养相关疾病的患病情况和变化趋势。
5. 膳食营养相关慢性疾病的预防与控制。
6. 营养相关的法律、法规和政策。

### （三）开展营养教育的步骤和方法

**1. 营养教育的步骤**

（1）确定存在的营养问题。

（2）制订营养教育工作计划，根据存在营养问题的人群范围确定营养教育的对象，确定营养教育内容。

（3）选择或制作营养教育和指导所需材料。

（4）实施营养教育计划。

（5）进行营养教育的效果评价。

**2. 营养教育的方法** 营养教育要针对不同人群，使用不同的方式方法。营养教育方法可大致分为营养信息传播和营养行为干预两类。

营养信息传播和行为干预可利用营养学术会、营养知识研讨会等方式，利用报纸、电视、广播、互联网、新媒体等手段和宣传标语、宣传画、展板、专栏、宣传橱窗等形式，充分利用国家科技周和科普活动日等大型活动（中国营养学会2014年确定每年5月的第三周为全民营养周），结合营养现场调查、监测等工作，采取人际传播的方法传播营养知识、营养改善方法措施和营养改善政策。只有通过营养教育，转变对营养知识的态度，才有可能使居民健康行为发生变化，才能真正达到营养教育的目的。

（1）制订营养教育计划：为保证营养教育活动有依据、有针对性、有目标地进行，首先应有针对性地设计、制订营养教育计划，分析存在的营养健康问题，并具体分析与知识、态度、行为有关的营养健康问题，进一步确定营养干预目标，制订传播、教育、干预策略和实施计划，制订评价计划和经费预算。

（2）准备营养教育资料和预试验：根据计划要求编写相关的营养教育资料，要求内容科学、通俗易懂、图文并茂。为了使宣传材料内容准确、有针对性，在大多数设计工作完成后，需要进行营养教育预试验，以便收集教育对象对营养教育资料等的反馈意见，进行进一步修改完善。

（3）实施营养教育计划：制订宣传材料和活动时间表，并通过所确定的传播途径把计划中要宣传的营养内容传播给教育对象。

（4）营养教育的效果评价：可通过近期、中期和远期的效果评价了解营养教育的效果。近期效果一般通过问卷等形式了解目标人群的知识、态度、信息、服务的变化；中期效果主要指行为改变和危险因素的变化；远期效果指人们营养健康状况变化和生活质量的提高。

## 二、营养配餐与食谱制定

### （一）营养配餐

**1. 营养配餐的定义**　营养配餐就是按人体的需要，根据食物中各种营养成分的含量，设计一天、一周或一段时间的食谱，使人们摄入的营养素充足并且比例合理，从而达到平衡膳食的要求。

**2. 营养配餐的依据**　营养配餐科学合理，才能更好满足人体的营养需求和促进人体健康。因此，需要以营养科学知识为指导。配餐时需要以DRIs为依据确定能量和营养素需要量，以能量需要量为基础，再以各营养素的DRIs为参考评价食谱的合理性。

平衡膳食的原则就是食谱设计的原则，营养食谱的制订需要根据膳食指南考虑食物种类、数量的合理搭配。平衡膳食宝塔还提出了实际应用时的具体建议，如同类食物互换的方法，对制订营养食谱具有实际指导作用。

### （二）食谱制订

**1. 营养食谱的制订原则**

（1）按照《中国居民膳食指南》的要求，膳食应满足人体对能量和营养素的需求。不仅食物品种要多样，而且数量要充足，膳食既要能满足就餐者需要又要防止摄入过量。

（2）各营养素之间要保持适当的比例。

（3）食物的搭配要合理。注意主食与副食的平衡搭配，主食中粗细搭配，副食中荤菜和素菜的搭配。

（4）三餐能量分配要合理。

（5）注意个人饮食习惯和饭菜口味。

（6）考虑季节和市场供应情况，也要兼顾经济条件。

**2. 营养食谱的制订方法**

（1）计算法：根据用餐对象的年龄、性别、体力活动水平确定其平均每日能量供给量；确定三种供能营养素每日应提供的能量及每日的需要量；确定三种供能营养素每餐的需要量；确定主副食品种和数量；食谱评价与调整，确定编制的食谱是否科学合理。

（2）食物交换份法：该法简单易行，将常见食物按其所含营养素量的近似值分成几大类，同类食物在一定重量内所含的蛋白质、脂类、碳水化合物及能量都相近，不同类食物提供的能量也是相同的，每份食物可以进行等值交换。计算出各类食物的交换份数和实际重量，并按每份食物等值交换表选择食物，制订出食谱。

## 三、食品营养强化与新食品原料开发

### （一）食品营养强化

**1. 食品营养强化的定义**　食品营养强化（food fortification）是为了提高食品的营养价值而进行的食

品深加工，根据不同人群的营养需要向食品中添加天然或人工合成的营养素和其他营养成分，使之更适合人类营养需要。被强化的食品称为载体，在食物中添加的营养或营养素称为营养强化剂。常把必需氨基酸类、矿物质类、维生素类作为营养强化剂。

**2. 食品营养强化的目的**

（1）弥补食品在正常加工、储存时造成的营养素损失。

（2）某些人群由于饮食习惯或其他原因可能出现某些营养素摄入量不足，通过强化可以改善其摄入不足导致的健康影响。

（3）在一定的地域范围内，有一定数量的人群出现某些营养素摄入量不足，通过强化可以改善其摄入不足导致的健康影响。

（4）补充和调整特殊膳食中如婴幼儿奶粉营养素和/或其他营养成分的含量。

**3. 强化载体类别的选择要求**

（1）应选择容易获得且目标人群普遍消费的食品进行强化。

（2）作为强化载体的食品消费量应维持在一个相对稳定的水平。

（3）我国居民膳食指南中提倡减少食用的食品不宜作为强化的载体。

常用的强化载体包括谷类及其制品、豆制品、奶制品、饮料、调味品和儿童食品。

**4. 使用营养强化剂的要求**

（1）人群食用营养强化剂后不应导致营养素及其他营养成分摄入过量或不均衡，不应导致任何营养素及其他营养成分的代谢异常。

（2）营养强化剂的使用不应引导和鼓励与国家营养政策相悖的食品消费模式。

（3）添加到食品中的营养强化剂不应导致食品一般特性如气味、色泽、滋味、烹调特性等发生明显不良改变。

（4）添加到食品中的营养强化剂应能在特定的运输、储存和食用条件下保持质量的稳定。

（5）使用营养强化剂时不应夸大食品中某一营养成分的含量或作用，欺骗和误导消费者。

（6）食品营养强化应符合相关法律、法规和卫生标准，《食品安全国家标准 食品营养强化剂使用标准》（GB 14880—2012）规定了营养强化剂种类、品种、使用范围、最大使用量，应严格依照标准进行生产加工，并按照《食品安全国家标准 食品添加剂使用标准》（GB 2760—2014）的规定进行严格管理。

**（二）新食品原料的开发**

新食品原料，2013年以前称为新资源食品。按照《中华人民共和国食品安全法》规定，2013年，国家卫生行政部门发布《新食品原料安全性审查管理办法》（以下简称《办法》），将"新资源食品"修改为"新食品原料"。《办法》自2013年10月1日起施行。

**1. 新食品原料的内涵** 新食品原料是指在我国无传统食用习惯的物品，包括动物、植物和微生物，从动物、植物和微生物中分离的成分，原有结构发生改变的食品成分，其他新研制的食品原料。新食品原料不包括保健食品、基因食品、食品添加剂新品种等，上述物品的管理依照国家有关法律法规执行。新食品原料应当满足这些要求：具有食品原料的特性，符合应当有的营养要求，且无毒、无害，对人体健康不造成任何危害。

**2. 新食品原料的安全性审查** 新食品原料应当经过安全性审查后，方可用于食品生产经营。

（1）国家卫生行政部门负责新食品原料安全性评估材料的审查工作。国家卫生行政部门相关单位负责承担新食品原料安全性评估材料的申报受理、组织开展安全性评估材料的审查等具体工作。

（2）拟从事新食品原料生产、使用或者进口的单位或者个人，应当提出申请。

（3）国家卫生行政部门受理新食品原料申请后，向社会公开征求意见，国家卫生行政部门自受理新食品原料申请之日起60日内，应当组织专家对新食品原料安全性评估材料进行审查并作出审查结论。

（4）审查过程中需要对生产工艺进行现场核查的，可以组织专家对新食品原料研制及生产现场进行核查，并出具现场核查意见，专家对出具的现场核查意见承担责任。参加现场核查的专家不参与该产品安全性评估材料的审查表决。

（5）新食品原料安全性评估材料审查的具体程序按照《中华人民共和国行政许可法》《卫生行政许可管理办法》等有关法律法规规定执行。

### 四、食品营养标签

为指导和规范食品营养标签的标示，引导消费者合理选择食品，保护消费者知情权和促进平衡膳食，2007年卫生部组织制定了《食品营养标签管理规范》，2008年5月1日起实施；2011年发布了《食品安全国家标准 预包装食品营养标签通则》（GB 28050—2011），并于2013年1月1日起实施。

#### （一）定义

营养标签是预包装食品标签上向消费者提供食品营养信息和特性的说明，包括营养成分表、营养声称和营养成分功能声称。营养标签是预包装食品标签的一部分。

#### （二）目的

**1. 满足消费者知情权** 当前，越来越多的消费者将食品营养标签作为选购食品的重要参考依据，食品营养标签也有助于向公众宣传和普及营养知识。

**2. 指导消费者平衡膳食** 当前，我国居民同时存在营养不足和营养过剩的问题，这些与每日的膳食营养摄入不当密切相关，在食品标签中标注营养信息将有效预防和减少营养相关疾病。

**3. 促进食品贸易** 规范我国食品企业食品营养标签的正确标注，有利于我国食品经济的快速发展，可以促进我国食品企业开展国际食品贸易。

#### （三）内容

《食品安全国家标准 预包装食品营养标签通则》（GB 28050—2011）对预包装食品营养标签的基本要求、标示内容、标示格式以及豁免强制标示等进行了规定。具体内容包括7条：①范围。②术语和定义。③基本要求。④强制标示内容。⑤可选择标示内容。⑥营养成分的表达方式。⑦豁免强制标示营养标签的预包装食品。同时提供了4个附录：①食品标签营养素参考值（nutrient reference values，NRV）及其使用方法。②营养标签格式。③能量和营养成分含量声称和比较声称的要求、条件和同义语。④能量和营养成分功能声称标准用语。

**1. 预包装食品营养标签的基本要求**

（1）应使用中文。

（2）标示的营养信息应真实、客观。

（3）以一个"方框表"的形式表示。

（4）选择适当的营养标签的格式。

（5）食品营养成分含量应以具体数值标示。

（6）最小销售单元的包装上应有营养标签。

**2. 预包装食品营养标签的强制标示内容**

（1）能量、核心营养素的含量值及其占营养素参考值的百分比。

（2）营养声称或营养成分功能声称的其他营养成分含量及其占营养素参考值的百分比。

（3）营养强化后食品中该营养成分的含量值及其占营养素参考值的百分比。

（4）使用了氢化油脂时，在营养成分表中还应标示出反式脂肪（酸）的含量。

**3. 营养标签的能量和营养成分含量的允许误差范围** 预包装食品营养标签中能量和营养成分的含量应以每100g和/或每100ml和/或每份食品可食部分中的具体数值来标示。在产品保质期内，预包装食品营养标签的能量和营养成分含量的允许误差范围如下。

（1）维生素D和维生素A要求为80%～180%标示值。

（2）食品中的能量及脂肪、反式脂肪（酸）、饱和脂肪（酸）、胆固醇、糖（除外乳糖）、钠要求小于等于120%标示值。

（3）食品的多不饱和及单不饱和脂肪（酸）、蛋白质、碳水化合物、糖（仅限乳糖），总的、可溶性或不溶性膳食纤维及单体，矿物质（不包括钠），维生素（不包括维生素A、维生素D），强化的其他营养成分要求大于等于80%标示值。

**4. 豁免强制标示营养标签的预包装食品**

（1）生鲜食品，如包装的生肉、生鱼、生蔬菜和水果、禽蛋等。

（2）现制现售的食品。

（3）包装总表面积≤100cm² 或最大表面面积≤20cm² 的食品。

（4）乙醇含量≥0.5%的饮料酒类。

（5）每日食用量≤10g或10ml的预包装食品。

（6）包装的饮用水。

（7）其他法律法规标准规定可以不标示营养标签的预包装食品。

本章涉及的2019版及2024版公共卫生执业助理医师资格考试考点对比见表4-3。

表4-3　2019版及2024版公共卫生执业助理医师资格考试考点对比

| 单元 | 细目 | 要点 | 2024版 | 2019版 |
|------|------|------|--------|--------|
| 公共营养 | 膳食营养素参考摄入量 | 概念及内容 | √ | √ |
| | 合理膳食 | （1）概念及要求 | √ | √ |
| | | （2）中国居民膳食指南与平衡膳食宝塔 | √ | √ |
| | 营养调查与营养监测 | （1）概念 | √ | √ |
| | | （2）营养调查的内容和结果的分析评价 | √ | √ |
| | | （3）营养监测的常用指标 | √ | √ |

## 拓展练习及参考答案

（何清懿）

# 第五章 特殊人群的营养

## 学 习 目 标

**素质目标**：培养良好的饮食习惯，关注特殊人群营养状况。

**知识目标**：掌握孕妇、乳母、特殊年龄人群的营养需求和合理膳食原则；了解上述特殊人群的生理特点。

**能力目标**：能够根据不同人群的营养需求设计适合特殊人群的膳食营养方案。

特殊人群营养学研究的是不同生命周期阶段，处于特殊生活环境、特殊工作环境及从事特殊职业人群的代谢特点、营养需求和膳食保障。它深入剖析这些特殊群体的生理代谢特征，揭示其独特的营养需求，从而为这些人群提供科学合理的膳食指导，确保他们的身体健康和营养平衡。

---

**案例导入**

**【案例】**

李女士，23岁，妊娠8个月，身高162cm，妊娠前47kg，目前52kg。李女士近期时常感觉到头晕，偶有小腿抽筋、腰腹疼痛。李女士早餐仅饮一杯牛奶；午餐：米饭＋肉类（一般为猪肉和鸡肉）＋鱼类＋汤类＋菜类（爱吃咸鱼，而很少摄入菜类）；午点：水果，多为苹果；晚餐：米饭＋肉＋汤，有时候单煮面条加鸡蛋。晚点：一杯牛奶，常吃冻饮。

**【问题】**

1. 根据上述描述，请你对李女士的营养状况进行分析。

2. 为了改善李女士的营养与健康状况，你有哪些建议？

3. 针对李女士的情况，请你设计一份适合她的食谱。

---

## 核心知识拆解

## 第一节 孕妇和乳母的营养与膳食

妊娠与哺乳期的女性，保障其营养需求极为重要。她们需要摄取充足且均衡的营养素，以满足胎儿的正常生长与发育，同时保障乳汁的充足分泌，确保婴幼儿获得足够的营养。此外，这些营养素还需满足母体自身的营养需求，从而预防母体、胎儿及婴幼儿可能出现的营养不足及相关并发症。因此，确保妊娠与哺乳期女性的合理营养摄入，对于维护母体健康及促进下一代的正常身心发展具有重要意义。

## 一、孕妇的营养与膳食

妊娠期的最佳营养需要量是一个复杂的科学问题，因此通常以组织和体液中的营养素含量来阐释营养素的需要量。孕妇分泌激素水平的变化可导致新陈代谢、血容量、肾功能、消化系统等方面的变化，从而引起营养素需要量的变化。

胎儿生长发育所需的各种营养素全部来自母体，因此需要对妊娠期妇女的营养加以调整。

### （一）妊娠期的生理特点

#### 1. 内分泌系统

（1）人绒毛膜促性腺激素（human chorionic gonadotropin，hCG）：hCG水平在受精卵着床后开始升高，于妊娠第8～9周达到分泌高峰，随后在第10周后逐渐下降。hCG的主要生理作用包括刺激母体孕酮的分泌，并通过降低淋巴细胞的活力，有效预防母体对胎儿的排斥反应，从而维持妊娠的稳定性。

（2）人绒毛膜生长素：作为一种由胎盘产生的糖蛋白，人绒毛膜生长素在调节母体与胎儿之间的物质交换中发挥着重要作用。它能够降低母体对葡萄糖的利用率，并促使更多的葡萄糖通过胎盘转运至胎儿，以满足胎儿生长发育的能量需求。此外，人绒毛膜生长素还能促进脂肪分解，增加血中游离脂肪酸的含量，同时促进蛋白质和DNA的合成，有助于胎儿的细胞增殖和组织构建。

（3）雌激素：胎盘分泌的雌激素有雌酮、雌二醇和雌三醇。其中，雌二醇能够刺激母体垂体生长激素细胞转化为催乳素细胞，为分娩后的乳汁分泌做好准备。此外，雌激素还参与调节碳水化合物和脂类代谢，有助于母体骨骼更新、维持骨骼健康。雌三醇则主要通过促进前列腺素的产生来增加子宫和胎盘之间的血流量，有助于胎儿的养分供应和废物排出，同时促进母体乳房的发育。

（4）孕酮：作为一种重要的孕激素，孕酮在妊娠期发挥着多方面的作用。它能够松弛胃肠道平滑肌细胞，引起妊娠胃肠功能改变，以适应妊娠期间的消化需求。此外，孕酮还能使子宫的平滑肌细胞松弛，为胚胎在子宫内着床提供良好的环境。同时，孕酮还能促进乳腺发育，并在妊娠期阻止乳汁分泌，以确保乳房的正常发育和准备分娩后的哺乳功能。

#### 2. 血液系统

（1）血容量：在妊娠期的第6～8周阶段，妊娠期女性的血容量开始逐渐增长。随着妊娠期的推进，至第32～34周时，血容量的增长将达到其峰值，相较于妊娠前的水平，增加了35%～40%，并将保持这一增长状态直至分娩。血容量的增长主要包括血浆容积的增加和红细胞数量的增加，其中血浆容积的增长会进一步推动红细胞数量的增加。相较于非妊娠女性，妊娠期女性的血浆容积增长45%～50%，红细胞数量增长15%～20%，这种变化使血液相对稀释，进而容易引发生理性贫血。

（2）血浆总蛋白：在妊娠早期阶段，由于血液稀释现象的发生，血浆总蛋白的含量开始呈现下降趋势。至妊娠晚期，血浆总蛋白的浓度由约70g/L减少至60g/L。这一变化主要是由于白蛋白水平的显著下降所致（由40g/L降低至25g/L）。

#### 3. 肾脏
在妊娠期间，为了有效排出母体和胎儿代谢过程中产生的含氮及其他废物，肾脏的负荷会相应增加。在此过程中，肾小球滤过率显著提升，增幅约为50%；同时，肾血浆流量也有显著增加，增幅约为75%。这些生理变化导致尿中蛋白质代谢产物，如尿素、尿酸、肌酸和肌酐等的排泄量明显增加。值得注意的是，随着肾小球滤过率的提高，肾小管的吸收能力并未相应增强。因此，部分妊娠期妇女在尿液中会出现葡萄糖、氨基酸、水溶性维生素等物质排出量增加的情况。特别是尿中叶酸的排出量，其增幅可高达一倍，而葡萄糖的排出量更可能增加10倍以上。这一生理变化导致在餐后15分钟内，妊娠期女性的尿糖值可能会出现明显增高。

**4. 消化系统**　妊娠期女性因高水平雌激素作用，牙龈呈肥厚状态，从而增加了患牙龈炎及牙龈出血的风险。同时，随着孕酮分泌量的增加，胃肠平滑肌肌张力呈下降趋势，相继出现贲门括约肌松弛、消化液分泌量减少，胃排空时间延长，以及肠蠕动减弱等现象，进而易引发恶心、呕吐、反酸、消化不良及便秘等妊娠反应。此外，胆囊排空时间的延长及胆道平滑肌的松弛，使得胆汁变得黏稠并发生淤积，从而增加了诱发胆结石的风险。消化系统功能的这些变化，使食物在肠道内的停留时间延长，进而促进了部分营养素如钙、铁、叶酸和维生素 $B_{12}$ 等的吸收。

**5. 体重**　妊娠期女性的体重会发生显著变化，平均增加约12kg。这种体重增长包含两个主要部分：一是与妊娠直接相关的产物，如胎儿、羊水和胎盘的生成；二是母体组织的自然增长，具体表现为血液和细胞外液容量的增加，子宫和乳腺的扩张，以及为哺乳期储备的脂肪和其他必需营养物质的积累。

妊娠前体重状况及妊娠期体重增长情况被视为评估母婴健康状态的重要参考指标。妊娠前体重指数（BMI）偏高者，妊娠期间并发症及不良妊娠结局的发生率更高。妊娠前肥胖状态可能增加子代罹患先天畸形的风险，并且与子代成年后肥胖及相关代谢综合征的发病率存在关联。相反，妊娠前体重过轻可能导致胎儿生长发育受限，进而增加低出生体重儿或早产儿的发生风险，而低出生体重儿在成年后更易罹患心血管疾病、糖尿病等慢性疾病。因此，备孕女性应当积极调整自身体重至适宜范围，以规避肥胖或消瘦对母婴健康的潜在影响。

### （二）妊娠期的营养需要

**1. 能量**　孕妇在维持自身所需能量的同时，还需承担胎儿生长发育、胎盘及母体组织增长所必需的能量供给。在妊娠早期，孕妇的基础代谢率（BMR）通常保持稳定，无显著变化，随着妊娠进入中期，基础代谢率逐渐上升，至妊娠晚期，基础代谢率增高15%～20%。因此，在妊娠中、晚期，孕妇的膳食能量需要量（EER）相较于非妊娠妇女应分别增加250kcal和400kcal，以满足身体及胎儿生长发育的能量需求。

**2. 蛋白质**　足月胎儿体内含蛋白质 400～800g，加上胎盘及孕妇自身有关组织增长的需要，共需蛋白质约 900g，这些蛋白质需不断从食物中获得。孕妇蛋白质推荐摄入量在妊娠早期不增加，妊娠中期和妊娠晚期分别增加 15g/d 和 30g/d。妊娠期膳食中优质蛋白质至少占蛋白质总量的1/3。

**3. 脂类**　是胎儿神经系统的重要组成部分，脑细胞在增殖、生长过程中需要一定量的必需脂肪酸。推荐妊娠期膳食脂肪的供能百分比为20%～30%。

**4. 矿物质**

（1）钙：孕妇对钙的需要量显著上升，这是由于胎儿在生长发育过程中，为满足生长发育需求而从母体摄取大量的钙元素。为了满足骨骼和牙齿的生长发育需求，胎儿需要储存约30g的钙。此外，为满足泌乳需要，母体亦需储存部分钙元素，因此妊娠期对钙的需求量相应增加。在钙元素缺乏严重或长期不足的情况下，血液中的钙浓度将会下降，可能导致孕妇出现小腿抽筋或手足抽搐的症状，严重情况下甚至可能引发骨质软化症，而胎儿也可能罹患先天性佝偻病。鉴于此，孕妇应增加富含钙的食物的摄入量，并在膳食摄入不足时适当补充钙制剂。相较于非妊娠妇女每日800mg的膳食钙推荐摄入量，妊娠期妇女在此基础上可适量增加。

（2）铁：在妊娠期，母体对铁的需求量呈现显著的增长趋势。为了改善妊娠期间的生理性贫血状况并补偿分娩过程中的铁质损失，母体需增加自身的造血功能。同时，胎儿的肝脏亦需储备足够的铁质，以满足出生后前6个月的生长发育需求。因此，若妊娠期膳食中铁的摄入量不足，不仅易导致孕妇发生缺铁性贫血，还可能减少胎儿体内的铁储备，从而使婴儿较早地出现缺铁症状。此外，妊娠早期的缺铁状况还与早产及低出生体重等不良妊娠结局密切相关。

妊娠期应注意补充一定量动物肝脏、血、瘦肉等食物，必要时可在医生指导下加服铁剂。非妊娠妇女膳食铁RNI为20mg/d，RNI在妊娠早期不增加，妊娠中期和妊娠晚期分别增加7mg/d和11mg/d。

（3）锌：为确保胎儿的正常发育和预防先天性缺陷，妊娠期妇女应确保摄入充足的锌。近年的流行病学研究指出，胎儿畸形发生率的上升与妊娠期锌营养不足及血清锌浓度下降之间存在关联。因此，妊娠期妇女的膳食锌推荐摄入量需在非妊娠妇女每日7.5mg的基础上，在整个妊娠期均额外增加2mg/d，以满足母婴健康需求。

（4）碘：妊娠期妇女若体内碘元素摄入不足，可能直接导致胎儿甲状腺功能受损，进而诱发呆小症，其显著特征为生长发育迟缓与认知能力下降。特别是在妊娠中期，随着母体基础代谢率的逐步提升，甲状腺素的分泌量也会相应增加，进而对碘的需求也会显著增加。因此，为确保妊娠期妇女碘元素摄入满足需求，建议在非妊娠妇女每日碘推荐摄入量120μg/d的基础上，整个妊娠期额外增加110μg/d。

### 5. 维生素

（1）维生素A：若妊娠期间缺乏维生素A，则可能引起胎儿宫内发育迟缓、低出生体重及早产。过量摄入维生素A可能引起自发性流产和胎儿先天畸形。因此，中国营养学会及世界卫生组织建议孕妇通过摄取富含类胡萝卜素的食物补充维生素A。妊娠早期维生素A的RNI不增加，妊娠中期和晚期在非妊娠妇女700μgRAE/d的基础上均增加70μgRAE/d，UL为3000μgRAE/d。

（2）维生素D：妊娠期间，对维生素D的需求量显著提升。在此期间，维生素D的缺乏可能引发孕妇骨质软化症及新生儿低钙血症和手足抽搐等健康问题，但维生素D的过量摄入同样不容忽视，因为它可能导致婴儿出现高钙血症，进而引发维生素D中毒。因此，合理控制维生素D的摄入量至关重要。妊娠期妇女维生素D的推荐摄入量与非妊娠妇女相同，均为10μg/d，而妊娠期妇女维生素D的可耐受最高摄入量则设定为50μg/d，以确保母婴健康。

（3）B族维生素：维生素$B_1$、维生素$B_2$与能量代谢有关。维生素$B_1$缺乏可引起孕妇或新生儿脚气病，导致胃肠功能下降并加重早孕反应。妊娠期维生素$B_2$缺乏与胎儿生长发育迟缓、缺铁性贫血有关。妊娠期维生素$B_1$、维生素$B_2$的RNI在妊娠早期不增加，妊娠中晚期在非妊娠妇女1.2mg/d基础上分别增加0.2mg/d和0.3mg/d。

在临床实践中，维生素$B_6$常被用作辅助治疗早孕反应的有效手段。同时，维生素$B_6$与叶酸、维生素$B_{12}$的联合应用，可显著预防妊娠高血压的发生。对于妊娠期女性，维生素$B_6$的推荐摄入量在非妊娠妇女每日1.4mg/d的基础上增加0.8mg/d，而其可耐受最高摄入量应控制在60mg/d以内。

叶酸在妊娠过程中的作用不容忽视，其缺乏可能影响胚胎细胞的增殖与分化，进而增加神经管畸形及流产的风险。因此，备孕妇女应自准备妊娠前3个月起，每日补充400μgDFE叶酸，并持续至整个妊娠期。妊娠期叶酸的推荐摄入量在非妊娠妇女400μgDFE/d的基础上增加200μgDFE/d，而其最高摄入量应不超过1000μgDFE/d。

### （三）孕期营养不良对母体和胎儿的影响

#### 1. 妊娠期营养不良对母体的影响

（1）营养性贫血：包括缺铁性贫血和缺乏叶酸、维生素$B_{12}$引起的巨幼红细胞贫血，营养性贫血是孕期最常见的营养缺乏症。妊娠期贫血主要以缺铁性贫血为表现形式，其中妊娠末期为患病率最高时期。其主要原因包括多个方面：第一，膳食中铁元素的摄入不足；第二，植物性食物中所含铁质的吸收利用效率较低；第三，母体和胎儿在妊娠期间对铁的需求显著增加；第四，其他一些可能导致失血的因素。轻度贫血对孕妇的健康影响相对有限，但当贫血程度达到重度时，可能因心肌缺氧而诱发贫血性心脏病，胎盘缺氧则易导致妊娠高血压综合征或妊娠高血压综合征性心脏病的发生。同时，贫血还会削弱孕产妇的抵抗力，增加产褥感染的风险，甚至可能危及生命。因此，对于妊娠期贫血的防治工作应当予以高度重视。

（2）骨质软化症：缺乏维生素D将对钙的吸收产生不利影响，进而引发血钙浓度降低。为确保胎儿正常生长发育所需的钙，母体需从自身骨骼中调用钙，这可能导致母体骨骼钙含量不足，进而诱发脊柱、骨盆骨质软化，甚至骨盆变形，严重情况下还可能增加难产的风险。此外，妇女的生育年龄主要集中在25～32岁，此阶段恰好是骨密度峰值形成的关键时期，若在妊娠期钙摄入量不足，会对母体骨密度产生持久性的不良影响。

（3）营养不良性水肿：在妊娠期，若蛋白质的摄入严重不足，可能导致营养不良性水肿的发生。轻度蛋白质缺乏的情况下，患者可能仅表现出下肢水肿的症状，而严重缺乏蛋白质的情况下，则可能引发全身水肿。此外，维生素$B_1$的严重缺乏同样能够引发水肿症状。

（4）妊娠合并症：妊娠期营养与妊娠合并症有关。孕妇营养不良，如贫血、低蛋白血症、缺钙及BMI>24均是妊娠高血压综合征的易患因素。

**2. 妊娠期营养不良对胎儿健康的影响**

（1）胎儿生长发育迟缓：在妊娠期间，特别是进入中、晚期阶段，若母体能量、蛋白质及其他营养素摄入不足，将对胎儿的生长发育造成不利影响，从而增加低出生体重的风险。值得重视的是，胎儿生长发育迟缓与成年期罹患多种慢性病之间存在密切关联，包括但不限于心脑血管疾病、高脂血症及糖尿病等。

（2）先天畸形：妊娠早期，妇女若存在某些微量元素或维生素摄入不足或过量的情况，往往可能引发各类先天畸形儿的产生。例如，叶酸缺乏可能诱发神经管畸形，其主要临床表现包括无脑儿和脊柱裂等；而维生素A的缺乏或过量则可能导致无眼、小头等先天畸形的发生。

（3）脑发育受损：胎儿脑细胞的快速增殖阶段主要集中于妊娠后期至出生后1年左右，此后，脑细胞的数量将保持稳定，而主要发生的是细胞体积的增大。因此，妊娠期的营养状况，特别是妊娠后期母体对蛋白质和能量的摄入是否达到适宜水平，对胎儿的脑发育具有直接而关键的影响，进而决定其智力发育水平。

（4）低出生体重（LBW）：是指新生儿体重低于2500g。相较于正常体重婴儿，LBW婴儿的围产期死亡率显著升高，是正常婴儿的4～6倍。此外，低出生体重不仅会对婴幼儿期的生长发育造成负面影响，还可能对儿童期和青春期的体能与智能发育产生长远影响。更为重要的是，低出生体重与成年后慢性病的发病率上升密切相关，如心血管疾病和糖尿病等。

（5）巨大儿：是指新生儿中体重大于4000g的婴儿。近年来，我国一些大中城市的巨大儿发生率呈逐渐上升的趋势，部分地区已达到约8%的水平。研究表明，妊娠后期血糖水平升高是导致巨大儿发生的重要因素之一。孕妇不科学的进食或过度进补，可能导致能量和某些营养素的过量摄入，进而引发妊娠期体重过度增加，最终使胎儿生长过度。巨大儿不仅在分娩过程中容易造成产伤，增加分娩难度，还与成年后慢性病的发病风险密切相关，如肥胖、高血压和糖尿病等。

**（四）妊娠期的膳食原则**

妊娠期膳食应随着妊娠期妇女的生理变化和胎体生长发育的状况而进行合理调配。对于妊娠期妇女，《中国居民膳食指南（2022）》增加六条核心推荐：①调整孕前体重至正常范围，保证孕期体重适宜增长。②常吃含铁丰富的食物，选用碘盐，合理补充叶酸和维生素D。③对于孕吐症状较为严重的孕妇，建议采取少量多餐的饮食方式，确保每日摄入含有适量碳水化合物的食物，以维持身体基本需求。④在妊娠中、晚期阶段，适量增加奶、鱼、禽、蛋、瘦肉等营养丰富的食物摄入，同时进行适度的身体活动，以维持妊娠期适宜的体重增长。⑤经常参与户外活动，严格禁止吸烟和饮酒，保持健康的生活方式。⑥保持愉悦的心情，并积极准备母乳喂养，为新生儿的健康成长奠定良好基础。

**1. 妊娠早期的合理膳食** 在妊娠早期，尽管营养需求与妊娠前相似，但此阶段胚胎组织的分化增殖和主要器官系统的形成对营养因素极为敏感。营养不当可能增加胎儿畸形的风险，如心脏畸形、无脑畸形或脊柱裂等。同时，多数孕妇会经历恶心、呕吐和食欲缺乏等妊娠反应，这可能导致饮食习惯的改变和营养摄入不足。因此，妊娠早期应重视以下建议：①选择清淡、易消化、能促进食欲的食物，并保持饮食均衡。②采用少食多餐的饮食策略，以确保正常的食物摄入量。③鉴于早晨和饭后早孕反应最为明显，建议在起床前食用低水分、高碳水化合物的食物。午后，多数孕妇的恶心和呕吐症状会有所缓解。此外，建议孕妇每日适量补充叶酸和维生素$B_{12}$，以预防神经管畸形的发生。

**2. 妊娠中、晚期的合理膳食** 随着妊娠进入中、晚期，胎儿的生长发育和大脑发育进入快速阶段，母体也开始储存脂肪和蛋白质等营养物质，同时可能面临缺钙、缺铁等问题。自妊娠第4个月起，妊娠反应逐渐减轻或消失，食欲逐渐好转。因此，须增加能量和各种营养素的摄入，确保饮食全面多样，荤素搭配，如牛奶、鸡蛋、动物肝脏、瘦肉、鱼虾类、豆制品、新鲜蔬菜水果等，以满足胎儿的正常生长需求。

由于妊娠过程中消化功能减弱和抵抗力降低，孕妇易发生腹泻或便秘。因此，应尽量选择新鲜和易消化的食物。为预防便秘，可多摄入富含膳食纤维的蔬菜、水果和薯类。若妊娠晚期出现水肿，应限制高钠盐食物的摄入。妊娠期一日食物推荐量见表5-1。

表5-1　妊娠期一日食物推荐量（低度至中度身体活动水平）

| 食物种类 | 建议量 | | |
| --- | --- | --- | --- |
| | 妊娠早期 | 妊娠中期 | 妊娠晚期 |
| 粮谷类 | 200～250g/d | 200～205g/d | 225～275g/d |
| 薯类 | 50g/d | 75g/d | 75g/d |
| 蔬菜类 | 300～500g/d | 400～500g/d | 400～500g/d |
| 水果类 | 200～300g/d | 200～300g/d | 200～350g/d |
| 鱼禽蛋肉 | 130～180g/d | 150～200g/d | 175～225g/d |
| 奶 | 300g/d | 300～500g/d | 300～500g/d |
| 大豆 | 15g/d | 20g/d | 20g/d |
| 坚果 | 10g/d | 10g/d | 10g/d |
| 烹调油 | 25g/d | 25g/d | 25g/d |
| 加碘食盐 | 5g/d | 5g/d | 5g/d |
| 饮用水 | 1700ml/d | 1700ml/d | 1700ml/d |

## 二、乳母的营养与膳食

胎儿娩出后，产妇便进入以自身乳汁哺育婴儿的哺乳期。乳母的主要生理特点在于逐步补偿因妊娠和分娩所消耗的营养素储备，以促使各器官和系统功能得以恢复，同时，乳母需分泌乳汁，承担起哺育婴儿的重要职责。在哺乳期，确保母体的合理营养与膳食至关重要，此举不仅有助于母体健康的恢复，更能为婴儿的生长发育提供优质的食物来源。因此，我国长期以来积极倡导母乳喂养及母婴同室的理念，这对促进母婴双方的身心健康具有显著益处。为满足分泌高质量乳汁的需求，母体对能量、优质蛋白质、脂肪、无机盐、维生素及水的摄入量需相应增加。

### （一）哺乳期的生理特点

泌乳过程是一项复杂的神经反射活动，其发生与发展受到神经内分泌因素的调控。在妊娠晚期阶段，乳腺组织主要受雌激素与孕酮的协同作用。其中，雌激素主要对乳腺导管发挥功能，而孕酮则主要作用于乳腺的囊泡结构。随着分娩过程的完成，孕酮水平逐渐消退，同时催乳激素的水平显著上升，导致了乳汁的分泌。乳汁的分泌受两个关键反射的调控：第一，产奶反射，当婴儿吸吮乳头时，这一刺激会促使乳母垂体分泌催乳素，进而激发乳腺腺泡产生乳汁并存储于乳腺导管中；第二，下奶反射，同样由婴儿吸吮乳头触发，它会导致乳母垂体后叶释放催产素，进而引起乳腺周围肌肉收缩，促使乳汁排出。

母乳根据其成分和阶段的不同，可分为三期：初乳、过渡乳和成熟乳。初乳在产后第一周分泌，呈淡黄色且质地黏稠，富含免疫蛋白，如分泌型免疫球蛋白A和乳铁蛋白等，但乳糖和脂肪含量相对较少。随后进入过渡乳阶段，乳糖和脂肪含量逐渐增加。产后第二周以后，分泌的乳汁为成熟乳，呈乳白色，包含丰富的蛋白质、乳糖和脂肪等多种营养素。

乳母的营养状况对泌乳量具有显著影响。乳母的营养需求不仅是为了母体健康的恢复，更重要的是为乳汁的分泌提供必要的物质基础。产后第一天，泌乳量约为50ml，随后逐渐增加，到第二周时大约可达500ml/d，而正常的乳汁分泌量则维持在700～800ml/d。泌乳量减少，往往是母亲营养不良的一个表现，此外，婴儿体重的增长率也是评估奶量是否充足的重要指标。

### （二）哺乳对乳母的影响

**1. 近期影响**

（1）促进产后子宫恢复：哺乳过程中，婴儿对乳头的吸吮刺激催产素分泌，进而促进子宫收缩，帮助子宫迅速恢复至妊娠前状态。

（2）促进乳汁排空：哺乳能有效排空乳房中的乳汁，预防乳房肿胀和乳腺炎的发生。

（3）延长恢复排卵时间：母乳喂养能延长分娩后至恢复排卵的时间，减少短期内再次妊娠的风险。

（4）体重管理：哺乳期分泌乳汁会消耗大量能量，促进妊娠期储存脂肪的消耗，帮助乳母体重恢复，预防产后肥胖。

**2. 远期影响**

（1）体重管理：与近期影响相似，哺乳期乳汁的分泌同样有助于乳母体重的长期管理，预防肥胖。

（2）降低癌症风险：长期来看，哺乳对乳母乳腺癌和卵巢癌的预防作用持续存在。

（3）骨质健康：哺乳期间，乳汁分泌会造成母体钙的丢失。虽然有研究也表明，哺乳期间母体钙的吸收率可能增加，但乳母每天仍有约30g钙转运至婴儿。因此，重构乳母的钙储存对预防乳母骨质疏松具有重要作用。

### （三）乳母的营养需要

**1. 能量**　乳母对于能量的需求相对较高，这既源于母体自身日常活动的能量消耗，也包含乳汁的能量及分泌过程所需的能量。在哺乳期，每日平均泌乳量约为750ml，每100ml乳汁中蕴含的能量在

280～320kJ（67～77kcal）。若将能量从母体向乳汁的转化效率计算为80%，则乳母为分泌乳汁应额外摄入约2800kJ（约670kcal）的能量。尽管乳母在妊娠期会储存一些脂肪以备不时之需，但哺育婴儿的辛劳及基础代谢率的提高，都使乳母每日的能量需求较非妊娠期妇女高出约500kcal。

为衡量乳母能量摄入是否充足，可以观察其泌乳量及体重变化。当乳母能量摄入适中时，不仅婴儿能够获得充足的乳汁以满足成长需求，乳母也能逐步恢复到妊娠前体重。

**2. 蛋白质** 蛋白质的摄入量对乳汁分泌量和质量的影响最为明显。乳母膳食中蛋白质量少质差时，乳汁分泌量将大幅减少，并动用乳母组织蛋白以维持乳汁中蛋白质含量的恒定。正常情况下，每天从乳汁中排出的蛋白质约为10g，母亲摄入的蛋白质变成乳汁中蛋白质的转换率约为70%，蛋白质质量较差时，转换率降低。考虑到我国的膳食构成以植物性食物为主，膳食蛋白质的生物学价值不高，其转换率可能较低。乳母蛋白质RNI为在非妊娠妇女基础上每日增加25g。建议乳母多吃蛋类、乳类、瘦肉类、肝、肾、豆类及其制品。

**3. 脂类** 乳汁是婴儿获取能量的重要来源，其中脂肪的产能效率最高。同时，脂肪对于婴儿中枢神经系统的发育及脂溶性维生素的吸收都至关重要。因此，乳母在膳食中应确保摄入适量的脂肪，特别是多不饱和脂肪酸。通常建议每日脂肪的摄入量占总能量的20%～30%为宜。

**4. 矿物质** 人乳中主要矿物质（如钙、磷、镁、钾、钠）的浓度通常不受乳母膳食的直接影响，表现出相对稳定的特性。然而，在微量元素方面，如碘和硒，乳母的膳食摄入量增加时，乳汁中的含量也会相应上升。

（1）钙：人乳中钙的含量相当稳定，每日通过乳汁排出的钙量约为300mg。若乳母的钙供给不足，其身体会自动从骨骼中调取钙以满足乳汁中的钙含量需求。这种钙的流失可能导致乳母出现腰腿酸痛、抽搐等症状，甚至发展为骨质软化症。为了保持乳汁中钙的正常含量，并维护乳母的钙平衡，建议增加乳母的钙摄入量。乳母的钙推荐摄入量应在非妊娠期的800mg/d基础上增加200mg/d。因此，除多食用如乳类和乳制品等富含钙的食物外，还可以在医生或营养师的指导下，合理选择钙剂、骨粉等补充剂。

（2）铁：人乳中的铁含量相对较低，这是因为铁无法通过乳腺直接输送到乳汁中。为了避免乳母发生缺铁性贫血，乳母在日常膳食中应特别注重补充铁。乳母的铁RNI应在非妊娠期的20mg/d基础上增加4mg/d。

（3）碘和锌：乳汁中碘和锌的含量受到乳母膳食的显著影响。这两种微量元素与婴儿神经系统的生长发育及免疫功能密切相关。乳母的碘RNI应在非妊娠期120μg/d基础上每日增加120μg，锌的RNI则应在非妊娠期7.5mg/d基础上每日增加4.5mg。

**5. 维生素** 乳母的维生素A少量可通过乳腺进入乳汁，尤其在产后2周内的初乳中含量较高，但随着乳汁的成熟，其含量逐渐下降至平均60μg/100ml。因此，乳母维生素A的摄入量对乳汁中该维生素的含量有直接影响。然而，乳汁中维生素A的含量并不会随膳食中维生素A摄入量的无限增加而持续增加，而是存在一个限度。维生素D几乎无法通过乳腺进入乳汁，因此母乳中的维生素D含量通常较低。而维生素E则有助于促进乳汁的分泌。乳母维生素A、维生素D的推荐摄入量分别为1300μgRAE/d和10μg/d，而维生素E的适宜摄入量则为17mgα-TE/d。水溶性维生素大多可以通过乳腺进入乳汁，但乳腺对它们的分泌有一定的调控作用，即达到某一水平后，其含量便不再随摄入量的增加而增加。乳母维生素B₁、维生素B₂、烟酸和维生素C的RNI分别为1.5mg/d、1.5mg/d、15mg NE/d和150mg/d。

**6. 水** 乳母摄入的水量与乳汁分泌量有密切关系，如水分摄入不足将直接影响乳汁的分泌量。乳母平均每日泌乳量为750ml，故每日应从食物及饮水中比非妊娠期多摄入约1L水。可通过多摄入水或流质食物来补充。

#### （四）乳母的膳食原则

乳母的营养是确保乳汁分泌和婴儿健康成长的基础，特别是对于那些母体储备量较低、易受膳食影响的营养素。因此，哺乳期应合理调配膳食，确保食物品种多样、数量充足、营养价值高，从而保障婴儿和乳母都能有充足的营养。

乳母的心理及精神状态是影响乳汁分泌的重要因素，哺乳期间保持愉悦心情可以提高母乳喂养的成功率。坚持哺乳、适量的身体活动，有利于身体复原和体重恢复正常。吸烟、饮酒会影响乳汁分泌，其含有的尼古丁和乙醇也可通过乳汁进入婴儿体内，影响婴儿睡眠及精神运动发育，哺乳期间应忌烟酒。茶和咖啡中的咖啡因可以造成婴儿兴奋，乳母应限制饮用浓茶和大量咖啡。

《中国居民膳食指南（2022）》中对哺乳期妇女膳食有5条核心建议：①产褥期适量多样化饮食，坚持整个哺乳期营养均衡。②适量增加动物性食物和海产品以补充优质蛋白质及维生素A，选用碘盐，合理补充维生素D。③在家庭鼓励下，保持心情愉快、睡眠充足，坚持母乳喂养。④合理提高身体运动量，有利于产后体重恢复至健康水平。⑤多喝汤和水，限制浓茶和咖啡，忌烟酒。

**1. 产褥期膳食**　产褥期是指孕妇从胎儿、胎盘自身体娩出，直到除乳腺外各个器官恢复或接近正常未孕状态所需的一段时期，一般需6～8周。在中国民间，产褥期也称为"月子"或"坐月子"。月子饮食常被过分重视，月子期间往往过量摄入肉类和蛋类，以致能量和脂肪摄入过剩，许多地区月子风俗甚至还保留着不同的食物禁忌，如不吃或少吃蔬菜、水果、海产品等，容易造成微量营养素摄入不足，不利于乳母获得充足营养。应纠正这种饮食误区，做到产褥期食物种类多样并控制膳食总量的摄入，坚持整个哺乳阶段（产后2年）营养均衡，以保证乳汁的质与量，为持续进行母乳喂养提供保障。

**2. 整个哺乳期膳食**　乳母整个哺乳期（包括产褥期）均应坚持食物多样，以满足自身营养需求，保证乳汁营养和母乳喂养的持续性。

（1）食物品种多样，不偏食：哺乳期妇女需要摄入多样化的食物，以确保获得全面且足够的营养素。食物的数量也要相应增加，以满足哺乳期的特殊需求。

（2）供给充足的优质蛋白质：乳母每天应摄入足够的优质蛋白质，其中1/3以上应来自动物性食物。食用富含维生素A的动物性食物也有助于提高母乳中维生素A的水平。

（3）多食含钙丰富食品：哺乳期妇女对钙的需求增加，应多食用奶制品、豆类、小鱼和小虾等富含钙的食物。

（4）增加新鲜蔬菜、水果的摄入：新鲜蔬菜、水果富含维生素、矿物质和膳食纤维，有助于促进食欲、防止便秘并促进乳汁分泌。

（5）少吃盐、腌制品和刺激性强的食物：过多摄入盐、腌制品和刺激性食物可能对婴儿产生不利影响，应避免或限制摄入。

（6）注意烹饪方式：烹饪方法应健康，多用炖、煮、炒等方式，少用油煎、油炸。例如，食用肉类和鱼类时，应同时喝汤，以增加营养并促进乳汁分泌，烹调时适量添加碘盐。

乳母一天食物建议量为谷类225～275g，全谷物和杂豆占比1/3及以上；薯75g；蔬菜类400～500g，其中绿叶蔬菜和红黄色等有色蔬菜占比不少于2/3；水果类200～350g；鱼、禽、蛋、肉类（含动物内脏）总量为175～225g；牛奶300～500ml；大豆类25g；坚果10g；烹调油25g，食盐不超过5g；饮水量为2100ml。特别建议，为满足机体对维生素A的需求，建议每周食用1～2次动物肝脏，如一周85g猪肝或40g鸡肝。根据个人喜好，可在动物性食物和大豆类食物之间适当替换。

**知识拓展**

**初乳的价值**

初乳是对产后2～3天内所分泌的乳汁的统称。产后母体内的激素水平发生变化，乳房开始分泌乳汁。初乳除了含有由于吞噬作用所摄取的脂肪淋巴细胞，还含有乳腺细胞和来自导管的细胞断片及细胞核等。因初乳中磷酸钙、氯化钙等盐类的含量较多，所以有轻泻作用，初乳比成乳的热量也高。初乳含丰富的蛋白质、维生素，钠和氯含量也较高，但乳糖和酪蛋白含量低。初乳具有营养和免疫的双重作用，还能帮助新生儿排出体内的胎粪、清洁肠道。母乳是婴儿成长最自然、最安全、最完整的天然食物，含有婴儿成长所需的所有营养和抗体，可以有效降低婴儿患病率，促进婴儿健康成长。

新生儿的成长离不开母亲的关爱和呵护，喂养初乳的过程也是母亲与新生儿之间亲密互动的过程。

## 第二节　特殊年龄人群的营养与膳食

人类生命周期按时间顺序可分为婴幼儿期、儿童期、青少年期、成年期、老年期等，不同年龄、性别、生理状态的个体或人群其生理特点及营养需要也不同，在膳食供应上须作出必要的补充和调整，以满足其营养需要，促进健康，防止营养相关疾病的发生。

### 一、婴幼儿的营养与膳食

婴幼儿（0～3岁）生长发育迅速，是人体生长发育的重要时期，生命早期的营养和发育对体格生长、智力发育、免疫功能等近期及成年后的健康状况产生长期至关重要的影响。

#### （一）婴幼儿的生理特点

**1. 生长发育**　婴幼儿的生长发育是机体各组织器官逐步增长和功能日趋成熟的过程，这一过程受遗传和环境因素的综合影响。其中，营养因素尤为关键。

从婴儿期（出生到1岁）开始，尤其是出生后前6个月，是生命生长发育的第一个高峰期。此阶段最显著的变化是体重的迅速增加，婴儿平均出生体重为3.3kg（一般在2.5～4.0kg），至半岁时体重约为出生时的2倍，至1岁时体重则约为出生时的3倍。同时，身高作为反映骨骼系统生长的重要指标，虽然短期内的营养不良对其影响不明显，但长期营养不良会显著影响身高的增长，甚至导致停滞。头围的发育则直接关系到脑及颅骨的生长状态，对其的监测对婴幼儿的健康至关重要。当头围增长异常时，可能提示脑发育不良或脑积水等问题。此外，胸围和上臂围也分别反映了胸廓、胸背肌肉及上臂肌肉、骨骼和皮下脂肪的发育情况。

进入幼儿期（1～3岁），虽然生长发育的速度相较于婴儿期有所减缓，但与成人相比，其生长发育仍然非常活跃。在这一阶段，婴幼儿的智力发展尤为迅速，语言和思维能力得到显著提升。

**2. 消化和吸收**　婴幼儿的消化系统尚处于发育阶段，其功能尚不完善，因此对食物的消化、吸收和利用能力有限。

（1）口腔：婴幼儿的口腔黏膜柔嫩且血管丰富，容易受到损伤，因此保持口腔清洁、避免口腔黏膜受损尤为重要。新生儿的唾液腺尚未发育完善，唾液分泌量少，且唾液中淀粉酶含量低，不利于淀粉的消化。

（2）牙齿：乳牙通常在6～8个月开始萌出，由于牙齿的生长，婴儿咀嚼食物的能力相对较差。

（3）食管和胃：婴幼儿的食管和胃壁黏膜及肌层较薄，弹性组织发育不完善，易受损伤。婴儿的食管较细且短，胃呈水平位，胃容量小。此外，由于胃幽门括约肌发育良好而贲门括约肌发育不良，加之自主神经调节功能较差，因此婴儿易出现溢乳和呕吐现象。

（4）肠道：婴幼儿的肠壁黏膜细嫩，血管和淋巴结丰富，透过性强，有利于吸收营养物质。然而，肠壁肌肉较薄弱、肠蠕动能力较差，食物在肠腔内停留时间较长。这既有利于食物的消化吸收，也可能导致大便滞留或功能性肠梗阻。婴儿出生时体内已含有乳糖酶和蔗糖酶，可促进乳糖和蔗糖的吸收。同时，肠壁刷状缘能产生肠激酶和肽酶，可促进蛋白质的消化和吸收。

（5）胰腺：婴幼儿的胰腺发育尚不成熟，分泌的消化酶活力较低。例如，5个月以下的婴儿胰淀粉酶分泌量较少，因此不宜过早添加淀粉类辅食。胰脂酶在出生时分泌量最少，但随后逐渐增加，第1周内可增加5倍，1～9个月可增加20倍，因此婴儿脂肪消化能力较弱，而胰蛋白酶和胰凝乳酶在出生时已较为充足。

（6）肝：婴儿肝的体积相对较大且血管丰富，但由于肝细胞分化不全，因此肝功能较差，胆汁分泌量少，影响脂肪的消化吸收。

### （二）婴幼儿的营养需要

婴幼儿能量的需要除满足基础代谢、活动、食物的特殊动力作用和排泄耗能外，还包括快速生长发育所需的能量储存，维持能量摄入与消耗的正平衡是婴幼儿健康成长的基础。婴幼儿基础代谢率高，随着年龄的增加而逐渐降低，足月儿基础代谢能量需要量为43～60kcal/（kg·d），是成人基础代谢能量需要量的2～3倍。

**1. 能量** 婴儿期的能量需求主要集中在基础代谢上，约占其每日总能量的60%，每日约需要230kJ/（kg·bw）[55kcal/（kg·bw）]，随着婴儿年龄的增长，这一比例会逐渐减少。食物热效应在婴儿期对能量消耗的贡献为7%～8%，而到了幼儿期则降至5%左右。由于1岁以内的婴儿活动相对较少，因此用于肌肉活动等的能量需求也相对较低，平均每天为62.8～82.7kJ/（kg·bw）[或15～20kcal/（kg·bw）]。每增加1g新组织需要能量18.4～23.8kJ（4.4～5.7 kcal），如果供给的能量不足，可引起生长发育迟缓。此外，排泄耗能是指部分未经消化吸收的食物排出体外所丢失的能量，通常约占基础代谢的10%。根据2023年中国营养学会建议，婴幼儿每日能量摄入量应根据年龄进行调整：0～6月龄为90 kcal/（kg·d），7～12月龄为75kcal/（kg·d），1～2岁为900kcal/（kg·d），2～3岁为1100 kcal/（kg·d）。长期能量摄入不足可能导致生长迟缓或停滞，而能量摄入过多则可能引发肥胖。判断能量供给量是否适宜，通常需要考虑婴幼儿的健康状况、是否出现饥饿的症状及婴幼儿的体重增加情况。

**2. 蛋白质** 蛋白质对于婴幼儿的健康和成长至关重要，因为它是婴幼儿代谢和机体各器官、组织和细胞合成的必需原材料。蛋白质的质量和数量直接影响婴幼儿的健康和成长。

由于生长发育的需要，婴幼儿对必需氨基酸的需要量高于成人，人乳中蛋白质的氨基酸模式是婴幼儿最理想的氨基酸需要模式，母乳喂养因此被认为是满足婴幼儿对蛋白质和必需氨基酸需要量的最佳方式，同时有助于减少肝和肾的负担。虽然牛奶中的蛋白质含量较高，为人乳的2倍，但其中的酪蛋白分子较大，婴幼儿难以吸收，因此不建议1岁以内的婴幼儿直接饮用。为了保证婴幼儿膳食中优质蛋白质的摄入，应增加摄入优质蛋白质（如牛奶、鸡蛋、肉末、豆腐），需占蛋白质总摄入量的1/2。

当膳食蛋白质供给不足时，婴幼儿可能会出现多种健康问题，如生长发育迟缓或停滞、消化吸收障碍、肝功能障碍、抵抗力下降、消瘦、腹泻、水肿、贫血等。然而，由于婴幼儿的肾脏和消化器官的发育不完善，蛋白质的过高摄入也可能对机体产生不利影响。

婴幼儿的蛋白质需要量是以营养状态良好的母亲喂养婴幼儿的需要量为标准，在足量母乳喂养的情况下，婴幼儿蛋白质摄入量相当于 $1.6 \sim 2.2g/（kg \cdot bw）$，对于其他食物，由于其蛋白质的营养价值低于母乳蛋白质，因此需要量会相应增加。根据2023年中国营养学会的建议，蛋白质的RNI为：$0 \sim 6$ 月龄9g/d，$7 \sim 12$ 月龄17g/d，$1 \sim 3$ 岁25g/d。

**3. 脂类** 脂肪在婴幼儿的生长和发育中有重要作用，不仅是机体能量和必需脂肪酸的重要来源，还是重要的机体成分和能量储存形式。婴幼儿对脂肪的需要量按每千克体重计算，出生后前6个月的婴儿按每日摄入母乳750ml计算，则可获得脂肪36.5g/L，占总能量的48.3%。2023年中国营养学会针对不同月龄婴幼儿，提出相应建议：6月龄以内婴儿膳食脂肪的AI为总能量的48%，$7 \sim 12$ 月龄为总能量的40%，而 $1 \sim 3$ 岁幼儿则降至总能量的35%。

必需脂肪酸对婴幼儿来说尤为重要，它们对神经髓鞘的形成和大脑及视网膜光感受器的发育和成熟具有关键作用。如果膳食中缺乏必需脂肪酸，可能会导致婴幼儿皮肤干燥或脂溶性维生素缺乏。婴幼儿对n-6多不饱和脂肪酸与n-3多不饱和脂肪酸的需要量比例约为6:1。对于早产儿和人工喂养儿来说，他们可能更需要补充二十二碳六烯酸（DHA）。这是因为早产儿大脑中的DHA含量较低，且他们体内的去饱和酶活力较低，无法有效地将α-亚麻酸转化为DHA。而人工喂养儿的食物来源主要是牛乳及其他代乳品，这些食品中的DHA含量往往不能满足婴幼儿的需要。因此，对于这些特殊群体，补充DHA是非常必要的。二十碳五烯酸（EPA）＋DHA的AI在 $0 \sim 3$ 岁为0.1g/d。

中国营养学会推荐 $0 \sim 6$ 月龄婴儿亚油酸的AI为4.2g/d，约为总能量的8.0%，α-亚麻酸的AI为500mg/d，约为总能量的0.90%；$7 \sim 12$ 月龄婴儿亚油酸的AI为4.6g/d，约为总能量的6%，α-亚麻酸的AI为510mg/d，约为总能量的0.67%；$1 \sim 4$ 岁亚油酸的AI约为总能量的4.0%，α-亚麻酸约为总能量的0.6%。

**4. 碳水化合物** 是主要的供能营养素，有助于完成脂肪氧化，并具有节约蛋白质的作用，同时还是脑能量供应的主要物质。婴儿的乳糖酶活性比成年人高，有利于对奶类所含乳糖的消化吸收。但3个月以内的婴儿缺乏淀粉酶，故淀粉类食物应在6个月后添加。2023年中国营养学会发布的DRIs中推荐碳水化合物平均需要量为：$0 \sim 6$ 月龄60g/d，$7 \sim 12$ 月龄80g/d，1岁以上120g/d。

对于1岁以内的婴幼儿，特别是 $0 \sim 6$ 月龄的婴幼儿，乳糖是其主要能量来源，因为乳糖可适应其胃肠道的消化吸收能力。然而，随着年龄的增长，2岁以上婴幼儿的乳糖酶活性逐渐降低，对乳糖的消化能力减弱，特别是那些不喝牛乳的婴幼儿为适应其消化吸收能力，乳糖成为其主要能量来源。此外，4月龄后婴幼儿的淀粉酶活性逐渐增强，因此建议在6月龄后开始添加淀粉类辅食。

**5. 矿物质** 婴幼儿必需的矿物质中，钙、铁、锌和碘容易缺乏。此外，内陆地区及部分沿海地区碘缺乏病也较为常见。

（1）钙：婴儿在成长过程中，钙的储存量显著增加，从出生时占体重的0.8%增长到成年时的1.5% ~ 2.0%，这凸显了钙在婴儿生长发育中的重要性。对于母乳喂养的婴儿来说，由于母乳中的钙磷比例（2.3:1）相较于牛乳（1.4:1）更为合理，且钙的吸收率高，因此通常不会出现明显的钙缺乏。具体来说，人乳中的钙含量约为242mg/L。假设婴儿每天摄入750ml的母乳，他们每天通过母乳摄入的钙量大约为182mg。尽管这一数值低于某些配方奶或牛乳中的钙含量，但由于母乳中钙的高吸收率，纯母乳喂养的 $0 \sim 6$ 月龄婴儿通常不会缺钙。根据《中国居民膳食营养素参考摄入量（2023）》DRIs的建议，婴儿钙的AI在6个月前为200mg/d，6个月后增加到350mg/d；$1 \sim 3$ 岁幼儿钙的RNI为500mg/d；建议 $0 \sim 6$ 月龄婴儿钙的UL为1000mg/d，7月龄至3岁为1500mg/d。

（2）铁：新生儿在出生时体内储存的铁量大约为300mg，基本上可满足出生后4个月内婴儿对铁的需求。尽管母乳中的铁含量相对较低（约0.45mg/L），但由于其高吸收率，母乳仍然能够满足婴儿在初期对铁的需求。然而，随着婴儿的生长和发育，特别是在4～5月龄之后，他们体内的铁储备开始逐渐消耗，并且由于生长速度加快，对铁的需求量也在增加。此时，仅依赖母乳中的铁已经不能满足婴儿的需求，因此容易发生缺铁性贫血，需从膳食中或通过补充剂补充额外的铁。铁的良好来源包括强化铁的配方奶、动物性食物（如肝泥、肉末、血制品等）。我国推荐0～6月龄铁的AI为0.3mg/d，7～11月龄为10mg/d，1～3岁为9mg/d。

（3）锌：锌在机体免疫功能、细胞分化、激素调节甚至味觉形成中均有重要作用。如果婴幼儿缺锌，可出现包括食欲缺乏、生长停滞、性发育不良、脑发育受损、味觉异常或异食癖、认知行为改变等一系列症状。新生儿在出生时体内会储存一定量的锌，但母乳中的锌含量相对较低。母乳喂养的婴儿在4～5个月后，由于体内储存的锌的消耗，需要从膳食中补充。婴儿配方食品、肝泥、蛋黄等都是较好的锌的食物来源。我国推荐锌的适宜摄入量为：0～6月龄1.5mg/d，7～11月龄3.2mg/d，1～3岁4.0mg/d。

（4）碘：碘在婴幼儿体格发育、脑发育和调节新陈代谢过程中占据重要地位。婴幼儿期碘不足可引起克汀病，主要是以智力低下、体格发育迟缓为典型症状。我国推荐碘的适宜摄入量为：0～6月龄85μg/d，7～11月龄115μg/d，1～3岁的RNI为90μg/d。

除上述的微量元素，其他矿物质，如钾、钠、镁、铜、氯、硫等也为机体生长发育所必需，但母乳及配方奶喂养的健康婴儿均不易缺乏。

**6. 维生素** 母乳中的维生素特别是水溶性维生素含量受乳母的膳食和营养状态的影响。对于膳食均衡的乳母而言，她们的乳汁中通常含有满足婴儿需求的维生素。然而，在采用非婴儿配方奶喂养时，需要特别注意额外补充各类维生素以确保婴幼儿的营养平衡，因为维生素的缺乏会对婴幼儿的生长发育造成显著影响。

（1）维生素A：婴幼儿维生素A摄入不足可以影响体重的增长，并可出现上皮组织角化、眼干燥症和夜盲症等缺乏症状；但维生素A过量摄入也可引起中毒，表现出呕吐、昏睡、头痛、皮疹等症状。0～6月龄婴儿维生素A的AI为300μgRAE/d，7～11月龄为350μgRAE/d，1～3岁婴幼儿的RNI为男孩340μgRAE/d、女孩330μgRAE/d。母乳中含有较丰富的维生素A，用母乳喂养的婴儿一般不需要额外补充。常用的维生素A补充剂为浓缩鱼肝油，补充时注意要适量，过量会导致维生素A、维生素D中毒。

（2）维生素D：维生素D对于婴幼儿骨骼的健康发育至关重要，它帮助维持血钙和磷的平衡，进而促进骨钙和牙齿的形成。婴幼儿若缺乏维生素D，佝偻病的风险会显著增加。由于母乳中维生素D的含量相对较低，婴幼儿需要额外补充维生素D，同时多晒太阳以促进维生素D的合成，但长期过量摄入维生素D也可能导致中毒。0～11月龄婴幼儿维生素D的AI为10μg/d，1～3岁RNI为10μg/d。

（3）维生素E：新生儿组织中维生素E的储备少，这是因为脂溶性维生素经胎盘转运给胎儿的效率较低，特别是早产儿和低出生体重儿更容易出现维生素E缺乏，这可能导致细胞膜脆性增加，从而增加溶血性贫血的风险。0～6月龄婴儿维生素E的AI为3mgα-TE/d，7～12月龄婴儿为4mgα-TE/d，1～3岁婴幼儿为6mgα-TE/d。母乳中维生素E含量为3.3～4.5mg α-TE/L，因此母乳喂养通常能够满足婴幼儿维生素E的需求。由于牛乳中维生素E含量远低于人乳，使用牛乳喂养婴幼儿需额外补充维生素E。

（4）维生素K：维生素K对于婴幼儿的血液健康至关重要，它是形成凝血酶原等凝血相关蛋白质的关键营养素。新生儿体内维生素K的储备几乎为零，同时肠道内合成维生素K的菌群尚未建立，增加了维生素K缺乏的风险。人乳中维生素K的含量也相对较低（2～10μg/L），而牛乳及婴儿配方奶中的含量约为人乳的4倍。因此，纯母乳喂养的婴幼儿容易出现因维生素K缺乏而导致的出血性疾病。美国儿科学会建议对出生后不久的新生儿给予维生素K（0.5～1.0mg）作为保护措施。0～6月龄婴儿维生素K的AI为2.0μg/d，7～11月龄为10μg/d，1～3岁为30μg/d。

（5）维生素C：不仅具备抗氧化特性，还能有效增强机体免疫力和促进铁的吸收。0～1岁维生素

C 的 AI 为 40mg/d，1～3 岁 RNI 为 40mg/d。母乳喂养的婴儿由于母乳中的维生素 C 含量充足，通常不易出现缺乏，但人工喂养的婴儿则需要额外补充维生素 C，并在年龄增长后逐渐引入富含维生素 C 的新鲜蔬果，如深绿色叶菜汁和橙汁，以满足其营养需求。

（6）维生素 $B_1$：是酶的重要组成部分，参与糖类代谢，每 1000kcal 能量需要维生素 $B_1$ 为 0.5mg。0～6 月龄婴儿维生素 $B_1$ 的 AI 约为 0.1mg/d，7～11 月龄为 0.3mg/d，1～3 岁 RNI 为 0.6mg/d。当乳母膳食维生素 $B_1$ 供应充足时，母乳中维生素 $B_1$ 完全能满足婴幼儿的需要。当乳母经常食用精制米面又未补充其他维生素 $B_1$ 时，婴幼儿维生素 $B_1$ 摄入不足，易患婴幼儿脚气病。

（7）维生素 $B_2$：在人体内生物氧化与能量生成过程中发挥作用，并辅助维生素 $B_6$ 和烟酸代谢。乳汁中维生素 $B_2$ 比较稳定，是婴儿获取维生素 $B_2$ 的可靠来源。婴儿维生素 $B_2$ 缺乏出现的症状类似于成人。《中国居民膳食营养素参考摄入量（2023）》DRIs 建议，0～6 月龄婴儿维生素 $B_2$ 的 AI 约为 0.4mg/d，7～12 月龄为 0.6mg/d，1～3 岁男孩、女孩 RNI 分别为 0.7mg/d、0.6mg/d。

（8）维生素 $B_{12}$：维生素 $B_{12}$ 缺乏可能导致巨幼红细胞贫血、同型半胱氨酸血症、神经损害。只要乳母血清中维生素 $B_{12}$ 浓度正常，婴儿就能通过母乳获得足够的维生素 $B_{12}$。维生素 $B_{12}$ 主要来源于动物性食物，植物性食物中几乎没有。因此，如果乳母是素食主义者，应特别注意给婴儿补充 0.1μg/d 的维生素 $B_{12}$，以预防维生素 $B_{12}$ 缺乏症的发生。《中国居民膳食营养素参考摄入量（2023）》DRIs 建议 0～6 月龄婴儿维生素 $B_{12}$ 的 AI 为 0.3μg/d，7～11 月龄为 0.6μg/d，1～3 岁 RNI 为 1.0μg/d。

（9）叶酸：叶酸与氨基酸代谢、核酸合成和 DNA 甲基化有关，缺乏时易诱发婴幼儿巨幼红细胞贫血、同型半胱氨酸血症。《中国居民膳食营养素参考摄入量（2023）》DRIs 建议 0～6 月龄婴儿叶酸 AI 约为 65μgDFE/d，7～12 月龄为 100μgDFE/d，1～3 岁 RNI 为 160μgDFE/d。

### （三）婴幼儿的母乳喂养及辅食添加

**1. 母乳喂养** 婴儿喂养方式包括母乳喂养、人工喂养、混合喂养三种。

母乳是婴儿成长的首选食物，纯母乳喂养在婴儿 6 月龄前足以满足其液体、能量及营养需求。母乳喂养的优势如下：营养成分与婴儿需求高度匹配，易于消化吸收；富含免疫物质，有助于强化婴儿的抵抗力；低过敏风险；经济、便捷且卫生；有助于母亲的产后恢复与母婴之间的情感交流。

当母亲因疾病或其他原因无法提供母乳喂养时，可以考虑采用牛乳或其他代乳品来喂养婴儿。对于完全依赖人工喂养的婴儿，推荐使用专为婴儿设计的配方奶粉。而对于存在先天缺陷（如乳糖不耐受、乳类蛋白过敏、苯丙酮尿症等）无法耐受母乳喂养的婴儿，需在专业医生的指导下选择特定的婴儿配方食品。

当母乳供应不足时，可以通过添加婴儿配方奶粉或其他乳品、代乳品进行混合喂养。混合喂养的原则是先喂养母乳，不足部分再补充其他乳品。建议每天哺乳次数不少于 3 次，并鼓励婴儿定期吮吸乳头，以刺激乳汁分泌，避免母乳分泌量的下降。

（1）6 月龄内婴儿喂养指导：①产后应尽快开始哺乳，确保新生儿的第一口食物为母乳。②坚持在婴儿 6 月龄内实施纯母乳喂养。③遵循顺应喂养原则，帮助婴儿建立良好的生活作息。④从出生后数日开始为婴儿补充维生素 D，无须额外补钙。⑤在无法纯母乳喂养的情况下，婴儿配方奶是次选。⑥定期监测婴儿的体格发育指标，确保其健康生长。

6 月龄内的婴儿正处于从宫内依赖母体营养向宫外依赖食物营养的过渡阶段。母乳无疑是这一转变中最理想的食物来源，其营养价值和生物活性物质是其他任何食物都无法比拟的。母乳中的复杂营养系统为婴儿提供了全方位的滋养与支持，帮助他们在离开母体后，依然能够顺利适应外部环境，健康成长。

（2）7 月龄至 2 岁婴幼儿喂养指导：①继续保持母乳喂养，并在满 6 月龄后逐步引入辅食。②辅食的引入应从富含铁的糊状食物开始，并逐步增加食物种类，确保饮食的多样性。③提倡顺应婴幼儿的自然食欲，鼓励进食但避免强迫。④辅食避免添加调味品，并尽量减少糖和盐的摄入。⑤注重饮食卫生和进食安全。⑥定期对婴幼儿的体格指标进行监测，追求健康生长。

该阶段婴幼儿消化系统、免疫系统正在发育，感知觉及认知行为能力正在发展，均需要通过接触、感受和尝试来体验各种食物，逐步适应并耐受多样的食物，从被动接受喂养转变到自主进食。这一过程从婴儿7月龄开始，到2岁时完成。父母及喂养者的喂养行为对该阶段婴幼儿的营养和饮食行为也有显著的影响，回应婴幼儿摄食需求，有助于健康饮食行为的形成，并具有长期而深远的影响。

随着婴儿成长至6月龄，母乳的量和质可能不再能完全满足他们的营养需求，与此同时，婴儿的消化系统日趋成熟，乳牙开始萌出，咀嚼能力得到显著提升，使其能够逐步适应半固体和固体食物的摄入。因此，自6月龄起，可以开始引入适量辅食，作为对婴儿营养需求的补充，并为将来断奶做好铺垫。

**2. 辅食添加**

（1）辅食添加的原则：①由少量到多量，由细腻到粗糙，由稀薄到黏稠，次数和数量逐渐增加，在婴儿适应当前辅食后（通常为1周），再逐步引入新品种，以确保婴儿有一个平稳的适应过程。②添加辅食的最佳时机是婴儿处于健康状态且消化功能正常时。③辅食应保持其原有风味，避免添加盐、糖和刺激性调味品。待婴儿满1岁后，可逐渐尝试口感清淡的家庭膳食。鉴于婴儿对食物的适应能力和喜好存在个体差异，辅食添加的开始时间、品种及数量增加的速度应根据每个婴儿的具体情况灵活调整。值得注意的是，在辅食添加过程中，不必盲目回避易过敏食物，应在婴儿1岁内适时、适度地引入各种食物。

（2）婴儿辅食添加的顺序：先予单一食物，后予混合食物；先予液体，后予泥糊状，再予固体；先予强化铁的米粉、蛋黄、果泥、菜泥，后予鱼泥、肉泥等。

**3. 幼儿膳食** 随着幼儿的成长，膳食结构逐渐从以乳类为主转变为以谷类为主，辅以奶、蛋、鱼、畜、禽、蔬菜和水果的多样化膳食，但其烹调方法应与成人有差别，幼儿膳食原则包括以下三点。

（1）均衡营养：逐步增加谷类食物以及肉类、蛋类、禽类、鱼类、奶制品和豆类等食物的摄入。每日牛奶或奶制品的摄入量应不低于350ml。每周的食谱中，至少应包含一餐动物肝、动物血液及一次海产品，以确保维生素A、铁、锌和碘的充足摄入。

（2）适宜烹制：幼儿的主食可多样化选择，如软饭、麦糊、面条、馒头、面包、饺子、馄饨等交替食用。蔬菜应切细煮软，瘦肉宜制成肉糜或肉末，便于幼儿咀嚼、吞咽和消化。坚果及种子类食物，如花生、黄豆等，应研磨成糊状以避免呛入气管。在烹饪时，建议采用蒸、煮等健康方式，避免使用味精等调味品，以保持食物的原汁原味。

（3）膳食安排：幼儿每日应安排4～5餐，除三餐正餐外，可加入1～2次点心。进餐时间应有规律，早餐应提供一日能量和营养素的25%，午餐为35%，5%～10%的能量和营养素可通过零食或点心来补充。应逐渐培养晚饭后除水果或牛奶外不再进食的习惯，特别是在睡前避免食用甜食，以确保良好的睡眠并预防龋齿。

生命早期阶段营养供给的充足与合理，对乳母和婴幼儿双方的近期及长远健康十分重要。这一时期的营养不仅显著影响婴幼儿的体格和智力发育，还对其成年后的身体素质及疾病发生风险产生深远影响。同时，孕妇和乳母的营养状态不仅直接关系到她们当前的健康，还影响产后身体的恢复及长期的健康状况。

## 二、学龄前儿童的营养与膳食

学龄前儿童指的是 3～6 岁的儿童，该阶段儿童生长发育速度与婴幼儿阶段相比略有下降，但仍处于较高水平，该阶段儿童的生长发育状况和饮食行为，直接关系到青少年和成年期发生肥胖及相关慢性病的风险。与成人相比，学龄前儿童对各种营养素需要量较高，但消化系统尚未完全成熟，咀嚼能力较差，因此其食物的加工烹调应与成人有一定的差异。随着 2～5 岁儿童生活自理能力不断提高，自主性、好奇心、学习能力和模仿能力也增强，需要进一步强化和巩固其在之前初步建立的多样化膳食结构，为一生健康和良好饮食行为奠定基础。

### （一）学龄前儿童的生理特点

**1. 体格发育稳定**  有较于婴幼儿，学龄前儿童的体格增长速度虽放缓，但仍维持稳定增长。平均每年体重增长约2kg，身高增长 5～7cm。

**2. 神经系统发育逐渐完善**  至3岁，儿童神经系统的基本结构已成熟，但脑细胞的进一步发育和神经纤维的髓鞘化过程仍在继续，这使得神经冲动的传导效率较婴幼儿期有显著提升。

**3. 咀嚼及消化能力仍有限**  尽管乳牙在3岁时已全部萌出，恒牙在6岁时开始萌出，但学龄前儿童的咀嚼和消化能力仍有限，远低于成人水平。特别是面对固体食物时，需要更长时间来适应。因此，应避免过早给予成人膳食，以免损害其消化功能。

**4. 心理发育特点**  3～6岁的儿童常表现出注意力分散、难以专心进食的特点。在食物选择上，他们倾向于自主决策，并具有很强的模仿能力。因此，在这一阶段，培养儿童良好的饮食习惯显得尤为重要。

### （二）学龄前儿童的营养需要

中国营养学会推荐的学龄前儿童每日能量需要男童高于女童。学龄前儿童蛋白质的RNI为20～25g/d，其中动物性蛋白质应占到一半。

学龄前儿童所需能量中，脂肪提供的比例从婴幼儿时期的35%～40%降低到30%～35%，但这一比例仍高于普通成人。对于学龄前儿童而言，碳水化合物是其主要能量来源，占比高达50%～65%，其中应以淀粉类食物为主，并尽量减少糖和甜食的摄入。在骨骼生长方面，学龄前儿童对钙的需求尤为显著。中国营养学会建议，4～6岁儿童每日钙、铁、锌和碘的推荐摄入量分别为800mg/d、10mg/d、5.5mg/d和90μg/d，而维生素A的RNI则为360μgRAE/d。维生素D缺乏引起的佝偻病多见于3岁以下的婴幼儿，但在学龄前儿童中也十分常见。学龄前儿童维生素D的RNI为10μg/d（400IU/d）。维生素$B_1$、维生素$B_2$和烟酸的RNI分别是0.8mg/d、0.7mg/d和8mgNE/d。

### （三）学龄前儿童的膳食原则

《中国居民膳食指南（2022）》针对学龄前儿童特别提出了5条核心膳食建议：①提倡多样化饮食，规律性就餐，鼓励自主进食，培养健康饮食习惯。②每天饮奶，足量饮水，合理挑选零食。③采用合理烹调方式，减少调料、避免油炸。④参与食物选择与制作，促进对食物的认知和喜爱。⑤经常参与户外活动，定期进行体格测量，确保学龄前儿童健康成长。

学龄前儿童的合理膳食原则如下。

（1）足量食物、平衡膳食、规律就餐：这是保障学龄前儿童获得全面营养和良好消化吸收的关键。餐次建议为一日 4～5 餐，包括3次正餐和1～2次加餐。一日三餐的能量分配应为：早餐占30%，午餐占35%，晚餐占25%，而加餐或点心的能量约占10%。此外，要注意定时、定量、定点进食，确保饮食卫生。

（2）选择易于消化的烹调方式：食品的温度和硬度应适宜，易于被儿童接受，同时，注意食物色香味美，可增进孩子食欲。

（3）合理的饮食习惯：避免挑食、偏食或暴饮暴食，正确选择零食，并重视零食的食用安全。

### 三、学龄儿童的营养与膳食

学龄儿童，即6～12岁的儿童群体，在此期间他们的体格持续稳定增长。除生殖系统外，其余器官和系统的发育已趋近成人水平，且独立活动能力日渐增强，已能适应大部分成人饮食。

#### （一）学龄儿童的营养需要

学龄儿童正处于生长发育旺盛阶段，基础代谢率高，活跃好动，因此其能量需求（按体重计算）几乎与成人相当或更高。鉴于学龄儿童学习任务繁重，思维活跃，必须确保蛋白质供应充足。学龄儿童脂肪的能量供给比例应在总能量的20%～30%，而碳水化合物的能量供给比例则宜维持在50%～65%。

鉴于学龄儿童骨骼迅速生长，对矿物质的需求显著增加。同时，由于体内三大营养素代谢活跃、学习任务繁重，故需确保能量代谢、蛋白质代谢及维持正常视力和智力的维生素得到充足供给，尤其要重视维生素A和维生素$B_2$的补充。

学龄期是建立健康信念和形成健康饮食行为的关键时期。学龄儿童应积极学习营养健康知识，主动参与食物选择和制作，提高营养健康素养。在一般人群膳食指南的基础上，应吃好早餐，合理选择零食，不喝含糖饮料，积极进行身体活动，保持体重适宜增长。家长应学习并将营养健康知识应用到日常生活中，同时发挥言传身教的作用；学校应制定和实施营养健康相关政策，开设营养健康教育相关课程，配置相关设施与设备，营造校园营养健康支持环境。家庭、学校和社会要共同努力，帮助学龄儿童养成健康的饮食行为和生活方式。

#### （二）学龄儿童的膳食原则

《中国居民膳食指南（2022）》对于学龄儿童膳食有5条核心推荐：①鼓励学龄儿童主动参与食物选择和制作，提高营养素养。②强调早餐的重要性，并合理选择零食，以培养健康饮食行为。③坚持每天饮用牛乳，确保足量饮水，避免含糖饮料，并严禁饮酒。④鼓励多参与户外活动，减少视屏时间，确保每天至少60分钟的中高强度身体活动。⑤定期进行体格发育监测，以保持体重的适宜增长。

学龄儿童的合理膳食原则如下。

（1）食物多样化，注意平衡膳食：建议摄入粗细搭配的食物，同时保证鱼、禽、蛋、畜、奶类及豆类等食物的供应。

（2）坚持吃好早餐：确保早餐的能量和营养素供应量占全日量的1/3。不吃早餐或早餐质量不佳可能导致上午时段学习行为的变化，如注意力不集中等。

（3）培养良好进食习惯：定时定量进食，减少零食摄入，避免挑食、偏食或暴饮暴食。

### 四、青少年的营养与膳食

青少年期是12～18岁，包括青春发育期及少年期，相当于初中和高中阶段。

## （一）青少年的生理特点

**1. 身高与体重的第二增长高峰** 女生第二增长高峰通常开始于10～12岁，而男生稍晚，大约从12岁开始至15岁。这期间，体重平均每年增加2～5kg，部分个体甚至可达8～10kg，这部分增长的体重约占成年后体重的一半；同样，身高每年增长2～8cm，部分个体甚至可达10～12cm，这部分增长的身高占成年后身高的15%～20%。

**2. 身体成分比例变化** 青春期之前，男生和女生的脂肪与肌肉占体重的比例相近，分别是15%和19%。然而，进入青春期后，女生脂肪比例增加至22%，而男生仍保持在15%。此时，男生增加的瘦体重（去除脂肪后的体重）几乎是女生的2倍。

**3. 性器官发育成熟** 该阶段性腺逐渐发育成熟，性激素促进生殖器官的发育并引发第二性征的出现。

**4. 心理发育成熟** 青少年的抽象思维能力加强、思维活跃，记忆力强。他们追求独立的愿望强烈，心理逐渐成熟。这种心理变化可能导致饮食行为的改变，如盲目节食等。

## （二）青少年的营养需要

青少年时期对各种营养素的需要量达到最大值，随着机体发育的不断成熟需要量逐渐有所下降。

生长发育中青少年的能量、蛋白质均处于正平衡状态，对能量、蛋白质的需要量与生长发育速率相一致，男生和女生蛋白质的RNI分别为55～75g/d和55～60g/d，脂肪的摄入量占总能量的20%～30%，碳水化合物的摄入量占总能量的50%～65%。

青少年时期，骨骼发育迅速，此阶段的骨量增长大约占据成年期的45%。钙的营养状况在青少年期尤为关键，它直接影响成年后的峰值骨量。日常钙摄入量较高的青少年，其骨量和骨密度均显著优于低钙摄入者，因此，他们步入老年后，发生骨质疏松性骨折的风险相对较低。据此，建议12～18岁的青少年钙的推荐摄入量为1000mg/d，而18岁之后则降至800mg/d。青春期男生相较于女生，体内肌肉的增长更为显著，肌蛋白和血红蛋白的合成需要铁元素的参与，同时，女生因月经原因会流失大量铁，因此需要通过膳食增加铁的摄入。鉴于青少年生长发育迅速，特别是肌肉组织的快速增加和性的成熟，体内锌的储存量也相应增加，对锌的摄入需求也相应提高。肉类、海产品、蛋类等均为锌的良好来源。此外，青春期碘缺乏易导致甲状腺肿的发病率上升，因此，此阶段应特别关注碘的摄入。

## （三）青少年的膳食原则

**1.增加谷类摄入** 鉴于青少年活动量大，能量需求高，推荐选择加工较粗、富含B族维生素的谷类，并适量摄入杂粮和豆类，以满足其能量需求。

**2.膳食种类多样** 优质蛋白质占比应超过50%，建议每日摄入鱼、禽、肉、蛋200～250g，奶类不低于300ml。同时，确保每日蔬菜和水果的总摄入量约500g，其中绿色蔬菜类至少占300g。

**3.避免能量过剩** 鉴于青少年肥胖率上升，建议超重或肥胖的青少年通过调整饮食结构，减少高能量食物的摄入（如肥肉、糖果和油炸食品），同时积极参与体力活动，使能量消耗超过摄入，以实现健康减重。

## 五、老年人的营养与膳食

随着社会经济和医学保健事业的发展，人类寿命将逐渐延长，老年人口比例不断增大。《中国居民膳食指南（2022）》中将65岁以上的成人定义为老年人，80岁以上的成人定义为高龄老人。

进入老龄阶段，人的生活环境、社会交往范围出现了较大的变化，特别是身心功能出现不同程度的衰退，如咀嚼和消化能力下降，视觉、嗅觉、味觉反应迟缓等。这些变化会增加一般老年人患营养不良的风险，减弱抵抗疾病的能力。良好的膳食营养有助于维护老年人身体功能，保持身心健康状态。因此，有必要全面、深入认识老年期的各种变化，为老年人提出有针对性的膳食营养指导和建议。

### （一）老年人的生理特点

**1. 基础代谢率下降**　随着年龄的增长，基础代谢率（BMR）呈现下降趋势，从20～90岁，每增加10岁，BMR下降2%～3%。例如，75岁时的BMR较30岁时下降了26%。因此，考虑到这一变化，老年人的能量需求应适当减少，尤其是40岁后，每增加10岁，能量供给减少约5%。

**2. 脂质代谢能力降低**　老年人易出现血脂异常，具体表现为血甘油三酯、总胆固醇和低密度脂蛋白胆固醇（LDL-C）水平升高，而高密度脂蛋白胆固醇（HDL-C）水平下降。

**3. 消化系统功能减退**　随着年龄的增长，老年人的消化器官功能逐渐减弱，包括牙齿脱落影响咀嚼，味蕾和舌乳头变化导致味觉和嗅觉减退，胃酸和胃蛋白酶分泌减少降低营养物质的生物利用率，胃肠蠕动减缓引发胃肠胀气，以及胆汁分泌减少影响脂肪消化等。此外，肝功能下降也影响营养物质的消化和吸收。

**4. 身体成分改变**　随着年龄增长，体内脂肪组织增加，而瘦体重减少。脂肪的分布也发生变化，趋向于向心性分布，即脂肪从肢体向躯干转移。这种变化具体表现为细胞数量减少、肌肉萎缩、体水分减少（特别是细胞内液）、骨矿物质减少和骨质疏松（女性更为显著，40～50岁骨质疏松发生率为15%～30%，60岁以上可达60%）。

**5. 代谢功能降低**　老年人的代谢功能随年龄增长而降低，表现为合成代谢减少和分解代谢增加，这种不平衡导致细胞功能下降。此外，随着年龄增长，胰岛素分泌能力减弱，组织对胰岛素的敏感性下降，可能引起葡萄糖耐量下降。

**6. 体内氧化损伤加剧**　人体组织在氧化过程中产生自由基，这些自由基对细胞膜和细胞器膜造成损害，特别是对富含多不饱和脂肪酸的膜结构更为敏感。自由基作用下的脂质过氧化产物如丙二醛和脂褐素在衰老过程中大量积累，特别是在心肌和脑组织中，可能导致神经功能障碍。此外，自由基还可使酶蛋白质变性，降低或丧失其活性。

**7. 免疫功能下降**　老年人的免疫功能下降主要归因于胸腺萎缩、体重减轻和T淋巴细胞数量的显著减少，使他们更容易受到各种疾病的侵袭。

### （二）老年人的营养需要

**1. 能量**　老年人对能量的需要降低，所以膳食能量的摄入主要以体重来衡量。老年人的体重应维持在正常稳定水平，不应过度苛求减重，体重过高或过低都会影响健康。从降低营养不良风险和死亡风险的角度考虑，老年人的BMI以不低于20为宜。

**2. 蛋白质**　老年人容易出现负氮平衡，且由于老年人肝和肾功能降低，因此，建议老年人摄入蛋白质的RNI为：男性72g/d，女性62g/d，优质蛋白质应占总蛋白质摄入量的50%。

**3. 脂肪**　由于老年人胆汁分泌减少和酯酶活性降低而对脂肪的消化功能下降，因此，脂肪的摄入不宜过多，脂肪供能占膳食总能量的20%～30%为宜。其中要求亚油酸达到总能量的4%，α-亚麻酸达到总能量的0.6%。

**4. 碳水化合物**　老年人的糖耐量降低，血糖的调节作用减弱，容易发生血糖增高。过多的糖在体内还可转变为脂肪，引起肥胖、高脂血症等疾病。建议碳水化合物提供的能量占总能量的50%～65%。而且，老年人应降低单糖、双糖和甜食的摄入量，增加膳食纤维的摄入。

### 5. 矿物质

（1）钙：老年人的钙吸收率低，一般＜20%；对钙的利用和储存能力低，容易发生钙摄入不足或缺乏而导致骨质疏松。中国营养学会推荐老年人膳食钙的RNI为800mg/d，UL为2000mg/d。

（2）铁：老年人对铁的吸收利用率下降且造血功能减退，血红蛋白含量减少，易出现缺铁性贫血。老年人铁的RNI为：男性12mg/d，女性10mg/d，UL为42mg/d。铁摄入过多对老年人的健康也会带来不利的影响。

（3）钠：老年人钠盐摄入每天＜6g为宜，高血压、冠心病患者以＜5g/d为宜。

此外，微量元素硒、锌、铜和铬在每天膳食中亦须有一定的供给量以满足机体的需要。

**6. 维生素** 老年人对维生素的利用率下降，户外活动减少使皮肤合成维生素D的功能下降，加之肝和肾功能衰退导致活性维生素D生成减少。同时，老年人也容易出现维生素A、叶酸及维生素$B_{12}$等缺乏。维生素D的补充有利于防止老年人骨质疏松；维生素E是一种天然的脂溶性抗氧化剂，有延缓衰老的作用；维生素$B_6$和维生素C对保护血管壁的完整性，改善脂质代谢和预防动脉粥样硬化有良好的作用；叶酸和维生素$B_{12}$能促进红细胞的生成，预防贫血，此外，叶酸有利于胃肠黏膜正常生长和预防消化道肿瘤。

因此，应保证老年人各种维生素的摄入量充足，以促进代谢、延缓机体功能衰退、增强抗病能力。

### （三）老年人的膳食原则

《中国居民膳食指南（2022）》对老年人膳食增加4条核心推荐：①食物品种丰富，动物性食物充足，常吃大豆制品。②鼓励共同进餐，保持良好食欲，享受食物美味。③积极户外活动，延缓肌肉衰减，保持适宜体重。④定期健康体检，测评营养状况，预防营养缺乏。

老年人合理膳食的原则如下。

**1. 确保食物摄入的多样性和均衡性** 老年人每天至少摄取12种不同食物。通过多样化手段刺激食欲，确保三餐的质量与数量。

**2. 合理选用烹饪方式** 优先选择炖、煮、蒸、烩、烧等温和方式，强调食物的色香味与易消化性，尽量避免或减少油炸、烟熏、腌制食品的摄入。

**3. 确保摄取足够的优质蛋白质** 每日一杯牛奶，适量摄入豆类或豆制品，以及多吃鱼类。合理搭配荤素，保持能量摄入与消耗的平衡，以维持适宜体重。

**4. 保证充足的新鲜蔬菜和水果摄入** 补充钙、铁和锌等矿物质，预防便秘、贫血、骨质疏松和肌肉衰减等老年健康问题。

**5. 倡导少食多餐，饮食饥饱适中** 避免暴饮暴食，保持饮食清淡，少盐，不吸烟，适量饮酒。

---

**知识拓展**

**骨质疏松**

骨质疏松是主要由于骨量丢失与降低、骨组织微结构破坏、骨脆性增加，导致患者容易出现骨折的全身代谢性骨病。

骨质疏松的发病与年龄息息相关，2022年，60岁以上人群骨质疏松症患病率为32%，其中女性为51.6%，男性为10.7%。骨密度检测可有效筛查出高风险人群，有利于骨质疏松的预防。"老吾老以及人之老"，我们应当关怀老年人，重视老年人钙和蛋白质的摄入，保持老年人充足日照和适量运动。

---

本章小结

教学课件

执考知识点总结

本章涉及的2019版及2024版公共卫生执业助理医师资格考试考点对比见表5-2。

表5-2　2019版及2024版公共卫生执业助理医师资格考试考点对比

| 单元 | 细目 | 要点 | 2024版 | 2019版 |
|---|---|---|---|---|
| 特殊人群的营养 | 孕妇营养与膳食 | （1）孕妇的营养需要 | √ | √ |
| | | （2）孕期营养不良对母体和胎儿的影响 | √ | √ |
| | | （3）膳食原则 | √ | √ |
| | 乳母营养与膳食 | （1）乳母的营养需要 | √ | √ |
| | | （2）膳食原则 | √ | √ |
| | 婴幼儿营养与膳食 | （1）婴儿的营养需要、母乳喂养及辅食添加 | √ | √ |
| | | （2）幼儿的营养需要及喂养 | √ | √ |
| | 儿童营养与膳食 | （1）学龄前儿童的营养需要与膳食原则 | √ | — |
| | | （2）学龄儿童的营养需要与膳食原则 | √ | — |
| | 老年营养与膳食 | （1）生理特点及营养需要 | √ | √ |
| | | （2）膳食原则 | √ | √ |

拓展练习及参考答案

（刘钰妮　杨　超）

# 第六章　营养与营养相关疾病

### 学 习 目 标

**素质目标：** 培养学生树立"合理膳食，食养是良医"的健康观念。

**知识目标：** 掌握肥胖的定义和判定方法，肥胖、糖尿病和营养之间的关系，肥胖、糖尿病、动脉粥样硬化、高血压、痛风的营养防治要点；熟悉生命早期营养对成年后肥胖发生的影响，营养因素对糖尿病的影响，营养素与动脉粥样硬化的关系，高血压治疗膳食（DASH）膳食的特点，癌症的营养治疗，骨质疏松的营养治疗，食物与疾病的关系；了解肥胖的分类及对健康的影响，糖尿病的流行病学特点，诊断和分类，营养对免疫功能的影响，营养与癌症的关系。

**能力目标：** 能根据不同疾病的临床特点进行营养防治和膳食指导。

合理营养是保证机体健康的重要前提之一，营养失衡与一系列营养相关疾病的发生密切相关。随着社会经济的发展与人们生活方式的改变，肥胖及其相关慢性病的发病率逐渐增加，这些营养相关疾病已经成为威胁人类健康的重要公共卫生问题。

---

**案例导入**

**【案例】**

王某，男，54岁，身高182cm，体重85kg，BMI 25.66。职业为办公室职员，糖尿病史3年，应用阿卡波糖（拜糖平）、二甲双胍药物控制血糖，未加严格控制饮食，既往未接受专业糖尿病营养教育，血糖控制不佳，空腹血糖在8～10mmol/L波动，餐后血糖在10～12mmol/L波动，于2024年1月15日至医院营养科门诊就诊，请为其量身定制一份膳食建议作为教育依据。

**【问题】**

1. 简述糖尿病患者的饮食治疗原则。
2. 列出该患者适宜的食物种类。
3. 计算三大营养物质的摄入量及餐次安排。

## 核心知识拆解

# 第一节 营养与肥胖

肥胖是指脂肪在人体过量储存，表现为脂肪细胞数目增多和/或细胞体积的增大，即全身脂肪组织块的增大与其他组织失去正常比例的状态。目前，肥胖在全球范围内快速蔓延，随着经济的发展，居民膳食结构和生活方式的改变，肥胖率也在以惊人的速度增长。肥胖的发生及其防治引起了人们的高度重视。

## 一、概述

### （一）肥胖的分类

肥胖按发生原因可分为三类：①遗传性肥胖，主要是由于遗传物质改变（如染色体缺失、单基因突变）导致的一种极度肥胖，这种肥胖比较罕见，例如普拉德－威利（Prader-Willi）综合征，瘦素（leptin）基因突变等。②继发性肥胖，主要指由于下丘脑－垂体－肾上腺轴发生病变导致内分泌紊乱或其他疾病及外伤引起的内分泌障碍而导致的肥胖，如甲状腺功能减退症、皮质醇增多症、胰岛素瘤、性功能减退症、男性无睾综合征、女性更年期综合征及少数多囊卵巢综合征。③单纯性肥胖，主要是指排除由遗传性肥胖、代谢性疾病、外伤或其他疾病所引起的继发性、病理性肥胖，而单纯由于营养过剩所造成的全身性脂肪过量积累，是一种由基因和环境因素相互作用导致的复杂性疾病，常表现为家族聚集倾向。

### （二）肥胖的诊断方法

目前已建立的判定肥胖的标准和方法有很多，常用的方法可分为三大类，分别为人体测量法（anthropometry）、物理测量法（physiometry）和化学测量法（chemometry）。

**1. 人体测量法** 需要测量身高（body height）、体重（body weight）、胸围（chest circumference）、腰围（waist circumference）、臀围（hip circumference）、肢体的围度（limbs circumference）和皮褶厚度（skin-fold thickness）等参数。根据人体测量数据不同可以有不同的肥胖判定标准和方法，常用的有身高标准体重法（standard body weight determined by height）、皮褶厚度法和体重指数（body mass index，BMI）法三种方法。

（1）身高标准体重法：这是WHO推荐的传统上常用的测量肥胖的方法，公式为：肥胖度（%）＝［实际体重（kg）－身高标准体重（kg）］/身高标准体重（kg）×100%。判断标准是：肥胖度≥10%为超重，20%～29%为轻度肥胖，30%～49%为中度肥胖，≥50%为重度肥胖。

（2）皮褶厚度法：用皮褶厚度测量仪（Harpenden皮褶厚度计）测量肩胛下和上臂肱三头肌肌腹处皮褶厚度，两者相加即为皮褶厚度；另外还可测量髂骨上嵴和脐旁1cm处皮褶厚度。一般不单独将皮褶厚度作为判定肥胖的标准，而是与身高标准体重结合起来判定。判定方法是：凡肥胖度≥20%，两处的皮褶厚度≥80%，或其中一处皮褶厚度≥95%者可判定为肥胖；凡肥胖度<10%，无论两处的皮褶厚度如何，均判定为体重正常者。

（3）BMI法：近年来国内外学者多数主张使用BMI，认为BMI更能反映体脂增加的百分含量，可用于衡量肥胖程度。体重指数（BMI）＝ 体重（kg）/［身高（m）］$^2$，单位为 kg/m$^2$，WHO建议BMI＜18.5为消瘦，18.5～24.9为正常，25.0～29.9为超重，≥30为肥胖。亚洲标准：18.5～22.9为正常，23.0～24.9为超重，≥25.0为肥胖。2003年"中国肥胖问题工作组"根据我国20多个地区流行病学数据与BMI的关系分析提出我国成人BMI标准：BMI＜18.5为消瘦，18.5～23.9为正常，24.0～27.9为超重，≥28.0为肥胖。身高标准体重法和BMI法评价肥胖有一定的局限性，如果肌肉组织和/或骨骼特别发达者，也可能超过理想体重或肥胖评价标准，这种情况就需要结合腰围和腰臀比进行评价。

（4）腰围和腰臀比：肥胖者体内脂肪的分布特点对健康有着明显的影响，腹型肥胖者脂肪主要沉积在腹部的皮下及腹腔内，身体最粗的部位在腹部，腰围往往大于臀围，又称为向心性肥胖或苹果型肥胖。臀型肥胖者臀部脂肪堆积明显多于腹部，身体最粗的部位在臀部，臀围大于腰围，又称为梨形肥胖。腹型肥胖者血中胆固醇明显升高，给予葡萄糖后，血糖下降的速度明显比正常人要慢，腹型肥胖者更易患心血管疾病和糖尿病。测定肥胖者的脂肪分布情况，更能反映肥胖的危害。WHO建议采用腰围（waist circuit，WC）和腰臀比（waist to hip ratio，WHR）来评价腹部脂肪的分布，规定男性腰围≥102cm、女性腰围≥88cm为腹型肥胖，腰臀比男性≥0.9、女性≥0.8为腹型肥胖的标准。我国提出的标准为男性腰围≥90cm、女性腰围≥85cm为成人腹型肥胖。

**2. 物理测量法** 是根据物理学原理测量人体成分，进而推算体脂含量的方法。这些方法包括全身电传导（total body electrical conductivity）、生物电阻抗分析（bioelectrical impendance analysis，BIA）、双能X线吸收（dual-energy X-ray）、计算机断层扫描（computerized tomograpy）和磁共振扫描（nuclear magnetic resonance scans）。

**3. 化学测量法** 是根据中性脂肪不结合水和电解质，用无脂的成分为基础来计算机体的组织成分。若人体去脂体质（fat free mass，FFM；又称为瘦体质）的组成恒定，通过分析其中一种组分（如水、钾或钠）的含量就可以估计FFM的多少，然后用体重减去FFM的重量即为体脂量。化学测定法包括稀释法、$^{40}$K计数法、尿肌酐测定法。

## （三）肥胖对健康的影响

肥胖与糖尿病、高血压、高脂血症、高尿酸血症、癌症、变形性关节炎、骨端软骨症、月经异常、妊娠和分娩异常等多种疾病都有明显的关系，而且肥胖可增加死亡的危险性。近年来，随着儿童肥胖率的增加，肥胖对儿童健康的影响也引起了人们的广泛关注与重视。

**1. 肥胖对儿童健康的危害** 肥胖不仅影响儿童的身体形态和功能，也会对他们的心理造成伤害。另外，儿童期肥胖还会向成年期延续，包括肥胖体型的延续、与肥胖相关的行为和生活方式的延续及健康危害的延续。

（1）对心血管系统的影响：肥胖可导致儿童全血黏度增高；血总胆固醇、低密度脂蛋白胆固醇和载脂蛋白等指标的水平显著增加；左室射血时间和心搏出量高于正常体重儿童；血压明显增高；部分儿童出现心电图ST段抬高和室性期前收缩，左心功能不全和动脉顺应性改变。这些变化都提示儿童肥胖是导致心血管疾病的潜在危险因素。

（2）对呼吸系统的影响：肥胖儿童的肺活量和每分通气量明显低于正常体重儿童，出现混合型肺功能障碍。极限运动时肥胖儿童的最大耐受时间、最大摄氧量及代谢当量明显低于正常体重儿童。

（3）对内分泌系统与免疫系统的影响：肥胖与人体内分泌改变有关。肥胖儿童的生长激素和催乳素大多处于正常的低值；三碘甲状腺原氨酸（T$_3$）升高，四碘甲状腺原氨酸又称甲状腺素（T$_4$）大多正常；肥胖男孩血清睾酮降低，血清雌二醇增加，而肥胖女孩雌激素代谢亢进，可发生高雌激素血症。胰岛素增多是肥胖儿童发病机制中的重要因素，肥胖儿童往往有糖代谢障碍，体重越重，越容易发生糖尿病。此外，肥胖儿童的免疫功能也会出现明显紊乱，细胞免疫功能低下最为突出。

（4）对生长发育的影响：肥胖儿童能量摄入往往超过参考摄入量，但常有钙和锌摄入不足的现象。肥胖儿童可出现骨龄和拇指内侧籽骨萌出率升高，肥胖女孩的第二性征发育一般早于正常儿童。

（5）对儿童心理行为的影响：肥胖儿童由于运动能力受限，对外界的感知、注意和观察能力下降，学习能力降低，反应速度、阅读量、大脑工作能力指数等下降。肥胖儿童的自我意识受损、自我评价低、不合群，更容易焦虑，导致幸福感和满足感差。研究显示肥胖男孩更容易出现抑郁和情绪不稳，肥胖女孩更容易出现自卑和不协调。

**2. 肥胖对成人健康的危害**　国内外大量的流行病学调查表明，肥胖与死亡率之间有明显联系。肥胖导致死亡率增加的原因是肥胖增加了许多慢性病的发病风险，肥胖不仅导致机体代谢发生障碍，而且影响多个器官的功能。

（1）心脑血管疾病：肥胖是心脑血管疾病重要的独立危险因素，肥胖能够增加罹患高血压、冠心病、充血性心力衰竭、脑卒中及静脉血栓的风险，肥胖者心脑血管疾病患病率和死亡率均显著增加。

（2）呼吸系统疾病：肥胖者胸壁和腹部脂肪组织堆积，使膈肌运动受限和胸腔顺应性下降，进而影响肺部的功能，表现为明显的贮备容积减少和动脉氧饱和度降低。肥胖者最严重的肺部问题是阻塞性睡眠呼吸暂停和肥胖低通气量综合征，其原因可能与咽部脂肪增多有关。另外，肥胖还能增加哮喘的发病率、加重哮喘的严重程度并导致难治性哮喘及降低哮喘治疗的反应性。

（3）消化系统疾病：肥胖者由于大量脂肪在肝组织内堆积，可发生非酒精性脂肪肝病。肥胖者常伴有高胰岛素血症，可加剧脂肪肝的发生。肥胖还与胆囊疾病的发生有关，60岁以上肥胖妇女中几乎有1/3发生胆囊病，其原因可能是由于肥胖者胆固醇合成增加，从而导致胆汁排出的胆固醇增加。肥胖还容易引起胃食管反流疾病及食管裂孔疝等。

（4）内分泌系统疾病：肥胖可引起脂类及糖代谢紊乱，表现为血脂（包括游离脂肪酸）升高和胰岛素敏感性降低；肥胖还可促进氧化应激、低度慢性炎症的发生，并可导致一些激素代谢紊乱和脂肪组织分泌的一些细胞因子紊乱。因此，肥胖者易患高脂血症、胰岛素抵抗和糖尿病、痛风及高尿酸血症。

（5）生殖系统疾病：肥胖可导致女性月经失调、不育症、女性多毛症及多囊卵巢综合征等，增加孕妇妊娠糖尿病、子痫和先兆子痫的风险，引发流产、难产、巨大胎儿、新生儿窘迫综合征和畸胎等问题。

（6）肿瘤：肥胖也会导致肿瘤的发病风险增加，研究显示，肥胖能够增加食管癌、直肠癌、结肠癌、肝癌、胆囊癌、胰腺癌、肾癌、白血病、多发性骨髓瘤和淋巴瘤等多种肿瘤的发病风险。在女性中，肥胖者子宫内膜癌、宫颈癌、卵巢癌及绝经后的乳腺癌发病率增加；在男性中，肥胖者前列腺癌的发病率增加。

（7）骨关节疾病：肥胖也是骨性关节炎的高危因素，并且与骨性关节炎的严重程度相关。肥胖者躯体重量大，加重了脊柱、骨盆及下肢所承担的重量，加之循环功能减退，对末梢循环供应不足，关节易出现各种退行性病变，膝关节处表现更突出，因其承受的负荷更明显。运动系统的活动引起姿势、步态等发生改变，导致关节表面受力不均，关节功能紊乱，加速软骨磨损、老化、丢失、骨赘形成，最终导致骨性关节炎的发生。

（8）其他疾病：除了上述常见疾病，肥胖还能引起一系列其他的健康问题，主要包括特发性颅内压增高、蛋白尿、皮肤感染、淋巴水肿、麻醉并发症和牙周病等。

（9）精神心理问题和社会适应能力下降：肥胖往往容易导致自卑、焦虑和抑郁等精神心理问题；人际关系敏感，社会适应性和活动能力降低，影响其正常的工作和生活。

### 二、营养与肥胖的关系

肥胖的发生是遗传因素和环境因素共同作用的结果，其根本原因是机体的能量摄入过多，从而导致多余的能量以脂肪形式储存。因此，膳食营养因素在肥胖发生的过程中发挥了非常重要的作用。

#### （一）生命早期营养对成年后肥胖发生的影响

生命早期是指胎儿期、哺乳期和断乳后的一段时间（一般指3岁以内，亦称"窗口期"）。此时机体的细胞分裂、增殖、分化旺盛，组织器官逐渐形成，对外界各种刺激非常敏感，并且会产生记忆（又称代谢程序化），这种记忆会持续到成年，与成年后的肥胖及相关慢性病的发生、发展都有关系。膳食营养因素是生命早期机体接触最早、刺激频率最高、刺激时间最长的外界因素。生命早期的不良膳食因素，包括妊娠期孕妇营养缺乏或过剩、完全人工喂养、过早断乳、过早添加辅食及婴幼儿期营养过剩等，不仅可直接影响婴幼儿体重及健康，还会增加成年后肥胖及相关慢性病的发病风险。相反，母乳喂养（完全母乳喂养或喂养时间相对较长）则有益于预防成年后肥胖的发生。

#### （二）膳食能量过剩对肥胖的影响

机体的能量主要通过膳食获得，当机体摄食量过大、能量摄入过多，大于机体能量的消耗，就会导致能量摄入过剩，进而引发肥胖。导致能量摄入过剩的因素主要包括以下几方面：①遗传因素，一些人由于遗传因素的作用，摄食量比一般正常人大。②社会环境及心理因素，经济发展水平、科学知识水平、宗教、文化、地方习俗及个人心理因素等均能够影响摄食量及能量摄入。例如，随着经济发展水平的提高，食物不断丰富，食物的可及性及可供选择种类的多样化，每餐食物份量的增加，快餐食品、预包装食品、含能量饮料等的出现，均有可能导致能量摄入过多。另外，人们对食物的选择也会受到宗教信仰、受教育程度及文化习俗的影响。③个人饮食习惯，进食速度过快，咀嚼次数过少，暴饮暴食；进食时间过长（如边看电视边吃饭，饭店就餐）；爱吃零食，有吃夜宵的习惯；三餐分配不合理，晚餐过饱等。这些饮食习惯都是肥胖的高危因素。

#### （三）宏量营养素对肥胖的影响

食物中的能量来源主要是宏量营养素，包括脂肪、碳水化合物和蛋白质。产能营养素摄入过多会导致总能量摄入增加，从而导致肥胖。其中，膳食中脂肪（尤其是动物脂肪）摄入增加与世界各国肥胖率不断增加密切相关，这主要是由于脂肪能够提高食物的能量密度，容易导致能量摄入过多。传统的理论认为，膳食结构中碳水化合物的含量对肥胖只起到次要作用。但是近年来研究发现，伴随脂肪供能比的降低、碳水化合物供能比的上升，肥胖的发生率也在增加，如何分析膳食碳水化合物含量对肥胖的影响，目前学术界还存在较大的争议。对于蛋白质，在控制总能量的情况下，高蛋白饮食能够增加饱腹感，降低热量摄入，对肥胖者减轻体重起到一定作用。

#### （四）维生素和矿物质对肥胖的影响

目前很多研究发现肥胖人群中普遍存在着多种维生素与矿物质的缺乏，但其与肥胖的因果关系尚不明确。目前还没有确切的证据证明某种维生素或矿物质的营养状况能够导致肥胖的发生。

#### （五）膳食纤维对肥胖的影响

膳食纤维包括纤维素、木质素、抗性低聚糖、果胶、抗性淀粉等多种成分。因其具有高膨胀性和持水性,会使各种营养成分吸收减慢,并且还具有吸附胆酸、降低血清胆固醇的作用,可以防止肥胖。大多数富含膳食纤维的食物只含有少量的脂肪,能量密度小,可控制膳食能量的摄入;同时,该类食物体积较大,可替代性地减少其他食物的摄入。另外,膳食纤维能延缓糖类的吸收并能减少食物的消化率,也能起到控制体重的作用。

### 三、食物与肥胖的关系

**1. 全谷物** 是指未经精细加工或虽经初步碾磨、粉碎处理仍保留完整谷粒及天然营养成分的谷物。全谷物的摄入有助于维持正常体重,减少体重增长,这可能与膳食纤维摄入增加、总脂肪和饱和脂肪摄入下降有关。但是对于超重/肥胖人群,目前的随机对照试验并未证明全谷物干预能够有效减轻体重。

**2. 薯类** 包括马铃薯、甘薯、木薯等,薯类可以提供丰富的碳水化合物、膳食纤维、各种矿物质、B族维生素和维生素C。薯类与肥胖的关系与其烹调方式密切相关,其中油炸薯片和薯条的过量摄入会引起超重和肥胖的发生,可能与其油炸后导致油脂含量较高有关,而普通烹调方式的薯类对肥胖的作用研究较少,研究结果也不一致。

**3. 蔬菜和水果** 蔬菜是膳食纤维、有机酸、部分矿物质和维生素、多种植物化学物和生物酶的重要来源,对维持健康具有重要的意义。目前人群研究中关于蔬菜干预对减肥的作用结论不一致,尚需要进一步的研究来检验。水果与蔬菜的营养价值相似,研究发现,适当摄入一些含糖量较低且富含膳食纤维的水果可以延缓超重和肥胖成年人的体重增长,但在儿童中没有发现该相关性。

**4. 畜肉** 又称红肉,是人体蛋白质、矿物质和维生素的重要来源之一。畜肉中脂类含量相对稳定,以饱和脂肪酸为主,过多摄入畜肉可能增加肥胖的发病风险。

**5. 大豆及其制品** 大豆及其制品是膳食中优质蛋白质的重要来源,同时大豆富含不饱和脂肪酸、钙、铁、B族维生素和维生素E,是营养价值非常高的一类食物。摄入大豆及其制品可以改善肥胖和超重人群的体重,另外也有研究表明,摄入大豆异黄酮和大豆纤维有助于减轻体重。

**6. 含糖饮料** 是指在饮料中人工添加糖(包括单糖和双糖,但不包括多糖),乙醇含量不超过质量分数0.5%的饮料,如果汁饮料、运动饮料、碳酸饮料等。过多摄入含糖饮料可增加超重或肥胖的发生风险。

**7. 膳食结构** 合理的膳食结构是根据膳食营养素参考摄入量而确定的食物摄入种类、数量和比例,能够为机体提供所需的能量和各种营养素。合理的膳食结构不仅可以保证机体正常营养、维持健康状态,还有助于预防和控制肥胖及相关慢性病的发生与发展。目前我国居民普遍存在着膳食结构不合理的问题,表现为成人的膳食中动物性食物摄入过多,植物性食物消费下降,油脂类摄入亦呈明显增加趋势。动物性食物及油脂类过量摄入会导致脂肪摄入量的增加、脂肪供能比的升高,有些地区居民的脂肪供能比超过了30%,甚至达到了35%。这种高脂肪膳食可增加肥胖发生的风险甚至诱导肥胖发生。

### 四、肥胖的营养防治

肥胖是一种明显的、易发现的、复杂的代谢紊乱,也是一种可影响整个机体正常功能的病理过程。肥胖对健康的危害在于,首先引起代谢紊乱,继而增加许多慢性疾病的发病风险。因此肥胖的防治不仅要关注体重、体脂的减少,还要兼顾降低相关健康风险并促进健康。

关于肥胖的营养防治措施,首要的任务是在公众中宣传肥胖对人类健康的危害,指导居民合理膳食。合理膳食既有利于控制体重和减肥，又能保持各营养素之间适宜的比例，从而使人体需要与膳食供应之间建立起平衡的关系，以避免供应不足导致营养不良或供应过量导致肥胖。

### （一）控制总能量的摄入

能量摄入过多而消耗较少是肥胖形成的根本原因，因此对肥胖的治疗应先控制总能量的摄入，即饮食供给的能量低于机体实际消耗的能量，使机体处于能量负平衡状态，让体重逐渐恢复正常水平。但是对能量的控制，应逐步降低，适可而止，不可为了求快而骤然将能量降低至安全水平以下，以免引起机体代谢失衡，导致疾病发生。

对能量的控制要考虑年龄、生理状况、肥胖程度等因素。对于不同年龄阶段、不同肥胖程度的患者，其能量的最低供应有所不同。对于成年的超重或轻度肥胖者，建议每日能量减少300～500kcal，这样每日可使体重下降40～70g，一年内可减重10%；对于成年的中度或重度肥胖者，常伴有食欲旺盛、喜食高能量食物等，同时肥胖限制了体力活动，易形成恶性循环，需更严格控制能量摄入，每日能量供应可减少500～1000kcal，每天可减重70～140g，半年内体重下降10%；对于轻度肥胖或年龄较小的儿童，因其正处于生长发育阶段，不可绝对限制能量的摄入，但对于中重度肥胖的儿童，其能量摄入可适当限制；对处于青春期的青少年患者，要避免盲目节食，防止神经性厌食的发生；对于老年肥胖患者，应在控制能量摄入的同时特别注意有无并发症存在。

值得注意的是，当能量摄入减少时，基础代谢率也会随之降低，能量消耗也会减少。因此，许多肥胖者在控制能量初期减重效果明显，而半年后体重降速缓慢。故在半年后，患者应以维持体重，防止反弹为主，也可继续调整治疗方案，使体重进一步下降。在控制能量时，应注意每人每天能量摄入不能低于最低安全水平。除能量外，所有营养素都应完全符合DRIs建议。

### （二）调整膳食模式和营养素的摄入

在控制总能量摄入的基础上，进一步对膳食模式和各种营养素摄入的比例进行调整，能够促进体重的减少，有效预防肥胖的发生。

**1. 调整宏量营养素的构成比和来源**  在总能量摄入一定的前提下，宏量营养素之间的比例不同，对机体能量代谢及健康效应也不同。因此，常用的减肥膳食不仅需要控制总能量，还要对各种宏量营养素的供能比进行一定的限制。目前公认的减肥膳食是高蛋白（供能比占20%～25%）、低脂肪（供能比占20%～30%）、低碳水化合物（供能比占45%～50%）膳食。该膳食不仅可以有效减轻体重，改善代谢紊乱，而且可以增加机体的饱腹感，提高依从性，有利于减肥后体重的维持，防止反弹。同时应多摄入优质蛋白；限制摄入含嘌呤高的动物内脏，脂肪的摄入应以含单不饱和脂肪酸或多不饱和脂肪酸丰富的食物为主，少食富含饱和脂肪酸的动物油脂和食物；碳水化合物的摄入尽量选择谷类食物，多摄入粗杂粮，如玉米面、燕麦、莜麦等，严格限制糖、巧克力、含糖饮料及零食。

**2. 保证维生素和矿物质的供应**  因为受总能量限制，常会出现维生素和矿物质摄入不足的问题。因此应注意合理的食物选择和搭配，必要时在医生指导下适当服用多种维生素和矿物质制剂。新鲜的蔬菜与水果中含有丰富的维生素和无机盐，如维生素$B_2$、维生素C、叶酸、钾、镁等，不仅能量很低，还富含膳食纤维，可增加饱腹感。因此鼓励适当多吃蔬菜水果。在必要时，可以先进食蔬菜，再进食正餐。食盐能引起口渴并刺激食欲，使体重增加，不利于肥胖治疗，故每天食盐摄入以3～6g为宜。

**3. 增加膳食纤维的摄入**  富含膳食纤维的食物对健康有益，尤其是对肥胖者，因此膳食纤维的摄入可不加限制，每天膳食纤维的供给量在25～30g为宜。高膳食纤维食物包括粗粮、蔬菜、水果等。

**4. 补充某些植物化学物**  异黄酮、皂苷等植物化学物在减肥和治疗代谢综合征方面具有一定的效果，因此减肥过程中可以适当补充这些植物化学物。

**5. 三餐合理分配及烹调**　进食餐次通常为三餐，但也因人而异，鼓励少食多餐。三餐的食物能量分配可参照早餐27%、午餐49%、晚餐24%的比例进行调整。在分配一日三餐比例时，要注意两点：第一，早餐和午餐可以食用动物性蛋白和脂肪含量多的食物，晚餐以清淡、利于消化为主；第二，三餐的能量供应应该午餐＞早餐＞晚餐。膳食的烹调方法则宜采用蒸、煮、炖等方式，忌用油煎和炸的方法。

### （三）增加体力活动

体力活动对于大多数肥胖人群是很有效的减重方法，无论是长期低强度体力活动（如散步）还是高强度体育活动。然而大多数肥胖患者不习惯于高强度的体育活动，并且依从性不高。而低强度活动如散步、慢速骑自行车等人们很容易坚持，常是肥胖患者首选的运动疗法。通常的做法是，运动疗法和控制饮食并用，可取得更有效的减肥效果。运动不仅能增加能量消耗和脂肪代谢，还有下列益处：①有助于维持减肥状态，防止反弹。②改善代谢紊乱。③改善心情和健康状态。④预防多种慢性疾病，如心血管疾病糖尿病、癌症等，甚至降低死亡率。⑤增加对膳食治疗的依从性。因此，无论是否进行膳食减肥，都应该把运动作为减肥计划的一个重要组成部分。

减少久坐和增加运动量都是增加体力活动的方式。规律的、中等强度的有氧运动是控制体重的有效方法。运动强度以本人最大估计心率的60%～85%为宜，每周运动3～7次，每次时间以30～60分钟为宜。美国肥胖学会推荐更高强度的身体活动（每周200～300分钟），以维持体重下降及防止减重后的体重反弹。每天安排体力活动的量和时间应该按照减重目标计算，对于需要消耗的能量，一般多考虑采用增加体力活动和控制饮食相结合的方法，其中约50%（40%～60%）的能量消耗应该来源于增加体力活动，其他50%可由减少饮食总能量和减少脂肪的摄入量来实现。运动的形式和运动量均应根据个人的年龄、兴趣、身体状况而定。减重的速度因人而异，通常以每周减重0.5～1.0kg为宜。

## 第二节　营养与动脉粥样硬化

### 一、概述

动脉粥样硬化（atherosclerosis，AS）是一种炎症性、多阶段的退行性的复合性病变，病理变化十分复杂，至今没有得到完全的阐明。动脉粥样硬化病理变化主要包括4个阶段：动脉血管内膜功能紊乱期、血管内膜脂质条纹期、典型斑块期和斑块破裂期。动脉粥样硬化斑块由脂类、炎症细胞、平滑肌细胞和纤维组织组成，其病理过程是从受累动脉内膜受损开始，血管内皮损伤是发生动脉粥样硬化的始动因素，粥样斑块的形成是动脉对内膜损伤的反应结果。易损性斑块的破裂是导致急性冠脉综合征及死亡的主要原因。因此，预防斑块的形成、促进斑块的消退和提高斑块的稳定性是防治动脉粥样硬化的主要策略。

动脉粥样硬化性心血管疾病是动脉粥样硬化导致器官病变的最常见类型，也是严重危害人体健康的常见病。动脉粥样硬化性心血管疾病在发达国家和发展中国家均具有较高的发病率和死亡率。

## 二、营养与动脉粥样硬化的关系

### （一）脂类与动脉粥样硬化的关系

**1. 血浆脂蛋白与动脉粥样硬化** 动脉粥样硬化的形成与血脂异常关系密切，其中胆固醇和甘油三酯（triglyceride，TG）起到关键作用。在人体内胆固醇主要以游离胆固醇及胆固醇酯形式存在。除游离脂肪酸外血液中其他脂类都是与血浆载脂蛋白（Apo）结合形成脂蛋白才能被运输至组织进行代谢。因各种脂蛋白所含的蛋白质和脂类的组成和比例不同，所形成的脂蛋白颗粒大小、密度、表面负荷、电泳表现和免疫特性均不同，根据其密度、颗粒大小以超速离心方法，可将血浆脂蛋白分为：乳糜微粒（chylomicron，CM）、极低密度脂蛋白（very low density lipoprotein，VLDL）、中间密度脂蛋白（intermediate density lipoprotein，IDL）、低密度脂蛋白（low density lipoprotein，LDL）和高密度脂蛋白（high density lipoprotein，HDL）。此外，还有一种脂蛋白称为脂蛋白（a）[Lp（a）]，是载脂蛋白A和载脂蛋白B100通过二硫键连接形成的特殊脂蛋白，其水平升高是冠心病和脑卒中的危险因素。

血浆总胆固醇、LDL-C（低密度脂蛋白胆固醇，表示LDL中的胆固醇含量，它反映了LDL的水平）、TG和Lp（a）的升高与HDL-C（高密度脂蛋白胆固醇，表示HDL中的胆固醇含量，它反映了HDL的水平）的降低是动脉粥样硬化的危险因素。其中LDL-C的升高，尤其是氧化型LDL-C是动脉粥样硬化的独立危险因素。

**2. 膳食脂肪酸与动脉粥样硬化** 大量的流行病学研究表明饱和脂肪酸的摄入量与动脉粥样硬化呈正相关。此外，血脂的水平受到膳食脂肪酸组成的影响，脂肪酸的饱和程度和脂肪酸碳链长短都对血脂有影响。

（1）饱和脂肪酸（saturated fatty acid，SFA）：是一种使血液胆固醇含量升高的主要脂肪酸。但进一步研究表明，并不是所有的饱和脂肪酸都具有升高血清胆固醇的作用。小于10个碳原子和大于18个碳原子的饱和脂肪酸几乎不具有升高血液胆固醇的作用，而棕榈酸（palmitic acid，$C_{16:0}$）、豆蔻酸（myristic acid，$C_{14:0}$）和月桂酸（lauric acid，$C_{12:0}$）有升高血胆固醇的作用，其中豆蔻酸的作用最强，棕榈酸次之，月桂酸再次之。这些饱和脂肪酸升高胆固醇的机制可能与抑制LDL受体的活性有关，从而干扰LDL从血液循环中清除。

（2）单不饱和脂肪酸（mono-unsaturated fatty acid，MUFA）：地中海饮食模式的居民摄入富含单不饱和脂肪酸的橄榄油较多，尽管脂肪摄入总量较高，但冠心病的病死率较低。以富含单不饱和脂肪酸的油脂如橄榄油和茶油替代富含SFA的油脂可以降低血LDL-C和TG而且不会降低HDL-C水平。

（3）多不饱和脂肪酸：膳食中的多不饱和脂肪酸主要为n-6系列多不饱和脂肪酸和n-3系列多不饱和脂肪酸。常见的n-6系列多不饱和脂肪酸如亚油酸（linoleic acid，$C_{18:2}$）能降低血液胆固醇含量，降低LDL-C的同时也降低HDL-C。这与亚油酸可以增加LDL受体的活性，从而降低血中LDL颗粒数及颗粒中胆固醇的含量有关。常见的n-3多不饱和脂肪酸如α-亚麻酸（a-linolenic acid，$C_{18:3}$）、EPA和DHA能降低血液胆固醇含量，同时降低血液甘油三酯含量，并且升高血浆HDL水平。EPA和DHA主要通过阻碍甘油三酯掺入肝的VLDL颗粒中，导致肝分泌甘油三酯减少，血浆甘油三酯降低。

亚油酸、EPA和DHA为前列腺素中阻碍血小板凝集成分的前体之一，故其具有抑制血小板凝集的作用。除此之外，n-3多不饱和脂肪酸还能够改善血管内膜，调节血管内膜NO的合成和释放。

多不饱和脂肪酸由于双键多，在体内易被氧化。大量多不饱和脂肪酸的摄入可提高机体内的氧化应激水平，从而促进动脉粥样硬化的形成或发展。单不饱和脂肪酸由于不饱和双键较少，对氧化应激的敏感性较低，故其对预防动脉粥样硬化可能更具优势。

（4）反式脂肪酸（trans fatty acids，TFAs）：又名氢化脂肪酸，主要是一种人工产物。增加TFAs的摄入量，可使LDL-C、Lp（a）升高和HDL-C降低，明显增加冠心病的风险。TFAs导致动脉粥样硬化的作用甚至比SFA更强。

**3. 胆固醇与动脉粥样硬化** 人体内的胆固醇大部分由肝内源性合成，只有30%～40%直接来自食物摄取。3-羟基-3-甲基戊二酰辅酶A（HMG-CoA）还原酶是肝合成胆固醇的限速酶，当膳食胆固醇摄入增加，可降低肠道胆固醇的吸收率，并可反馈抑制肝HMG-CoA还原酶的活性，减少内源性胆固醇的合成，从而维持体内胆固醇的相对稳定。目前膳食胆固醇与血清胆固醇之间的关系尚不明确。但仍有研究报道15%～25%的人属于胆固醇敏感者，高胆固醇食物的摄入会引起血胆固醇升高，增加心血管疾病的发病风险。近年很多国家在新版膳食指南中已经去除了对每日膳食胆固醇摄入量的限制，我国在2022版膳食指南中也去除了对胆固醇每日摄入量的限制。但是，这并不意味着可以大量摄入高胆固醇的食物，对于本身有血脂紊乱、心血管病风险的个体，适当限制膳食胆固醇摄入量是有必要的。因每个人膳食史、年龄、遗传因素及膳食中各种营养素之间的比例不同，导致膳食诱发高胆固醇血症的敏感性也存在个体差异。

**4. 磷脂与动脉粥样硬化** 磷脂是一种强乳化剂，可使血液中胆固醇颗粒变小，易于通过血管壁被机体利用，避免胆固醇在血管壁沉积，从而降低血胆固醇水平，有利于防治动脉粥样硬化。

**5. 植物固醇与动脉粥样硬化** 植物中含有与胆固醇结构类似的化合物，称为植物固醇（phytosterol），它能够在消化道与胆固醇竞争性形成"胶粒"，抑制胆固醇的吸收，降低血清胆固醇水平。

### （二）热能、碳水化合物与动脉粥样硬化的关系

过多的能量摄入在体内转化成脂肪组织，储存于皮下或身体各组织，导致肥胖。肥胖患者的脂肪细胞对胰岛素的敏感性降低，使葡萄糖的利用受限，继而引起代谢紊乱，导致血清甘油三酯水平升高。

膳食中碳水化合物的种类和数量对血脂水平也有较大的影响。蔗糖、果糖摄入过多容易引起血清甘油三酯含量升高，这是因为肝利用多余的碳水化合物转变成甘油三酯所致。膳食纤维能够降低胆固醇和胆酸的吸收，并增加其从粪便的排出，具有降低血脂的作用。

### （三）蛋白质与动脉粥样硬化的关系

蛋白质与动脉粥样硬化的关系尚不清楚。动物实验显示，高动物蛋白（如酪蛋白）膳食可加快动脉粥样硬化的形成。人体试验发现，减少脂肪、增加蛋白质的摄入可减少冠状动脉的损伤。高脂血症的人群多食用大豆蛋白和其他植物蛋白能够降低血胆固醇水平。亦有研究发现，氨基酸与动脉粥样硬化也有关系。如甲硫氨酸摄入增加可引起血浆同型半胱氨酸升高，而目前公认高同型半胱氨酸血症是血管损伤或动脉粥样硬化的独立危险因子。牛磺酸能减少氧自由基的产生，提高还原型谷胱甘肽水平，有利于保护细胞膜的稳定性，同时具有减少肝脏胆固醇合成，降低血胆固醇的作用。

### （四）维生素矿物质与动脉粥样硬化的关系

**1. 维生素E** 人群观察性研究和动物实验干预研究已证实，维生素E有预防动脉粥样硬化和冠心病的作用，但人群干预研究中，维生素E是否具有抗动脉粥样硬化作用尚不清楚。维生素E通过减少脂质过氧化物质的形成达到预防动脉粥样硬化作用。除了氧化-还原特性，维生素E还可能通过抑制炎症因子的形成和分泌，以及抑制血小板凝集而发挥抗动脉粥样硬化的作用。

**2. 维生素C** 维生素C参与体内多种生物活性物质的羟化反应，如参与胆固醇代谢成胆酸的羟化反应，促进胆固醇转变为胆汁酸而降低血中胆固醇的含量。维生素C还可参与体内胶原的合成，降低血管的脆性和血管的通透性；维生素C也是体内重要的水溶性抗氧化物质，可减少血管内皮的氧化损伤；

大剂量的维生素C可加快冠状动脉血流量，保护血管壁的结构和功能，从而有利于预防动脉粥样硬化。

**3. B族维生素** 维生素$B_{12}$、维生素$B_6$、叶酸是同型半胱酸向甲硫氨酸、胱氨酸转化代谢过程中的中介物质。这些维生素缺乏时，可影响同型半胱氨酸代谢，导致高同型半胱氨酸血症。高同型半胱氨酸血症容易引起心血管疾病的发生，其可能机制为：①损伤血管内皮细胞。②促进血栓形成，促进血管平滑肌增生。③增加氧化应激，导致LDL中载脂蛋白B的游离氨基巯基化，而被巯基化修饰的LDL可被吞噬细胞吞噬并在细胞内降解，导致细胞内胆固醇堆积。同型半胱氨酸还能与LDL反应形成复合体，被吞噬细胞吞噬形成泡沫细胞。而从复合物中水解释放出的同型半胱氨酸可促进自由基和脂质过氧化物的产生。维生素$B_6$与构成动脉管壁的基质成分酸性黏多糖的合成及脂蛋白酯酶的活性有关，缺乏时可引起脂质代谢紊乱和动脉粥样硬化。

**4. 矿物质** 饮水水质的硬度与冠心病发病呈负相关，增加钙的摄入可以降血压。动物实验显示，缺Ca可引起血清胆固醇和甘油三酯升高。流行病学资料显示镁的摄入水平与心血管病发病率呈负相关。Mg通过调节血管弹性来调节血压，镁还可以降低血胆固醇、增加冠状动脉血流和保护心肌细胞完整性。铜和锌是超氧化物歧化酶的组成成分，尽管铜缺乏不多见，但体内Cu的水平处于临界低值时，可能会导致血清胆固醇升高和动脉粥样硬化。锌具有抗氧化作用，保护细胞免受炎症因子的破坏，摄入充足的锌有助于保持血管内皮细胞的完整性。铬是人体葡萄糖耐量因子的组成成分，缺乏可引起糖代谢和脂肪代谢紊乱、血胆固醇增加、动脉受损。硒是体内抗氧化酶——谷胱甘肽过氧化物酶的核心成分，谷胱甘肽过氧化物酶使体内形成的过氧化物迅速分解，减少氧自由基对机体组织的损伤。缺硒可引起心肌损害，可通过减少前列腺素合成、促进血小板聚集和血管收缩，增加动脉粥样硬化发生的危险性。有资料显示，长期摄入富含硒食物的人群，心血管病发生率低，而硒缺乏者心血管及外周血管疾病的发生率升高。

### 三、食物与动脉粥样硬化的关系

食物摄入量及种类决定了膳食结构，而膳食结构与脂代谢密切相关，继而影响动脉粥样硬化的形成，因而在心脑血管疾病的发生发展中起一定作用。大量研究对多种食物、膳食结构等因素与动脉粥样硬化的形成、心脑血管疾病发生的风险进行了探讨，虽然所得结果并不统一，但从循证医学的角度分析，可以得出一些相对可靠的结论。

**1. 全谷类食物** 与精致谷物相比，全谷物保留更多的膳食纤维、蛋白质、维生素和矿物质，能量密度也相对低。综合研究结果显示，增加全谷物（如燕麦、大麦、小麦全谷）摄入量（每天1～3份，30～90g）可以降低血脂、血压，进而降低冠心病和脑卒中等心血管疾病的发病风险。

**2. 蔬菜水果** 蔬菜水果含有丰富的膳食纤维、维生素、矿物质及植物化学物。有研究显示水果蔬菜的摄入量和心脑血管疾病发病率、死亡率之间呈负相关。大蒜和洋葱中含有硫化合物，可以抑制肝胆固醇的合成、LDL的氧化、血小板聚集及血栓形成，起到防治动脉粥样硬化的作用。

**3. 动物性食品** 畜、禽、蛋、奶、鱼、虾、贝类含有丰富的优质蛋白质，是非素食者蛋白质的重要来源。研究表明禽肉、新鲜畜肉摄入量与心血管病风险虽无明确关系，但过多摄入加工畜肉（烟熏、腌渍等）可增加心血管疾病的风险。由于蛋黄中富含胆固醇，一些人选择不吃或少吃鸡蛋。研究表明，每天吃一个鸡蛋，对一般人群发生心血管疾病的风险无影响，但对于糖尿病患者可能增加患冠心病的风险。鱼肉含有丰富的多不饱和脂肪酸、维生素和矿物质，增加鱼肉摄入可降低心血管疾病和脑卒中的发病风险。尚未发现虾、贝类、奶制品的摄入与心血管疾病发生有明显关系。

**4. 大豆及其制品** 大豆及其制品富含蛋白质、矿物质、大豆异黄酮等，大量研究均表明，增加大豆及其制品的摄入，有利于降低血总胆固醇、低密度脂蛋白胆固醇和甘油三酯，而单独的大豆异黄酮对胆固醇的影响不明显。

**5. 坚果类食物** 坚果富含蛋白质、油脂（以多不饱和脂肪酸为主）、矿物质（尤其是钙、镁、钾）及植物固醇。多项人群研究显示，适量摄入坚果可改善血脂异常，降低血总胆固醇和低密度脂蛋白胆固醇，从而降低心血管疾病发病风险。

**6. 添加糖、含糖饮料** 日常食用的添加糖主要为白糖、红糖、玉米糖浆、麦芽糖、枫树糖浆、蜂蜜、晶体葡萄糖等形式。人群流行病学研究显示，过多摄入糖/含糖饮料（尤其是果糖）可增加血脂异常的风险。

**7. 茶、咖啡** 茶中富含儿茶素等植物化学物，其多酚类、绿原酸的含量远高于水果蔬菜，具有抗氧化、抗炎功效。流行病学资料及动物实验均显示，饮茶有减少胆固醇在动脉壁沉积、抑制血小板凝集、促进纤维蛋白溶解和清除自由基等作用。人群研究显示，增加饮茶（＞12g/d）有利于降低心血管疾病患者的血压、血中总胆固醇和LDL-C水平及心血管疾病和脑卒中的发病风险。咖啡含有咖啡因、绿原酸和单宁，在补充水分的同时，咖啡对健康有一定益处。国外一项对大量人群的研究发现，适量饮用咖啡（咖啡粉不超过6g）可降低心血管疾病的风险。

**8. 其他食物**

（1）油脂：油脂是重要的膳食构成成分，可提供能量、必需脂肪酸及脂溶性维生素。多项研究的综合结果提示，膳食中摄入动物油脂和橄榄油与心血管疾病的发生风险无关，但棕榈油摄入可增加血脂异常的风险。

（2）酒：多项研究表明饮酒与心血管疾病危险呈J型曲线关系。乙醇摄入5～25g/d可对心血管疾病有保护作用，可能机制为：乙醇能升高血HDL-C、降低血小板聚集性、促进纤维蛋白溶解。此外，葡萄酒中的多酚类物质还具有抗氧化和血小板抑制作用。但是，大量饮酒可导致肝损伤、脂代谢紊乱、血TG和LDL-C水平升高，增加心血管疾病风险。

（3）钠盐：人群研究显示高盐摄入可增加脑卒中、心血管疾病发病风险。

**9. 膳食模式** 合理的膳食模式是食物多样、谷类为主，高膳食纤维、低糖、低脂肪的模式。多项人群研究显示，合理膳食模式是心血管疾病的保护因素，可降低脑卒中、心血管疾病的发病风险。研究还发现，素食也可降低心血管疾病的发病风险。

## 四、动脉粥样硬化的营养防治

动脉粥样硬化的防治原则是在平衡膳食的基础上，控制总热能和总脂肪，限制膳食饱和脂肪酸和胆固醇，保证充足的膳食纤维和多种维生素，保证适量的矿物质和抗氧化营养素。

### （一）膳食原则

总的膳食原则应在平衡膳食的基础上控制总能量和总脂肪的摄入，限制饮食中SFA和胆固醇含量。保证充足的膳食纤维和多种维生素，补充适量的矿物质和抗氧化营养素。

### （二）营养措施

**1. 限制总能量摄入，保持理想体重** 能量摄入过多是肥胖的重要原因，而肥胖又是动脉粥样硬化的重要危险因素，故应该控制总能量的摄入，保持能量摄入与消耗平衡，适当增加运动，保持理想体重，预防超重与肥胖。对于超重者应通过控制总能量摄入来减轻体重。

**2. 限制脂肪和胆固醇摄入** 限制总脂肪、SFA、胆固醇和TFAs的摄入量是防治高胆固醇血症和动脉粥样硬化的重要措施。脂肪摄入以占总能量20%～25%为宜，SFA摄入量应少于总能量的10%，根据《中国居民膳食指南（2022）》，TFAs每天摄量应不超过2.0g。适当增加单不饱和脂肪酸（MUFA）和多不饱和脂肪酸（PUFA）的摄入。MUFA摄入量宜不少于总能量的10%，PUFA摄入量应占总能量的10%。鱼类富含n-3系列PUFA，对心血管有保护作用，可适当多吃。少吃富含胆固醇的食物，如猪脑和动物内脏等，但吃鸡蛋时不必弃去蛋黄。高胆固醇血症者应进一步降低SFA摄入量，使其低于总能量的7%，并控制胆固醇的摄入量。TFAs摄入量应低于总能量的1%。

**3. 提高植物性蛋白质的摄入，少吃甜食** 蛋白质摄入量应占总能量的15%左右。应提高植物性优质蛋白质的摄入，如大豆及其制品。大豆蛋白富含异黄酮，多吃大豆蛋白有利于调节血脂，从而达到防治动脉粥样硬化的目的。碳水化合物应占总能量的60%左右，限制单糖和双糖的摄入，少吃甜食、控制含糖饮料的摄入。

**4. 摄入充足的膳食纤维** 膳食纤维在肠道与胆汁酸结合，可减少脂类的吸收，从而降低血胆固醇水平。同时，高纤维膳食可降低血胰岛素水平，提高人体胰岛素敏感性，利于脂代谢的调节。因此应提倡多摄入含膳食纤维丰富的食物，如荞麦、玉米、蔬菜等。

**5. 保证充足的维生素和微量元素** 维生素E和很多水溶性维生素（特别是维生素C）具有抗氧化作用，多食用新鲜蔬菜和水果可以改善血管功能。

**6. 饮食清淡，少盐限酒** 高血压是动脉粥样硬化的重要危险因素，为预防高血压，每天食盐的摄入应限制在6g以下。可少量饮酒，但切勿酗酒。

**7. 适当多吃保护性食品** 大豆、黑色和绿色食物、草莓、洋葱、香菇等富含植物化学物，该类物质具有保护心血管健康的作用，摄入富含植物化学物的食物有助于心血管的健康和抑制动脉粥样硬化的形成。应鼓励多吃富含该类物质的食物。

# 第三节　营养与高血压

## 一、概述

高血压（hypertension）是一种以体循环动脉收缩期和/或舒张期血压持续升高为主要特点的心血管疾病。发病率高，致死致残率高，属于全球范围内的常见病，也是需要特别关注的严重公共卫生问题。高血压分为原发性（以血压升高为特征，原因不明的独立疾病，占高血压的95%以上）和继发性（血压升高系某些疾病的一部分表现）。原发性高血压病因复杂，已知的发病相关因素有遗传、肥胖、胰岛素抵抗、某些营养素的过量或不足、过量饮酒、人口老龄化等。高血压是脑卒中、冠心病、心力衰竭、肾衰竭等的危险因素。高血压患病率随年龄增长而升高；女性在更年期前患病率略低于男性，但更年期后迅速升高，甚至高于男性；寒冷地区患病率高于温暖地区；食盐与饱和脂肪摄入越高，平均血压水平和患病率也越高。

在过去的几十年中，我国进行过五次大规模高血压患病率的人群抽样调查。虽然各次调查的规模、被调查人群年龄和诊断标准不尽一致，但基本上较客观地反映了我国人群近年来高血压患病率呈明显上升趋势。国家心血管病中心的数据显示，我国18岁及以上居民高血压患病率达27.5%，也就是大约每4个成年人中就有1人是高血压患者，患病人数约为2.45亿。在我国高血压人群中，绝大多数是轻、中度高血压（占90%），轻度高血压占60%以上，血压水平处于正常高值的人群占总成年人群的比例不断增长，尤其是中青年，是我国高血压患病率持续升高和患病人数剧增的主要来源。

高血压的诊断与分级主要根据体循环动脉收缩压和/或舒张压的测量结果，目前我国对高血压的诊断与分级采用2023年修订的《中国高血压防治指南》的标准（表6-1）。

表6-1 成人血压水平分类（中国高血压防治指南，2023）

| 分类 | 收缩压/mmHg | | 舒张压/mmHg |
|---|---|---|---|
| 正常血压 | <120 | 和 | <80 |
| 正常高值 | 120～139 | 和/或 | 80～89 |
| 高血压 | ≥140 | 和/或 | ≥90 |
| 1级高血压（轻度） | 140～159 | 和/或 | 90～99 |
| 2级高血压（中度） | 160～179 | 和/或 | 100～109 |
| 3级高血压（重度） | ≥180 | 和/或 | ≥110 |
| 单纯收缩期高血压 | ≥140 | 和 | <90 |

注：当收缩压和舒张压分属不同级别时，以较高级别为准。

高血压与心脑血管疾病关系密切，我国人群监测数据显示，心脑血管疾病死亡率为271.8/10万，占总死亡人数的40%以上，其中高血压是首位危险因素，每年300万心脑血管疾病死亡中至少一半与高血压有关。世界卫生组织的数据显示，2012年全球死于脑卒中者约670万人。临床资料显示，我国脑卒中与心肌梗死的发病比值为（5～8）∶1，而在西方高血压人群约1∶1。提示脑卒中是我国高血压人群最主要的心血管疾病危险因素。

## 二、营养与高血压的关系

高血压是一种遗传多基因与环境多危险因素相互作用而产生的慢性全身性疾病，通常认为遗传因素与环境因素分别占40%和60%，而环境因素中，膳食因素起主要作用。

### （一）超重和肥胖

大量研究已证实，超重和肥胖都是血压升高的重要危险因素，特别是向心性肥胖。BMI与血压水平有着明显的正相关关系，即使在体重指数正常的人群中（BMI<25），随着体重指数的增加，血压水平也相应增加。肥胖儿童高血压的患病率是正常体重儿童的2～3倍。成人中，超过理想体重20%的人患高血压的危险性是低于理想体重20%人的8倍以上。高血压患者60%以上有肥胖或超重，而且肥胖的高血压患者更易发生心绞痛和猝死。我国人群流行病学研究表明，尽管我国平均BMI明显低于西方国家，但单因素与多因素分析一致显示BMI增高是血压升高的独立危险因素。

减轻体重已成为降血压的重要措施，体重减轻9.2kg可引起收缩压降低6.3mmHg，舒张压降低3.1mmHg。肥胖可以引起血脂升高、心输出量增加、交感神经兴奋性增加及胰岛素抵抗增加而导致高血压的发生。

### （二）矿物质

**1. 钠** 人群资料显示，钠的摄入量与血压水平和高血压患病率呈正相关，此相关性在成人、儿童和青少年中均存在。我国14组人群研究结果表明，膳食钠盐摄入量每增加2g/d，收缩压和舒张压分别增高2mmHg和1.2mmHg。钠盐可以通过两种方式使血容量增加而引起血压升高：①提高体液渗透压，下丘脑饮水中枢产生渴觉而使人饮水增加。②体液渗透压增高还可使下丘脑视上核和室旁核释放抗利尿激素（antidiuretic hormone，ADH），ADH促进远曲小管和集合管对水的重吸收。除提高血容量外，高钠摄入还可以：①提高交感神经兴奋性而提高心输出量和外周血管阻力。②抑制血管平滑肌$Na^+$的转运。③增加细胞内钙。④干扰血管内皮细胞舒血管物质——一氧化氮（nitricoxide，NO）的合成而使血管收缩性增强，外周阻力增加。

**2. 钾**　钾盐摄入量与血压水平呈负相关。膳食补充钾对高钠引起的高血压降压效果明显，可能与钾促进尿钠排泄、抑制肾素释放、舒张血管、减少血栓素的产生有关。

膳食钠与钾的比值与血压的相关性甚至更强。高钠低钾膳食是我国大多数高血压患者发病主要的危险因素之一。我国大部分地区，人均每天食盐摄入量在12g以上。在盐与血压的国际协作研究中，反映膳食钠钾比值的24小时尿钠钾比值，我国人群在6以上，而西方人群仅为2～3。

**3. 钙**　膳食钙摄入不足可使血压升高。美国全国健康和膳食调查结果显示，每日钙摄入量低于300mg者患高血压的风险比摄入量为1200mg者高23倍。低钙（低于600mg）摄入使得钠盐升高血压的作用加强，这与钙可以促进钠从尿中排泄有关，因此补充钙对钠敏感的高血压的降压效果尤为显著。

**4. 镁**　镁与高血压关系的研究资料有限，一般认为镁的摄入量与高血压发病风险呈负相关。膳食镁可以通过降低血管紧张性和收缩性、减少胞内钙含量、促进血管舒张3个方面起到降低血压的作用。

### 三、食物与高血压的关系

**1. 食盐**　食盐摄入与高血压显著相关。高盐饮食的地区，高血压发病率也高。食盐量与高血压的正相关不仅体现在成年人，而且也发生在儿童和青少年人群，甚至出生后5周内高盐摄入与青少年期的高血压也呈正相关。膳食中的钠盐指氯化钠，盐引起高血压不仅与$Na^+$有关，而且与$Cl^-$也有关，用其他阴离子替代的钠盐并不引起血压的升高。非$Cl^-$的钠盐不引起血压升高可能与它们不能增加血容量有关。血压对食盐的反应受膳食中某些成分的影响，如钾或钙低于RNI的膳食可增加血压对高食盐的反应；相反，高钾或钙的膳食可阻止或减轻高食盐诱导的高血压反应。

**2. 脂类**　脂肪占膳食能量比例升高，可导致血压升高，而增加PUFA和减少SFA的摄入有利于降低血压。人群资料显示补充鱼油可降低血压且呈剂量依赖性。n-3系列脂肪酸的降压作用可能与其改变前列腺素的代谢、血管内皮细胞的功能和抑制血管平滑肌细胞增殖有关。在控制脂肪供能比的前提下，增加橄榄油摄入量可降低血压。

**3. 乙醇**　大多研究发现饮酒和血压呈J型关系，少量饮酒（摄入14～28g乙醇）者的血压比绝对禁酒者低，但每天超过42g乙醇摄入者的血压则显著升高。这一现象提示少量的乙醇具有舒血管作用，而大量乙醇具有收缩血管的作用。乙醇导致高血压的原因不太明确，可能的机制有：①刺激交感神经系统。②抑制血管舒张物质。③钙、镁耗竭，血管平滑肌中细胞内钙增加。过量饮酒是高血压发病的危险因素，人群高血压患病率随饮酒量增加而升高。虽然少量饮酒后短时间内血压会有所下降，但过量饮酒则使血压明显升高，还可能诱发急性脑出血或心肌梗死。

**4. 其他因素**　虾和贝类及海藻的摄入、经常饮茶均有助于降低血压。

### 四、高血压的营养防治

所有高血压患者都应坚持健康的生活方式，主要包括控制体重、合理膳食、适量运动、心理平衡。

#### （一）控制体重

控制体重可使高血压的发生率降低28%～40%。主要通过限制能量摄入和增加体力活动来实现。

通过饮食控制和体育锻炼使能量达到平衡，在此基础上，尽量使超重与肥胖者的体重下降5%～10%并维持该体重。

超重和肥胖是导致血压升高的重要原因之一，而以腹部脂肪堆积为典型特征的中心性肥胖还会进一步增加心血管与代谢性疾病的风险，适当降低体重，减少体内脂肪含量，可显著降低血压。减轻体重最有效的措施是控制能量摄入和增加体力活动。在平衡膳食的基础上，控制高能量食物（高脂肪食物、含糖饮料及酒类等）的摄入，适当控制主食（碳水化合物）量，以及适当的体育锻炼均可起到降低血压、改善糖代谢的作用。因此，建议每天应进行约30分钟体力活动，每周则应有1次以上的有氧运动，如步行、慢跑、骑车、游泳、做健美操、跳舞和非比赛性划船等。典型的体力活动计划包括3个阶段：①5～10分钟的轻度热身活动。②20～30分钟的耐力活动或有氧运动。③放松阶段5分钟，逐渐减少用力，使心脑血管系统的反应和身体产热功能逐渐稳定下来。运动的形式和运动量均应根据个人的兴趣、身体状况而定。规律的、中等强度的有氧运动是控制体重的有效方法。减重的速度因人而异，通常以每周减重0.5～1.0kg为宜。

### （二）合理膳食

**1. 限制钠盐摄入量**　我国"第四次居民营养与健康调查"显示，平均每人钠盐摄入量为12g，其中80%来自烹饪时的调味品和含盐高的腌制品，该量远超过WHO建议的每人每日低于6g的水平，与之伴随的是高血压发病率增加。2022年新修订的《中国居民膳食指南》参照WHO的标准，即每人每日食盐摄入量不超过5g。我国新修订的《高血压防治指南》提出，控制食盐摄入量的主要措施包括：①尽可能减少烹调用盐，建议使用可定量的盐勺。②减少味精、酱油等含钠盐的调味品用量。③少食或不食含钠盐量较高的各类加工食品，如咸菜、火腿、香肠及各类炒货。④肾功能良好者，使用含钾的烹调用盐。

**2. 增加钾的摄入**　钾能对抗钠的不利作用，高血压患者应摄入含钾高的食物，如新鲜绿色叶菜、豆类和根茎类、香蕉、杏、梅等。

**3. 保持良好的脂肪酸比例**　应限制饱和脂肪酸提供的热能，人体摄入饱和脂肪酸、单不饱和脂肪酸和多不饱和脂肪酸的比应为1∶1∶1。

**4. 增加优质蛋白**　不同来源的蛋白质对血压的影响不同，鱼类蛋白可使高血压和脑卒中的发病率降低，酪氨酸也有降低血压的功效，大豆蛋白虽无降血压作用，但也有预防脑卒中发生的作用。

**5. 减少膳食脂肪摄入量**　脂肪摄入量控制在总能量的25%以下，保持良好的脂肪酸比例，减少SFA的摄入量，控制PUFA与SFA的比值在1.0～1.5。

**6. 高血压治疗膳食（dietary approaches to stop hypertension，DASH）**　DASH由美国国立卫生研究院、美国心脏、肺和血液研究所制订。该膳食特点为富含水果、蔬菜、全谷类、家禽鱼类、坚果，以及钾、镁、钙、蛋白质和膳食纤维，而总脂肪、饱和脂肪酸、胆固醇含量较低。有研究发现DASH膳食可以使轻度高血压者的收缩压和舒张压均降低，且与单独使用降压药的效果类似。

**7. 限制饮酒**　限制饮酒量可显著降低高血压的发病风险。每日乙醇摄入量男性不应超过25g，女性不应超过15g。不提倡高血压患者饮酒，如饮酒，则应少量，白酒、葡萄酒（或米酒）与啤酒的每日饮用量应分别少于50ml、100ml、300ml。

**8. 克服不良饮食习惯**　减少高能量密度食物的摄入，如肥肉、动物油脂、油炸食品、糖、甜点、含糖饮料。进餐应细嚼慢咽，避免进食过快、暴饮暴食，少吃高能量的零食。

# 第四节　营养与糖尿病

## 一、概述

糖尿病（diabetes mellitus，DM）是一组由遗传和环境因素相互作用而导致的一种慢性、全身性的代谢性疾病，其原因是胰岛素分泌绝对或相对不足及靶组织细胞对胰岛素敏感性降低，导致糖、蛋白质、脂肪、水和电解质等代谢紊乱，引起高血糖和糖尿。糖尿病的临床表现为"三多一少"（多食、多饮、多尿及体重减少），久病可引起身体多个脏器系统的损害，病情严重时或应激时可发生代谢紊乱和酮症酸中毒。胰岛素抵抗（insulin resistance，IR）是指胰岛素作用的靶器官对胰岛素作用的敏感性下降，即正常剂量的胰岛素产生低于正常生物学效应的一种状态，被认为是2型糖尿病（T2DM）的发病基础。根据不同病因，糖尿病可分为：①1型糖尿病（T1DM），因胰腺B细胞破坏，导致胰岛素分泌绝对缺乏所致。②T2DM，由以IR为主伴胰岛素分泌不足转为以胰岛素分泌不足为主伴IR。③妊娠糖尿病（GDM），一般在妊娠后发生，大部分患者分娩后血糖可恢复正常，据国际糖尿病联盟（IDF）统计，2015年全球约有1700余万妊娠糖尿病患者。④其他类型糖尿病，由某些内分泌病、胰腺疾病、感染、药物及化学制剂引起。

糖尿病的危险因素比较复杂，主要有以下6个方面的因素：①遗传因素，糖尿病具有家族遗传易感性。据国外研究报道，25%～50%的糖尿病患者有家族史，双生子研究发现T2DM中共显性达90%以上。②肥胖，一些大型前瞻性研究表明若将BMI控制在24以下，77%的糖尿病新发女性病例和64%新发男性病例是可以预防的。③体力活动缺乏，体力活动能减轻胰岛素抵抗，英国的一项研究发现与缺乏体力活动的人相比，那些坚持中等程度体力活动的人发生糖尿病的危险性明显降低。④生理因素，随年龄的增长糖尿病的发病率呈现上升趋势，大多数糖尿病患者的发病年龄在50～70岁。⑤社会环境因素，不良生活方式，如吸烟、过量饮酒，生活节奏加快、竞争激烈、压力大、应激增多等也成为糖尿病发生发展的危险因素。⑥营养因素，高能量食物的摄入使身体脂肪过度堆积，需要更多的胰岛素来调节细胞对糖的吸收，再加上此类人群胰岛素促进糖分解代谢功能下降，由此出现血糖异常升高或发展为糖尿病。

大多数糖尿病患者的典型临床表现为"三多一少"，若糖尿病治疗不及时或血糖控制不佳，糖尿病患者会合并心血管、眼、肾、神经系统、皮肤等多组织损伤或疾病。《中国2型糖尿病防治指南（2020版）》中明确指出了我国糖尿病的诊断标准（表6-2）。糖化血红蛋白（HbA1c）结果稳定，变异性小，且不受进食时间及短期生活方式改变的影响，患者依从性好，因此WHO、美国糖尿病学会（American Diabetes Association，ADA）和部分国家均将HbA1c≥6.5%作为诊断糖尿病的一种方法。但鉴于HbA1c检测在我国尚不普遍，检测方法的标准化程度不够，测定HbA1c的仪器和质量控制尚不能符合目前糖尿病诊断标准的要求，暂不推荐在我国采用HbA1c诊断糖尿病。但对于采用标准化检测方法，并有严格质量控制，正常参考值在4.0%～6.0%的医院，HbA1c≥6.5%可作为诊断糖尿病的参考。糖尿病前期（prediabetes）是介于糖尿病和正常血糖之间的一种状态，被认为是糖尿病的必经阶段，是糖尿病的预警信号。判断标准是6.1mmol/L≤空腹血糖＜7.0mmol/L或7.8mmol/L≤餐后2小时血糖＜11.1mmol/L。

表6-2　糖尿病的诊断标准

| 诊断标准 | 静脉血浆葡萄糖/HbA1C |
|---|---|
| 典型糖尿病症状（烦渴多饮、多尿、多食，不明原因体重下降） | |
| 加随机血糖 | ≥11.1mmol/L |
| 或加空腹血糖（FPG） | ≥7.0mmol/L |
| 或加OGTT 2小时血糖 | ≥11.1mmol/L |
| 或加上HbA1c | ≥6.5% |
| 无糖尿病症状者，需改日复查确认 | |

摘自：《中国2型糖尿病防治指南（2020版）》。

注：空腹状态指至少8小时没有进食热量；随机血糖指不考虑上次用餐时间，一天中任意时间的血糖，不能用来诊断空腹血糖受损或糖耐量异常。

## 二、营养与糖尿病的关系

目前对于糖尿病发病的营养因素研究主要集中在营养物质代谢过程中对胰岛素分泌的影响，尤其是碳水化合物和脂肪的代谢。

**1. 碳水化合物**　糖尿病代谢紊乱的主要标志是高血糖，并可引起全身性的代谢紊乱。长期进行高碳水化合物膳食，使血糖水平长期处于较高状态，促使胰岛素分泌持续增加，最终损害胰岛B细胞的结构和功能，导致胰岛素分泌的绝对或相对不足，引发糖尿病。糖尿病患者碳水化合物代谢异常主要表现为肝中葡萄糖激酶和糖原合成酶下降，肝糖原合成减少，磷酸化酶活性加强，糖原分解增加。当患者摄入过多碳水化合物时，机体调节血糖的功能失控，极易出现高血糖；但碳水化合物摄入不足时，体内需动员脂肪和蛋白质分解供能，易引起酮血症。

与葡萄糖相比，果糖比葡萄糖更易于人体吸收和利用，既能够影响胰岛素结合，又能够影响胰岛素刺激的糖转运。低聚异麦芽糖的热能低，在小肠内不被吸收，因此长期食用既不增加血糖，也不改变血中胰岛素水平。不同的淀粉类型对血糖的影响也不同，抗性淀粉吸收缓慢，可使餐后血糖保持在较低水平，而支链淀粉因其结构的特点，更易引起血糖和胰岛素水平快速明显升高。

由此可见，食物中碳水化合物的分子量及结构不同，致餐后血糖升高的快慢及幅度也不同，其影响程度可用血糖生成指数（glycemic index，GI）来衡量。低GI食物可有效控制餐后血糖，有利于血糖的稳定。

**2. 脂肪**　膳食脂肪在消化道内可被分解为甘油和脂肪酸，其中脂肪酸被脂肪细胞摄取形成辅酶A（CoA）衍生物，与α-磷酸甘油结合生成内源性甘油三酯，储存于脂肪组织中。摄入高脂膳食时脂肪的氧化分解消耗大量葡萄糖分解的中间产物（如α-磷酸甘油），阻断了葡萄糖的彻底氧化分解，使血糖浓度上升，胰岛素分泌增加；而游离脂肪酸的浓度较高，肌肉摄取脂肪酸进行氧化供能的作用则增强，从而使葡萄糖的利用减少，出现IR；长期暴露于高浓度的游离脂肪酸，可使胰岛B细胞分泌胰岛素的功能受损，发生糖尿病的危险性增高。

关于饱和脂肪酸与不饱和脂肪酸对糖尿病的影响及机制是近年来医学及营养学界关注的热点问题之一。膳食饱和脂肪酸、反式脂肪酸是DM的危险因素，而PUFA特别是长链n-3系列PUFA却能改善代谢和胰岛素敏感性。血脂肪酸$C_{16:0}$和$C_{18:0}$与DM发病率正相关，$C_{16:0}$与胰岛素抵抗指数（HOMA-IR）、C肽、空腹胰岛素呈正相关，可显著刺激胰岛素分泌，长期的高基础胰岛素和餐后高胰岛素可导致胰岛B细胞毒性及功能衰竭。相反，n-3系列PUFA有改善胰岛素抵抗和糖代谢的作用，但也有研究发现增加n-3系列PUFA供给并不能影响T2DM患者的胰岛素敏感性、胰岛素分泌和氧化应激标记物水平，甚至有可能会轻度增加糖尿病的发病率，因此，n-3系列PUFA与DM之间的关系尚存争议。

**3. 蛋白质** 目前还无确切的证据表明膳食蛋白质含量与糖尿病发病有直接关系，但蛋白质代谢与碳水化合物和脂肪代谢密切相关。当碳水化合物和脂肪代谢出现紊乱时，蛋白质的代谢也必然处于不平衡状态，同样可以引起胰岛素分泌量的变化，促进糖尿病的发生。目前比较明确的是支链氨基酸（如异亮氨酸、亮氨酸和缬氨酸等）可促进糖尿病的发生。

**4. 矿物质和维生素** 铬作为葡萄糖耐量因子的主要组成成分，膳食补充三价铬对糖尿病有积极的预防和辅助治疗作用。硒最重要的生物学功能是抗氧化，消除自由基，所以适当补硒可以改善胰岛素自由基防御系统和内分泌细胞的代谢功能，缓解糖尿病病情，预防糖尿病并发症，改善糖尿病预后。硒可通过胰岛素受体后的激酶抑制作用，产生"生理胰岛素样"效应，并可在基因水平上影响糖尿病发生。B族维生素、维生素C、维生素E缺乏均可诱发或加重糖尿病及其慢性并发症的发生。

### 三、食物与糖尿病的关系

食物的摄入种类、摄入水平及其膳食模式均可影响T2DM的发生发展，如全谷物、蔬菜、畜肉、酸奶、含糖饮料、茶、咖啡，以及素食饮食等。

**1. 全谷物** 全谷物摄入与T2DM发生之间呈负相关。每天摄入48～80g全谷物的人群比很少食用全谷物的人群T2DM发病风险降低26%。因此，在日常饮食中应鼓励用全谷物代替部分精致谷类食用。

**2. 蔬菜与水果** 目前研究发现，摄入绿色叶菜可降低糖尿病的发病风险，且与剂量关系显著。水果与蔬菜的营养价值相似，增加水果的摄入量对许多慢性病有一级预防的作用，然而综合目前的研究结果，水果摄入与T2DM发生之间并无明显的相关性。

**3. 畜肉** 大量摄入畜肉可提高血清胆固醇及低密度脂蛋白胆固醇的水平，与多种慢性疾病发生风险之间存在一定关联。有研究表明，与不摄入畜肉相比，每天摄入150g畜肉的人群T2DM的发病风险增加。

**4. 酸奶** 酸奶不仅保留了牛奶的健康功效，还具备改善乳糖不耐症、便秘，提高幽门螺杆菌的根除率等功效。近年有研究指出，酸奶对一些慢性病如代谢性疾病、心血管疾病等都有良好的预防作用。每天摄入200g酸奶糖尿病的发病风险可降低22%。

**5. 含糖饮料** 含糖饮料指在饮料中人工添加糖（包括单糖和双糖，但不包括多糖），乙醇含量不超过质量分数0.5%的饮料，如果汁饮料、运动饮料、碳酸饮料等。最新的研究显示，与每月饮用少于1次或不饮用者相比，每天饮用1～2次者发生T2DM的风险增加。

**6. 茶** 茶叶富含儿茶素、茶多酚等植物化学物，饮茶有利于改善胰岛素敏感性、降低空腹血糖和糖化血红蛋白浓度，使T2DM风险人群的血糖得到控制。每天饮茶＞16g相对于不饮茶者可以降低16%的T2DM发病风险。

**7. 咖啡** 咖啡中的咖啡因可以加速人体新陈代谢，使人保持头脑清醒；绿原酸具有抗氧化、抗炎、抗菌、抗病毒等生物特性，在慢性病防治中具有重要作用。目前有研究显示，与不饮用咖啡者相比，每日饮用咖啡可降低糖尿病的发病风险，并且咖啡的这种保护作用无地区、性别和种族差异。

**8. 素食饮食** 素食饮食是一种不包含动物性食物的膳食模式。与含动物性食物的杂食饮食相比，素食饮食中胆固醇、总脂肪、饱和脂肪酸及钠的含量较低，而植物化学物、抗氧化剂及膳食纤维的含量丰富，可以通过增加胰岛素敏感性来调节血糖代谢，进而降低T2DM的发病风险。近年来的研究结果也显示，素食饮食与T2DM的发病风险呈显著负相关。需要注意的是，虽然素食饮食具有多种有利的健康效应，但不能忽略搭配不合理的素食饮食带来的一些不良影响，如维生素B$_{12}$和n-3多不饱和脂肪酸摄入不足、铁和锌元素缺乏等。

### 四、糖尿病的营养防治

糖尿病是一种病因尚不十分明确的慢性代谢性疾病，其治疗应该是"五驾马车"的综合治疗原则，指的是健康教育、营养治疗、运动治疗、药物治疗及病情监测五个方面。其中饮食治疗则是控制血糖最基本、最有效的治疗措施之一。

**1. 健康教育** 目的是使糖尿病患者了解糖尿病的相关知识，学会治疗过程中所需的基本技能，经常自我监测血糖、血压、体重，定期去医院检测尿常规、眼底、肾功能等，并能以乐观积极的心态接受治疗。

**2. 营养治疗** 糖尿病营养治疗的总目标是帮助患者制订营养计划和形成良好的饮食习惯，通过良好的营养供给改进患者的健康状况，减少急性和慢性并发症发生的危险。合理地控制饮食有利于控制糖尿病的病情发展，尤其是轻型患者（空腹血糖≤11.1mmol/L）单纯采用营养治疗即可达到控制血糖的目的。

（1）能量：合理控制总能量摄入是糖尿病营养治疗的首要原则。《中国糖尿病医学营养治疗指南（2022版）》建议糖尿病患者接受个体化能量平衡计划，目标是既达到或维持理想体重，又满足不同情况下的营养需求。对于正常体重的糖尿病患者，能量摄入以维持或略低于理想体重为宜。肥胖者应减少能量摄入，使体重逐渐下降至理想体重±5%的范围。儿童、孕妇、乳母、营养不良及消瘦者、伴有消耗性疾病而体重低于标准体重者，为适应患者的生理需要可适当增加体重，能量摄入量可适当增加10%～20%。根据患者的体型和理想体重，估计每日能量供给量（表6-3）。

表6-3 成年糖尿病患者每日能量供给量［kJ（kcal）/kg］

| 体型 | 卧床 | 轻体力活动 | 中体力活动 | 重体力活动 |
|---|---|---|---|---|
| 消瘦 | 104～125（25～30） | 146（35） | 167（40） | 188～209（45～50） |
| 正常 | 84～105（20～25） | 104～125（25～30） | 125～146（30～35） | 167（40） |
| 肥胖 | 62～84（15～20） | 84～104（20～25） | 125（30） | 146（35） |

注：标准体重目前常用的计算方法：男性标准体重（kg）=［身高（cm）-105］；女性标准体重（kg）=［身高（cm）-110］。根据我国提出体重指数（BMI）的评判标准，BMI<18.5为消瘦，18.5～23.9为正常，24.0～27.9为超重，≥28.0为肥胖。

（2）碳水化合物：糖尿病患者必须摄入一定比例的碳水化合物，供给量以占总能量的45%～60%为宜，如碳水化合物的来源为低GI食物，其供能比可达60%。碳水化合物摄入不足时，体内需分解脂肪和蛋白质供能，易引起酮症酸中毒；但碳水化合物过多也会使血糖升高，增加胰岛负担。碳水化合物的摄入量应根据患者个体差异、病情、血糖、糖化血红蛋白和用药情况进行计算并调整至适宜的量。此外，还应注意食物种类、淀粉类型（直链淀粉和支链淀粉）、烹调方式等对餐后血糖的影响。计算碳水化合物的量及其在食物中的供能比例时，还要考虑食物的GI值。某些单糖和双糖如果糖、蔗糖的血糖指数并不显著高于面包、米饭、马铃薯等复合碳水化合物。因此，碳水化合物的总摄入量较其供应形式更重要。

（3）膳食纤维：分为可溶性和不溶性两种。可溶性膳食纤维能吸水膨胀，吸附并延缓碳水化合物在消化道的吸收，使餐后血糖和胰岛素水平降低，还有降低胆固醇的作用。不溶性膳食纤维能促进肠蠕动，加快食物通过肠道，减少吸收，具有间接缓解餐后血糖升高和减肥的作用。成人膳食纤维建议摄入量为25～30g/d或10～14g/1000kcal。

（4）脂肪：长期摄入高脂膳食可损害糖耐量，引起肥胖、高血脂和心血管病的发生。为防止或延缓糖尿病患者的心脑血管并发症，必须限制膳食脂肪摄入量尤其是饱和脂肪酸。脂肪摄入量占总能量较合适的比例为25%～35%，对超重或肥胖者，脂肪供能比不应超过30%，烹调用油及食品中所含的脂肪均应计算在内，饱和脂肪酸的比例应小于10%。虽然多不饱和脂肪酸有降血脂和预防动脉粥样硬化的作用，但由于多不饱和脂肪酸在体内代谢过程中容易氧化而可对机体产生不利影响，因此也不宜超过总能量的10%。而单不饱和脂肪酸则是较理想的脂肪来源，其在花生油及橄榄油中含量丰富，是较好的脂肪来源，宜大于总能量的12%。胆固醇摄入量应低于300mg/d。

（5）蛋白质：糖尿病患者机体糖异生作用增强，蛋白质消耗增加，易出现负氮平衡，为维持肌肉的体积和能量消耗的需要，应保证蛋白质的摄入量，占总能量的15%～20%，其中至少30%来自高生物价的蛋白质，如乳、蛋、瘦肉及大豆制品。但长期高蛋白饮食对糖尿病患者并无益处，对于已患糖尿病肾病的患者，应根据肾功能损害程度限制蛋白质摄入量，一般为0.6～0.8g/（kg·d）。

（6）维生素和矿物质：糖尿病患者因主食和水果摄入量受限制，且体内物质代谢相对旺盛，较易发生维生素和矿物质缺乏。调节维生素和矿物质的平衡，有利于纠正糖尿病患者代谢紊乱、防治并发症。因此，供给足够的维生素也是糖尿病营养治疗的原则之一，其中比较重要的有维生素C、维生素E、β-胡萝卜素、部分B族维生素等。

锌与胰岛素的合成、分泌、贮存、降解、生物活性及抗原性有关，缺锌时胰腺和胰岛B细胞内锌浓度下降，胰岛素合成减少。三价铬的复合物在人体内被称作"葡萄糖耐量因子"，有利于改善糖耐量。硒参与谷胱甘肽过氧化物酶（GSH-Px）的构成，后者可降低机体脂质过氧化反应，有保护心肌细胞、肾小球及视网膜免受氧自由基损伤的作用。锰可改善机体对葡萄糖的耐受性。锂能促进胰岛素的合成和分泌。

（7）饮酒：乙醇是高能量食物，且喝酒的同时往往会摄入高油脂的食物，可导致能量摄入过多。乙醇吸收和代谢较快，但不能较长时间维持血糖水平，饮酒还可使糖负荷后的胰岛素分泌增加，容易使接受胰岛素、降糖药治疗的患者发生低血糖，所以，糖尿病患者应避免空腹饮酒。长期饮酒会引起肝功能受损，还可降低脂肪在体内的消耗率。因此，血糖控制不佳的糖尿病患者不应饮酒，对于血糖控制良好的患者可适量饮酒，但需严格设计饮食计划。《中国2型糖尿病防治指南（2020版）》建议女性每天饮酒的乙醇量不超过15g，男性不超过25g。

（8）饮食分配及餐次安排：根据血糖升高时间、用药时间和病情是否稳定等情况，并结合患者的饮食习惯合理分配餐次，至少一日三餐，尽量定时、定量，早、中、晚餐能量按25%、40%、35%的比例分配。口服降糖药或注射胰岛素后易出现低血糖的患者，可在三次正餐之间加餐2～3次。加餐量应从正餐的总量中扣除，做到加餐不加量。在总能量范围内，适当增加餐次有利于改善糖耐量并可预防低血糖的发生。

**3. 合理运动** 合理的运动可促进肌肉组织对葡萄糖的摄取和利用，提高胰岛素与受体的结合力，从而使血糖降低。另外，运动可降低血脂、减轻体重、改善血液循环，有助于防治糖尿病的血管并发症。糖尿病患者可根据自己的身体状况，选择合适的运动方式。运动强度以接近靶心率（能获得较好运动效果并能保证安全的运动心率）为准，靶心率＝170-年龄（岁）。每天运动时间以达到靶心率的累计时间20～30分钟为佳。运动应遵循循序渐进的原则，运动量由小到大，时间由短到长，动作由易到难。

**4. 糖尿病食谱编制方法**

（1）计算法：糖尿病饮食是一种需要计算能量和称重量的饮食。

步骤1：根据成人的身高计算其标准体重及BMI，判断其体型（消瘦、正常、肥胖），了解就餐者的体力活动情况，确定能量供给，具体公式如下：

全日能量供给量（kcal）＝标准体重（kg）×能量需要量［kcal/（kg·d）］

步骤2：计算全天蛋白质、脂肪、碳水化合物能量供给总量，具体公式如下：

全日蛋白质供给量（g）＝全日能量供给量×15%÷蛋白质能量系数

全日脂肪供给量（g）＝全日能量供给量×25%÷脂肪能量系数

全日碳水化合物供给量（g）＝全日能量供给量×60%÷碳水化合物能量系数

步骤3：确定全天主食数量和种类并进行食物分配。主食的品种主要根据用餐者的饮食习惯来确定，北方习惯以面食为主，南方则以大米居多。根据主食数量确定主食提供蛋白质的量。

步骤4：确定全天副食蛋白质需要量。副食包括瘦肉、鸡蛋、牛奶、豆腐等，青菜包括青椒、白菜、萝卜等；蛋白质广泛存在于动植物性食物中，除了谷类食物能提供的蛋白质，各类动物性食物和豆制品也是优质蛋白质的主要来源。因此，副食蛋白质数量的计算步骤如下：①计算主食中含有的蛋白质数量。②全天需摄入的蛋白质数量减去主食中蛋白质数量，即为副食应提供的蛋白质数量。

步骤5：计算全天副食的需要量和确定原料品种。应在已确定主食用量的基础上，根据副食应提供的蛋白质量，确定副食的原料品种和数量。

步骤6：确定烹调用油的量。烹调用油应以植物油为主。将需要的脂肪总含量减去主副食食物提供的脂肪量即为每日烹调用油的需要量。

步骤7：根据上述步骤确定的主副食的数量，选择食物形成一日食谱，并按照比例分配到三餐中。

（2）食物交换份法：计算法虽然可以较为准确地进行糖尿病患者的食谱编制，但操作时比较麻烦，而用"食物交换份"可以快速、简便地制订食谱，已在国内外广泛使用。食物交换份是将食物按照来源、性质分成几类，同类食物在一定重量内所含的蛋白质、脂肪、碳水化合物和能量相近。

该方法将食物分成六大类（所有食物均指可食部分），即谷薯类、蔬菜类、水果类、鱼肉蛋类、豆类和乳类、油脂类。每个食物交换份为334.4～376.2kJ（80～90kcal）能量（表6-4）。交换原则为同类食物之间可以互换，不同类别食物之间不能互换。

表6-4　不同能量治疗饮食交换份份额

| 总热卡 /kcal | 总千焦 /kJ | 总交换 /份 | 谷类 /份 | 蔬菜类 /份 | 肉类 /份 | 水果类 /份 | 乳类 /份 | 油脂类 /份 |
|---|---|---|---|---|---|---|---|---|
| 1000 | 4200 | 12.0 | 6 | 1.0 | 2 | 0 | 2 | 1.0 |
| 1200 | 5040 | 14.5 | 7 | 1.0 | 3 | 0 | 2 | 1.5 |
| 1400 | 5880 | 16.5 | 9 | 1.0 | 3 | 0 | 2 | 1.5 |
| 1600 | 6720 | 19.0 | 9 | 1.0 | 4 | 1 | 2 | 2.0 |
| 1800 | 7560 | 21.0 | 11 | 1.0 | 4 | 1 | 2 | 2.0 |
| 2000 | 8400 | 24.0 | 13 | 1.5 | 4.5 | 1 | 2 | 2.0 |
| 2200 | 9240 | 26.0 | 15 | 1.5 | 4.5 | 1 | 2 | 2.0 |
| 2400 | 10 080 | 28.5 | 17 | 1.5 | 5 | 1 | 2 | 2.0 |

**5. 自我监测**　增加患者对糖尿病知识的了解，是实施糖尿病自我管理的重要手段。高血糖是引起糖尿病症状和导致并发症的主要原因，为了解糖尿病患者血糖是否达到良好控制，必须经常监测血

糖等项目，以便及时调整治疗方案，早期发现和防治并发症。自我监测应做到：①每天测血糖、血压。②每月测体重、尿常规、腰围、腰臀比值。③每季测血脂、糖化血红蛋白、肾功能，查眼底及心电图。

# 第五节　营养与痛风

## 一、概述

痛风（gout）是嘌呤（purine）代谢紊乱和/或尿酸（uric acid）排泄障碍所致血尿酸增高的一组异质性疾病。临床特点包括高尿酸血症（hyperuricemia，HUA）、痛风性急性关节炎反复发作、痛风石沉积、特征性慢性关节炎和关节畸形等，常累及肾脏引起慢性间质性肾炎和肾尿酸结石的形成。

根据导致血尿酸升高的原因，痛风可分为原发性痛风和继发性痛风两大类。原发性痛风除少数由于嘌呤代谢的一些酶的缺陷引起外，大多病因尚未明确，属遗传性疾病，患者常伴有高脂血症、肥胖、原发性高血压、糖尿病和动脉粥样硬化等。在原发性痛风中，80%～90%的发病直接机制是肾小管对尿酸的清除率下降。继发性痛风可由肾病、血液病、药物、高嘌呤食物等多种因素引起。继发于其他疾病致尿酸排泄减少、骨髓增生性疾病致尿酸生成增多、某些药物抑制尿酸的排泄等原因导致的痛风，称为继发性高尿酸血症或继发性痛风。痛风的发生发展过程可分为四期：①无症状期。可无痛风的临床症状，仅表现为血尿酸持续性或波动性升高，但也可转变成急性痛风性关节炎或肾结石发作，有10%～40%的患者可能先出现肾结石症状。②急性关节炎期。表现为痛风性关节炎的急性发作，可能是痛风的首发症状。③间歇期。痛风两次急性发作之间有一静止期，患者无任何症状，多数患者一年内复发，少数患者终生仅发作一次，复发次数越频繁，受累关节越来越多，极少数初次发病患者可直接发展为痛风石及慢性痛风。④慢性期。以痛风石、慢性痛风性关节炎、肾脏病变等为主要表现。痛风多见于体形肥胖的中老年男性，女性很少发病，如有发病多在绝经期后。发病前常有漫长的无症状高尿酸血症史，但只有在发生关节炎和/或痛风石时才称为痛风。限制过量嘌呤的摄入可有效降低痛风患者血尿酸水平，减少痛风性急性关节炎反复发作的次数，缓解疼痛等相应症状。

痛风性关节炎是由于嘌呤代谢紊乱，导致血清尿酸增高，尿酸钠结晶沉着于关节和结缔组织而引起的一种疾病。当尿酸长期维持在超饱和浓度时，尿酸盐与血浆蛋白的结合减少，局部 pH 和温度下降时，尿酸盐结晶析出，过饱和的尿酸盐释放到关节液中，尿酸盐趋化白细胞，并被白细胞吞噬，迅速释放白三烯 $B_4$（leukotriene $B_4$，$LTB_4$）和糖蛋白等化学趋化因子导致急性关节炎症。尿酸盐沿软骨面、滑囊周围、筋膜表面及皮下结缔组织等处沉积形成结石，导致慢性炎症，滑囊增厚，血管翳形成，软骨退行性变，骨质侵蚀而缺损，尤以骨部为多见。骨边缘增生，关节周围纤维化，以致骨关节畸形。尿酸盐沉积于肾髓质，其周围有白细胞和巨噬细胞浸润，呈慢性间质性炎症。痛风患者还可形成尿酸性尿路结石。

## 二、营养与痛风的关系

虽然痛风与遗传有一定的关系，但是大多数病例并没有遗传史，主要是由于饮食中嘌呤含量较高引起的。

**1. 高嘌呤饮食**　嘌呤是细胞核的组成元素，几乎所有的动植物细胞中都含有嘌呤成分。机体代谢产生的嘌呤与从食物中摄入的嘌呤在体内的转归差异较大。机体代谢产生的嘌呤在多种酶的作用下经过复杂的代谢过程大部分合成核酸，被组织细胞重新利用，少部分可分解成尿酸，而从食物摄取的嘌呤绝大部分生成尿酸，很少被机体利用。因此，从食物中摄取的嘌呤越多，机体尿酸的浓度越高；当嘌呤摄入过多时，可使肾功能减退及尿酸排泄障碍的患者血液中尿酸水平明显升高，诱发痛风的急性发作。

**2. 产能营养素** 动物性食物所含的嘌呤比植物性食物高，因此，蛋白质的摄入应以植物蛋白为主。高脂饮食易导致能量过剩，脂肪在体内积聚，最终可引起高血压、脂代谢紊乱、糖代谢异常，其共同特征就是胰岛素抵抗，容易继发引起痛风。碳水化合物是痛风患者能量的主要来源，但因高尿酸血症患者多超重，应适当控制碳水化合物的摄入量。超重患者减轻体重应循序渐进，以防能量不足导致脂肪分解产生酮体等酸性代谢产物，抑制尿酸排泄，诱发痛风发作。蜂蜜等含果糖较高的食物，也能增加尿酸生成。

**3. 维生素与矿物质** 维生素和矿物质对尿酸的影响是双向的，当B族维生素、维生素C、维生素E缺乏时，容易导致尿酸排出减少，诱发痛风发作，而摄入大剂量维生素$B_1$和维生素$B_2$又会抑制尿酸的正常排泄，使尿酸排出减少。维生素C的大量摄入可能降低秋水仙碱的镇痛效果，应避免大量摄入。钙、锌、碘、铁等缺乏可引起核酸代谢障碍，嘌呤生成增加，诱发痛风发作，但是铁摄入过量或铁在体内过多蓄积也可影响尿酸合成与排泄，诱发痛风。

**4. 超重及肥胖** 体重与高尿酸血症呈明显正相关，研究显示BMI可以从侧面反映高尿酸血症。青年时期体重的过度增加是痛风发生的危险因素。肥胖人群易发生高尿酸血症和痛风，这与雄激素和促肾上腺皮质激素（ACTH）水平下降抑制尿酸的排泄，引起肥胖者内分泌系统功能紊乱有关，而并非肥胖本身所致。

### 三、食物与痛风的关系

根据目前已有的研究报道，多种食物的摄入与痛风之间关系密切，如水果、畜肉、贝类和酒类等。

**1. 水果** 将水果作为日常饮食的一部分，可有助于预防重大慢性非传染性疾病。近年有研究指出，樱桃可增加尿酸排泄，与不食用樱桃相比，连续2天以上食用樱桃可使痛风发作风险下降35%。另外，也有研究发现苹果和橙子的摄入量与血尿酸水平呈显著正相关，每日摄入80g以上苹果或橙子的男性，与每月摄入80g以下的男性相比，痛风的发病风险增加（RR=1.64）。

**2. 畜肉** 畜肉摄入与尿酸水平升高有一定关系。有研究显示每天摄入112～168g畜肉能够使痛风的发病风险增加（RR=1.21）。

**3. 贝类** 贝类是我国居民食用较多的海产品之一，含有丰富的蛋白质、维生素和矿物质。贝类摄入与高尿酸血症发病率存在显著正相关。

**4. 酒、咖啡、茶、水** 酒能造成体内乳酸堆积，乳酸也可对尿酸排泄有竞争性抑制，同时乙醇促进嘌呤的分解使尿酸增高，故不能饮酒。茶叶碱、咖啡因并不产生尿酸盐，因此有人主张可适量食用。保持尿酸稀释，促进尿酸排泄，这是饮食治疗中较为重要的治疗环节。为防止夜间尿液浓缩，可在睡前或夜间饮水，但痛风合并肾功能损害出现少尿、水肿时，应根据排出量计算每日液体的摄入量，并准确记录患者饮水量及尿量。无肾功能损害者提倡大量饮水，每日应大于2000ml。

### 四、痛风的营养防治

目前，痛风尚无根治的方法，但控制血尿酸水平可使病情好转，防治方法包括药物缓解和饮食治疗。急性期痛风需要药物处理，可首选秋水仙碱，能迅速终止急性发作。此外，促进尿酸排泄和抑制尿酸生成的药物均对发作期和慢性期痛风患者起到积极作用。

**1. 限制嘌呤** 痛风患者应长期控制嘌呤摄入。根据病情，限制膳食中嘌呤的含量。急性期患者嘌呤摄入量应少于150mg/d，可选择嘌呤含量低的食物（嘌呤含量＜25mg/100g）。在缓解期可以根据实际情况选择嘌呤含量中等的食物（25～150mg/100g）。其中畜肉、禽肉、鱼肉用量60～90g/d，用煮过去汤的熟肉代替生肉。另外可自由选用含嘌呤低的食物，禁用含嘌呤高的食物（嘌呤含量＞150mg/100g）。

**2. 控制能量摄入** 痛风患者中大约有50%患者超重或肥胖，应适当减轻体重，总热量摄入应较正常体重者低10%～15%。根据体力活动情况，一般以每日每千克体重104.5～125.4kJ（25～30kcal）计算为宜。因乳酸、β-羟丁酸和草酰乙酸等有机酸增加能竞争抑制肾小管尿酸的分泌，使血尿酸水平增高，故减肥者应避免饥饿性酮症的发生及剧烈运动。

**3. 低蛋白饮食** 食物中的核酸多与蛋白质合成核蛋白存在于细胞内，适量限制蛋白质供给可控制嘌呤的摄取。其供给量为0.8～1.0g/（kg·d）或50～70g/d，并以含嘌呤少的谷类、蔬菜类为主要来源，优质蛋白质可选用不含或少含核蛋白的乳类、干酪、鸡蛋等。尽量不用畜肉、鱼肉、禽肉等，如一定要用，可经煮沸弃汤后食少量。在发生痛风性肾病时，应根据尿蛋白的丢失和血浆蛋白质水平适量补充蛋白质；但在肾功能不全，出现氮质血症时，应严格限制蛋白质的摄入量。

**4. 低脂肪饮食** 脂肪可减少尿酸排泄，痛风患者每日摄取脂肪量以40～50g为宜，占总能量的20%～25%，并用蒸、煮、炖、卤、煲、灼等用油少的烹调方法。

**5. 合理供给碳水化合物** 碳水化合物有抗生酮作用和增加尿酸排泄的倾向，故应是能量的主要来源，占总能量的55%～65%。但果糖可增加尿酸的生成，应减少其摄入量。

**6. 低盐饮食** 痛风患者多伴有高血压，宜采用少盐饮食。食盐摄入过多后尿钠增加，在肾内与尿酸结合为尿酸钠，后者易沉积于肾，造成肾损伤。因此，每天食盐的摄入量应为2～5g。

**7. 增加蔬菜摄入** 蔬菜中的微量元素、B族维生素、维生素C及膳食纤维可以促进尿酸盐溶解和排泄，故应该多摄入蔬菜。

**8. 保证足量饮水** 高尿酸血症和痛风患者饮食治疗中最重要的就是多饮水，以利于尿酸的排出。因尿酸的水溶性较低，肾排泄尿酸必须保证有足够的尿量，每日饮水量在2000ml以上时可维持一定的尿量促进尿酸排泄，防止尿酸盐的形成和沉积。为防止尿液浓缩，患者可在睡前或半夜适量饮水，确保尿量，有利于预防尿路结石的形成。

**9. 限酒** 乙醇代谢可使乳酸浓度增高抑制肾对尿酸的排泄，同时乙醇促进嘌呤的分解使尿酸增高，故酗酒常为急性痛风发作的诱因，应严格限制饮酒。

**10. 其他** 以往的研究认为，咖啡和浓茶中所含有的咖啡因能引起交感神经兴奋，导致失眠、心悸、血压上升等不良反应，这可能会影响高尿酸血症和痛风患者的健康。但近些年的研究又发现，长期饮用咖啡可以通过降低血清尿酸浓度和增加胰岛素敏感性等多种机制来减少高尿酸血症和痛风的发病风险。因此，高尿酸血症和痛风患者还应根据自身健康情况决定是否饮用咖啡、浓茶及饮用量。

# 第六节　营养与癌症

## 一、概述

21世纪以来，癌症仍然是危害人类健康和生命的重大问题，已经成为人类死亡的第二位原因。癌症是目前全世界最常见的死因之一，国际癌症研究机构（International Agency for Research on Cancer，IARC）发布了全球癌症负担统计数据，并再一次强调了目前日益加重的全球癌症负担，值得世界范围内的重视。报告指出，2022年全球约有2000万新发癌症病例，约970万人死于癌症；据估计，约1/5的人在一生中会患癌症，约1/9的男性和1/12的女性死于癌症；肺癌取代乳腺癌成为全球新增病例数最多的癌症；预计到2050年，全球新发癌症将达到3500多万例。

世界卫生组织指出，1/3以上甚至约一半以上的癌症都是可以预防的。癌症预防措施包括控烟、养成健康的饮食习惯、增加体力活动、减少职业危害和环境污染等。在癌症发生发展过程中膳食营养因素起着重要作用。

## 二、营养与癌症的关系

癌症形成与发展的原因尚未完全明了，属于多因素相互作用，包括遗传因素、环境因素和精神心理因素等。80%的癌症发病是由不良的生活方式和环境因素所导致。其中，不合理膳食、吸烟、饮酒分别占诱发癌症因素的35%、30%和10%。

食物是人体联系外环境最直接、最经常、最大量的物质，也是机体内环境及代谢的物质基础。膳食、营养可以影响恶性肿瘤生成的启动、促进、进展的任一阶段。食物中既存在着致癌因素，也存在着抗癌因素，两者均可以影响癌症的发生。

### 1. 能量与宏量营养素

（1）能量：是反映三大供能营养素的间接指标。摄入高能量的食品能增加患乳腺癌、直肠癌、子宫内膜癌、膀胱癌、肾癌、卵巢癌、前列腺癌和甲状腺癌的危险。动物实验结果表明，单纯限制进食不但可以明显减少自发性乳腺癌和肺癌的发生，而且还可以降低多种致癌物（$AFB_1$，B［a］P）等诱发各种癌症的风险。此外，不限制能量但强迫动物运动以促进总能量的消耗，也可以抑制化学致癌物对实验动物的致癌作用。能量不平衡（包括能量摄入量和体力活动两方面）可通过特异的激素和生长因子增加致癌作用。长期能量摄入过多和缺乏体力活动可导致一系列的糖、脂代谢异常，除能引发肥胖、冠心病和糖尿病外，还能增加患结肠癌和直肠癌的易感性。但到目前为止，大多数的流行病学研究仍没有把能量摄入本身的作用与其他膳食成分的作用区分开。因此，有专家建议最好通过考察其他相关因素（如生长速度、身体质量和体力活动）来评价能量摄入对肿瘤的影响。

（2）蛋白质：蛋白质的摄入和肿瘤的发生密切相关，其过高或过低的摄入都有可能影响肿瘤的发生。一些研究已经证明，摄入较低蛋白质时，可增加机体对致癌物的敏感性，易发生食管癌和胃癌，若适当提高蛋白质摄入量或补充某些氨基酸，可以抑制肿瘤的发生。然而，蛋白质摄入过高，尤其动物性蛋白质摄入过高又可引发结肠癌、乳腺癌和胰腺癌。例如，当大鼠喂以蛋白质缺乏的饲料时，可缩短黄曲霉毒素诱发肝癌出现的时间，提高饲料中的蛋白质含量，则降低其致癌作用。但也有资料表明，低蛋白质膳食能降低某些自发或诱发性肿瘤的发生，如摄取低蛋白质饲料的大鼠较少发生乳腺癌和白血病。因此，在解释动物实验中蛋白质与肿瘤的关系时必须谨慎，这是因为大多数实验动物的生长速度远比人快，对减少摄入量的反应也远比人类显著。此外，有实验表明某些氨基酸对肿瘤的发生也有一定影响，如低胱氨酸饲料对小鼠白血病有抑制作用；用缺乏胱氨酸和赖氨酸的饲料喂养小鼠，其自发性乳腺癌发生率降低；若小鼠饲料中限制苯丙氨酸，则可使移植性肝癌和乳腺癌的发生率明显下降。

（3）脂肪：肿瘤流行病学研究表明，脂肪的总摄入量与结肠癌、乳腺癌、动脉粥样硬化性心脏病的发病率呈正相关，而与胃癌呈负相关。动物性脂肪和饱和脂肪水平高的膳食可能增加肺、结肠、直肠、乳腺、子宫内膜、前列腺等部位患癌的危险性。高脂肪膳食引起肿瘤的机制尚不完全清楚。有一些研究表明，高脂肪膳食能够产生大量的活性代谢产物，包括脂质过氧化物和氧自由基，可攻击生物大分子如DNA和蛋白质，加剧DNA损伤，促进癌症的发生。

体内激素水平与乳腺癌的发病有关。实验表明，当膳食脂肪过多时，可致血中催乳素浓度增加，易导致乳腺癌发生。此外，雌激素水平增高也被认为与乳腺癌的发生有关。

膳食中脂肪酸的饱和程度对肿瘤的发生也有一定的影响。目前研究表明，膳食中单不饱和脂肪酸本身对癌症危险性的影响可能很小，而对于膳食中多不饱和脂肪酸是否促进癌症的发生争论不一。有学者认为，n-6系列的多不饱和脂肪酸有促进癌症发生的作用，可能的机制包括增加前列腺素 $E_2$ 的活性和抑制自然杀伤细胞的活性，而n-3系列的EPA和DHA对肿瘤有抑制作用。

（4）碳水化合物：有研究报道蔗糖的摄入量与乳腺癌死亡率呈正相关，而复杂的碳水化合物则与乳腺癌死亡率呈负相关的趋势。在用二甲基苯蒽诱发大鼠乳腺癌的实验中，用单糖饲养的大鼠的乳腺癌发生率显著高于用含淀粉饲料饲养的大鼠，无论饲料中脂肪水平的高低均可观察到这一现象。曾有研究证明，蔗糖在小鼠结肠癌形成的启动阶段起重要作用。日本近50年来胃癌的发病率下降与高淀粉摄入量的下降有关。高淀粉膳食本身无促癌作用，而是这种膳食常伴有蛋白质摄入的偏低，且能使胃的容积变大，易造成胃黏膜损伤。

（5）膳食纤维：是一类不能被人体利用的多糖。许多流行病学和动物实验表明，纤维素摄入量与结肠、直肠癌发生率呈负相关。膳食纤维可通过结肠细菌发酵产生挥发性的脂肪酸，后者可增加异常细胞的凋亡。膳食纤维还可以通过增加排便次数和排便量，缩短肠道转运时间，稀释肠内容物，改变肠道菌落，结合前致癌物和致癌物，减少胆汁酸及其产物等多种途径抑制肠癌的发生。目前建议膳食纤维的摄入量为16～24g/d。

**2. 维生素** 维生素对于癌症的预防目前已经得到证实。其中研究比较多的是具有抗氧化作用的维生素A、类胡萝卜素、维生素C、维生素E、B族维生素、维生素D等。

（1）维生素A、类胡萝卜素：维A酸类包括维生素A的天然形式和人工合成的类似物，是典型的细胞分化诱导剂，在正常细胞功能中起重要作用，与上皮细胞生长有关，在多种肿瘤细胞中诱导分化、抑制增殖和促进凋亡。大量流行病学资料、动物实验及实验室研究表明维生素A与肿瘤关系密切。流行病学资料显示支气管癌、消化道肿瘤、乳腺癌、宫颈癌、前列腺癌患者血中维生素A和β-胡萝卜素含量低，大量摄入类胡萝卜素可降低肺癌的发病风险。队列研究和病例对照研究发现增加β-胡萝卜素摄入量对肺癌、食管癌、宫颈癌、乳腺癌、喉癌、卵巢癌、膀胱癌等患者有保护作用。动物实验显示，维生素A或β-胡萝卜素对小鼠或大鼠的肺癌、胃癌、口腔癌、结直肠癌、乳腺癌和膀胱癌有抑制作用。维生素A类化合物可能通过抗氧化作用、诱导细胞的正常分化、提高机体免疫功能、调控基因表达而起到预防癌症的作用。

（2）维生素C：流行病学资料显示维生素C摄入量与多种癌症的死亡率呈负相关，高维生素C摄入量可降低胃癌、食管癌、肺癌、宫颈癌、胰腺癌等发病风险。动物实验发现，维生素C可降低分别由二乙基亚硝胺和二甲基肼诱导的大鼠肝癌和肠癌的诱癌率。

（3）维生素E：资料显示，维生素E可能降低肺癌、宫颈癌、肠癌、乳腺癌等的发病风险。动物实验表明，维生素E可减少体内脂质过氧化物量，降低食管癌的发病率和减小肿瘤体积。与硒联合有抑制大鼠乳腺癌的作用。维生素E可能通过清除自由基致癌因子保护正常细胞、抑制癌细胞增殖、诱导癌细胞向正常细胞分化、提高机体的免疫功能等方面达到抑癌作用。

（4）B族维生素：叶酸缺乏会增加食管癌的发病风险。人群资料及动物实验表明核黄素缺乏与食管癌、胃癌、肝癌发病率有关。

（5）维生素D：人群流行病学研究显示，维生素D和钙的摄入量与大肠癌的发病率呈负相关。结肠癌死亡率与接收日光照射量呈负相关。维生素D发挥抑癌作用的可能机制为抑制肿瘤细胞增殖；通过钙的作用，抑制肠道胆汁酸及其衍生物的促癌作用。

**3. 矿物质**

（1）钙：流行病学资料报道，高钙高维生素D膳食与肠癌发病率呈负相关。

（2）锌：锌与机体免疫系统密切相关，缺锌可引起动物或人体免疫缺陷，T淋巴细胞功能不全，而T淋巴细胞是杀伤癌细胞的最主要力量。

（3）硒：硒的防癌作用比较肯定。流行病学资料显示，土壤和植物中的硒含量、人群中硒的摄入量、血清硒水平与人类多种癌症（肺癌、食管癌、胃癌、肝癌、肠癌、乳腺癌等）的死亡率呈负相关。动物实验发现，硒有抑制诱癌作用。细胞培养结果显示，亚硒酸钠有抑制食管癌、胃癌、肝癌细胞生长的作用。硒是谷胱甘肽过氧化物酶的重要组成成分，能清除氧自由基，增强免疫功能。

（4）铁：流行病学资料显示，高铁膳食可能增加肠癌和肝癌的发病风险。

（5）钠：长期高钠（盐）摄入，导致胃黏膜细胞及细胞外高渗透压，损伤胃黏膜，导致弥漫性充血水肿、糜烂、溃疡等病变，增加癌变风险。

### 三、食物与癌症的关系

科学家长期研究表明，癌症是可以预防的，而且合理膳食结构对癌症的预防有着积极的意义。大量研究证实，许多食物和饮料中都含有抗癌营养素和化学物，这些物质可以降低致癌物的作用，同时也可以在促癌阶段将受损细胞恢复成正常细胞。

**1. 谷薯类**　全谷物中富含膳食纤维，可促进肠蠕动、增加排便量，起到稀释肠内毒素的作用。队列研究结果显示，全谷物可降低结直肠癌发病风险，而薯类摄入与结直肠癌发病无显著相关。

**2. 蔬菜水果类**　研究表明蔬菜摄入总量有预防食管癌作用，但与胃癌、肺癌、乳腺癌发病及死亡风险无关；增加十字花科蔬菜和绿叶菜摄入可显著降低肺癌、胃癌、乳腺癌发病风险。水果摄入量与食管癌、胃癌、结直肠癌发病呈负相关。

**3. 畜禽肉**　畜肉中含有丰富的血红素铁，后者通过产生自由基、DNA损伤和刺激上皮细胞增殖而诱导氧化应激，摄入过多可增加结直肠癌发病风险。禽肉摄入与结直肠癌发病风险无关。

**4. 鸡蛋**　多项研究结果并不一致，因此鸡蛋摄入与癌症的风险关系不明确。

**5. 大豆类**　综合研究结果显示，大豆及其制品的消费可降低乳腺癌、胃癌的发病风险。

**6. 牛乳及其制品**　研究表明，牛乳及其制品，特别是低脂乳类摄入可降低乳腺癌、结直肠癌发病风险。

**7. 茶**　研究表明增加饮茶量可降低胃癌（每天茶叶＞20g）和乳腺癌（每天茶叶＞12g）发病风险。

**8. 油脂**　油脂摄入与癌症发病关系的研究较少，综合分析提示，总脂肪和动物脂肪摄入与癌症的发病风险无关，而橄榄油的摄入可能降低乳腺癌的发病风险。

9. **钠盐** 综合研究显示，高钠（盐）摄入可增加胃癌发病风险。

10. **腌制食品** 研究发现，腌制的植物性食品可增加乳腺癌、胃癌、食管癌的发病风险，而腌制动物性食品的摄入与上述癌症发病风险无明显关系（中国人群）。

11. **烟熏食品** 多项研究表明，烟熏食品摄入增加乳腺癌、胃癌、食管癌的发病风险。

12. **合理膳食模式** 证据显示，合理膳食模式可降低结直肠癌、乳腺癌发病风险。

13. **素食** 研究证据显示，素食可能会降低癌症的发病风险，机制尚不明确。

## 四、癌症的营养防治

### （一）膳食营养与癌症预防

癌症的发生率在全球范围内不断升高，尽管医学界不断地努力探索有效的治疗方法与手段，但是治愈率仍然很有限。世界卫生组织指出，至少1/3的癌症是可以预防的，而预防癌症是控制癌症最经济、最长远的策略。改善膳食是防治癌症的重要手段，已知食管癌、结直肠癌、乳腺癌、肾癌等与膳食关系密切。例如水果和蔬菜有防癌作用，而红肉及加工肉类食物的摄入与结直肠癌发病有关。此外，健康的饮食习惯有助于预防膳食相关性癌症和降低心血管疾病的风险。坚持体育运动、保持健康体重并配合平衡膳食可以明显降低癌症的风险。

目前认为膳食结构不合理、身体活动越来越少是导致癌症发病的主要原因。随着经济的发展，我国居民膳食结构发生了显著的变化，一个明显的趋势是粮食吃得越来越少，动物性食物和油脂吃得越来越多。同时，我国居民还存在身体活动不足和过量饮酒的问题。

世界癌症研究基金会（World Cancer Research Fund，WCRF）和IARC联合出版了"食物、营养、身体活动和癌症预防"的第二份报告。在此报告的基础上，由21名世界知名专家组成的专家组提出了降低癌症风险的10条建议。这10条建议不仅对预防癌症有意义，而且对一些慢性病如心脑血管疾病、糖尿病都有重要意义。

（1）在正常体重范围内尽可能瘦：研究证实，身体脂肪越多患癌风险越高，特别是中心性肥胖与癌症危险性增加密切相关，腰围每增加2.54cm，患癌症的风险将增加8倍。肥胖会影响激素水平，并能促使产生癌症危险性的炎症标志物的产生。因此，在一生中保持健康体重可能是预防癌症的最重要方法之一。

（2）将从事积极的身体活动作为日常生活的一部分：每天至少进行30分钟的中度身体活动（相当于快步走）。随着身体适应能力的增加，每天可进行60分钟或以上的中度身体活动，也可以进行30分钟或以上的重度身体活动。无论是何种身体活动，均能预防某些癌症及体重增加。

（3）限制摄入高能量密度的食物：高能量密度食物是指能量超过225～275kcal（945～1155kJ）/100g的食物，一些含糖饮料和油炸食品多为高能量密度食物，应尽量避免摄入。

（4）以植物来源的食物为主：每日至少吃5份（至少400g）不同种类的非淀粉蔬菜和水果；每餐都吃相对未加工的谷类和/或豆类，限制精加工的淀粉性食物；将淀粉类根或块茎食物作为主食的人，要保证摄入足够的非淀粉蔬菜、水果和豆类。每天吃9份蔬菜和水果，其中包括番茄和浆果等。番茄所含有的番茄红素，浆果（如草莓、黑莓和蓝莓）含有的抗氧化剂都有助于预防细胞受到损害。研究表明，植物来源的食物更能起到预防癌症的作用。非淀粉蔬菜和水果不仅能对某些癌症具有预防作用，而且由于能量密度很低，增加饱腹感的同时还能减少体重的增加。

（5）限制红肉摄入，避免加工的肉制品：红肉和加工的肉制品含大量动物脂肪，能量通常也相对较高，可能是诱发某些癌症的原因。

（6）限制含酒精饮料：考虑到适量饮酒可能对冠心病有预防作用，因此可以根据实际情况适量饮酒。如饮酒男性每天不超过25g，女性不超过15g。儿童和孕妇不能饮用含酒精的饮料。

（7）限制盐的摄入量：研究已经证明盐和腌制食物可以增加胃癌的发病率。不吃或尽量少吃盐腌或过咸的食物，避免食用盐腌保存食物。

（8）强调通过膳食本身满足营养需要，不推荐使用膳食补充剂预防癌症：对于健康人群最好通过富含营养素的膳食来解决营养素摄入的不足，在特殊情况下，可以用补充剂。

（9）母亲对婴儿最好进行6个月的完全母乳喂养以后再添加辅食：母乳喂养对母子均有保护作用。对母亲来说，可预防乳腺癌的发生；对于孩子来说，能增强儿童的免疫力，防止婴儿期的感染，预防儿童的超重和肥胖等。

（10）接受癌症预防建议：癌症患者接受治疗的同时，生活及饮食应要接受专业人员提供的营养指导，以及遵循癌症预防的建议。

通过环境因素，如食物、营养和身体活动对癌症危险性影响的研究，已证明癌症是一类可以预防的疾病，如果遵循以上建议，就有可能降低癌症发生率。除膳食干预外，还应注意避免与癌症发生有关的感染、性行为、环境致癌因素，行政部门要加强卫生立法，个人还要注意保持身心愉快。

### （二）癌症的营养支持治疗

**1. 营养支持治疗的概念** 营养支持治疗是根据患者的诊断和病理、生理及心理的变化，选择适宜途径，补充人体所需要的营养物质和能量，达到疾病好转或痊愈的治疗方法。根据其途径分为经口服管饲的肠内营养（enteral nutrition，EN）和经静脉的肠外营养（parenteral nutrition，PN）。

癌症患者的营养支持治疗是其综合治疗的重要组成部分。许多癌症患者因营养不良而发生恶病质，影响预后。尽管有研究者认为补充营养在改善患者营养状态的同时，也会刺激肿瘤生长。但是临床实践证明，营养支持治疗对癌症患者很重要，如患者的营养状况得不到改善，其他治疗方法则难以实施或难以达到预期效果。作为癌症治疗的重要辅助手段之一，营养支持治疗可以预防和纠正癌症发展过程中所发生的营养缺乏，防止和纠正患者体重减少，延缓癌症的复发和转移。

**2. 营养支持治疗在癌症治疗中的作用** 营养支持治疗应和姑息性放疗、镇痛治疗、类固醇皮质激素治疗和社会心理治疗配合应用，才能达到有效的癌症治疗作用。

癌症导致的组织破坏、对正常组织的营养物质的夺取、体液的异常丢失，患者食欲低下、呕吐、腹泻、腹水、胸腔积液、手术、放疗、化疗及感染等都会导致或加重患者的营养不良，长期负氮平衡会引起免疫力低下，最终发展为恶病质。因此，对癌症患者给予营养支持治疗可以改善其营养状况，恢复体质，更好地接受抗癌治疗。

**3. 营养支持治疗的应用**

（1）临床营养支持治疗的原则：①营养状况良好或仅有轻度营养不良的患者，在手术、化疗或放疗时无须特殊的营养支持治疗。②发生严重营养缺乏或因胃肠道疾病，估计患者的饮食摄入不足超过1周，抗癌治疗的同时应给予肠内或肠外营养支持治疗。③对于化疗或放疗无效的进展期癌症患者，不主张静脉营养支持治疗。

（2）营养支持治疗途径的选择：对于中度营养缺乏和围手术期不能进食的患者，都可以采用营养支持治疗，可选择不同的途径。①经口进食：只要患者能够经口进食，就应鼓励尽量经口进食，不能经口进食或进食量不能满足机体需要者，可以通过鼻饲途径给予肠内营养支持。②静脉营养：对于癌症晚期和围手术期患者可选择静脉营养支持治疗。

**4. 癌症恶病质的治疗**

（1）恶病质的定义：恶病质（cachexia）是指机体严重消耗、体重下降、食欲缺乏、无力、全身衰竭的状态，见于恶性肿瘤、大面积烧伤、严重感染、营养吸收不良、其他慢性消耗性疾病等，是许多疾病终末期的临床表现。其中癌症是发生恶病质的主要原因，估计有20%～65%的癌症患者死于恶病质。

（2）恶病质的特点：①几乎发生于所有癌症，与癌细胞类型、肿瘤大小和分期无明确相关性，但是不同的癌症的恶病质发生率不同。②恶病质的临床表现主要为食欲缺乏和营养不良，食欲缺乏是恶病质的结果而不是原因。③发生不明原因的体重减轻。④发生于任何器官和系统衰竭之前。⑤随着癌症的有效治疗，这种消耗性倾向可以终止或逆转。

（3）恶病质的治疗

1）一般治疗：①鼓励患者下床活动。②放疗、化疗时不要盲目地为患者更换食物。③避免偏食挑食。④少食、多餐。⑤患者与家属共同进餐，促进食欲。⑥向患者说明饮食宜忌。⑦鼓励卧床患者自己进食。⑧告知患者尽量进食，使患者相信进食与治疗和康复密切相关，甚至比药物还重要。

2）营养支持治疗：对于中度以上的营养不良、不能进食和进食困难的患者，酌情给予营养支持治疗。

3）药物治疗：主要用于能进食又无明显吸收障碍的患者，目的是提高患者食欲、改善消化功能。

# 第七节　营养与骨质疏松

## 一、概述

骨质疏松（osteoporosis）是老年人，尤其是绝经后妇女最为常见的一种退行性骨代谢疾病。骨质疏松的严重后果在于其引起的病理性骨折，容易发生骨折的部位是胸腰部、髋部和腕部，其中老年人股骨颈骨折由于多需要手术治疗和长期卧床，极易发生多种并发症而成为重要的死因。据统计，约50%的股骨颈骨折患者因并发症导致死亡，而50%以上的存活者遗留残疾或躯体功能障碍，严重影响生活质量。骨折不仅给患者本人造成极大痛苦，而且也会给家庭和社会带来沉重的经济负担。另外，由于骨质疏松的发生毫无预警，极易被人们忽视，因此被称为人类健康的"隐形杀手"。世界卫生组织已经将骨质疏松列为21世纪危害人类健康的四大疾病之一。

### （一）定义

骨质疏松的定义最早由波姆（Pommer）在1885年提出，但人们对骨质疏松的认识是随着历史的发展和科技的进步逐渐深化的。早年一般认为全身性的骨质减少即为骨质疏松，美国则认为老年骨折为骨质疏松。1994年世界卫生组织（WHO）提出的骨质疏松症定义为：原发性骨质疏松是以骨量减少、骨的微观结构退化为特征，致使骨的脆性增加以及易于发生骨折的一种全身性骨骼疾病。对这一定义应该从以下几个方面加以理解和认识。

**1. 骨量减少**　应包括骨矿物质和骨基质等比例的减少，如果只有骨矿物质减少，而骨基质不减少，则是由于骨矿化障碍所致，这种情况对于儿童来说是佝偻病，而成人则为软骨病。

**2. 骨的微观结构退化**　表现为皮质骨变薄，骨小梁变细、变稀，乃至断裂，这实际上是一种微骨折，可导致全身骨骼疼痛，主要是骨吸收和骨形成失衡所导致的。

**3. 骨强度下降、脆性增加，难以承担原有的载荷**　可悄然发生腰椎压缩性骨折，或在很小外力下就可能发生腕部桡骨远端或股骨近端骨折。

**4. 骨量减少、骨钙溶出、脊柱压缩性骨折** 可导致"驼背"出现，并伴发老年性呼吸困难、骨质增生、高血压、阿尔茨海默病、糖尿病等。

目前，骨质疏松的定义已得到了全世界的公认，但随着科学的发展，骨质疏松的定义还会得到进一步的充实和完善。

### （二）分类和分型

根据病因将骨质疏松分为三大类：第一类为原发性骨质疏松，属于随年龄增长而出现的生理退行性病变；第二类为继发性骨质疏松，是由慢性病或药物所诱发的骨质疏松；第三类为特发性骨质疏松，多见于遗传或特殊生理时期。原发性骨质疏松分为两型，Ⅰ型亦称高转换或绝经后型骨质疏松，以骨吸收增加为主，多发生于更年期的妇女；Ⅱ型亦称低转换或老年型骨质疏松，以骨形成减少为主，一般发生于70岁以上的老年人。

### （三）诊断

目前骨质疏松诊断方法的基本依据是骨密度（bone mineral density，BMD）和骨矿物质含量（bone mineral content，BMC），主要的诊断方法和技术有：①X线照像法，利用X线片观察不同部位骨骼的密度、形状，骨小梁的数量、形态及分布，但灵敏度较低，一般认为骨量丢失在30%以上，X线片才能反映骨质疏松的程度。②X线吸收法：X线穿透骨组织时，骨骼中的矿物质含量不同而产生不同的吸收，使其强度有不同程度下降，通过检测穿透骨组织的X线强度来反映骨矿物质含量，常用的方法有单能X线骨密度测定法（SXA）、双能X线骨密度测定法（DEXA）、定量CT（QCT）和周围骨定量CT（PQCT）测定法等，其中DEXA精确度高、重复性好，目前已被普遍应用于骨量测定。③骨形态计量学方法：通过骨穿刺获取骨组织样本，进行病理切片，分析观察骨组织中骨小梁的数量、形态和分布，但由于此项分析技术属于创伤性检测，一般不提倡用于患者的诊断。④超声诊断法：是一种新型无创伤骨质疏松诊断技术，能测定骨骼的密度和强度，较早地反映骨量的变化。⑤其他：光子吸收法、生化鉴别诊断法、综合诊断法、生理年龄预诊法等。利用上述诊断方法，在排除继发性骨质疏松的同时可诊断为原发性骨质疏松。

WHO对骨质疏松的诊断，以年轻成人BMD和BMC均值（M）为基础，依其下降程度进行诊断和分级。女性骨质疏松的标准和分级见表6-5。

表6-5 WHO女性骨质疏松诊断标准及分级

| 分级 | 诊断标准 |
| --- | --- |
| 正常 | BMD＞M － 1SD |
| 骨量减少 | BMD＝M － 1SD ~ M － 2.5SD |
| 骨质疏松 | BMD＜M － 2.5SD |
| 严重骨质疏松 | BMD＜M － 2.5SD，伴有一处或多处骨折 |

男性因骨折危险性相对小于女性，因此其诊断标准定为BMD＜M － 3SD。上述诊断标准是以白种人妇女腰椎BMD或BMC为基础制订的，因此只适用于白种人。

我国参考上述标准，结合国内的调查结果将骨质疏松的BMD或BMC的诊断阈值定为2.0SD，即以＜M － 2SD为诊断骨质疏松的标准，若同时伴有一处或多处骨折则诊断为严重骨质疏松。同时我国还提出了骨量丢失百分率的诊断标准和程序，这种方法比较直观、简易，更利于实际应用。①诊断标准：以骨密度仪所检测的骨密度值为主要依据，其骨密度值与当地同性别的峰值骨密度相比，减少1%～12%为基本正常；减少13%～24%为骨量减少；减少25%及以上为骨质疏松，其中若伴有一处或多处骨折，或减少37%以上为严重骨质疏松。②诊断程序：第一步，根据患者的性别、年龄、体型及临床症状，用生理年龄预诊法做初步诊断；第二步，做骨密度检查，根据测量结果和上述标准判断是否患有骨质疏松及其严重程度；第三步，配合生化检查等手段做鉴别诊断，判定是原发性还是继发性骨质疏松，是绝经后还是老年性骨质疏松。

总体来看，目前国内外使用的诊断方法仍有许多不足之处，如一般单纯测定BMD或BMC常不能区分骨质疏松和软骨病。因此关于骨质疏松的诊断标准尚有待于进一步完善。

## 二、营养与骨质疏松的关系

是否发生骨质疏松与年轻时骨峰值（peak bone mass）的高低及年老时骨量减少的速度有关。各种营养因素在骨质疏松的发生中起着重要的作用。钙、维生素D、蛋白质、磷、微量元素的摄入水平与骨质疏松的发生存在密切关系。

**1. 钙与骨质疏松** 钙是人体内重要的、含量最多的矿物元素，其中99%存在于骨骼和牙齿之中，用于维持人体骨骼的物理强度，而且与循环中可溶性钙保持动态平衡。随着尿钙和消化液中钙的丢失，人体需要不断补充足量的钙，以减少骨骼中钙的动员，否则骨中钙丢失的增加会引起骨量减少，引起骨折。动物实验证明喂饲低钙饲料的动物其骨长度、骨重量与骨密度均显著低于喂饲一般常备饲料者，且其骨骼很容易骨折。

多数人群试验研究表明，儿童和青春期少年补充钙剂、奶制品、牛奶或富钙奶粉1～3年，其骨量较未补钙的对照者更多。该研究将原来饮食习惯中每天600～800mg钙提高到1000～1300mg。推测如果维持较高的钙摄入水平至达到骨峰值（约30岁）以后，则可使骨密度增加5%～10%，而峰值骨量如果增加10%，则可使未来发生骨折的危险降低50%。最有说服力的一项研究是在单卵双胞胎中进行的双盲试验结果证实补钙组（1600mg/d）腰椎BMD明显高于未补钙的对照组（900mg/d）。但近期有研究发现，给低钙摄入量的孕妇补钙可能会扰乱代谢适应，不利于孕妇的骨骼健康。因此，不同阶段的人对补钙的需求量尚未明确，还需进一步研究。

随年龄增长，钙丢失现象更加严重，这可能是边缘性钙摄入和钙吸收功能受损综合作用的结果。老年人血清免疫反应性甲状旁腺激素（parathyroid hormone，PTH）和生物活性PTH含量随年龄而升高。这暗示老年人存在由于钙摄入不足或吸收功能缺陷造成的程度不同的低钙血症。PTH在维持细胞外液钙生理浓度恒定上具有重要作用。在低钙血症时，PTH含量继发性升高，可促进骨吸收，同时加速骨质丢失。因此，膳食钙摄入量的大小和它的生物可利用性好坏对老年人骨质状况有很大影响。临床试验证实补钙可防止高龄老人骨质丢失和降低骨折发生率。一份纵向研究将平均年龄84岁的3270名老年妇女随机分为两组，补钙组每日额外获得1.2g钙和维生素D 800U，持续观察18个月，发现补钙组的老年人股骨颈的骨密度增加了27%，而对照组却下降了4.6%。由于骨密度增加，胫骨骨折减少了43%，总骨折率下降了32%。研究发现老年人每日钙摄入量低于400mg是骨折风险增加的一个阈值界限。

绝经期妇女患骨质疏松不仅与雌激素水平降低有关，还有钙摄入不足密切相关。可以通过以下4个方面来说明钙对骨质的重要性：①用血浆中$^{45}$Ca衰减曲线药代动力学方法评价补钙效果，发现给绝经期妇女补充$CaCO_3$形式的钙可以降低骨吸收。②补钙使反映骨吸收的重要指标尿羟脯氨酸排出量降低。③接受雌激素的绝经期妇女摄入1000mg/d的钙可以获得钙平衡，而未用激素者在摄入1500mg/d的钙时，也同样可以获得钙平衡。④以往钙摄入低于400mg/d的妇女在补充柠檬酸苹果酸钙后，能够显著地延缓脊柱、股骨颈和桡骨BMD的降低。

**2. 磷与骨质疏松** 骨组织中的磷主要以无机磷的形式存在，与钙一同构成骨盐成分。骨形成过程中，磷在骨骼生长中扮演着至关重要的角色。体内80%以上的磷存在于骨骼中，它可促进骨基质合成和骨矿物质沉积。血磷稳定是骨生长、骨矿化的必要条件之一。低磷可刺激破坏骨细胞，促进骨吸收，使成骨细胞合成胶原速率下降，限制骨矿化的速度，容易引起佝偻病、软骨病等；高磷可使细胞外液的磷浓度升高，使细胞内钙浓度降低，钙/磷比例下降，尤其是钙离子浓度下降可使PTH分泌亢进，骨吸收增加，造成骨营养不良，诱发骨质疏松。总之，高磷、低磷对于骨基质合成和矿化均不利。

此外，血清磷在肾合成1,25-$(OH)_2D_3$的调节上起重要作用，因此，增加膳食中磷的摄入量可以降低钙的肠道吸收。当膳食磷从＜500mg/d增加到3000mg/d时，1,25-$(OH)_2D_3$的合成速度降低，使其血清浓度从高于正常值的80%降至正常范围。由于增加磷摄入的同时可减少肾钙排泄，因此对于健康年轻成人钙平衡可能无影响。然而，对于肾功能下降或需要更大正钙平衡的人来说，则可能产生不良影响。特别是高磷低钙的膳食对处于骨质增长期的儿童青少年可能会妨碍骨质正常生长发育，而对于钙吸收和转运功能低下的老年人，则可能引起继发性甲状旁腺功能亢进，从而加速与年龄增长相关的骨丢失。

**3. 镁与骨质疏松** 镁是人体细胞内的主要阳离子，主要存在于线粒体中，是体内多种细胞基本生化反应的必需物质，其中60%～65%存在于骨、齿，27%分布于软组织。镁是促进骨生长、维护骨细胞结构与功能的重要矿物质。镁与其他一些电解质、维生素D及PTH之间存在相互关联，血镁高低可直接或间接影响钙平衡与骨代谢。动物实验证明，镁对骨的生长是必需的，其可直接影响骨的代谢。如对怀孕大鼠进行低镁喂养时，其幼子的矿化骨减少，可发生多种骨骼畸形。长期禁食、胃肠切除术后、长期腹泻、血液透析等特殊情况下才可引起镁的吸收不良或丢失过多。此外，经实验证实当机体缺镁时，尽管摄入和吸收了足够的钙，仍可出现低血钙与低血磷，并造成骨质疏松。

**4. 钠、钾与骨质疏松** 钠在肾内能增加尿钙的排泄，尿钠浓度（可反映钠的摄入量）和尿钙的排泄成正比。长期摄入低钙高盐的膳食，会造成骨的高溶解，导致骨密度降低。但若同时摄入充足的钙和钾，可以减少钠对骨健康构成的威胁。

钾对骨骼健康的影响主要是影响钙平衡，它能调节尿钙的存留和排泄。研究证实膳食中增加钾的摄入，可促进钙的吸收，缓解较高的骨溶解，使骨丢失量减少，达到骨密度增高的目的。而长期低钾膳食，会促使尿中的钠增加尿钙的排出，可能会影响骨密度达到峰值，并加快骨矿物含量的下降。我国北方地区饮食习惯口味偏咸，易于导致尿钙丢失增加。

**5. 维生素D和骨质疏松** 维生素D在体内钙、磷代谢过程中发挥重要作用，其活性形式是1,25-$(OH)_2D_3$。从食物中摄入的和皮肤中合成的维生素D需在肝和肾进行二次羟化才能转变为活性维生素D。由于老年人户外活动减少、肾功能下降，血清维生素D，特别是1,25-$(OH)_2D_3$的浓度常常低于年轻人。1,25-$(OH)_2D_3$的数量和效能降低可能是导致老年人骨质疏松发生的重要原因之一。适当补充维生素D能够延缓骨质丢失，降低骨折发生率。每日补充维生素D 10μg的老年人，一年后其BMD与对照组相比有明显改善。也有人用维生素D干预观察骨折发生率的变化，发现每年肌内注射一次维生素D（375～750μg），连续观察4年，其累积骨折发生率（2.9%）明显低于对照组（6.1%）。可见，老年人保持充足的维生素D营养是十分必要的。

**6. 蛋白质、氨基酸与骨质疏松** 蛋白质作为一种独立的营养素在大量摄入时可增加尿钙排出，造成负钙平衡。尿钙排出增多与骨量减少和髋骨骨折发生率升高有关。但关于高蛋白摄入导致钙丢失的机制尚未完全阐明，有人认为膳食中含硫氨基酸的数量与尿钙排出量有关，降低含硫氨基酸摄入可以明显减少尿钙的排出。

氨基酸种类不同，对骨代谢的影响也不一样。如赖氨酸不足和缺乏，可使股骨头、骨干发生骨质疏松。日本的一项实验表明，组氨酸、甘氨酸、精氨酸、甲硫氨酸、亮氨酸、缬氨酸可促进钙吸收，而苏氨酸、谷氨酰胺、天冬氨酸则阻碍钙吸收。而日本有学者认为碱性氨基酸可促进钙吸收，而酸性氨基酸抑制钙吸收。

### 7. 其他

（1）膳食纤维：膳食纤维在肠道可与钙和其他矿物质螯合，影响它们的吸收，因此可能增加骨质丢失和骨质疏松性骨折的危险性，但到目前为止尚未发现直接的证据。

（2）微量元素：锌对骨骼发育影响明显，缺锌可发生骨骼发育异常，如长骨变短、增厚、关节肿胀，胶原形成障碍，骨矿化过程下降，生长迟缓等。

氟由于其抗龋作用而被确定为人体必需的微量元素，人体内氟有96%分布于骨组织中。适量的氟摄入能促进钙、磷在骨基质的沉积，有利于骨钙化，骨强度增加；但过量摄入反而有害，因为钙随氟大量沉积于骨骼，造成血钙下降，PTH分泌升高，引起骨脱钙，使骨变得松脆，易发生骨折。流行病学调查显示，水氟含量＞4mg/L的高氟地区居民较氟含量为1mg/L的正常地区居民骨折发生率明显增高。

铜缺乏可使骨质变薄，骨骺软骨变宽，同时使铜依赖酶（赖氨酸氧化酶）活性降低，影响胶原和弹性蛋白的交联，造成胶原纤维生成障碍，不利于骨形成。锰缺乏可使骨骼畸形，软骨营养不良，骨髓生长延缓，长骨变短、变粗，关节增大，总之与骨代谢和骨质疏松的发生有关。

（3）其他营养素及食物成分：与骨代谢有关的营养素和食物成分还包括维生素A、维生素C、硅、硼、铝等，但目前它们与骨质疏松的关系尚不明确。

## 三、食物与骨质疏松的关系

蔬菜中的草酸、谷类中的植酸、过高的膳食纤维等都能影响肠道对钙的吸收，使机体对钙需要量加大。饱和脂肪可能通过多种途径来威胁骨健康，它能通过降低细胞膜的流动性，减少细胞膜囊泡刷状缘对钙的摄取，从而影响钙的吸收和成骨细胞的形成等。大豆异黄酮是存在于大豆及制品中的一类植物雌激素。大量研究表明，异黄酮能对骨代谢产生明显影响，促进骨形成，抑制骨吸收，有效地预防骨质疏松的发生。

## 四、骨质疏松的营养防治

骨质疏松主要是骨基质和矿物质均不足，骨质含量减少，骨脆弱，其后果是容易造成骨痛、骨折、形体畸形等。骨量随着年龄的增长而不断变化的，约在30岁达到顶峰（骨峰值），以后逐年下降。骨峰值越高，人们今后发生骨质疏松的可能性越小或时间越晚。因此，骨质疏松的预防比治疗更为重要。自青少年时期起就应注意平衡膳食和积极户外运动，获取充足的钙和维生素D，以获得最佳骨峰值，并在中老年时补充钙质，减缓骨量下降的速度，延缓并降低老年时期的骨量丢失率，从而有效预防老年后出现骨质疏松。骨质疏松营养防治的目标是在合理能量和蛋白质供给的基础上，通过膳食补充钙、维生素D等营养素，预防和治疗骨质疏松症。

### （一）能量供应量与个人生理需要量适应

能量的摄入量应与个人年龄、生理状况、劳动强度等相适应，保持适宜体重，既要防止能量长期超量摄入，导致肥胖，又要避免盲目节食、减肥，导致营养不良。

## （二）摄入适量蛋白质

蛋白质是组成骨基质的原料，适量的蛋白质可增加钙的吸收与贮存，对防止和延缓骨质疏松有利。但过量的蛋白质有可能促进钙排泄，因此蛋白质的摄入应适量。健康成人每天摄入1.0～1.2g/kg体重的蛋白质比较合适，处于生长期、妊娠期、哺乳期则应酌量增加。一些富含胶原蛋白和弹性蛋白的食物（如牛奶、蛋类、核桃、动物软骨、碎骨糊、肉皮、猪蹄胶冻、鸡爪等）可适当选用。

## （三）摄入充足的钙

在注意平衡膳食，保证足够热量、蛋白质的基础上，提供充足的钙摄入十分重要。根据最新版《中国居民膳食指南（2022）》的推荐，18岁以上人群每天钙适宜摄入量在800mg，老年人1000mg，妊娠早期800mg，妊娠中期1000mg，妊娠晚期1000mg，哺乳期1000mg。

实际上，从长远考虑45岁以上的所有人都应该保证1000mg/d以上的钙摄入量。钙的最高可耐受摄入量（UL）为2000mg/d，在这个摄入量以下是相对安全的。

## （四）摄入适量而平衡的无机盐

合适的钙磷比例有利于钙的利用和减慢骨钙丢失，如磷摄入过多会加重骨质疏松的危险性，膳食磷的适宜摄入量为700mg/d。妇女绝经后骨质疏松被认为与镁的缺乏有关，应注意选用一些富含镁的食物，镁的推荐摄入量为350mg/d。绿叶蔬菜、粗粮、坚果、蘑菇、海带等含镁较高，但并非越多越好，不应超过700mg/d。缺锌时，含锌酶的活性迅速下降，骨骼生长受抑制，骨折愈合延迟，因此，要摄入一些含锌高的食品，如海鱼、牡蛎、蛋类、大豆、面筋，以及某些坚果如核桃、花生、松子、瓜子仁等食品。铜缺乏会导致骨骼变形，结构疏松，易发生骨折。应摄入一些含铜高的食品，如虾蟹、贝类（包括牡蛎、螺）等，动物肝、肾、脑，蘑菇、坚果、干黄豆，巧克力和可可粉等。

## （五）摄入丰富的维生素

维生素D可调节钙、磷代谢，促进钙、磷吸收和骨胶原合成，推荐供给量为10μg/d。中老年人均应多进行户外活动，多晒太阳，以增加体内维生素D的合成，老年人可在医生的指导下适量补充维生素D。建议对不能得到充分日照的老年人，每日应补充维生素400～600U，相当于10～15μg，富含维生素D的食物有鱼肉、奶油、蛋、肝、牛奶等。必要时可服用维生素D强化食品或在医生的指导下采用维生素D制剂。维生素C有利于钙的吸收和钙在骨骼中的沉积。故应多吃新鲜的水果和蔬菜，如柳橙、芒果、奇异果、番茄、芥蓝、菜心等。骨质疏松尤其是骨折者，血清维生素K水平低，可适当补充维生素K。有证据表明，成骨细胞和破骨细胞中都含有视黄醛，因此维生素A在骨重建中发挥重要作用。维生素A水平过高或过低都对骨骼健康不利，因此维生素A应适量摄入，动物类食品，红色、黄色、橙色蔬菜是维生素A的良好来源。

## （六）进行科学的膳食调配和加工烹调

烹调加工应尽量消除和避免干扰钙吸收的膳食因素。谷类中的植酸及某些蔬菜如菠菜、空心菜、苋菜等中的草酸影响钙的吸收和利用。含草酸盐过多的菠菜、空心菜、苋菜等可以先在沸水中烫一下，除去部分草酸。烹调加醋，有利于钙在酸性环境中溶解和被吸收。谷类如面粉、玉米粉、豆粉用发酵的方法，可减少植酸含量。对含钠多的食物如酱油、盐渍或腌制肉、酱菜、咸菜、咸鱼、火腿、香肠等宜少吃或不吃。

**知识拓展**

### 骨质疏松的家常食谱

目前，医学家和营养学家都认为食物疗法对预防骨质疏松的效果比较显著，下面为几种骨质疏松食疗方法。

1. 虾皮拌青椒　青椒350g，洗净切丝，虾皮60g，加食盐、食醋、香油、味精适量拌匀食用，有开胃消食、补肾壮阳、祛风湿之功效，对骨质疏松、软骨症等有益处。

2. 猪骨汤　猪骨300g，黑豆30g，将黑豆洗净泡软，与猪骨共入锅，加适量水煮沸后改文火煲2～3小时，调味后食用。

3. 燕麦黑芝麻粥　大米、燕麦、黑芝麻、白糖各适量。燕麦用水泡开备用。将大米和黑芝麻煮成粥出锅前放入燕麦，再煮5分钟，放入适量白糖拌匀即可。燕麦的钙含量高，是精白大米的7.5倍，而黑芝麻的补钙和养生效果优于白芝麻。

4. 泥鳅烧豆腐　泥鳅、豆腐、姜、葱、盐、鸡精、料酒、香油、高汤、胡椒粉各适量。泥鳅宰杀洗净，上笼蒸3分钟左右，取出备用。砂锅内放适量高汤，下入豆腐块、泥鳅、麦片、葱段，调味后小火炖煮，最后淋少许香油即成。

5. 炼乳芸豆　芸豆、炼乳、白糖、蜂蜜各适量。芸豆用水泡涨，放入锅中，加适量水、白糖、蜂蜜煮烂。吃的时候蘸少许炼乳即可。带皮芸豆更是钙含量非常高的一种食品，每100g带皮芸豆含钙达349mg。

### （七）其他

1. 保持积极的生活方式，加强体育锻炼，坚持重力负荷运动对于骨骼的健康和骨质疏松症的预防也非常重要。

2. 纠正不良的生活习惯，如吸烟、过量饮酒和大量咖啡摄入等。

3. 对于高危人群以及出现骨质疏松症状的个体应该定期进行骨密度检查。

4. 及时与保健医生进行交流，了解骨质疏松症的知识和自身的骨骼健康状况。

| 本章小结 | 教学课件 |
|---|---|
|  |  |

**执考知识点总结**

本章涉及的2019版及2024版公共卫生执业助理医师资格考试考点对比见表6-6。

表6-6　2019版及2024版公共卫生执业助理医师资格考试考点对比

| 单元 | 细目 | 要点 | 2024版 | 2019版 |
|---|---|---|---|---|
| 营养与营养相关疾病 | 肥胖 | （1）诊断方法 | √ | 没有此单元 |
|  |  | （2）与营养的关系 | √ |  |
|  |  | （3）营养防治 | √ |  |
|  | 动脉粥样硬化、高血压 | （1）动脉粥样硬化的营养防治 | √ |  |
|  |  | （2）高血压的营养防治 | √ |  |
|  | 糖尿病 | （1）与营养的关系 | √ |  |
|  |  | （2）营养防治 | √ |  |
|  | 其他疾病 | （1）痛风的营养防治 | √ |  |
|  |  | （2）癌症的营养防治 | √ |  |
|  |  | （3）骨质疏松的营养防治 | √ |  |

## 拓展练习及参考答案

（罗　静）

# 第七章　食品污染及其预防

食品污染（food contamination）是指食品经过各种因素的影响，发生内源性或外源性改变，从而产生有毒有害物质并造成食品安全性、营养性和/或感官性状发生改变的过程。食品污染可分成三类。

**1. 生物性污染**　微生物、寄生虫和昆虫是生物性污染的主要来源。微生物污染中的细菌、真菌及其毒素是常见的污染源。寄生虫污染主要是指通过粪便污染水体或土壤导致的间接或直接食品污染。昆虫污染主要有螨类、蛾类、蝇等。

**2. 化学性污染**　食品的化学性污染主要包括：①农药、兽药残留在食品中。②工业废水、废渣、废气违规排放。③运输工具等接触食品时具有有害物质。④滥用食品添加剂。⑤食品加工、储存过程中产生有毒有害物质。⑥掺假、以次充好。

**3. 物理性污染**　食品的物理性污染主要包括：①食品在生产、加工等各流程中发生的污染，如灰尘杂物等。②食品放射性污染。

食品污染主要影响食品营养价值，从而危害人体健康，包括致癌、致畸、食物中毒等。

---

**案例导入**

**【案例】**

某年7月28日晚10时，家住城东的王某因出现发热、腹痛、腹泻、恶心、呕吐等症状急诊入院。体格检查：体温39.3℃，腹部有压痛，大便为水样便，带有黏液。此后，和王某一同居住的家人也因同样的症状体征入院就诊。到次日凌晨，同辖区也有相似症状数十人到医院就诊。根据初步排查，来医院就诊的患者均述他们都曾吃过该辖区附近一食品店的食品。

**【问题】**

1. 王某及其周围居民的症状考虑是什么原因造成的？

2. 导致发生该群体性事件的原因和食品污染有怎样的联系？

3. 为防止日后再出现此类事件，可以从哪些方面来开展工作？

# 第一节 食品的微生物污染及其预防

污染食品的微生物可分为三类：①致病性微生物，能致病并对人体造成一定程度危害，包括细菌、真菌及其毒素。②相对致病微生物，即通常条件下不致病，特定条件才发挥致病作用的微生物。③非致病性微生物，自然界广泛存在的引起食品腐败变质的微生物。

## 一、食品中微生物生长的条件

### （一）食品的成分因素

**1. 水分** 分为结合水和游离水两种形式。结合水是指食品中与碳水化合物、蛋白质等可溶性物质结合的水；游离水是指食品中不能或很难与亲水集团结合的水，游离水大多被微生物所利用。食品中微生物生长繁殖所需要的水取决于水分活度（water activity，$A_w$），通常用 $A_w$ 表示食品中可被微生物利用的水。微生物的生长繁殖离不开水分。$A_w$ 低于 0.60 时，微生物绝大部分便无法生长，所以减少食品的 $A_w$ 有助于抑制食品腐败变质。

**2. 营养成分** 食品中碳水化合物、蛋白质、脂肪等营养素，为微生物的生长繁殖提供养料。

**3. 抑菌成分** 食品本身存在抑菌物质，如大蒜中的硫化物、茶叶中的酚类物质等，能在某种程度上起到防腐败变质作用。

### （二）食品的理化性质因素

**1. pH** 食品的 pH 决定了微生物细胞膜的生理状态，从而影响其对营养物质的吸收。pH 为 7 左右最适宜细菌生长。

**2. 渗透压** 渗透压低时，菌体吸收水分而膨胀，直至破裂；渗透压高时，则发生脱水，直至消亡。

**3. 生理结构** 部分食品外层结构能抵御微生物的侵袭，如禽蛋、植物果实等外壳。食品细胞膜破损、组织结构遭到破坏时，微生物侵染会使食品发生腐败变质。

### （三）环境因素

**1. 温度** 微生物可分成嗜冷、嗜温、嗜热三类。嗜冷菌的适宜温度为 -10 ~ 20℃，嗜温菌为 20 ~ 45℃，嗜热菌则一般要在 ≥45℃ 条件下才正常生长。

**2. 氧气** 微生物分为需氧型、厌氧型和兼氧型三类。需氧型细菌生长繁殖必须要有氧气参与，兼氧型细菌是有氧和缺氧条件都可生存，只是有氧条件下繁殖力更强。

**3. 湿度** 环境中的水分含量对食品 $A_w$ 影响较大。南方地区夏季雨水较多，食品容易发霉变质，就是因为环境湿度过高。

## 二、细菌对食品的污染

食品细菌作为大自然细菌中的一部分，其中大部分是非致病菌，它们决定了食品的各种特性，也是评价食品卫生质量的重要指标。

（一）常见的食品细菌

**1. 假单胞菌属** 是一类需氧、嗜冷，能分解蛋白质、碳水化合物和脂肪的无芽孢杆菌，能引起食品腐败。

**2. 黄单胞杆菌属** 植物致病菌，多引起蔬菜类食品腐败。

**3. 微球菌属** 嗜中温，极为常见，能分解食品中的糖类物质。

**4. 芽孢杆菌属** 革兰阳性菌，属嗜温菌。在肉类和罐头食品较常见。

**5. 肠杆菌科** 革兰阴性无芽孢杆菌，需氧或兼性厌氧，嗜温，一般存在于水产品、肉及蛋制品中，是常见的食品腐败细菌。

**6. 弧菌属** 革兰阴性菌，兼性厌氧，为鱼类及水产品中常见的腐败菌。

**7. 嗜盐杆菌属** 需氧，嗜盐，可在高含盐量食品中生长，出现在咸肉、腌鱼等盐腌食品中。

**8. 乳杆菌属** 革兰阳性菌，厌氧，常见于乳制品中。该菌属也应用于生产乳酸或发酵食品，控制不当也可造成食品腐败变质。

（二）食品中的细菌菌相及其食品卫生学意义

食品中的细菌种类及其相对数量的组成被称为食品的细菌菌相，其中相对数量较多的细菌称为优势菌。食品在细菌作用下发生腐败变质的程度与特征由细菌菌相，特别是优势菌决定。

食品的细菌菌相受到污染细菌的来源、食品本身理化特性、所处环境条件和细菌之间的共生与抗生关系等因素的影响而不同，因此食品的理化性质及其所处的环境条件是食品的细菌菌相的预测条件。检验食品细菌菌相是评估食品腐败变质程度的重要依据。

（三）评价食品卫生质量的细菌污染指标及其食品卫生学意义

反映食品卫生质量的细菌污染指标有菌落总数和大肠菌群。

**1. 菌落总数及其食品卫生学意义** 菌落总数是指在被检样品的单位质量（g）、容积（ml）内，在严格规定的条件下（培养基及其pH、培育温度与时间、计数方法等）培养所形成的细菌菌落总数，以菌落形成单位（colony-forming unit，CFU）表示。菌落总数的卫生学意义主要包括：一是作为食品被细菌污染程度的标志；二是作为评估食品的耐保藏性的重要依据。一般情况下，食品中细菌数量与食品腐败变质的速度呈正相关。

**2. 大肠菌群及其食品卫生学意义** 大肠菌群主要来自人和温血动物的肠道。大肠菌群指在一定培养条件下能发酵乳糖、产酸产气的需氧和兼性厌氧革兰阴性无芽孢杆菌。大肠菌群的卫生学意义主要包括：一是作为食品受到人与温血动物粪便污染的指示菌；二是作为肠道致病菌污染食品的指示菌。

大肠菌群是食品卫生质量的主要鉴定指标，但因为大肠菌群嗜温，应用于低温水产品及冷冻食品时存在局限性。因此，肠球菌在一定条件下也作为粪便污染的指示菌。

## 三、真菌与真菌毒素对食品的污染及其预防

（一）真菌与真菌毒素概述

**1. 真菌和真菌毒素的定义** 真菌（fungi）是一类不含叶绿素，无根、茎、叶分化，具有细胞壁的真核细胞型微生物。部分真菌能被用来加工成食品，但在特定条件下也可导致食品的腐败变质。当真菌作为病原体引发人类疾病时，真菌的代谢产物真菌毒素（mycotoxins）便会对人及动物产生一定的毒

性。真菌毒素是真菌在其所污染的食品中产生的有毒代谢产物。真菌毒素的特点有耐高温、无抗原性，并且能侵害动物体的实质器官。

**2. 真菌产毒的特点**

（1）只有少数真菌能产毒，其产毒能力取决于菌株本身的生物学特性和环境影响。

（2）同一产毒菌株的产毒能力具有可变性。产毒菌株和非产毒菌株的产毒能力在特定条件下都可发生改变。

（3）真菌毒素产毒是多元性的，一种菌种或菌株可以产生几种不同的毒素，而同一真菌毒素也可由几种真菌产生。

（4）真菌产毒具有条件性，其产毒能力受食品的种类和环境因素影响。

**3. 真菌产毒的条件**

（1）基质：食品的营养程度决定了真菌生长，且真菌的繁殖力在天然食品培养基要比在人工合成培养基表现强。

（2）水分：食品中水分是真菌繁殖产毒的重要影响因素。通常情况下，粮食类水分在14%以下，干菜和干果品在30%以下，大豆类在11%以下，微生物较难生长。

（3）湿度：真菌的生长繁殖受环境相对湿度影响，不同相对湿度环境里，主要生长繁殖的真菌类别也不同。正常状态下，环境相对湿度与粮食中水分是趋于平衡的，当相对湿度达到70%时，真菌不能产毒。

（4）温度：不同种类真菌其最适宜温度也不同。除少数嗜冷嗜热菌外，真菌繁殖最适宜的温度为25 ～ 30℃。

（5）氧气：除毛霉、绿曲霉等少数厌氧菌外，大部分真菌繁殖和产毒都是在有氧条件下进行的。

**4. 主要产毒真菌及主要真菌毒素**

（1）主要产毒真菌：目前已知的产毒真菌主要有以下几种。

1）曲霉菌属（*Aspergillus*，A）：曲霉菌属分布广泛，对有机质分解能力很强，是重要的食品污染真菌，部分菌种能在特定条件下产毒。

2）青霉菌属（*Penicillium*，P）：青霉菌属在自然界分布广泛，种类繁多，存在于土壤、粮食和果蔬上。青霉菌属能造成果蔬、谷物及食品的腐败变质，且产生毒素。

3）镰刀菌属（*Fusarium*，F）：镰刀菌属包含很多菌种，植物病原菌占大部分，能产生毒素。常见的有雪腐镰刀菌、禾谷镰刀菌等。

4）其他菌属：如绿色木霉、黑色葡萄状穗霉、漆斑菌属等。

（2）主要真菌毒素：真菌毒素目前已知的已超200种，一般按其产生毒素的主要真菌名称来命名。目前农业上比较常见的真菌毒素有黄曲霉毒素、赭曲霉素、杂色曲霉毒素、桔青霉素、玉米赤霉烯酮等。

**5. 真菌污染的食品卫生学意义** 真菌污染食品引起食品的腐败变质，使食品呈现不同颜色、产生异味，营养价值降低，甚至不能食用。真菌污染造成损失最严重的是粮食作物。真菌污染度和真菌菌相是评价真菌污染食品的程度及被污染食品卫生质量的标准。

真菌毒素是粮食产品的主要污染物之一，人畜进食被其污染的粮食和饲料可导致真菌毒素中毒。如在20世纪40年代的日本，被青霉菌污染而呈现黄色（黄变米）的大米，其中毒素可损害肝，经食用后引起了当地民众中毒。真菌毒素中毒一般不具有传染性，根据温度、湿度及饮食习惯等影响，真菌毒素中毒可表现出一定的地方性和季节性。真菌毒素中毒的临床症状表现多种多样，较为复杂，有急性、亚急性、慢性中毒及致癌作用等。

### （二）黄曲霉毒素

黄曲霉毒素（aflatoxin，AF）是黄曲霉和寄生曲霉产生的一类代谢产物。我国粮食和饲料中最主要的真菌是黄曲霉，寄生曲霉的所有菌株都能产生AF。因AF具有极强的毒性和致癌性，所以备受关注。

**1. 化学结构及性质**　AF是一类结构类似的化合物，相对分子量为312～346，其基本结构都有二呋喃环和香豆素（氧杂萘邻酮），在紫外线下都发生荧光，根据荧光颜色及其结构分别命名为$B_1$、$B_2$、$G_1$、$G_2$、$M_1$、$M_2$等。$B_1$、$B_2$呈蓝色，$G_1$呈绿色，$G_2$呈绿蓝色，$M_1$呈蓝紫色，$M_2$呈紫色，其化学结构式见图7-1。AF的毒性和其不同结构有关，在粮油制品中以$AFB_1$污染最常见，其毒性和致癌性也最强，因此，在食品卫生质量监测中常以$AFB_1$作为污染指标。

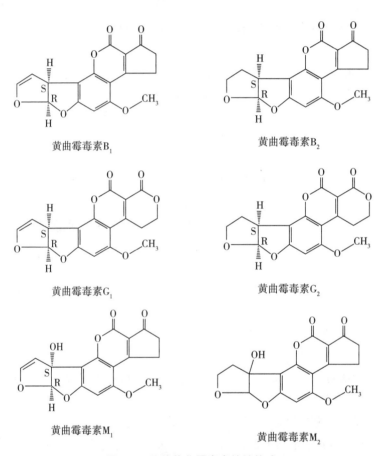

黄曲霉毒素$B_1$　　　　　黄曲霉毒素$B_2$

黄曲霉毒素$G_1$　　　　　黄曲霉毒素$G_2$

黄曲霉毒素$M_1$　　　　　黄曲霉毒素$M_2$

**图7-1　几种黄曲霉毒素的结构式**

AF具有耐热性，一般烹调温度不容易被破坏，要在280℃时才发生裂解。AF几乎不溶于水，可溶于油脂和甲醇、丙酮、氯仿等有机溶剂，但不溶于石油醚、己烷和乙醚。

**2. 代谢途径与代谢产物**　$AFB_1$主要在人体肝中进行代谢，在氧化酶催化下发生羟化、脱甲基和环氧化反应（图7-2）。

AF的代谢产物一般经尿、粪及呼出的$CO_2$排泄。AF一般不在体内蓄积。动物摄入AF后肝中含量最多，在肾、脾、肾上腺中亦可检出，有极微量存在于血液中，肌肉中一般不能检出。

**3. 产毒条件和对食品的污染**　黄曲霉生长产毒最适温度为25～33℃，最适$A_w$值为0.93～0.98。不同的黄曲霉菌株产毒能力存在较大区别。

AF主要污染粮油及其制品，玉米、花生最容易被污染，其次是稻谷、小麦、大麦、豆类等。除粮

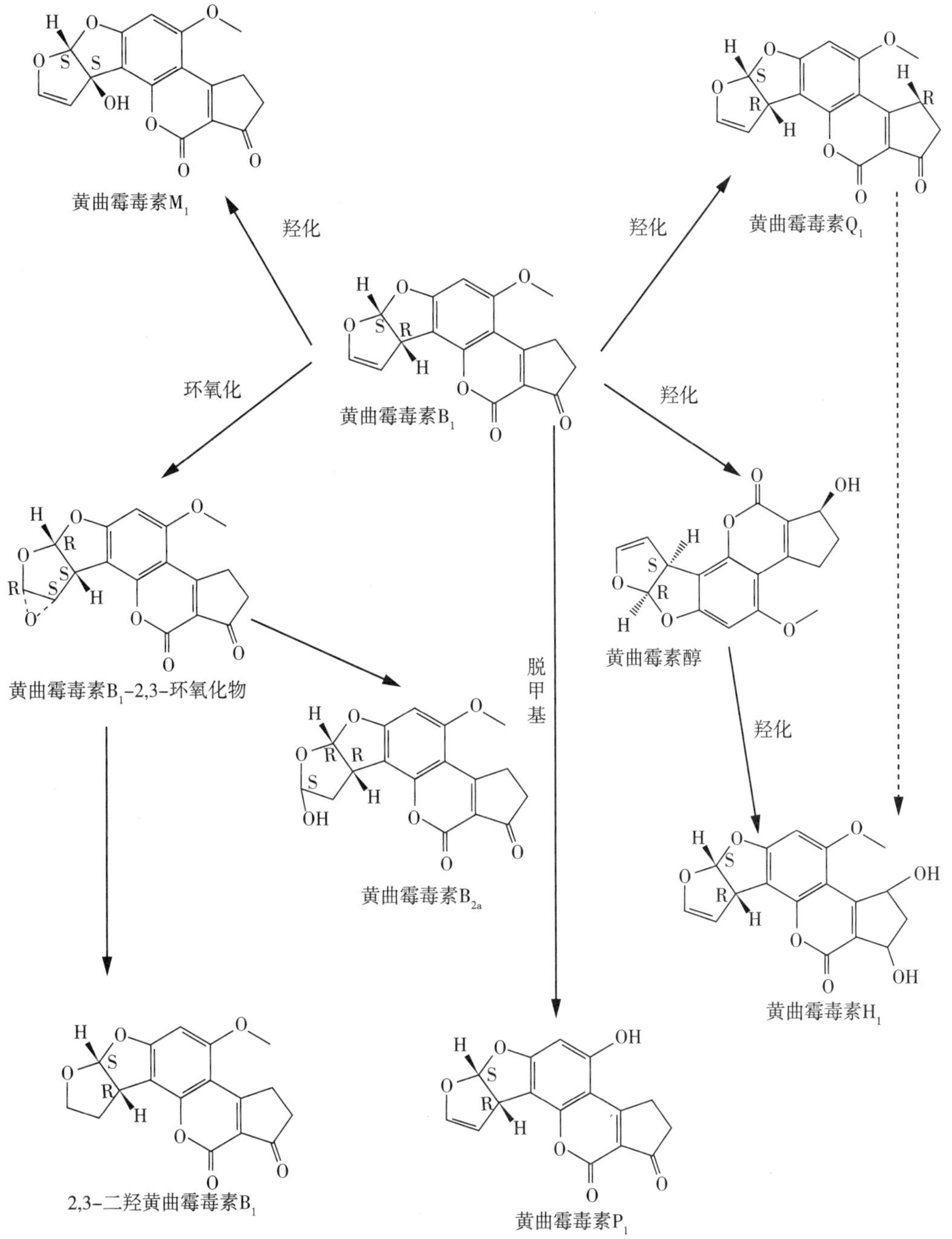

图7-2　黄曲霉毒素B₁的代谢途径

油食品外、干果类食品、动物性食品中也会存在AF污染。我国长江流域受黄曲霉毒素污染最为严重，同时华北、东北等地区也有少数样品受到污染。

**4. 毒性**　AF具有较强的肝毒性和致癌作用。

（1）急性毒性：AF有剧毒，对动物体和人均有极强毒性。部分敏感动物在接入毒素3天内便可死亡，解剖中能发现明显的肝损伤。AF还可引起人的急性中毒，临床表现一般以黄疸为主，症状以发热、呕吐和食欲缺乏为主，重者出现腹水、下肢水肿、肝脾大及肝硬化，甚至死亡，尸检中可见到肝胆管增生。

（2）慢性毒性：主要表现为肝出现亚急性或慢性损伤，肝功能降低，出现肝硬化。其他症状表现为体重减轻、生长发育迟缓、食物利用率下降等。

（3）致癌性：AF是强化学致癌物质。国际癌症研究机构（International Agency for Research on

Cancer，IARC）将黄曲霉毒素 $B_1$ 列为人类致癌物，靶器官主要是肝。AF除可诱发肝癌外，还可诱发其他部位肿瘤，如肾癌、直肠癌及卵巢、小肠等部位的肿瘤。

**5. 预防措施**

（1）食物防霉：是预防食品被AF污染的最根本措施。改进农业生产工艺，把防霉工作做在田间。要注意防虫、防倒伏，以及在收获时要及时摘除霉变作物。粮食收获后，要迅速将水分含量降低到安全水分以下。保存贮藏过程中注意保持干燥、通风。

（2）去除毒素：主要方法如下。①挑选霉粒法：在玉米、花生制品中去毒效果较好。②碾轧加工法：将大米加工成精米，可降低污染大米的毒素含量。③加水搓洗法。④植物油加碱去毒法：碱炼是油脂精炼的常用加工方法，加碱后再用水洗可去除毒素。⑤物理去除法：利用活性白陶土或活性炭的吸附特性，经过搅拌静置，毒素可被吸附而去除。⑥紫外线照射：AF在紫外线照射下不稳定，可使用紫外线照射去毒。⑦氨气处理法：在一定的氨气压下，能除去谷物和饲料中98%～100%的AF，增加粮食中的含氮量，且不会破坏赖氨酸。

（3）制定食品中AF限量标准：控制AF对人体危害主要通过限定各种食品中AF含量来实现。我国主要食品中 $AFB_1$ 限量标准如下：玉米、玉米油、花生、花生油不得超过20μg/kg；玉米及花生制品（按原料折算）不得超过20μg/kg；大米、其他食用油不得超过10μg/kg；其他粮食、豆类、发酵食品不得超过5μg/kg；特殊膳食用食品不得超过0.5μg/kg。

## 四、食品的腐败变质

食品腐败变质（food spoilage）是指食品在微生物影响作用下，原有的化学性质或物理性质发生改变，降低或失去其营养价值的过程，如粮食的霉变，肉、鱼、禽、蛋的腐臭，油脂的酸败等。

### （一）食品腐败变质的原因和条件

食品腐败变质是食品本身、环境因素和微生物三者相互影响、综合作用的结果。

**1. 微生物** 细菌、酵母菌和真菌在食品腐败变质过程中起主要作用，细菌在其中会更占优势。微生物通过分解食物中蛋白质从而使食物腐败变质，它们一般通过分泌胞外蛋白酶来完成分解。细菌中绝大多数能够分解糖类。

**2. 食品本身的组成和性质**

（1）食品中的酶：动植物在宰杀或收获后，其体内的酶类会继续进行部分生化过程，如新鲜的肉后熟，蔬菜、水果的呼吸作用等，这些生化过程可引起组织成分的分解，加速食品的腐败变质。

（2）食品的营养成分和水分：天然食品丰富的营养组成是微生物的良好培养基。不同食品营养成分比例的不同，伴随着各类微生物分解营养物质的能力不同，导致食品腐败变质的进程及特征也不同。食品中水分关系着微生物的生长和繁殖，食品的 $A_w$ 值越小，微生物繁殖越困难，食品腐败变质也不易发生。

（3）食品的理化性质：食品中渗透压、pH都是影响微生物生长、影响食品腐败变质的重要因素。改变食品中糖或盐的含量，可以形成不同的渗透压，当糖或盐含量越多时，渗透压就越大，食品的 $A_w$ 值就越小。

（4）食品的状态：外观完好无损的食品，可减少来自微生物的污染。

**3. 环境因素** 食品所处环境的温度、湿度、氧气、阳光（紫外线）的照射等均能直接影响食品的腐败变质。

### （二）食品腐败变质的化学过程

**1. 食品中蛋白质的分解** 鱼、肉、蛋及豆类等富含蛋白质的食品的腐败变质是以蛋白质的分解为主要特征。蛋白质可在微生物蛋白酶和肽链内切酶等作用下分解形成氨基酸，氨基酸通过进一步生化反应形成各类腐败产物。

**2. 食品中脂肪的酸败**　脂肪的腐败程度受诸多因素的影响，如脂肪酸的饱和程度、紫外线、氧、水分、天然抗氧化物质等。油脂酸败的过程主要是经水解与氧化，产生相应的分解产物。油脂酸败还会形成带有特殊的刺激性臭味，即所谓的"哈喇"气味的化合物质。脂肪酸的不饱和度越高，食品就越容易氧化。

**3. 食品中碳水化合物的分解**　粮食、水果和糖类及其制品中碳水化合物含量较高，此类食品腐败变质主要是碳水化合物在微生物酶等作用下，经过一系列化学变化，最后分解成二氧化碳和水，此过程会导致食品的酸度升高，并产生甜味、醇类气味等。

### （三）食品腐败变质的鉴定指标

食品腐败变质的鉴定包括感官、物理、化学和微生物4个方面的指标。

**1. 感官鉴定**　食品的感官鉴定是指通过人的感觉器官如视觉、嗅觉、触觉、味觉等对食品的组织状态和外在的卫生质量进行鉴定。腐败初期食品会产生腐败臭味，颜色发生变化，组织出现变软、变黏等现象。

**2. 物理指标**　食品的物理指标主要是根据大分子物质（蛋白质、脂肪等）分解时低分子物质增多，通过测定食品折光率、冰点、黏度等指标来评估食品是否变质。

**3. 化学鉴定**　食品腐败变质可生成多种产物，这些腐败产物数值的变化可作为判断食品质量变化的依据。

（1）挥发性盐基总氮（total volatile basic nitrogen，TVBN）：是指食品水浸液在碱性条件下能与水蒸气一起蒸馏出来的总氮量，即在此种条件下能形成氨的含氮物。TVBN是我国食品安全标准中评价鱼、肉类蛋白腐败鉴定的化学指标。

（2）三甲胺：主要通过微生物还原反应产出，新鲜水产品、肉类中不存在三甲胺，因而三甲胺可用于判定鱼、虾等水产品是否被微生物污染。

（3）组胺：当食品被细菌侵染，食物中可分泌一定量的组胺，这种反应在鱼、贝类产品中较常见。当鱼肉中的组胺超过200mg/100g，就可引起人类过敏性食物中毒。

（4）K值（K value）：是用来鉴定鱼类早期腐败的重要指标。K≤20%，说明鱼体绝对新鲜；K≥40%，说明鱼体存在腐败现象。

（5）pH：一般食品腐败发生时，pH略微降低，随后上升，呈"V"形变化。pH下降是因为微生物自身生理作用和食品本身的酶促反应；pH上升是因为微生物分解食品中蛋白质生成了氨类物质。

（6）过氧化值和酸价：过氧化值是评估脂肪酸败的最早期指标，其次是酸价的上升。脂肪在分解早期，酸败并不明显，随着油脂不断酸败，过氧化物的增多导致过氧化值不断上升，从而使油脂酸价升高。

**4. 微生物检验**　菌落总数和大肠菌群是食品微生物学的常用检测指标。食品微生物数量测定是评估食品生产卫生状况及卫生质量的重要依据之一。通常情况下，当食品中的活菌数为$10^8$CFU/g时，便可认为开始有腐败现象。

### （四）食品腐败变质的卫生学意义与处理原则

当食品发生腐败变质，首先改变的是感官性状，其次是食品组织成分的改变，从而导致营养价值降低。食品腐败变质一般有微生物的侵染，其中能产毒的细菌、真菌等通过产毒可引起一系列不良反应，如油脂酸败产物可影响消化系统而引起胃肠炎或食物中毒。食品腐败还能形成胺类物质、有机酸以及硫化物等产物，这些产物经过代谢，会对机体产生不良影响。因此，食品腐败变质的鉴定要及时准确、严格管控。以确保人体健康为首要原则，其次结合经济、产业等综合要素，在保障食品安全前提下改进食品加工处理方法。发生明显腐败变质的食物应坚决废弃。

### 五、防止食品腐败变质的措施

食品保藏是通过改变食品的水分、温度、渗透压等抑菌杀菌的措施，杀灭食品中微生物或减弱微生物生长繁殖能力，从而达到防止食品腐败变质的目的。

#### （一）食品的化学保藏

**1. 盐腌法和糖渍法** 提高渗透压，使微生物菌体脱水并与细胞膜脱离，从而使微生物死亡。一般盐腌浓度达10%，糖渍食品糖含量达60%～65%时，大多数细菌会受到抑制，但不能完全杀灭微。应注意做好食品的密封和防潮保存以起到防止食品腐败变质的效果。

**2. 酸渍法** 当pH降到4.5以下大多数微生物正常繁殖，故可提高食品酸度以起到防止食品腐败的作用，酸渍法常用于蔬菜、水果类食物。

**3. 防腐剂保藏** 防腐剂用于杀灭或抑制引起食品腐败变质的微生物，如山梨酸、苯甲酸等。防腐剂的使用，应该严格按照我国《食品安全国家标准　食品添加剂使用标准》（GB 2760—2024）的规定。

#### （二）食品的低温保藏

降低温度可以降低酶的活性从而减缓食品内生化反应速度，抑制微生物的生长繁殖，在一定条件下可较好保持食品的品质。低温保藏分为冷藏和冷冻两种方式。

**1. 食品的冷藏** 冷藏温度一般设定在−1～10℃范围内。因为致病菌和腐败菌多数嗜温，在10℃以下难以生长繁殖，且食品在低温条件下酶的活性大大降低，因此冷藏可延缓食品的腐败变质。

**2. 食品的冷冻保藏** 冷冻保藏是指在−18℃以下保藏。此温度下几乎所有的微生物不再繁殖，因此，冷冻保藏是食品长期保存的主要方式。

#### （三）食品的加热杀菌保藏

食品加热杀菌的主要方法包括常压杀菌（巴氏消毒法）、加压杀菌、超高温瞬时杀菌和微波杀菌等。

**1. 常压杀菌** 加热温度控制在100℃及以下时，能杀灭所有致病菌和繁殖型微生物，此方法一般用于液态食物消毒如牛乳、啤酒、醋、葡萄酒等。以牛乳为例，低温巴氏杀菌法采用温度63℃，30分钟；高温短时巴氏杀菌法采用温度72℃，15秒。

**2. 加压杀菌** 通常温度设置在100～121℃（绝对压力为0.2MPa），一般用于肉类制品、中低酸性罐头食品的杀菌。

**3. 超高温瞬时杀菌** 此方法能最大程度保持食品品质。对温度较敏感的食品一般采用超高温瞬时杀菌法（ultra high temperature for short times，UHT）杀菌，即在封闭的系统中加热到120℃以上，持续数秒后迅速冷却至室温。

**4. 微波杀菌** 微波杀菌一般利用频率在300～30 000MHz的电磁波微波加热食品，方便快捷，且对食品的品质影响较小。此方法能很大程度上保留食品的营养成分和生物活性物质。

#### （四）食品的干燥脱水保藏

食品干燥保藏一般将食品水分降低至15%以下或$A_w$值在0.00～0.60，腐败微生物的生长繁殖在这个水分活度范围里会被抑制，使食品能够得到长期保藏。日晒、阴干、冷冻干燥等是常见的食品干燥方法。冷冻干燥是将食品先低温速冻，使食品中的水结成冰，然后放置在高真空条件下，冰可直接变成气态而挥发。通过此方法可使食品在食用时加水复原到原有形态，保存了食品的营养价值。

### （五）食品的辐照保藏

食品的辐照保藏主要用于食品杀菌、消灭害虫、延缓果实后熟等，以延长食品保藏期。食品辐照的优点主要有：①穿透力强，对包装材料无特殊要求。②食品辐照称为"冷加工"，加工过程所需能源少，只需要升高极低温度便可达到目的，加工效率高。③控制好照射剂量的条件下，食品的感官性状及营养成分改变较少。④非食品成分残留几乎没有。

# 第二节 食品的化学性污染及其预防

各类有毒有害的有机和无机化学物质对食品造成的污染被称为食品的化学系污染。其特点有：①污染来源广、复杂多样，且不易控制。②受污染的食品外观一般无明显的改变，不易鉴别。③污染物性质稳定，在食品中不易消除。④污染物质蓄积性强，能通过食物链的富集作用在人体内蓄积，对健康造成多方面的危害。

## 一、农药和兽药的残留及其预防

农药和兽药的使用增加了产品产量，但如果用药超过一定限度，便会危害人体健康，产生诸多不良影响。

### （一）概述

**1. 农药的概念** 农药（pesticides）是指用于预防、控制危害农业、林业的病、虫、草、鼠和其他有害生物，以及能调节植物、昆虫生长的一种或几种物质的混合物及其制剂。

**2. 农药的分类**

（1）按用途：可分为杀虫剂、杀螨剂、杀鼠剂、除草剂、植物生长调节剂等。

（2）按化学组成及结构：可分为有机氯类、有机磷类、氨基甲酸酯类、拟除虫菊酯类等。

（3）按成分和来源：可分为有机、无机和生物农药。

（4）按急性毒性大小：可分为剧毒、高毒、中等毒、低毒农药。

（5）按残留特性：可分为低残留、中等残留、高残留农药。

**3. 农药残留物（pesticide residues）** 是指使用农药后在食品、农产品和动物饲料中出现的特定物质，包括农药代谢物、反应产物及杂质等。最大残留限量（maximum residue limits, MRLs）是指在食品或农产品内部或表面法定允许的农药最大浓度，以每千克食品或农产品中农药残留的毫克数（mg/kg）表示。

**4. 兽药的概念** 兽药（veterinary drugs）是指用于预防、治疗动物疾病或者有目的地调节动物生理功能的物质。包括血清制品、疫苗、诊断制品、中药材、抗生素、杀虫剂等。有些农药也是我国允许使用的兽药。

**5. 兽药残留（residues of veterinary drugs）** 是指食品动物（food-producing animal）用药后，动物产品可食用部分中与所用药物有关的物质残留，包括抗微生物药物、抗寄生虫药物、激素类制剂等残留。

### （二）食品中农药和兽药残留的来源

**1. 食品中农药残留的来源**

（1）农作物的直接污染：直接喷洒或通过灌溉而污染农作物。

（2）农作物的环境污染：主要是从土壤和灌溉水源中吸收。一般由人为污染造成。

（3）对食品动物的污染：在畜禽等动物的养殖过程中，为了使其好更快生长以达到经济目的，用药于动物体内外及其养殖环境，造成对食品动物的污染。

（4）通过食物链污染：当动植物农产品受到药物污染，包括环境中的污染源、人为因素造成的污染，这些污染源能多渠道通过食物链的生物富集作用逐级蓄积，最终危害人体的生命健康。

（5）其他来源的污染：粮库内为延长食品保藏期违规使用药剂；食品在储存、加工、运输、销售等环节中受到的污染。

**2. 食品中兽药残留的来源**

（1）滥用药物：防治动物疾病时不按规定用药，以营利为目的违规用药，不遵守休药期的规定用药等。

（2）使用违禁或淘汰的药物：防治动物疾病时使用禁用药物如氯霉素等，为使虾蟹、甲鱼等制品提前成熟在水中使用违禁的己烯雌酚，为防治鱼病在水中使用违禁的孔雀石绿，使用国家已经明令淘汰的兽药等。

（3）不按规定使用药物添加剂：使用《饲料药物添加剂使用规范》及有关规定以外的饲料添加剂，不按规定的用法与用量和注意事项使用药物等。

### （三）食品中常见的农药和兽药残留及其危害

**1. 有机氯农药** 有机氯农药是含有氯元素的有机化合物，是最早使用的化学合成农药，主要作为杀虫剂使用。早期应用较广的是杀虫剂滴滴涕（DDT）和六六六，化学结构分别见图7-3和图7-4。

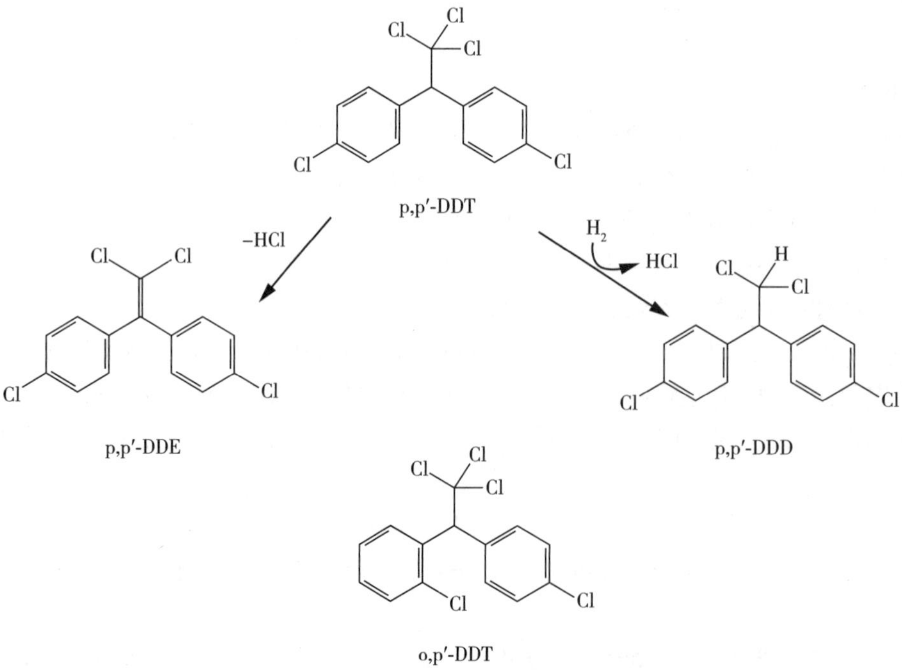

图7-3 DDT的化学结构式

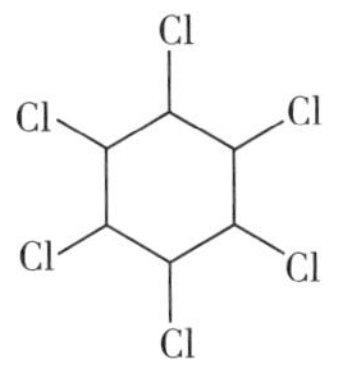

图7-4　六六六的化学结构式

有机氯农药持效期长、价格低、效率高且急性毒性小，但因其稳定性强，不易被分解，属于高残留农药。如DDT在土壤中降解95%需16～33年。

该类农药的急性毒性主要作用于神经系统和肝、肾，慢性中毒则表现为肝损伤。部分品种及代谢产物具有一定的胎儿致畸性。

**2. 有机磷农药**　有机磷农药能抑制胆碱酯酶活性，多为磷酸酯类，结构通式见图7-5。该类农药已有60多年的使用历史，是目前使用范围最广、使用量最大的农药，主要用作杀虫剂，约占杀虫剂总量的50%。大部分品种容易被降解，生物半衰期短，在人体内的蓄积性较低。但由于长期使用，害虫和杂草对该类农药产生了抗药性，迫使用量加大，使其成为污染最严重的一类农药。

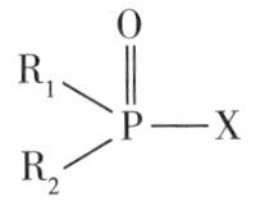

图7-5　有机磷农药的结构通式

有机磷农药是常用农药中毒性最大的一类。其急性毒性体现在抑制胆碱酯酶的活性，从而导致神经系统功能紊乱。慢性毒性体现在神经系统、血液系统和视觉的损伤。

**3. 氨基甲酸酯类**　氨基甲酸酯类农药的特征是氨基甲酸骨架（图7-6），主要用作除草剂、杀虫剂。

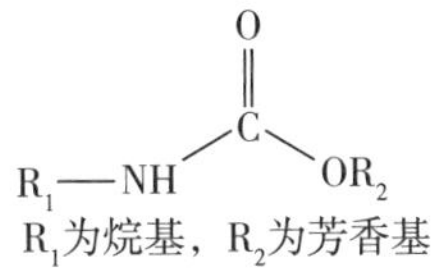

$R_1$为烷基，$R_2$为芳香基

图7-6　氨基甲酸酯类农药的化学结构通式

这类农药效率高，选择性较强，对人和动物毒性较低，易被土壤微生物分解，不易在生物体内蓄积。只有个别品种毒性较大，如克百威、涕灭威等。在弱酸环境下该类农药可与亚硝酸盐生成亚硝胺，有致癌作用。

**4. 拟除虫菊酯类**　拟除虫菊酯类农药是一类模拟天然除虫菊素的化学结构合成的仿生农药，主要用作杀虫剂和杀螨剂，其化学结构通式见图7-7。该类农药品种繁多，具有效率高、持效期长、毒性低、半衰期短、对人畜较安全等特点，但易使害虫产生抗药性。品种混合搭配使用可以延缓抗药性的产生。该类农药多为中等毒或低毒，急性中毒主要作用于神经系统，慢性中毒较少见。

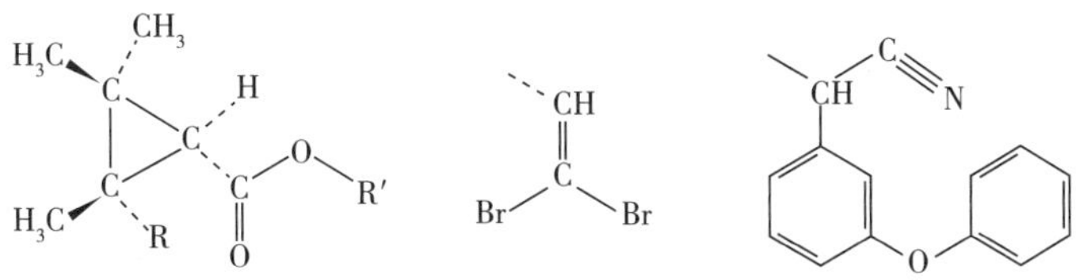

图7-7　拟除虫菊酯类农药的化学结构式

**5. 杀菌剂** 杀菌剂一般用于防治由微生物引起的农作物病害，大多数为杀真菌剂。主要包括有机金属类杀菌剂和抗生素类杀菌剂等，毒性大，蓄积作用较强，我国已停止使用。

**6. 除草剂** 除草剂又称除莠剂，是用于控制或消灭杂草生长的一类农药。其毒性较低，用于农作物生长早期，对人体危害性较小。

**7. 农药混配制剂** 农药混配制剂是将两种以上农药有效成分和各种助剂等按一定的比例混配在一起加工而成的物理性状稳定的某种剂型，可供直接使用。农药混配使用主要是为了提高药效，但同时也会使毒性增强。

**8. 常见兽药残留的毒性**

（1）急性毒性：部分兽药的毒性较大，非法违规使用可致急性中毒。

（2）慢性毒性：兽药残留物质及其代谢物可干扰人正常生理功能如破坏人体的造血功能等，同时还会造成以肾为主的脏器损害及神经系统损害等。

（3）过敏反应：抗菌类药物如青霉素类可引起过敏反应，青霉素过敏是最常见也最为严重的一类过敏反应。

（4）激素样作用：激素类药物可引起儿童性早熟，并诱发卵巢癌、乳腺癌等。

（5）产生耐药菌株和破坏肠道菌群的平衡：药物的大量使用会使动物产生一定的耐药性。人在食用此类动物性食品后，体内会产生相同的耐药菌株，从而影响肠道菌群的平衡，表现为消化道疾病和维生素缺乏。

### （四）预防控制措施

建立并完善农药兽药相关法律法规体系是预防控制其危害的根本措施。

**1. 登记注册管理** 相关农药企业应当依照《农药管理条例》的规定申请农药登记。申请农药登记应当进行登记试验。规范准入管理，要持有国务院农业主管部门核发农药登记证才能投入市场使用。

**2. 生产许可管理** 农药生产企业应当按照国务院农业主管部门的规定申请农药生产许可证，严格按照产品质量标准进行生产，确保农药产品与登记农药一致。兽药生产企业，应向省级兽医行政管理部门提出申请，取得兽药生产许可证。

**3. 经营管理** 农药经营者应当按照国务院农业主管部门的规定申请农药经营许可证。经营限制类农药应当配备专业的用药指导和病虫害防治人员，并按照规定实行定点经营。经营兽药的企业应当取得兽药经营许可证。

**4. 使用管理** 要严格按照使用范围、使用方法和剂量、使用技术要求和注意事项使用农药，不得扩大使用范围、加大用药剂量或者改变使用方法。加强农药兽药安全使用的宣传和使用管理。高毒农药不得用于防治卫生害虫，不得用于农作物生产。

**5. 执行残留限量标准** 在药物使用时要严格按照《食品安全国家标准 食品中农药最大残留限量》（GB 2763—2016）执行。相关部门应加强对药物残留的检测，检测不达标的农产品一律不得进入市场。

**6. 调整农药和兽药的品种结构** 进一步完善药物混配制剂，把安全、高效作为开发新药物的首要目标，提高改进药物降解技术方法，保障生命健康的同时也注重环境的保护和治理。严格遵守相关规定，禁止使用含有超标、含有国家明令禁止的掺有农药兽药为原料的食品。

**7. 消除残留于食品中的农药和兽药** 科学选择合适的贮藏、运输、加工方式，最大限度减少食品中残留的药物成分。

**8. 尽可能减少农药和兽药的使用** 创新开展物理防治、生物防治等措施，逐步减少农药使用量。通过创新研发绿色环保安全药物来替代污染重、毒性高的早期农药。规范建设动物养殖场地，把食品安全质量的保障建立在源头，合理利用资源，尽可能使用天然无公害饲料。

## 二、有毒金属污染及其预防

自然界的土壤和水源中存在多种金属，它们以直接或间接的方式进入人体。部分金属元素是人体所必需的，但过量摄入也会造成危害，影响人体的正常生理功能，产生一定的毒性作用。

### （一）有毒金属污染食品的途径

**1. 农药的使用和工业"三废"的排放**　含重金属农药，如有机汞类农药的施用，工业上废水、废渣、废气的违规排放对环境的污染，都可以对食品造成严重污染。这些有毒金属通过食物链富集，对人体健康造成一定的危害。

**2. 食品产业链中的污染**　食品在生产、储存、加工、运输和销售过程中接触或使用金属物质时，这些金属可在一定条件下污染食品。

**3. 自然环境中存在丰富金属**　部分地区环境中金属元素分布不平均，少数金属元素含量能达到很高水平，这些地区土壤和水源中的金属元素容易向动植物中富集。人在长期食用这些动植物后会引起不同程度的因重金属导致的疾病。

### （二）有毒金属污染食品引起的毒作用

摄入被有毒金属污染的食品可对人体产生急性或慢性的危害，如致癌、致畸、致突变作用等。

### （三）预防有毒金属污染食品的措施

1. 加强监管，特别是对于工业生产中"三废"排放监督管理。
2. 开展土壤水源综合治理，把污染控制在源头。
3. 合理使用含重金属农药。
4. 制定食品中有毒金属的允许限量标准并加强监管。

## 三、N-亚硝基化合物污染及其预防

N-亚硝基化合物（N-nitroso compounds，NOCs）是一类具有 $>N—N=O$ 结构的有机化合物。许多N-亚硝基化合物类污染物如N-二甲基亚硝胺（N-nitrosodimethylamine，NDMA）具有遗传毒性和动物致癌性。NOCs分布广泛，可出现在人类工作居住环境中，还有烹调的食物、化妆品等诸多来源，同时也能通过人体内的生理化学反应生成。

### （一）分类、结构与理化特性

N-亚硝基化合物可分为N-亚硝胺和N-亚硝酰胺两大类。

**1. N-亚硝胺**　N-亚硝胺的基本结构见图7-8。$R_1$、$R_2$可以是烷基或环烷基，也可以是芳香环或杂环化合物，当$R_1$和$R_2$相同时，被称为对称性亚硝胺；当$R_1$和$R_2$不同时，则被称为非对称性亚硝胺。

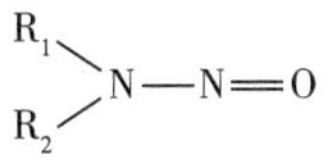

$$\begin{matrix} R_1 \\ R_2 \end{matrix} \Big\rangle N—N=O$$

**图7-8　N-亚硝基的基本结构**

亚硝胺在低分子量形态时（如N-二甲基亚硝胺）在常温下为黄色油状液体，高分子量的亚硝胺则多为固体。N-亚硝胺在碱性和中性环境中较稳定。

**2. N-亚硝酰胺**　N-亚硝酰胺的基本结构见图7-9。$R_1$可以是烷基或芳基，$R_2$也可以是$NH_2$、$NHR$、$NR_2$（称为N-亚硝基脲）或RO基团（亚硝基氨基甲酸酯）。N-亚硝酰胺的化学性质活泼不稳定。

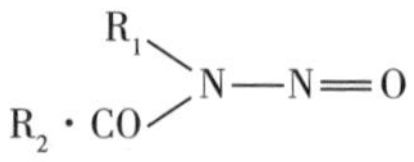

$$R_2 \cdot CO \diagdown \overset{R_1}{N} - N = O$$

**图7-9　N-亚硝酰胺的基本结构**

### （二）食物的污染来源

**1. N-亚硝基化合物的前体物**　环境和食品中的N-亚硝基化合物系由亚硝酸盐和胺类在一定条件下合成的，这种反应称亚硝基化反应（图7-10）。N-亚硝基化合物的前体包括硝酸盐、亚硝酸盐及胺类物质。

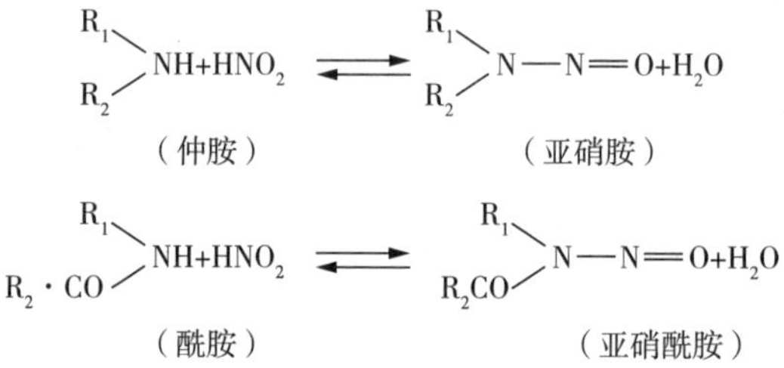

$$R_2 \diagdown \overset{R_1}{NH} + HNO_2 \rightleftharpoons R_2 \diagdown \overset{R_1}{N} - N = O + H_2O$$
（仲胺）　　　　　　（亚硝胺）

$$R_2 \cdot CO \diagdown \overset{R_1}{NH} + HNO_2 \rightleftharpoons R_2CO \diagdown \overset{R_1}{N} - N = O + H_2O$$
（酰胺）　　　　　　（亚硝酰胺）

**图7-10　亚硝基化反应式**

（1）植物性食品中的硝酸盐和亚硝酸盐：硝酸盐和亚硝酸盐在自然界中分布广泛。植物体通过土壤和微生物的共同作用能生成一定量的硝酸盐，特别是在植物光合作用不充分时，植物内体硝酸盐含量会增加。蔬菜中硝酸盐含量通常远远高于亚硝酸盐含量，但是硝酸盐在硝酸盐还原菌的作用下可形成亚硝酸盐。因此，在蔬菜的腌制过程中，亚硝酸盐含量明显增高，不新鲜的蔬菜中亚硝酸盐含量亦可明显增高。

（2）动物性食物中的硝酸盐和亚硝酸盐：硝酸盐和亚硝酸盐一般被作为食品护色剂和防腐剂使用。在我国，利用硝酸盐腌制鱼、肉是一种古老和传统的食物保藏方法，其原理是通过微生物将硝酸盐还原为亚硝酸盐，生成的亚硝酸盐能抑制许多腐败菌和致病菌的生长，从而达到防腐的目的。我国《食品安全国家标准　食品添加剂使用标准》（GB 2760—2014）中规定肉制品中亚硝酸盐残留量不得超过30mg/kg。

（3）环境和食品中的胺类：胺类作为N-亚硝基化合物的前体物，广泛存在于环境和食物中。食品中的蛋白质、氨基酸和磷脂，都可以是胺和酰胺的前体物，鱼、肉等动物性食品在经过腌制、烘烤、油炸等加工处理过程处理后，可产生较多的胺类化合物。许多胺类也是农药和一些化工产品的原料。

**2. 食品中的N-亚硝基化合物**　动物性食品中含有丰富的胺类化合物，在酸性条件下，能与亚硝酸盐反应生成亚硝胺。各类肉制品中亚硝胺的含量会因为加工处理方式的不同呈现较大差异。少数乳制品中（如干奶酪、奶粉等）也会含有微量的挥发性亚硝胺。

**3. N-亚硝基化合物的体内合成**　人体可内源性合成一定量的N-亚硝基化合物。胃中存在亚硝酸盐和具有催化作用的氯离子和硫氰酸根离子，有利于胃内N-亚硝基化合物的合成，因此胃可能是人体内合成亚硝胺的主要场所。

### （三）毒性

**1. 急性毒性** N-亚硝基化合物的急性毒性主要作用于人体的肝中，另外还伴有骨髓与淋巴系统的损伤。

**2. 致癌作用** N-亚硝基化合物是强致癌物。其致癌作用的特点如下。

（1）具有器官特异性：不同的N-亚硝基化合物有不同的致癌靶器官，因为亚硝胺一般是对代谢器官发生作用，对称性亚硝胺主要诱发肝癌，不对称亚硝胺主要诱发食管癌。

（2）多种途径摄入均可诱发肿瘤：呼吸道吸入、消化道摄入、皮下肌内注射，甚至皮肤接触N-亚硝基化合物都可诱发肿瘤。

（3）不同接触剂量均有致癌作用：反复多次给药或一次大剂量给药都能诱发肿瘤。

**3. 致畸作用** N-亚硝酰胺对动物有一定的致畸性，可诱发胎鼠的脑、眼、肋骨和脊柱等畸形，亚硝胺的致畸作用很弱。

**4. 致突变作用** N-亚硝酰胺能引起微生物和哺乳类动物细胞发生突变。

### （四）预防措施

**1. 防止食物被微生物污染** 微生物可将硝酸盐还原为亚硝基盐，且多数微生物能分解蛋白质，生成胺类化合物，或有酶促亚硝基化作用。因此，预防食品的霉变、降低各种微生物对食品的污染是预防污染的重点。

**2. 改进食品加工工艺** 要尽可能使用亚硝酸盐的替代品，改进食品加工工艺、控制食品加工中硝酸盐或亚硝酸盐的用量，从而减少食品中亚硝胺的合成。

**3. 施用钼肥** 农业生产灌溉中，使用钼肥能有效降低蔬菜中硝酸盐和亚硝酸盐含量。

**4. 阻断亚硝基化反应** 还原性较强的物质如维生素C、维生素E及酚类等化合物有较强的阻断亚硝基化反应的作用。人体摄入的硝酸盐一般是在唾液中富集，一定条件下经过微生物作用还原为亚硝酸盐，所以注意口腔卫生也可减少体内N-亚硝基化合物的合成。

**5. 制定食品中允许量标准并加强监测** 我国现行的《食品安全国家标准　食品中污染物限量》（GB 2762—2017）中N-亚硝胺限量为：水产制品（水产品罐头除外）中N-二甲基亚硝胺≤4μg/kg；肉制品（肉类罐头除外）中N-二甲基亚硝胺≤3μg/kg。应加强对食品中N-亚硝基化合物含量的监测，避免食用N-亚硝基化合物含量超标的食物。

## 四、多环芳烃化合物污染及其预防

多环芳烃化合物（polycyclic aromatic hydrocarbons，PAH）是一类具有较强致癌作用的化合物，种类较多，其中具有代表性的是苯并［a］芘（benzo［a］pyrene，B［a］P）。

### （一）苯并［a］芘的结构与理化特性

苯并［a］芘是由5个苯环构成的多环芳烃（图7-11），分子式$C_{20}H_{12}$。苯并［a］芘在常温下为浅黄色的针状结晶，微溶于甲醇和乙醇，易溶于苯、甲苯、二甲苯及环己烷等有机溶剂中，在苯溶液中呈蓝紫色荧光。日光及荧光可使其发生光氧化反应。臭氧也可使其氧化，与NO或$NO_2$作用则可发生硝基化反应，也很易卤化。

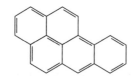

图7-11 苯并［a］芘的化学结构式

### （二）食物的污染来源

多环芳烃主要来自有机化合物不完全燃烧产生。食品中多环芳烃和B［a］P的主要来源包括：①食品在熏制或烘烤时直接受到污染。②食品经过高温处理加工时，可发生热解或热聚反应形成多环芳烃，这是食品中多环芳烃的主要来源。③植物性食物可吸收土壤、水和大气中污染的多环芳烃。④食品加工过程中受到接触材料等的污染。⑤在柏油路上晾晒粮食而受到污染。⑥用被污染的养殖水产品。⑦一定条件下，植物和微生物发生反应形成微量多环芳烃。

### （三）体内代谢和毒性

通过食物或水进入人体的PAH在肠道被吸收入血液后能迅速分布到全身所有器官组织，其中以脂肪组织中含量最高。PAH主要经肝代谢，经尿和粪便排出。

PAH急性毒性为中等或低毒性。有的PAH对血液系统有毒性，能引起贫血。B［a］P具有致癌作用，涉及人体各器官、组织。研究发现，食品中B［a］P含量与胃癌等多种肿瘤的发生有一定相关性。

### （四）预防措施

**1. 防止污染** ①加强环境监管和治理，减少环境中B［a］P对食品的污染。②改进熏制、烘烤食品加工工艺，使其能充分燃烧，避免使食品直接接触烟或炭火，保持熏制空间的整洁度。③避免在柏油路上晾晒粮食，以防沥青中B［a］P的污染。

**2. 去毒** 运用活性炭吸附法可去除食品中的部分B［a］P。

**3. 制定食品中限量标准** 目前我国《食品安全国家标准 食品中污染物限量》（GB 2762—2017）中B［a］P的限量标准：粮食和熏烤肉≤5μg/kg，植物油≤10μg/kg。

## 五、杂环胺类化合物污染及其预防

食品在加工烹调过程中，蛋白质会受到高温的作用产生杂环胺类化合物。

### （一）结构与理化特性

杂环胺类化合物主要分为氨基咪唑氮杂芳烃（AIAs）和氨基咔啉两类。氨基咪唑氮杂芳烃类和氨基咔啉类杂环胺的典型结构见图7-12和图7-13。

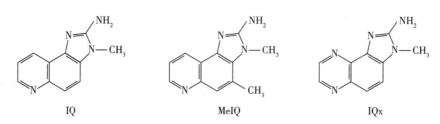

图7-12 氨基咪唑氮杂芳烃（AIAs）类杂环胺

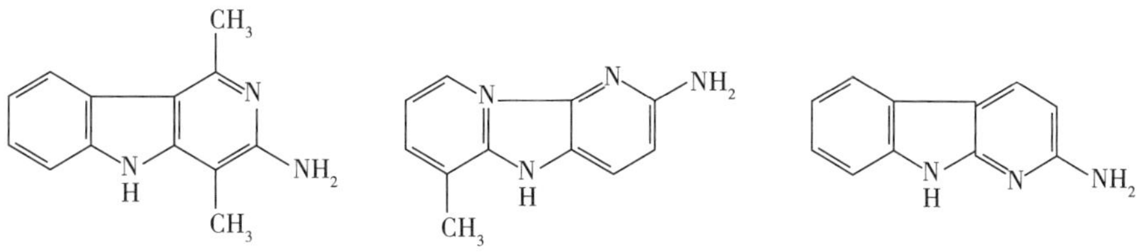

图7-13　氨基咔啉类杂环胺

## （二）食物的污染来源

食品的烹调加工的温度和时间是影响杂环胺的污染水平的重要因素，其他因素还有食物成分等。

**1. 烹调方式**　食品烹调过程中，加热温度越高、时间越长、水分含量越少，产生的杂环胺就越多。加热温度对杂环胺的形成影响最大，当温度从200℃升至300℃时，杂环胺的生成量可增加5倍。当烹调温度设置为200℃时，杂环胺的形成主要集中在前5分钟，在5～10分钟逐渐减慢，进一步延长烹调时间杂环胺的生成量也不再明显增加。食品中的水分与杂环胺的形成呈负相关。在烹调时采用水分较多的方法如蒸、煮、炖等能明显降低杂环胺的含量。

**2. 食物成分**　在烹调温度、时间和水分相同的条件下，蛋白质含量较高的食物产生杂环胺较多，而且蛋白质的氨基酸构成也会直接影响所产生杂环胺的种类。美拉德反应（Maillard reaction）在一定程度上能催化杂环胺的形成。

## （三）体内代谢与毒性

杂环胺经口摄入后，迅速吸收并通过血液分布于体内的大部分组织，其最主要的代谢器官是肝，肾、肺等组织也有部分代谢能力。杂环胺要经过一定的代谢活化之后才具有致癌性和致突变性。机体本身解毒能力、代谢活化反应的强度等，决定了杂环胺对机体致突变作用、致癌作用的水平。

## （四）预防措施

**1. 改变不良的烹调方式和饮食习惯**　杂环胺的生成与过高温度烹调食物有关。因此，应避免过多食用油炸烧烤类食物，可采用煮、炖、蒸等含水分高的食物烹调方式，以减少杂环胺的形成。食物在预处理的时候，可以采用上浆挂糊，微波预热等方式，也有助于减少杂环胺的生成。

**2. 增加蔬菜水果的摄入量**　蔬菜水果类食物中含有丰富的膳食纤维，膳食纤维有吸附杂环胺并降低其活性的作用。同时，蔬菜水果中丰富的维生素C、维生素E、酚类、黄酮类等成分具有强还原性，能在一定程度上抑制杂环胺的致突变性和致癌性的作用，因此，多摄入蔬菜水果对于防止杂环胺的危害是有积极作用的。

**3. 加强监测**　依据《食品安全国家标准　高温烹调食品中杂环胺类物质的测定》（GB 5009.243—2016）方法，严格监管监测食物中杂环胺的含量，创新研究改进烘烤、煎炸食品的烹调加工方式，尽可能减少食品中的杂环胺含量。

### 六、氯丙醇及其酯的污染及其预防

氯丙醇及其酯是一类于食品加工过程中产生的化学性污染物。

## （一）分类与结构

氯丙醇（chloropropanols）是丙三醇（甘油）上的羟基被 1～2 个氯取代形成的一系列产物的总称。氯丙醇分子有多种结构形态，各种氯丙醇的化学结构式见图 7-14。

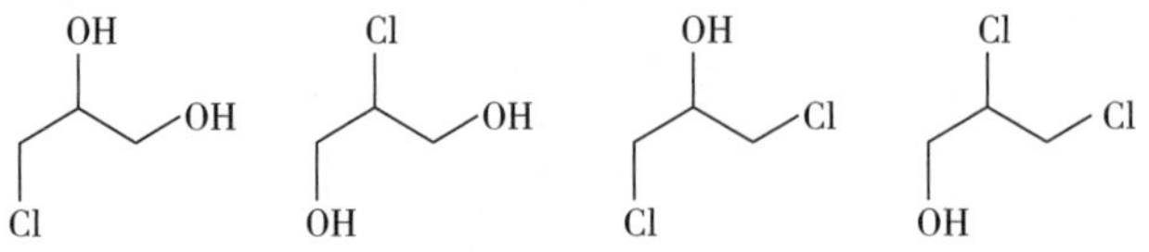

图 7-14　氯丙醇的化学结构式

食品中氯丙醇大多数以酯的形式存在。氯丙醇酯能在加热或酸性条件下，以及微生物和酶的作用下，通过水解反应形成游离态的氯丙醇。

## （二）食物的污染来源

氯丙醇酯主要存在于精炼的油脂中，如菜籽油、棕榈油、葵花籽油、核桃油、大豆油等。一般条件下，氯丙醇酯形成的影响因素主要包括：油料作物制品中甘油三酯、氯离子的含量；环境酸性的强弱以及脱色助剂的种类；在油脂加工过程中，特别是脱臭环节，当温度越高，水蒸气含量越高时，氯丙醇酯的含量也越高。

## （三）体内代谢

氯丙醇酯在经过消化道吸收后会广泛分布于人体各组织和器官中。氯丙醇酯可在一定条件下进行氧化反应，形成具有致突变和致癌作用的环氧化合物。

## （四）毒性

**1. 一般毒性**　氯丙醇酯的主要靶器官是肾；其不同分子式的异构体也会对肝、肾造成一定损伤。

**2. 生殖毒性**　相关动物实验表明，氯丙醇及其酯类对对雄性生殖系统具有影响。主要表现为精子数量减少、精子活性降低，雄性激素生成被抑制，生殖能力降低。

**3. 神经毒性**　氯丙醇及其酯类对神经系统的损害主要表现为脑干对称性损伤、四肢麻木等。对人体系统、组织的破坏效应与剂量有明显关联，早期的神经毒性表现症状主要是星状细胞水肿、细胞器被破坏。

**4. 遗传毒性**　一系列动物实验表明氯丙醇酯可对 DNA 结构造成一定程度的损伤，表现出明显的遗传毒性和致突变作用。

**5. 致癌性**　氯丙醇及其酯类与部分器官良性肿瘤的发生有关。

## （五）预防措施

**1. 改进生产工艺**　在植物蛋白调味液的生产加工过程中的酸水解环节，当原料中温度高、脂肪多、盐酸用量大、反应时间长时，产生的氯丙醇会增多。真空浓缩法、蒸汽蒸馏、碱中和反应及酶解反应等均可有效降低产品中氯丙醇的含量。豆粕因其蛋白质含量高、脂肪含量低，常用作理想的生产原料。

**2. 按照标准组织生产**　相关企业应严格按照产品标准组织生产，严禁使用动物蛋白氨基酸、胱氨酸废液、味精废液以及用非食品原料生产的氨基酸液作为原料。

**3. 加强监测**　《食品安全国家标准　食品中污染物限量》（GB 2762—2022）规定了氯丙醇的限量：

添加酸水解植物蛋白的液态调味品为0.4mg/kg，固态调味品为1.0mg/kg。

## 七、丙烯酰胺污染及其预防

丙烯酰胺（acrylamide，AA）是一种有机化合物，是食品加工过程中常见的化学性污染物，主要来源于高温油炸和焙烤等加工过程。

### （一）结构与理化特性

丙烯酰胺是一种不饱和酰胺，化学结构见图7-15。丙烯酰胺的分子式为$C_3H_5NO$，常温下呈白色无味的片状结晶，易溶于水、甲醇、乙醇、乙醚、丙酮和三氯甲烷等溶剂，丙烯酰胺在常温和弱酸性条件下稳定，受热分解为CO、$CO_2$、$NO_x$。丙烯酰胺在食物中也较稳定。

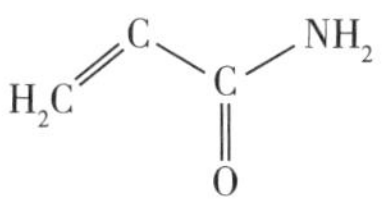

图7-15　丙烯酰胺的化学结构式

### （二）膳食中丙烯酰胺的来源

高淀粉含量食品在经过高温油炸和烘烤后会生成大量的丙烯酰胺。结合各地区人群的饮食研究发现，食品中丙烯酰胺含量较高的一般有薯类制品、咖啡制品及经过高温烘烤的糖类制品。我国居民长期食用的油条、烤饼、烤红薯等油炸和焙烤淀粉类食品也含有大量的丙烯酰胺，此外，炸鸡、爆玉米花、焦糖甜品等的含量也较高。

丙烯酰胺主要通过天门冬酰胺与还原糖（葡萄糖、麦芽糖、果糖等）在高温下结合发生美拉德反应生成，两者单独存在时即使加热也不产生丙烯酰胺。

丙烯酰胺形成的影响因素主要有食品原材料、含水量、环境pH，加工的方式、加工温度、加热时间等。高温油炸的薯类食品中丙烯酰胺的含量与油炸时间呈正相关。当食品的水分含量达到一定程度时，有利于反应物和产物的流动，相应生成的丙烯酰胺多，但含水量过多导致反应物稀释时，反应速率会降低。在油炸、烘烤食品加工的最后阶段，水分会随着表面温度升高而减少，此阶段丙烯酰胺含量会增高。食品的pH对丙烯酰胺的产生有较大影响，但pH为中性时最有利于丙烯酰胺的产生，当pH降到5以下时，即使在较高的温度下加工，丙烯酰胺的生成量也会大大减少。微波加热同样会增加食品中丙烯酰胺的含量。

### （三）体内代谢

进入人体内的丙烯酰胺大部分分布在人体血液中，其他则分布在脏器如肝、肾以及脑、脊髓和淋巴液中，并可通过胎盘和乳汁进入胎儿和婴儿体内。丙烯酰胺也可参与神经系统和睾丸组织中蛋白质反应，其反应生成物可能会对其他组织有一定的毒性作用。

### （四）毒性

**1. 一般毒性**　丙烯酰胺具中等毒性，因为职业接触丙烯酰胺人群会发生如昏睡、恶心、呕吐，进一步出现头晕、心悸、四肢麻木、走路不稳、食欲缺乏、失眠多梦和复视等症状。

**2. 神经毒性**　丙烯酰胺的急性神经性毒性主要表现在出现精神症状及脑功能障碍，损害人体中枢神经系统；慢性中毒主要表现为造成周围神经退行性病变，且能对人体末梢神经毒造成严重损害。

**3. 生殖毒性** 丙烯酰胺的生殖毒性主要表现为对雄性生殖系统形态及功能的影响，精原细胞和精母细胞退化，精子数量减少、活力下降、畸形率增加、到达子宫腔的时间延长，生育能力下降。

**4. 遗传毒性** 丙烯酰胺可引起哺乳动物的体细胞、生殖细胞基因突变和染色体异常。

**5. 致癌性** 动物实验研究表明，丙烯酰胺可使大鼠的甲状腺、乳腺、睾丸、肾上腺、口腔、子宫、脑垂体等多种组织器官发生肿瘤，并诱发小鼠患肺腺瘤和皮肤癌。

### （五）预防措施

**1. 注意烹调方法** 高温和长时间加热的食品加工方式会生成大量的丙烯酰胺，因此在煎、炸、烘、烤含淀粉类食品时，应避免温度过高、时间过长，提倡采用蒸、煮、炖等烹调方式。

**2. 改进食品加工工艺** 创新探索改变食品的加工工艺和条件，减少或抑制丙烯酰胺产生。把握加工温度和时间这两个重要因素。利用食品中的天然抗氧化物如维生素C、黄酮类、酚类、烟酸、大蒜素等以抑制丙烯酰胺的产生。

**3. 减少丙烯酰胺的摄入** 树立健康饮食观念，尽量少吃烘烤、油炸类食品，多吃新鲜蔬菜水果，尤其是学龄前儿童、孕妇等。

**4. 降低丙烯酰胺的毒性** 一些天然的植物化学物如大豆异黄酮、茶多酚、大蒜素和大蒜提取物，以及白藜芦醇等对丙烯酰胺都有一定程度的抑制作用。

**5. 建立标准加强监管** 建立健全食品安全标准，加强对食品中丙烯酰胺的监测，将其列入食品安全风险监测计划，对特定人群丙烯酰胺的暴露水平进行实时监测和评估，进一步控制丙烯酰胺对人体健康的危害。

# 第三节　食品的物理性污染及其预防

食品的物理性污染是和食品的生物性污染和化学性污染一样，已然成为威胁人类健康的重要食品安全问题之一。物理性污染物根据污染物的性质一般可分为两类：放射性污染物和杂物污染。

存在于食品中的放射性污染物主要有天然放射性污染物和人工放射性污染物两类。一般情况下，天然放射性污染物在食品中比较常见，特别是在一些天然放射性高本底地区，通过土壤、水源或空气等途径，天然放射性污染物能侵染到种植和生产的食品中。人工辐射源污染主要来自人类工农业生产、国防、能源、医药卫生等方面的辐射实践，引起某一时段某一地区的放射性污染物超标。核事故泄漏的人工放射性核素会污染环境和食品，使食品中放射性物质超标，如1986年苏联切尔诺贝利核电站事故和2011年日本福岛核电站事故。

食品的杂物污染存在一定的偶然性，因为杂物污染物来源复杂多变，以至于食品安全标准无法囊括全部杂物污染物，从而给食品杂物污染的预防及安全卫生管理带来了诸多困难。食品中的杂物污染物一般没有直接的强伤害性，往往都是轻微污染食品或间接影响消费者健康，不过也严重影响了食品应有的感官性状和营养价值，使食品安全卫生无法得到保障。

## 一、食品的放射性污染及其预防

### （一）放射性核素的概述

核素（nuclide）是具有确定质子数和中子数的原子总称。质子数相同而质量数不同的核素处于元素周期表中同一位置上，互为同位素（isotope）。同位素分为稳定同位素和放射性同位素或放射性核素（radionuclide）。

**1. 放射性核素的衰变**　放射性核素自发地放出射线并转变成另一种核素的过程称为放射性衰变或蜕变。原子核在单位时间内发生衰变的数目被称为放射性活度。放射性比活度是指单位质量放射性物质中含有的放射性活度，是衡量放射性物质纯度的重要指标。放射性核素原子数目由于物理原因衰变减少到原来的一半所需的时间称物理半衰期，简称半衰期。生物体内的放射性核素通过各种途径从体内排出一半所需要的时间称生物半排期。由于生物代谢和物理衰败的共同作用，生物体内的放射性核素减少至原有放射性活度的一半所需的时间称为有效半减期。放射性衰变的类型主要有α衰变、β衰变、γ衰变、正电子衰变和电子俘获衰变等。

**2. 射线与物质的作用**　α粒子、质子和电子等带电粒子与物质作用的主要过程包括电离、激发、散射和轫致辐射。

**3. 电离辐射计量**　电离辐射的计量包括基本的辐射剂量学量和放射防护量。

### （二）食品中的电离辐射源

自然环境中存在各种电离辐射，电离辐射源包括天然辐射源和人工辐射源。

**1. 自然环境中的天然辐射源**　来自大气层外的宇宙射线和地壳中的天然放射性核素组合成天然辐射源。宇宙射线是来自宇宙的一种具有相当大能量的带电粒子流。陆地上存在的天然放射性核素称为原生放射性核素。人体受到的辐射水平一般与当地土壤岩石的类型和居室建筑所用的建材有关。

**2. 食品中的天然放射性物质**　生物与环境是一个有机的整体，几乎所有动物性、植物性食品中都含有一定量的天然放射性物质。由于各地区地质条件（土壤、水源、宇宙外照射等）的不同，动、植物对放射性物质的亲和力差异较大。

**3. 自然环境中的人工辐射源**　人工辐射源来自人类工农业生产、国防、能源、医药卫生等方面的辐射实践，如：①核弹的爆炸。②核工业生产中的采矿、冶炼、燃料精制、浓缩、反应堆组件生产和核燃料再处理等过程。③人类在科研、医疗方面的探索。④意外核事故的发生等。

**4. 食品中的人工放射性物质**　环境中存在的人工放射性核素会通过各种途径，如土壤、空气、水以及食物链进入动、植物性食品。

### （三）环境中放射性核素向食品中的转移

动、植物是人类食品的主要来源，它们本身都存在生命过程，能进行新陈代谢，可与所处的环境之间进行物质和能量的交换。在这样的交换过程中，环境中的放射性核素可以转移到动、植物的体内。其主要途径包括如下几种。

**1. 向植物性食品的转移**　天然和人工的放射性核素通过污染当地环境（水、土壤和空气），以及通过含有放射性核素的雨水和水源，直接渗透入植物组织或被植物的根系吸收。部分空气中的放射性物质经过沉降可污染地面生长的蔬菜等植物性食品。

**2. 向动物性食品的转移**　自然界的动物通过饮用被放射性核素污染的水，吸入放射性污染的空气等摄入放射性核素，并通过乳汁等向后代转移。这些放射性污染物质经食物链而表现出生物富集效应。

**3. 向水生生物体内转移**　存在于水体中的放射性物质状态较稳定，能存在较长时间。水生植物、鱼及水生动物表现出经食物链的生物富集效应。

### （四）食品的放射防护

**1. 放射防护的原则**　放射防护的根本在于控制电离辐射照射。放射防护的基本原则是辐射实践正当性、辐射防护最优化和制订个人剂量限值。辐射实践正当性是指辐射实践对受照社会或个人的利益应足够补偿由该实践所导致的辐射危害。辐射防护最优化是指实践中引起照射时应尽可能减少受照射人数，使其保持在合理的最低水平。个人剂量限值是控制照射水平保持在可接受的水平。

**2. 食品放射防护的措施** 食品放射防护的主要措施包括：一方面做好源头控制，防止食品受到放射性物质的污染，加强放射性污染源的安全卫生监督管理；另一方面强化市场食品卫生监测，严格执行国家卫生标准，依法查处相关违规企业，加强对食品中放射性污染的监督，使食品中放射性核素的量控制在允许范围之内。

## 二、食品的杂物污染及其预防

### （一）食品的杂物污染

按从食品源头到终端的各个环节来划分，杂物污染食品的来源包括食品生产、贮藏、运输、销售等环节的污染物。污染途径主要包括：①生产时的污染，如生产场所密闭性不好导致外来污染源污染；粮食收割时混入草籽；宰杀动物时的血污、毛发及粪便对畜肉的污染；食品加工过程中设备的老化引起材料对食品的污染。②食品储存过程中的污染，如粮库生虫污染。③食品运输过程的污染，如运输工具清洁不到位、食品接触物品的污染。④其他人为污染。

食品的掺杂掺假一般是人为故意的、以谋利为目的而向食品中加入杂物的过程。食品掺杂掺假是消费者市场食品问题的主要原因之一，包括向高价油中掺入低价油、劣质油及在奶粉中加糖等。掺杂掺假在损害消费者的经济利益同时，还严重损害消费者身体健康，严重的甚至造成人员伤亡。

### （二）食品杂物污染的预防

1. 加强食品生产、贮藏、运输、销售过程的监督管理，加大食品安全监测力度，科学规范市场准入机制。

2. 改进加工工艺，根据食品种类及特性，针对性地改进包括环境、品控等工艺流程。

3. 制定食品安全标准，并严格按照标准进行食品生产、加工等。

4. 严格执行《中华人民共和国食品安全法》，做好食品从源头到终端的全流程质量把关，严厉打击食品掺杂掺假违法行为。

---

**知识拓展**

**高效液相色谱**

高效液相色谱（high performance liquid chromatography，HPLC）是近几年发展起来的检测AFB$_1$的重要方法之一，主要是用荧光检测器检测。HPLC是色谱法的一个重要分支，以液体为流动相，采用高压输液系统，将具有不同极性的单一溶剂或不同比例的混合溶剂、缓冲液等流动相泵入装有固定相的色谱柱，在柱内各成分被分离后，进入检测器进行检测，从而实现对试样的分析。黄曲霉毒素的检测方法种类繁多，其中HPLC具有高分辨率、分析时间较短等优点。黄曲霉毒素经柱后电化学衍生化后，能发射特征性荧光，被荧光检测器捕获后而得到检测，最后进入高精度化学工作站处理数据。这一检测方法，将化学分析试验与高精尖计算机技术结合，使自动化程度得到极大提升，大大节省人力物力资源，提高检测效率，做到短时间内处理、分析大批量样品，HPLC检测准确高效，但成本较高，未能广泛使用。

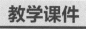

本章小结

教学课件

## 执考知识点总结

本章涉及的2019版及2024版公共卫生执业助理医师资格考试考点对比见表7-1。

表7-1 2019版及2024版公共卫生执业助理医师资格考试考点对比

| 章节 | 细目 | 要点 | 2024版 | 2019版 |
|---|---|---|---|---|
| 食品污染及其预防 | 食品污染概述 | （1）食品污染的分类 | √ | √ |
| | | （2）食品污染对人体健康的影响 | √ | √ |
| | 食品的微生物污染及预防 | （1）菌落总数和大肠菌群的概念及食品卫生学意义 | √ | √ |
| | | （2）真菌产毒特点、条件及食品卫生学意义 | √ | √ |
| | | （3）黄曲霉毒素的毒性、产毒条件、对食品的污染及其预防措施 | √ | √ |
| | | （4）食品腐败变质的概念、卫生学意义及处理原则 | √ | √ |
| | | （5）防止食品腐败变质的措施 | √ | √ |
| | 食品的化学性污染及预防 | （1）N-亚硝基化合物的食物来源、毒性和预防 | √ | √ |
| | | （2）食品中农药残留的来源、毒性和预防 | √ | √ |

## 拓展练习及参考答案

（李 鑫）

# 第八章 食品添加剂及其管理

食品添加剂是随着食品工业的发展而逐步产生和发展起来的,在食品工业的发展中,食品添加剂功不可没。随着科技的发展,食品添加剂得到了广泛的开发与应用。合理、适量使用食品添加剂可以保障食品的口感、色泽、香味,还可以消除食品制造过程中产生的有害物质,延长食品保质期;而滥用食品添加剂则可能存在健康损害风险。因此,正确认识和合理使用是食品添加剂管理的重点。

---

**案例导入**

**【案例】**

王阿姨最近在网上看到了一些关于食品添加剂的新闻,到超市采购时就格外注意配料表。她在选购酱油时看到了配料表里有谷氨酸钠,饼干的配料有特丁基苯二酚,饮料的配料有酪朊酸钠,糖果的配料有柠檬酸、苋菜红和安赛蜜,干果的配料有糖精钠。王阿姨觉得这些食品添加剂不安全,最后空着手走出了超市。

**【问题】**

1. 王阿姨在配料表里看到的是否都是食品添加剂?如果是,分别有什么作用?

2. 你认为王阿姨对于食品添加剂的态度是否正确?

3. 作为社区卫生工作者,面向王阿姨这类居民开展食品添加剂相关的健康教育工作,应设计哪些内容?

# 第一节　概　　述

## 一、食品添加剂的概念

2019年，联合国粮食及农业组织（FAO）和世界卫生组织（WHO）修订的《食品添加剂通用法典标准》对食品添加剂的定义为：其本身通常不作为食品消费，不用作食品中常见的配料物质，无论其是否具有营养价值。根据该定义，食品添加剂不应包括污染物，或为了保持或提高营养质量而添加的物质。

2021年，《中华人民共和国食品安全法》第一百五十条对食品添加剂的定义为：为改善食品品质和色、香、味，以及为防腐、保鲜和加工工艺的需要而加入食品中的人工合成或者天然物质，包括营养强化剂。

2024年3月，《食品安全国家标准　食品添加剂使用标准》（GB 2760—2024）对食品添加剂的定义为：为改善食品品质和色、香、味，以及为防腐、保鲜和加工工艺的需要而加入食品中的人工合成或者天然物质。食品用香料、胶基糖果中基础剂物质、食品工业用加工助剂、营养强化剂也包括在内。食品工业用加工助剂是保证食品加工能顺利进行的各种物质，与食品本身无关。如助滤、澄清、吸附、脱模、脱色、脱皮、提取溶剂、发酵用营养物质等。

根据《食品安全国家标准　复配食品添加剂通则》（GB 26687—2011）规定，复配食品添加剂是指为了改善食品品质、便于食品加工，将两种或两种以上单一品种的食品添加剂，添加或不添加辅料，经物理方法混匀而成的食品添加剂。

不同国家对食品添加剂的概念也不相同。美国对食品添加剂的定义为：直接或间接进入食品并成为食品一部分的任何物质。直接食品添加剂是指直接加入到食品中的物质，而间接食品添加剂是指包装材料或其他与食品接触的物质，在合理的预期下，转移到食品中的物质。在日本，食品添加剂是指在食品制造过程中，以加工或保存为目的，向食品内添加或混合渗透的物质。

## 二、食品添加剂的分类

随着食品工业的发展，食品添加剂的种类和数量逐年增加。据统计，目前国际上使用的食品添加剂种类已达25 000余种，其中直接使用的有3000余种，美国使用3200多种，日本使用1500多种，欧洲使用1500多种。根据《食品安全国家标准　食品添加剂使用标准》（GB 2760—2024），我国允许使用的食品添加剂共有23大类2000余种。

**1. 按生产方法分类**　食品添加剂按生产方法可大致分为三类。

（1）天然提取物：该类食品添加剂是利用物理方法从天然动植物中提取的物质，如甜菜红、辣椒红素等。

（2）应用生物技术制取的食品添加剂：该类食品添加剂是利用酶法和发酵法等生物技术获得的产品，如柠檬酸、红曲米和红曲色素等。

（3）纯化学合成物：该类食品添加剂是利用化学合成方法得到的产品，如苯甲酸钠、胭脂红等。

**2. 按来源分类**　食品添加剂按来源可分为天然食品添加剂和人工合成食品添加剂两类。

（1）天然食品添加剂：是指来自动、植物组织或微生物的代谢产物及一些矿物质，用干燥、粉碎、提取、纯化等方法而制得的物质。

（2）人工合成食品添加剂：是指通过化学手段使元素或化合物经过氧化、还原、缩合、聚合、成盐等反应而得到的物质，包括天然等同色素、天然等同香料等。

天然食品添加剂的品种少，价格较高；化学合成食品添加剂品种齐全，价格低，使用量少。无论是天然还是人工合成食品添加剂，国家对其安全性评价的方法和标准都是一致的，即经过风险评估证明其安全可靠。

**3. 按功能用途分类**　食品添加剂按功能用途分为很多类别，各国对食品添加剂的分类大同小异，差异主要是种类多少的不同。美国将食品添加剂分成16大类，日本分成30大类，我国的《食品安全国家标准　食品添加剂使用标准》（GB 2760—2024）将其分为抗氧化剂、着色剂、增味剂等23个功能类别（表8-1）。

表8-1　我国食品添加剂的功能类别

| 序号 | 类别 | 用途 |
| --- | --- | --- |
| 01 | 酸度调节剂 | 维持或改变食品酸碱度 |
| 02 | 抗结剂 | 防止颗粒或粉状食品聚集结块，保持其松散或自由流动 |
| 03 | 消泡剂 | 在食品加工过程中降低表面张力，消除泡沫 |
| 04 | 抗氧化剂 | 防止或延缓油脂或食品成分氧化分解、变质，提高食品稳定性 |
| 05 | 漂白剂 | 破坏、抑制食品的发色因素，使其褪色或使食品免于褐变 |
| 06 | 膨松剂 | 在食品加工过程中加入的，能使产品发起形成致密多孔组织，从而使制品达到膨松、柔软或酥脆的效果 |
| 07 | 胶基糖果中基础剂物质 | 赋予胶基糖果起泡、增塑、耐咀嚼等作用 |
| 08 | 着色剂 | 使食品赋予色泽和改善食品色泽 |
| 09 | 护色剂 | 能与肉及肉制品中呈色物质作用，使之在食品加工、保藏等过程中不致分解、破坏，呈现良好色泽 |
| 10 | 乳化剂 | 能改善乳化体中各种构成相之间的表面张力，形成均匀分散体或乳化体 |
| 11 | 酶制剂 | 由动物或植物的可食或非可食部分直接提取，或由传统或通过基因修饰的微生物发酵、提取制得，用于食品加工，具有特殊催化功能 |
| 12 | 增味剂 | 补充或增强食品原有风味 |
| 13 | 面粉处理剂 | 促进面粉的熟化和提高制品质量 |
| 14 | 被膜剂 | 涂抹于食品外表，起保质、保鲜、上光、防止水分蒸发等作用 |
| 15 | 水分保持剂 | 有助于保持食品中水分 |
| 16 | 营养强化剂 | 为了增加食品的营养成分（价值）而加入食品中的天然或人工合成的营养素和其他营养成分 |
| 17 | 防腐剂 | 防止食品腐败变质、延长食品储存期 |
| 18 | 稳定剂和凝固剂 | 使食品结构稳定或使食品组织结构不变，增强黏性固形物的物质 |
| 19 | 甜味剂 | 赋予食品甜味 |
| 20 | 增稠剂 | 提高食品的黏稠度或形成凝胶，从而改变食品的物理性状、赋予食品黏润、适宜的口感，并兼有乳化、稳定或使呈悬浮状态作用 |
| 21 | 食品用香料 | 能够用于调配食品香精，并使食品增香 |
| 22 | 食品工业用加工助剂 | 有助于食品加工能顺利进行的各种物质，与食品本身无关。如助滤、澄清、吸附、脱模、脱色、脱皮、提取溶剂等 |
| 23 | 其他 | 上述功能类别中不能涵盖的其他功能 |

### 三、食品添加剂的使用原则

目前，国内外对食品添加剂添加使用的安全性均给予了高度重视。我国食品添加剂的使用必须符合《中华人民共和国食品安全法》及其实施条例、《食品安全国家标准　食品添加剂使用标准》（GB 2760—2024）、《食品安全国家标准　复配食品添加剂通则》（GB 26687—2011）、《食品添加剂新品种管理办法》或国家卫生行政部门规定的品种及其使用范围和使用量。食品添加剂应当在技术上确有必要且经过风险评估证明安全可靠。截至2023年9月，我国共制定发布了639项食品添加剂质量规格及相关标准。

#### （一）食品添加剂的使用要求

1. 不应对人体产生任何健康危害。
2. 不应掩盖食品腐败变质。
3. 不应掩盖食品本身或加工过程中的质量缺陷或以掺杂、掺假、伪造为目的而使用食品添加剂。
4. 不应当降低食品本身的营养价值。
5. 在达到预期的效果下尽可能降低在食品中的用量。
6. 食品工业用加工助剂应当在制成最后成品之前去除，有规定允许残留量的除外。

#### （二）在下列情况下可使用食品添加剂

1. 保持或提高食品本身的营养价值。
2. 作为某些特殊膳食用食品的必要配料或成分。
3. 提高食品的质量和稳定性，改进其感官特性。
4. 便于食品的生产、加工、包装、运输或者贮藏。

#### （三）食品添加剂质量标准

按照《食品安全国家标准　食品添加剂使用标准》（GB 2760—2024）使用的食品添加剂应当符合相应的质量规格要求。营养强化剂的使用应符合《食品安全国家标准　食品营养强化剂使用标准》（GB 14880—2012）和相关规定。胶基糖果中基础剂物质及其配料的使用应符合《食品安全国家标准　食品添加剂　胶基及其配料》（GB 1886.359—2022）的规定。

#### （四）食品添加剂带入原则

在下列情况下食品添加剂可以通过食品配料（含食品添加剂）带入食品中。

1. 根据《食品安全国家标准　食品添加剂使用标准》（GB 2760—2024），食品配料中允许使用该食品添加剂。
2. 食品配料中该添加剂的用量不应超过允许的最大使用量。
3. 应在正常生产工艺条件下使用这些配料，并且食品中该添加剂的含量不应超过由配料带入的水平。
4. 由配料带入食品中的该添加剂的含量应明显低于直接将其添加到该食品中通常所需要的水平。

当某食品配料作为特定终产品的原料时，批准用于上述特定终产品的添加剂添加到这些食品配料中，同时该添加剂在终产品中的量应符合《食品安全国家标准　食品添加剂使用标准》（GB 2760—2024）的要求。在所述特定食品配料的标签上应明确标识该食品配料用于上述特定食品的生产。

### （五）复配食品添加剂使用基本要求

复配食品添加剂不应对人体产生任何健康危害，在达到预期的效果下，应尽可能降低在食品中的用量。生产复配食品添加剂的各种食品添加剂和辅料，应符合《食品安全国家标准　食品添加剂使用标准》（GB 2760—2024）和国家卫生行政部门的规定，具有共同的使用范围，其质量规格应符合相应的食品安全国家标准或相关标准。复配食品添加剂在生产过程中不应发生化学反应，不应产生新的化合物。其生产企业应按照国家标准和相关标准组织生产，制定复配食品添加剂的生产管理制度，明确规定各种食品添加剂的含量和检验方法。

### （六）食品添加剂新品种的使用要求

**1. 食品添加剂新品种**　应符合以下三种情况。

（1）未列入食品安全国家标准的食品添加剂品种。

（2）未列入国家卫生健康委员会公告允许使用的食品添加剂品种。

（3）扩大使用范围或用量的食品添加剂品种。

**2. 食品添加剂新品种许可申请**　申请食品添加剂新品种生产、经营、使用或进口的单位或个人，应当提出食品添加剂新品种许可申请，并提交以下材料。

（1）添加剂的通用名称、功能分类，用量和使用范围。

（2）证明技术上确有必要和使用效果的资料或文件。

（3）食品添加剂的质量规格要求、生产工艺和检验方法，食品中该添加剂的检验方法或相关情况说明。

（4）安全性评估材料，包括生产原料或来源、化学结构和物理特性、生产工艺、毒理学安全性评价资料或检验报告、质量规格检验报告。

（5）标签、说明书和食品添加剂产品样品。

（6）其他国家（地区）、国际组织允许生产和使用等有助于安全性评估的资料。

申请食品添加剂品种扩大使用范围或用量的，可以不提交安全性评估材料，但是技术评审中要求补充提供的除外。

**3. 食品添加剂新品种不予批准**　如果存在以下情况之一，国家卫生健康委员会将不予批准。

（1）不属于食品添加剂范畴的。

（2）不能证明其安全性的。

（3）缺乏技术必要性的。

（4）违反食品添加剂使用原则的。

（5）申报材料不真实的。

# 第二节　各类食品添加剂

常用的食品添加剂有8种，包括防腐剂、酸度调节剂、抗氧化剂、漂白剂、着色剂、护色剂、增味剂和甜味剂。

## 一、防腐剂

### （一）概述

防腐剂（preservative）是指防止食品腐败变质、延长食品储存期的物质。一般认为，防腐剂会抑制微生物的代谢，减缓或停止微生物的发育。目前，美国有50余种用于食品的防腐剂，日本有40余种，我国允许使用的有40种，常见的有苯甲酸及其钠盐、山梨酸及其钾盐、脱氢乙酸及其钠盐、丙酸及其钠盐、钙盐、单辛酸甘油酯等。

按照来源不同，防腐剂可分为化学防腐剂和天然防腐剂两类；按其抗微生物的作用和性质，可分为杀菌剂和抑菌剂；按照物质的性质，可分为酸型、酯型、生物型和其他等。防腐剂大多是人工合成的，超标准使用会对人体造成一定损害。我国严格规定了其在适用食品中的最大使用量。

### （二）常用防腐剂

**1. 酸型防腐剂** 苯甲酸、山梨酸、丙酸都是有机酸，主要由非解离性的分子发挥防腐作用，作用强度受pH的影响，食品保持在低pH范围内则防腐效果较好，在碱性条件下几乎无法发挥防腐作用。

（1）苯甲酸（benzoic acid）及其钠盐：苯甲酸又称安息香酸，无臭或略带安息香或苯甲醛的气味。性质稳定，但有吸湿性。最适pH为2.5～4.0，在pH低的环境中，对多种微生物有效，但对产酸菌作用弱。pH在5.5以上时，对很多真菌和酵母无作用。由于苯甲酸在水中的溶解度低，实际使用时，主要应用苯甲酸钠。苯甲酸的毒性较低，FAO/WHO建议其每日允许摄入量（acceptable daily intake，ADI）为0～5mg/（kg·bw）（以苯甲酸计）。

我国规定，苯甲酸及其钠盐主要用于风味冰、冰棍类，果酱（罐头除外），蜜饯，腌渍的蔬菜，糖果，调味糖浆、醋、酱油、酿造酱、复合调味品等调味品，浓缩果蔬汁（浆）（仅限食品工业用）、蛋白饮料、碳酸饮料、茶、咖啡等饮料类，配制酒和果酒等多种食品中，在上述各类适用食品中的最大使用量为0.2～2.0g/kg。

（2）山梨酸（sorbic acid）及其钾盐：山梨酸又名花楸酸，微溶于水而溶于有机溶剂，多用其钾盐。其对真菌、酵母和需氧细菌的生长发育有抑制作用，而对厌氧细菌几乎无效。在酸性介质中对微生物有良好的抑制作用，随pH的增大防腐效果减小，pH＝8时无防腐作用，因此山梨酸及其钾盐适用于pH＜5.5食品的防腐。山梨酸在食品被严重污染、微生物数量过高的情况下，不仅不能抑制微生物的繁殖，反而会成为微生物的营养物质，加速食品的腐败。山梨酸可参与体内正常代谢，几乎对人体无害，是目前国际上公认较好的防腐剂。FAO/WHO规定其ADI为0～25mg/（kg·bw）（以山梨酸计）。

我国规定，山梨酸及其钾盐除用作防腐剂外，还可以作为抗氧化剂、稳定剂使用。可以应用于干酪和再制干酪及其类似品，氢化植物油，人造黄油，风味冰、冰棍类，经表面处理的鲜水果、果酱、新鲜蔬菜、腌渍的蔬菜等蔬菜水果及制品，豆干再制品及新型豆制品。糖果、糕点、熟肉制品、水产品、调味品、饮料类、果冻等多种食品，在各类适用食品中的最大使用量为0.075～2.00g/kg。

（3）丙酸（propanoic acid）及其钠盐、钙盐：丙酸及其钠盐、钙盐对真菌的生长繁殖具有良好的抑制作用。丙酸是食品的正常成分，也是人体的代谢中间产物，故无毒性，对其ADI值不作规定。

我国规定，丙酸及其盐类主要应用于豆类制品、原粮、生湿面制品、面包、糕点、醋、酱油等食品，对控制面包生霉和发黏非常有效，但对于酵母菌基本无作用，因此不影响面包的正常发酵。在各类适用食品中的最大使用量分别为0.25～50g/kg，其中杨梅罐头加工工艺的最大使用量为50g/kg。

**2. 酯型防腐剂** 是苯甲酸的衍生物，包括对羟基苯甲酸甲酯钠、对羟基苯甲酸乙酯及其钠盐。是广泛作用于细菌、真菌及酵母的抑制剂，但对革兰阴性杆菌及乳酸菌的抑菌效果较弱。与苯甲酸和山梨酸相比，总体的抗菌作用更强；对羟基苯甲酸酯类中由未水解的酯分子发挥抗菌作用，因此，其作用效果不同于酸型防腐剂易受pH变化影响，pH在4～8时都有较好的抗菌效果。另外，该类防腐剂在水中的溶解度小，但对羟基苯甲酸乙酯和对羟基苯甲酸丙酯复配使用可提高溶解度，并有协同效应。

该类防腐剂主要作用方式是抑制微生物细胞的呼吸酶系与电子传递酶系的活性，破坏微生物的细胞膜结构。由于摄入体内后代谢途径与苯甲酸基本相同，不在体内蓄积，故毒性很低，有时也用于代替酸型防腐剂。按毒性大小顺序，苯甲酸最强，对羟基苯甲酸酯类居中，山梨酸最弱。

我国规定，对羟基苯甲酸酯类及其钠盐可用于经表面处理的鲜水果、果酱（罐头除外）、经表面处理的新鲜蔬菜、焙烤食品馅料及表面用挂浆（仅限糕点馅）、热凝固蛋制品（如蛋黄酪、松花蛋肠），以及醋、酱油、酱及酱制品、蚝油、虾油、鱼露等调味品，果蔬汁（浆）类，碳酸饮料、风味饮料，在上述各类适用食品中的最大使用量为0.012～0.500g/kg。

**3. 生物型防腐剂** 乳酸链球菌素（nisin）又称为乳酸菌肽，主要由乳酸链球菌属微生物代谢产生，可用乳酸链球菌发酵制取。乳酸链球菌素是由氨基酸组成的类蛋白质物质，可由人体消化道中的蛋白水解酶水解，人摄入后不会引起肠道菌群紊乱，并且无抗药性和与其他抗生素反应产生的交叉抗性，是一种高效、无毒的天然食品防腐剂。

乳酸链球菌素对肉毒梭状芽孢杆菌等厌氧芽孢杆菌及嗜热脂肪芽孢杆菌、产气荚膜杆菌、单核细胞增生李斯特菌、金黄色葡萄球菌等有很强的抑菌作用，也能抑制酪酸杆菌，但对真菌和酵母的作用很弱。

乳酸链球菌素对热稳定，和氯化钠等成分的复配制剂广泛应用于食品行业，可降低食品灭菌温度，缩短灭菌时间，降低营养成分的破坏程度，提高食品品质。

我国规定，乳酸链球菌素可用于除巴氏杀菌乳、灭菌乳、特殊膳食用食品以外的乳及乳制品，食用菌和藻类罐头，杂粮罐头，杂粮灌肠制品，方便湿面制品，米面灌肠制品，预制肉制品，熟制水产品，蛋制品，醋，酱油，复合调味品，饮料类等，在上述各类适用食品中的最大使用量为0.15～0.50g/kg。

**4. 其他防腐剂** 主要有双乙酸钠、二氧化碳及天然植物型防腐剂。

（1）双乙酸钠：又名二醋酸钠，由其中的乙酸发挥抗菌作用，对耐热菌马铃薯杆菌、枯草杆菌的孢子有很强的抑制作用，可抑制谷类和豆制品中的真菌繁殖。乙酸分子与类脂化合物具有较好的相溶性，其抗菌机理是乙酸透过细胞壁导致细胞内蛋白质变性。在产品生产中可使用双乙酸钠，既保证杀菌性能，又不增强过多酸性。

我国规定，双乙酸钠可应用于豆干类、原粮、糕点、肉制品、水产品、调味品、膨化食品，在上述各类适用食品中的最大使用量为1.0～10.0g/kg。

（2）二氧化碳：在常温下为无色、无臭气体，在0℃和0.1 MPa下凝成液体，快速蒸发时部分形成固体，略有酸味。二氧化碳分压的增高，主要是影响需氧微生物对氧的利用，能终止各种需氧微生物呼吸代谢，使微生物失去生存的必要条件。但二氧化碳只能抑制微生物生长，而不能杀死微生物。我国规定其主要用于除胶基糖果以外的其他糖果、饮料类、配制酒、其他发酵酒类（充气型），按生产需要适量使用。液体二氧化碳（煤气化法）可用于碳酸饮料、其他发酵酒，按生产需要适量使用。

（3）天然植物型防腐剂：诸多研究表明，许多香辛料（如厚朴、生姜、地榆、草果、大蒜、生姜、花椒、黑胡椒、香薷、肉豆蔻等）的提取物在防腐抑菌方面具有一定功效。目前，天然植物型防腐剂研发的热点之一即为从香辛料和传统的中草药中提取有效抑菌成分。

## 二、酸度调节剂

### （一）概述

酸度调节剂是指用以维持或改变食品酸碱度的物质。这类物质通过解离出的$H^+$或$OH^-$来调节食品或食品加工过程中的pH，从而改善食品的感官性状，增加食欲，并具有防腐和促进体内钙、磷消化吸收的作用。

### （二）常用酸度调节剂

酸度调节剂包括多种有机酸及其盐类。在食品加工过程中，可以单独使用，亦可掺配使用。有机酸大多数都存在于各种天然食品中，由于各种有机酸及盐类均能参与体内代谢，故它们的毒性很低，可以按照生产需要适量使用。一些品种在应用的过程中必须注意纯度，尤其是盐酸、硫酸等原料，要求高纯度，并且在成品中不能检测出游离无机盐。另外，酸中砷含量不能超过1.4mg/kg，重金属（以铅计）的含量不得超过0.001%。

我国现已批准使用的酸度调节剂有50余种，其中柠檬酸、乳酸、酒石酸、苹果酸、枸橼酸钠、柠檬酸钾等均可按正常需要用于食品，碳酸钠、碳酸钾可用于面制食品中，醋酸及磷酸可用于复合调味品及罐头中，偏酒石酸可用于水果罐头中，盐酸可用于蛋黄酱、沙拉酱，我国《食品安全国家标准 食品添加剂使用标准》（GB 2760—2024）规定酸度调节剂均可以按照生产需要适量使用。盐酸属于强酸性物质、氢氧化钠属于强碱性物质，两者对人体均有腐蚀性，只能用作加工助剂，要在食品完成加工前予以中和。磷酸、焦磷酸二氢二钠、焦磷酸钠、磷酸二氢钙、磷酸二氢钾等除作为酸度调节剂外，还可用作水分保持剂、膨松剂、稳定剂、凝固剂和抗结剂。

## 三、抗氧化剂

### （一）概述

**1. 定义**　抗氧化剂（antioxidant）是指能防止或延缓油脂或食品成分氧化分解变质，提高食品稳定性的物质。食品中因含有大量脂肪（特别是多不饱和脂肪酸）而容易氧化酸败，因此，常使用抗氧化剂来延缓或防止油脂及富含脂肪食品的氧化酸败。

**2. 种类**　抗氧化剂可依据作用机制、溶解特点、来源等进行分类。

（1）根据作用机制：分为自由基终止剂和过氧化物分解剂两大类。自由基终止剂作为氢的供体，以两种途径在氧化中止过程中发挥作用：一是脂肪氧化脱氢后产生自由基，抗氧化剂向自由基提供氢，使脂肪还原到原状态，从而中止脂肪的继续氧化；二是由抗氧化剂向已被氧化生成的过氧化自由基提供氢，使其转变为氢过氧化物，从而中断脂肪的过氧化过程。目前常用的抗氧化剂均属酚类化合物，包括丁基羟基茴香脑（BHA）、二丁基羟基甲苯、没食子酸丙酯、特丁基对苯二酚等。过氧化物分解剂可以分解自动氧化反应中的氢过氧化物，使其不能进一步生成自由基，硫代二丙酸二月桂酯就属于此类。

（2）根据溶解特点：分为水溶性（如异抗坏血酸及其钠盐等）和脂溶性（如BHA等）两类。

（3）根据来源：分为天然抗氧化剂和合成抗氧化剂两类。

### （二）常用抗氧化剂

我国现已批准使用的抗氧化剂有丁基羟基茴香脑、二丁基羟基甲苯、没食子酸丙酯、特丁基对苯二酚、迷迭香提取物、维生素C（又名抗坏血酸）、维生素E、植酸、竹叶抗氧化物等。

**1. 丁基羟基茴香脑** 对热较为稳定，不溶于水，易溶于乙醇、丙二醇和油脂，在弱碱性条件下也不易破坏，尤其是对使用动物油脂烤焙的食品能维持较长时间的作用。一般认为，BHA是毒性较低、安全性较高的抗氧化剂，与其他抗氧化剂有协同作用，与增效剂如柠檬酸等同时使用时，其抗氧化效果更为显著。丁基羟基茴香脑是目前国际上广泛使用的脂溶性抗氧化剂，也是我国常用的抗氧化剂之一。FAO/WHO于1996年将其ADI定为0～0.5mg/（kg·bw）。我国《食品安全国家标准 食品添加剂使用标准》（GB 2760—2024）规定丁基羟基茴香脑主要用于脂肪、油和乳化脂肪制品、基本不含水的脂肪和油、油炸坚果和籽类、坚果与籽类罐头、胶基糖果、油炸面制品、杂粮粉、即食谷物（包括燕麦片）、方便米面制品、饼干、腌腊肉制品、水产品、固体复合调味料（仅限鸡肉粉）、膨化食品等。一般最大使用量为0.2g/kg，胶基糖果中的最大使用量为0.4g/kg。

**2. 二丁基羟基甲苯** 具有较强的稳定性和抗氧化效果，与BHA不同，无特殊臭味，也不与金属离子反应而着色。二丁基羟基甲苯具有良好的耐热性，普通烹调温度的烹饪加工对其影响较小，可用于食品的长期保存，且价格低廉，被许多国家所使用。但相较于丁基羟基茴香脑，用于焙烤食品中的效果较差。FAO/WHO于1996年将其ADI值定为0～0.3mg/（kg·bw）。一般与丁基羟基茴香脑共同使用，并将柠檬酸或其他有机酸作为增效剂添加。我国规定其主要用于脂肪、油和乳化脂肪制品、油炸坚果与籽类、坚果与籽类罐头、油炸面制品、干制蔬菜（仅限脱水马铃薯粉）等。一般最大使用量为0.2g/kg，胶基糖果中的最大使用量为0.4g/kg。

**3. 没食子酸丙酯** 对热比较稳定，对植物油也有良好的稳定性，且对猪油的抗氧化作用比丁基羟基茴香脑和二丁基羟基甲苯两者均强。其在体内水解后，没食子酸大部分变成4-氧基-甲基没食子酸，并进一步内聚成葡糖醛酸，经尿排出体外。因此，在人体不具有蓄积性，毒性较小。FAO/WHO于1994年规定其ADI为0～1.4mg/（kg·bw）。我国规定其主要用于脂肪、油和乳化脂肪制品、油炸坚果与籽类、坚果与籽类罐头、油炸面制品、方便米面制品、饼干、腌腊肉制品类、风干、烘干、压干水产品、固体复合调味料（仅限鸡肉粉）、膨化食品等。一般最大使用量为0.1g/kg，胶基糖果中的最大使用量为0.4g/kg。

**4. 特丁基对苯二酚** 是一种较新的酚类抗氧化剂，因熔点和沸点较高所以特别适用于煎炸食品。同时其还具有良好的抗细菌、抗真菌的作用，可增强高油脂食品的防腐保鲜效果。一般来说，特丁基对苯二酚是目前对多不饱和脂肪酸，特别是鱼油的理想抗氧化剂，FAO/WHO于1995年规定其ADI为0～0.2mg/（kg·bw）。在应用上特丁基对苯二酚与丁基羟基茴香脑、二丁基羟基甲苯、维生素E复配使用可达到最佳效果，抗氧化性能比单独使用高出数倍。但特丁基对苯二酚不能与没食子酸丙酯混合使用。我国规定特丁基对苯二酚主要用于脂肪、油和乳化脂肪制品、油炸坚果和籽类、坚果与籽类罐头、油炸面制品、方便米面制品、腌腊肉制品、水产品、固体复合调味料（仅限鸡肉粉）、膨化食品等，最大使用量为0.2g/kg。

**5. 抗坏血酸类** 抗坏血酸作为一种抗氧化营养素，能够有效保护维生素A、维生素E等多种天然抗氧化剂免受氧化破坏。多项研究结果显示，通过向肉制品中添加抗坏血酸，可以使肉制品pH显著降低，有增强抗氧化性的作用。具体而言，抗坏血酸的抗氧化机制主要依赖于与氧的结合，并通过对金属离子的钝化作用，有效抑制动物油脂发生氧化酸败。值得一提的是，抗坏血酸在人体内不仅安全无害，还能阻断亚硝胺的形成。FAO/WHO推荐其ADI为0～15mg/（kg·bw）。我国规定抗坏血酸用于去皮预切的鲜水果，去皮、切块或切丝的蔬菜，最大使用量为5.0g/kg；用于小麦粉，最大使用量为

2.0g/kg；用于浓缩果蔬汁（浆），按生产需要适量使用。另外，我国允许使用的抗坏血酸类抗氧化剂还有抗坏血酸钠、抗坏血酸钙、D-异抗坏血酸及其钠盐、抗坏血酸棕榈酸酯。

**6. 其他天然抗氧化物**　包括天然香料、低聚原花青素等。

（1）天然香料：天然香料在食品领域具有重要的应用价值。由于其富含抗氧化成分，将天然香料加入食品中，不仅能够提升食品的风味品质，也能够防止食品因氧化而引发变质。在诸多天然香料中，桂皮的抗氧化活性尤为突出，迷迭香、花椒、桂丁、桂子、草果药等香料同样展现出较强的抗氧化性。

（2）低聚原花青素：是一种天然抗氧化剂，已在全球范围内得到了广泛的应用。这种物质主要存在于多种植物的树皮、树叶、树根以及芯材之中，包括但不限于葡萄籽、松树皮、花生、高粱、樱桃和草莓等。其中，葡萄籽中的低聚原花青素含量尤为丰富。我国葡萄资源十分丰富，据统计，2022年我国葡萄产量高达1500多万吨，为低聚原花青素的生产提供了充足的原料来源。

## 四、漂白剂

### （一）概述

漂白剂（bleaching agent），是一类旨在破坏或抑制食品的发色因素，进而实现食品的褪色或防止其发生褐变的物质。其作用机理主要通过氧化或还原过程，破坏和抑制食品氧化酶的活性以及食品的发色因素，不仅能使食品褐变色素褪去或避免褐变，同时还具备一定的防腐功能。根据作用机理不同，漂白剂可分为氧化型和还原型两大类。氧化型漂白剂主要通过氧化分解作用，将着色物质分解以达到漂白效果，主要应用于面粉的漂白处理。然而，其使用范围及用量均受到严格限制。而还原型漂白剂则均为亚硫酸及其盐类，它们主要通过释放二氧化硫，利用其还原作用使被作用的物质褪色。在使用过程中，必须严格把控使用量及二氧化硫的残留量。

### （二）常用漂白剂

我国允许使用的漂白剂有二氧化硫、焦亚硫酸钾、焦亚硫酸钠、亚硫酸钠、亚硫酸氢钠、低亚硫酸钠、硫黄等。

**1. 二氧化硫**　二氧化硫与水反应生成亚硫酸，其漂白与防腐作用主要归因于其具备的还原性。具体作用机制阐释如下：首先，亚硫酸化被氧化时能够将着色物质还原至褪色，进而保持食品原有的鲜艳色泽。其次，植物性食品的褐变现象往往与食品中的氧化酶密切相关，而亚硫酸对此类氧化酶具有显著的抑制作用，因此能够有效防止酶性褐变的发生。再次，亚硫酸还能与糖发生加合反应，生成的加合物不具备酮结构，从而有效阻断羰基化合物与氨基酸之间的缩合反应，防止由糖氨反应引发的非酶性褐变。最后，亚硫酸作为一种强还原剂，能够阻断微生物的生理氧化过程，对细菌、真菌及酵母菌等微生物具有抑制作用，因此兼具漂白与防腐的双重功能。

二氧化硫随着食品进入体内后生成亚硫酸盐，并由组织细胞中的亚硫酸氧化酶将其氧化为硫酸盐，通过正常的解毒后最终由尿排出体外。其ADI为0～0.7mg/（kg·bw）。我国规定二氧化硫主要用于表面处理的鲜水果、水果干类、果酱、蜜饯、干制蔬菜、腌渍的蔬菜、蔬菜罐头、腐竹类（包括腐竹、油皮等）、坚果与籽类罐头、可可制品、巧克力、巧克力制品和糖果、生湿面制品、果蔬汁（浆）、葡萄酒、果酒、饮料。允许其在各类适用食品中的最大使用量为0.01～0.40g/kg（以$SO_2$残留量计）。目前存在的主要问题是某些食品二氧化硫残留量超标严重，如烘炒食品、银耳、干黄花菜、蜜饯食品等。

**2. 亚硫酸盐类**　亚硫酸盐类通过与酸反应产生二氧化硫，二氧化硫遇水形成亚硫酸而发挥作用。常用的亚硫酸盐类有焦亚硫酸钠/钾、亚硫酸钠、亚硫酸氢钠、低亚硫酸钠。在食品加工中多用于蜜饯、干果等食品和处理、保藏水果原料及其半成品，但应严格控制二氧化硫的残留量。亚硫酸盐在人体内可被代谢成硫酸盐并通过解毒过程从尿中排出。亚硫酸盐的ADI均为0～0.7mg/（kg·bw）。另外，亚硫酸盐不适用于肉、鱼等动物性食品，以免其残留的气味掩盖了肉、鱼的腐败气味并破坏其中的B族维生素。由于亚硫酸盐能导致过敏反应，在美国其使用受到严格限制。我国规定其使用范围和最大使用量同二氧化硫。

**3. 硫黄**　硫黄通过燃烧产生二氧化硫而具有漂白食品并防止食品褐变的作用。我国规定硫黄可用于以下食品的熏蒸：水果干类、蜜饯凉果、干制蔬菜、经表面处理的鲜食用菌和藻类、食用糖、魔芋粉。在上述各类适用食品中的最大使用量为0.1～0.9g/kg（以$SO_2$残留量计）。但硫黄必须非常纯净，不得有砷检出。

## 五、着色剂

### （一）概述

着色剂（colour）是给食品赋予色泽和改善色泽的物质。这类物质本身具有色泽，故又称为色素。着色剂能够增加食物色泽，改善食物感官性状，从而增加食欲。我国允许使用的着色剂有赤藓红及其铝色淀、靛蓝及其铝色淀、二氧化钛、二氧化钛、番茄红素、柑橘黄、核黄素、焦糖色等70余种。

### （二）常用着色剂

根据其来源和性质可分为天然色素和合成色素；根据溶解性能不同可分为脂溶性色素和水溶性色素。

**1. 天然色素**　是指来自天然物质（主要是来源于动植物或微生物代谢产物）、利用一定的加工方法获得的有机着色剂。其可分为：①植物色素如辣椒红、姜黄素等。②动物色素如紫胶红、胭脂虫红等。③微生物色素如红曲红等。

天然色素作为食物的成分，增加了人们对其使用的安全感。但天然色素存在难溶、着色不均、难以任意调色及对光、热、pH稳定性差和成本高等缺点。天然色素虽然多数比较安全，但个别的也具有毒性，如藤黄有剧毒不能用于食品。天然色素在加工制造过程中，也可能被杂质污染或化学结构发生变化而产生毒性，因此作为食品添加剂新品种，天然色素也必须进行安全性评价。目前，国际上已开发出的天然色素达100多种，而我国允许使用的有40余种。

（1）红曲红（monascus red）：是通过将紫红曲霉接种至稻米上，经过发酵过程制得的一种红曲色素。属于脂溶性色素，对于pH的变化展现出良好的稳定性，能够耐受光照及高温处理，不会受到金属离子的影响，但经阳光直射时会褪色。此外，红曲红对于蛋白质含量较高的食品具有强着色能力，尤其对肉制品有良好的着色稳定性。在形成色素的过程中，紫红曲霉还会合成谷氨酸类物质，从而赋予食品更为丰富的香味。我国《食品安全国家标准　食品添加剂使用标准》（GB 2760—2024）中规定，除风味发酵乳、糕点和焙烤食品馅料及表面用挂浆外，其他适用食品可按生产需要适量使用。

（2）焦糖色（caramel colour）：是将蔗糖、葡萄糖或麦芽糖浆在160～180℃高温下加热使之焦糖化，再用碱中和制成的红褐色或黑褐色膏状物或固体物质。焦糖色为暗褐色的液体或固体粉末，有焦苦味，易溶于水，具有胶体的特性，有等电点。在焦糖色的大量生产中，有时使用铵盐作为催化剂。然而，值得注意的是，这种焦糖色中含有一种名为4-甲基咪唑的氮杂环化合物，该化合物在动物实验中已被证实具有引起惊厥的风险。因此，为保障食品安全，我国已明确规定，通过氨法或亚硫酸铵法制备的焦糖色中，4-甲基咪唑的含量必须严格控制在200mg/kg以下，以确保产品的安全使用。我国《食

品安全国家标准　食品添加剂使用标准》（GB 2760—2024）中除特殊规定外，大多数适用食品均可根据生产需要适量使用。

（3）甜菜红（beet red）：是从藜科植物红甜菜中提取的水溶性天然食用色素，属于吡啶类衍生物，是红甜菜中所有有色化合物的总称，由红色的甜菜色苷和黄色的甜菜黄素组成。我国规定该类色素在食品中可按生产需要适量使用。

（4）紫胶红（lac dye red）：又名虫胶红，是紫胶虫在其寄生植物上所分泌的原胶中的一种有色物质，属蒽酮衍生物类化学物。色调可随pH的改变而改变，pH为3～5时，色调为红色；pH为6时，色调为红至紫色；pH≥7时，色调为紫色。我国规定其最大使用量不得超过0.5g/kg。

（5）番茄红素（lycopene）：是一种类胡萝卜素，可提供鲜艳的红色且有较强的抗氧化作用。番茄红素来源广泛，分布于番茄、南瓜、西瓜、柿、桃、木瓜、芒果、葡萄等的果实，茶叶，以及萝卜、胡萝卜等的根部。番茄红素是由11个共轭及2个非共轭碳碳双键组成的多不饱和脂肪烃，对氧化反应十分敏感，如光、温度、氧气、pH及表面活性物质等均能影响其稳定性。番茄红素是非常有效的单线态氧猝灭剂，同时对氧氮自由基和脂类过氧化反应等具有清除作用。因此番茄红素作为一种新型的天然抗氧化剂而广泛应用于食品工业中。我国规定了番茄红素（合成）可用于乳制品、糖果、调料、果冻、饮料等，在各类适用食品中的最大使用量为0.015～0.060g/kg。

（6）β-胡萝卜素（β-carotene）：作为胡萝卜素的一种异构体，与α-胡萝卜素、γ-胡萝卜素共同存在，其中β-胡萝卜素的含量最为丰富。它是自然界中最普遍存在的天然色素，并且具有最强的稳定性。β-胡萝卜素的颜色范围涵盖了从黄色到红色的丰富色调，属于多烯色素中的一类。β-胡萝卜素不仅是食品中的常见成分，还是人体所需的营养素之一，在食品生产领域的应用十分广泛。我国规定其在各类适用食品中的最大使用量为0.02～20.00g/kg。

**2. 合成色素**　主要是指用人工合成的方法从煤焦油中制取或以苯、甲苯、萘等芳香烃化合物为原料合成的有机色素，故又称为煤焦油色素或苯胺色素。合成色素按其化学结构又可分为偶氮类和非偶氮类。偶氮类包括柠檬黄、苋菜红等；非偶氮类包括赤藓红、亮蓝等。合成色素性质稳定、着色力强、可任意调色、成本低廉、使用方便，因此被广泛使用。

当前，全球范围内广泛使用的合成色素以水溶性色素为主，同时包含其色淀形式，即通过将水溶性色素沉淀在许可使用的不溶性基质上而制得的特殊着色剂，多为铝色淀。在我国，经过严格审查与批准，以下合成色素得以合法使用：苋菜红、胭脂红、赤藓红、诱惑红、新红、柠檬黄、日落黄、亮蓝、靛蓝等，以及它们各自的铝色淀、叶绿素铜钠盐和二氧化钛等。

（1）苋菜红（amaranth）：又名蓝光酸性红，属于偶氮类化合物。《食品安全国家标准　食品添加剂使用标准》（GB 2760—2024）规定，苋菜红可用于冷冻饮品、果酱、蜜饯凉果、装饰性果蔬、腌渍的蔬菜、糕点上的彩妆、焙烤食品馅料及表面挂浆、水果调味糖浆、固体汤料、风味饮料、固体饮料、配制酒、果冻等制品，我国规定在各类适用食品中的最大使用量为0.025～0.300g/kg。

（2）柠檬黄（tartrazine）：又称肼黄，经过长期动物实验证明其安全性较高。FAO/WHO确定其ADI为0～7.5mg/（kg·bw）。《食品安全国家标准　食品添加剂使用标准》（GB 2760—2024）规定，柠檬黄可用于风味发酵乳、调制炼乳、冷冻饮品、果酱、蜜饯凉果、装饰性果蔬、腌渍的蔬菜、熟制豆类、加工坚果与籽类、可可制品、巧克力及巧克力制品、糖果、虾味片、谷类和淀粉类甜品、糕点上的彩妆、蛋卷、焙烤食品馅料及表面挂浆、调味糖浆、粉圆、香辛料酱（如芥末酱）、复合调味料、饮料类、配制酒、果冻、膨化食品等30余类制品，我国规定在各类适用食品中的最大使用量为0.04～0.50g/kg。

（3）靛蓝（indigo carmine）：又称酸性靛蓝、磺化靛蓝。1994年FAO/WHO将其ADI规定为0～5mg/（kg·bw）。《食品安全国家标准　食品添加剂使用标准》（GB 2760—2024）规定，靛蓝可用于蜜饯类、凉果类、装饰性果蔬、腌渍的蔬菜、熟制坚果与籽类、可可制品、巧克力及巧克力制品、糖果、糕点上的彩妆、焙烤食品馅料及表面挂浆、果蔬汁（浆）类饮料、碳酸饮料、风味饮料、配制酒、膨化食品等制品，在各类适用食品中的最大使用量为0.05～0.30g/kg。

## 六、护色剂

### （一）概述

护色剂（colour fixative）又称发色剂，是指能与肉及肉制品中呈色物质作用，使之在食品加工、保藏等过程中不致分解、破坏，呈现良好色泽的物质。我国允许使用的护色剂有硝酸钠（钾）、亚硝酸钠（钾）、葡萄糖酸亚铁、D-异抗坏血酸及其钠盐7种。硝酸钠（钾）、亚硝酸钠（钾）同时还是防腐剂，D-异抗坏血酸及其钠盐同时还是抗氧化剂。

### （二）常用护色剂

护色剂中常用的成分是（亚）硝酸盐，其发色过程如下所述：在肉类腌制过程中，会添加亚硝酸盐和硝酸盐。硝酸盐在硝酸盐还原菌的作用下能够转化为亚硝酸盐。随后，在酸性环境（pH在6.5～5.5）下，亚硝酸盐会被细菌分解为亚硝酸，并进一步转化为一氧化氮。一氧化氮能够取代肌红蛋白分子中铁的配位体，进而形成具有鲜红色泽的亚硝基肌红蛋白。同时，一氧化氮还能直接与高铁肌红蛋白发生反应，使其还原为亚硝基肌红蛋白。然而，亚硝基肌红蛋白本身并不稳定，需要通过加热或烟熏的方式，并在盐的作用下，使其蛋白质部分发生变性，最终转化为一氧化氮亚铁血色原，从而呈现出相对稳定的粉红色。

（亚）硝酸盐除对肉制品有护色作用外，还对微生物的繁殖有一定的抑制作用，特别是对肉毒梭状芽孢杆菌有特殊抑制作用。此外，亚硝酸盐还可提高腌肉的风味。

在确保色泽品质的同时，应严格控制护色剂的用量至最低限度。过量摄入亚硝酸盐会导致血红蛋白转变为高铁血红蛋白，进而丧失其氧运输功能，引发缺氧和发绀症状。此外，（亚）硝酸盐还是N-亚硝基化合物的重要前体，该类化合物对动物具有较强的致癌能力。因此，在工艺条件允许的前提下，应优先采用（亚）硝酸盐的替代产品。同时，在发色剂的使用过程中，通常会加入一系列有助于发色效果提升的物质，这些物质被称为"发色助剂"。在肉类腌制品加工中，常用的发色助剂包括抗坏血酸、抗坏血酸钠以及烟酰胺等，这些助剂的使用能够有效减少（亚）硝酸盐的使用量，进而降低对人体的危害。鉴于（亚）硝酸盐潜在的致癌风险，欧洲共同体提出禁止将其应用于儿童食品中。我国规定其使用范围为：硝酸钠（钾）在肉制品最大使用量0.50g/kg、残留量0.03g/kg；亚硝酸钠（钾）在肉类罐头、肉制品、西式火腿最大使用量均为0.15g/kg，残留量分别为0.05g/kg、0.03g/kg、0.07g/kg。

## 七、增味剂

### （一）概述

增味剂（flavour enhancers）是指可补充或增强食品原有风味的物质。增味剂可能本身并没有鲜味，但却能增加食物的天然鲜味。按化学性质的不同，增味剂可分为氨基酸系列和核苷酸系列。我国《食品安全国家标准 食品添加剂使用标准》允许使用的增味剂有：氨基己酸（又名甘氨酸）、L-丙氨酸、琥珀酸二钠、辣椒油树脂、糖精钠、5'-呈味核苷酸二钠（又名呈味核苷酸二钠）、5'-肌苷酸二钠、5'-鸟苷酸二钠和谷氨酸钠。糖精钠既是增味剂，也可作为甜味剂。

### （二）常用增味剂

**1. 谷氨酸钠** 又名味精，为含有一分子结晶水的L-谷氨酸钠，属于氨基酸类增味剂。易溶于水，在150℃时失去结晶水，210℃时发生吡咯烷酮化，生成焦谷氨酸，270℃左右时则分解。对光稳定，在碱性条件下加热发生消旋作用，呈味力降低。在pH≤5的酸性条件下加热时亦可发生吡咯烷酮化，变成焦谷氨酸，呈味力降低。在pH＝7时加热则很少发生变化。

谷氨酸钠被归类为低毒物质，无须制定特别规定。早年，FAO/WHO曾表示"味精作为食品添加剂是极为安全的"。然而，在西欧地区，味精的使用曾一度引发广泛争议，主要因为过量摄入谷氨酸钠（每人每日超过6.8g）可能导致血液中谷氨酸含量异常升高，进而引发一过性的头痛、心率加快、恶心等不良反应。此外，谷氨酸分子中的两个羟基可螯合金属离子，阻碍对钙、镁等矿物质的利用，导致20世纪80年代部分西方国家减少了味精的使用量。但后续经科学实验证实，在正常使用范围内，上述不良效应并未显现。因此，食品添加剂联合专家委员会（Joint FAO/WHO Expert Committee on Food Activities，JECFA）于1987年将谷氨酸钠、L-谷氨酸及其钠盐的同系物L-谷氨酸铵、L-谷氨酸钾等其他氨基酸系列增味剂的ADI值均由原来的120mg/（kg·bw）修改为无须规定。我国于1989年将其列入《食品安全国家标准 食品添加剂使用标准》（GB 2760）使用名单，GB 2760—2024将其列入"可在各类食品中按生产需要适量使用的食品添加剂名单"中。由于味精只在其钠盐的形式下才能产生增味作用，故只能在pH 5.0～8.0增强食品风味。

**2. 核苷酸系列增味剂** 核苷酸系列增味剂都是以二钠（或二钾、钙）盐的形式才有鲜味，如果羟基被酯化或酰胺化，即无鲜味。核苷酸广泛存在于各种食品中，如鱼、畜、禽类等食品就含有大量肌苷酸，而香菇等菌类则含有大量鸟苷酸。核苷酸不但独有一种鲜味，而且其增强风味的能力也较强，尤其是对肉特有的味道有显著影响，故用于肉酱、鱼酱、肉饼、肉罐头等肉、鱼类的加工食品，其增味效率是味精的10倍（以重量为基础计算）。我国将5'-呈味核苷酸二钠、5'-肌苷酸二钠、5'-鸟苷酸二钠列入"可在各类食品中按生产需要适量使用的食品添加剂名单"中。

近年来，随着科技的不断进步，众多新型的天然增味剂相继问世，其中包括肉类抽提物、酵母抽提物、水解动物蛋白和水解植物蛋白等。这些增味剂不仅风味各异，丰富多样，而且富含丰富的营养成分，如蛋白质、肽类、氨基酸以及矿物质等，对于丰富食品风味与提高食物营养价值具有重要意义。麦芽酚作为一种天然增味剂，广泛存在于多种植物以及烘烤后的麦芽、咖啡豆、可可豆等原料之中。麦芽酚具备强水溶性，主要应用于增强食品的水果味和甜味。

## 八、甜味剂

### （一）概述

**1. 定义** 甜味剂（sweeteners）是指赋予食品甜味的物质，是世界各地使用最多的一类食品添加剂。

**2. 种类** 按化学结构和性质的不同，甜味剂可分为糖类和非糖类甜味剂。蔗糖、葡萄糖、果糖等糖类在我国常作为食品配料而非添加剂，仅糖醇类和非糖甜味剂才作为食品添加剂进行使用和管理。

按来源的不同，甜味剂可分为天然甜味剂和人工合成甜味剂。天然甜味剂包括：①糖醇类，如D-甘露糖醇、麦芽糖醇、乳糖醇、山梨糖醇、赤藓糖醇和木糖醇。②非糖醇类，如索马甜、甜菊糖苷和罗汉果甜苷。人工合成甜味剂包括：①磺胺类，如环己基氨基硝酸钠、环己基氨基碱酸钙、糖精钠和乙酰磺胺酸钾。②二肽类，如纽甜、阿力甜、阿斯巴甜和天门冬酰苯丙氨酸甲酯乙酰磺胺酸。③蔗糖衍生物，如三氯蔗糖、异麦芽酮糖。

**3. 理想甜味剂**　理想甜味剂应具有以下特点：安全性好、味觉良好、稳定性好、水溶性好、价格低廉。

### （二）常用甜味剂

**1. 糖精钠（sodium saccharin）**　是一种在全球范围内广泛使用的人工合成甜味剂，其价格较低且甜度极高，其甜度可高达蔗糖的300~500倍。然而，当使用糖精钠的量过大时，可能会产生金属苦味，影响食用体验。虽然糖精钠的安全性基本得到肯定，但其在生产过程中可能含有致癌物质邻甲苯磺酰胺。糖精钠在水中的溶解度相对较低，因此在实际应用中，一般使用其钠盐形式。糖精钠是通过甲苯和氯磺酸反应制得。普遍认为糖精钠在人体内不被分解和利用，而是大部分通过尿液排出体外，这一过程对肾功能无明显损害，也不会改变体内酶系统的活性。1997年FAO/WHO将糖精ADI规定为$0 \sim 5mg/（kg \cdot bw）$。

我国规定，糖精钠的使用范围有冷冻饮品、芒果干、无花果干、果酱、蜜饯凉果、复合调味料、配制酒等多种食品，在上述各类适用食品中的最大使用量为$0.15 \sim 5.00g/kg$。

**2. 阿斯巴甜（aspartame）**　又名天门冬酰苯丙氨酸甲酯，甜度是蔗糖的$100 \sim 200$倍，味感接近于蔗糖。阿斯巴甜是一种二肽衍生物，食用后在体内分解成相应的氨基酸，对血糖没有影响，也不会造成龋齿。但由于其含有苯丙氨酸，故不能用于苯丙酮酸尿症患者。添加阿斯巴甜的食品应标明含有天门冬酰苯丙氨酸甲酯（含苯丙氨酸）或阿斯巴甜（含苯丙氨酸）。若食品类别中同时允许使用天门冬酰苯丙氨酸甲酯、乙酰磺胺酸（最大使用量乘以0.64可以转换为阿斯巴甜的用量），当混合使用时，最大使用量不能超过《食品安全国家标准　食品添加剂使用标准》（GB 2760—2024）规定的阿斯巴甜的最大使用量。1994年FAO/WHO推荐其ADI为$0 \sim 40mg/（kg \cdot bw）$。

我国规定，阿斯巴甜可广泛用于调制乳、风味发酵乳等乳制品、果酱、糕点、调味料、饮料、果冻、膨化食品等多种食品，在上述各类适用食品中的最大使用量为$0.3 \sim 10.0g/kg$。

**3. 安赛蜜（acesulfame potassium）**　又称乙酰磺胺酸钾，是一种新型高强度甜味剂。其口感与蔗糖非常相近，甜度却高达蔗糖的200倍。安赛蜜性质稳定，口感清爽，风味优良，且无苦、金属、化学等不良后味。经大量深入的毒理试验验证，安赛蜜使用安全，无副作用。当安赛蜜与阿斯巴甜以1:1的比例混合使用时，其增效作用显著；与其他甜味剂混合使用，亦能显著提升甜度，增幅可达30%~100%。若食品类别中同时允许使用天门冬酰苯丙氨酸甲酯、乙酰磺胺酸（最大使用量乘以0.44可以转换为安赛蜜的用量），当混合使用时，最大使用量不能超过《食品安全国家标准　食品添加剂使用标准》（GB 2760—2024）规定的安赛蜜的最大使用量。

我国规定，安赛蜜可广泛用于风味发酵乳、以乳为主要配料的即食风味食品或其预制产品、水果罐头、糖果、杂粮罐头、焙烤食品、调味品、饮料类、果冻等食品中，在各类适用食品中的最大使用量为$0.3 \sim 4.0g/kg$。

**4. 糖醇类甜味剂**　糖醇是由相应的糖经镍催化加氢制得。其特点是甜度低、能量低、黏度低，甜味与蔗糖近似，代谢途径与胰岛素无关，不会引起血糖升高，不产酸，故常用作糖尿病、肥胖症患者的甜味剂，并具有防龋齿作用。

糖醇类甜味剂品种很多，使用较多的有木糖醇、赤藓糖醇，它们均可在各类食品中按生产需要适量使用。木糖醇是由木糖氢化而形成的五碳多元醇，甜度近似蔗糖，是所有糖醇中甜度最高的。赤藓糖醇的甜度为蔗糖的$70\% \sim 80\%$，其能量在蔗糖的1/10以下，属于低能糖醇。我国规定糖醇类甜味剂可按生产需要适量使用。

**5. 甜菊糖苷（steviol glycosides）**　是从天然植物甜叶菊的叶中提取出来的一种含二萜烯的糖苷，属于天然无能量的高甜度甜味剂，甜度约为蔗糖的300倍，能量仅为蔗糖的1/300。经研究证明，甜菊糖苷食用安全，是一种可替代蔗糖、较为理想的甜味剂。在使用时间较长的国家，如巴拉圭、日本，均未见不良作用的报道。但有研究发现，甜菊糖苷可能有一定的致癌作用，故我国香港等地已禁止销售含有甜菊糖苷的食品。

我国规定其可用于发酵乳、冷冻饮品、蜜饯凉果、熟制坚果、糖果、糕点、调味品、饮料、膨化食品、茶制品等，在上述各类适用食品中的最大使用量为0.09 ～ 10.00g/kg。

**6. 罗汉果甜苷（lo-han-kuo extract）**　罗汉果为多年生蔓生植物，主要栽培在我国的广西北部，利用其甜味和作为中药已有数世纪的历史。罗汉果甜苷的甜度为蔗糖的300倍且能量低，是糖尿病患者较为理想的甜味剂。

# 第三节　食品添加剂的卫生问题及管理

## 一、食品添加剂的卫生问题

**1. 超出规定用量使用食品添加剂**　在食品工业中超量使用山梨酸钾、乙基麦芽酚、甜蜜素等食品添加剂可能会造成毒性残留，从而对食用后的人体产生负面影响。因此，国家发布了《食品安全国家标准　食品添加剂使用标准》（GB 2760—2011）来控制食品添加剂的用量标准，对每日允许摄入量进行了严格规定，以此来保证安全性。但是一些经营者为了牟取暴利，添加过量的食品添加剂以延长食品货架期或改善食品感官品质，进而导致食用者摄入过量食品添加剂而中毒。

**2. 超出规定范围使用食品添加剂**　根据被加工食品的感官要求、理化性质和营养学特点，以及食品添加剂与食品成分可能发生的反应等，《食品安全国家标准　食品添加剂使用标准》（GB 2760—2011）明确规定各种食品添加剂的使用范围。一些经营者没有按照规定使用，私自扩大食品添加剂使用范围，而出现健康损害或食品安全事件。消费者不了解内情，往往会误将此类食品安全事件归因于食品添加剂本身的安全性存在问题。如硫黄作为漂白剂和防腐剂，只能用于水果干类、蜜饯凉果、干制蔬菜、经表面处理的鲜食用菌和藻类、食糖、魔芋粉等的熏蒸，如经营者在馒头等面食的制作过程中滥用硫黄熏蒸，会导致馒头中维生素$B_2$受到破坏，降低营养价值且引起二氧化硫严重残留。

**3. 使用未经国家批准使用或禁用的食品添加剂品种**　我国允许生产、经营和使用的食品添加剂必须是《食品安全国家标准　食品添加剂使用标准》和《食品安全国家标准　食品营养强化剂使用标准》所列的品种。但有些生产单位违法使用未经国家批准使用或禁用的食品添加剂品种，如某奶粉生产商将三聚氰胺添加到牛奶中来提高牛奶的含氮量，从而增加蛋白质含量来达到乳制品检验国家标准。三聚氰胺这种非法添加物进入人体后，发生水解反应，生成三聚氰酸，三聚氰酸和三聚氰胺，形成大的网状结构，危害人体健康。例如，某些不法商家将非法添加物吊白块（甲醛－酸性亚硫酸钠制剂）用于面粉漂白，甲醛用于鱼类防腐，硼砂用于扁肉、蒸饺中来增加发脆口感等违法添加情况时有发生。

**4. 所使用添加剂达不到食品级要求**　国家规定食品加工必须使用食品级规格的食品添加剂，不能使用工业级产品。但目前食品添加剂流通渠道及经营方式较混乱，给不法分子以可乘之机。有些生产经营单位弄虚作假、追求经济利益，任意将工业级化工产品假冒为食品级添加剂销售、使用。例如，某烧饼店用工业级碳酸氢钠代替食品级碳酸氢钠加工烧饼，造成120人发生铅中毒的食品安全事件。

**5. 将食品添加剂用于变质食品**　部分食品生产商为谋求利益，采用各种食品添加剂对变质食品进行处理，掩盖其腐败变质后的色泽或气味，进而将这些食品重新在市场流通，进入消费者的餐桌。这类添加剂主要包括防腐剂、色素和抗氧化剂等。我国《食品添加剂新品种管理办法》明确规定，使用食品添加剂不应当掩盖食品变质或缺陷。

**6. 食品添加剂产品质量问题**　食品添加剂产品应确保符合国家或行业质量标准。对于尚无国家、行业质量标准的产品，应制定地方或企业标准，并据此组织生产。然而，小部分企业由于生产工艺落后及车间卫生设施不完善，导致某些添加剂产品的纯度及重金属含量不满足要求。

### 二、我国食品添加剂的卫生管理

**1. 制定和执行食品添加剂相关法律法规和使用标准**　我国一直十分关注人民的温饱问题和食品安全。20世纪50年代，我国对糖精、食品着色剂、酱油、进口食用色素等进行了特定管理。1973年，我国成立了食品添加剂卫生标准科研协作组，开始对食品添加剂的使用和生产进行严格管理。1977年，卫生部制定了《食品添加剂使用卫生标准（试行）》，并于1981年正式颁布了《食品安全国家标准　食品添加剂使用卫生标准》（GB 2760—1981），其中包括食品添加剂的种类、名称、使用范围、最大使用量等，同时颁布了保证该标准贯彻执行的《食品添加剂卫生管理办法》。由此我国开始了对食品添加剂的系统性、标准化管理。2011年，《食品安全国家标准　食品添加剂使用标准》（GB 2760—2011）代替了《食品安全国家标准　食品添加剂使用卫生标准》。至今，我国已经对GB 2760进行了多次修订。我国在《中华人民共和国食品安全法》中对食品添加剂也有相应的法律规定。

**2. 食品添加剂新品种的管理**　食品添加剂新品种是指未列入食品安全国家标准和国家卫生行政部门允许使用的和扩大使用范围或者用量的食品添加剂品种。食品添加剂新品种的申报、审查应当按照《食品添加剂新品种管理办法》《食品添加剂新品种申报与受理规定》《关于规范食品添加剂新品种许可管理的公告》的要求进行，经批准后才能生产和使用。

**3. 食品添加剂生产经营和使用的管理**　为使食品添加剂生产经营及使用更具有安全性和有依据性，现行的《中华人民共和国食品安全法》和《食品生产许可管理办法》都规定，申请食品添加剂生产许可，应当具备与所生产食品添加剂品种相适应的场所、生产设备或者设施、食品安全管理人员、专业技术人员和管理制度。食品添加剂生产许可申请符合条件的，由申请人所在地县级以上地方食品药品监督管理部门依法颁发食品生产许可证，并标注食品添加剂，有效期为5年。食品添加剂经营者应当在取得营业执照后30个工作日内向所在地县级人民政府食品药品监督管理部门备案。《食品安全国家标准　食品添加剂使用标准》（GB 2760—2024）或国家卫生行政部门规定了食品添加剂的品种及其使用范围、使用量。如要扩大食品添加剂使用范围或使用量，或使用进口且未列入我国《食品安全国家标准　食品添加剂使用标准》（GB 2760—2024）的品种时，生产、经营、使用或者进口的单位或个人要直接向国家卫生行政部门提出申请，并向有关部门提供相关资料。经国家卫生行政部门有关机构组织专家审议后报批。

### 三、国际上对食品添加剂的卫生管理

为了维护各国消费者的利益，确保国际贸易的公正性，联合国粮食及农业组织和世界卫生组织设立了国际食品法典委员会（Codex Alimentarius Commission，CAC）和食品添加剂联合专家委员会，国际食品法典委员会下设食品添加剂法典委员会（Codex Committee on Food Additives，CCFA）。

食品添加剂法典委员会主要职责包括：①制定或认可各个食品添加剂的允许最大使用量。②对食品添加剂联合专家委员会通过的各种食品添加剂的标准、试验方法、安全性评价等进行审议和认可后，

再提交国际食品法典委员会复审公布。③提出需要食品添加剂联合专家委员会进行安全性评价的优先食品添加剂名单。

食品添加剂联合专家委员会的主要职责包括：①为FAO/WHO及其成员国政府和国际食品法典委员会提供服务。②对食品添加剂的安全性进行评估，只有经过评估，赋予其每日允许摄入量或基于其他标准认为是安全的，而且具有法典指定国际编码系统编码的食品添加剂方可列入允许使用的名单。

食品添加剂联合专家委员会建议将食品添加剂分为以下四类管理。

**1. 第一类**  GRAS（general recognized as safe）物质，即一般认为是安全的物质，可以按照正常需要使用，不需要建立ADI值。

**2. 第二类**  A类，又分为A1和A2两类。A1类为经过JECFA安全性评价，毒理学性质已经清楚，可以使用并已制定出正式ADI者；A2类为目前毒理学资料不够完善，制定暂时ADI者。

**3. 第三类**  B类，即毒理学资料不足，未建立ADI者，又分为B1和B2两类。B1类是JECFA曾经进行过安全性评价，因毒理学资料不足未制定ADI者；B2类是JECFA尚未进行过安全性评价者。

**4. 第四类**  C类，即原则上禁止使用的食品添加剂，又分为C1和C2两类。C1类是认为在食品中使用不安全的，C2类只限于在某些食品中作特殊用途使用。

《食品添加剂通用法典标准》（General Codex Standard for Food Additives，GSFA）是国际食品法典委员会的一项重要国际标准，该标准在1995年公布实施后，进行了多次修订。我国GB 2760—2014也参考借鉴了该标准的原则和框架，从食品添加剂的使用原则，分类系统的设置、使用要求的表述等，都尽可能与国际法典协调一致，使之进一步与国际标准体系接轨。

---

**知识拓展**

### 我国古代食品添加剂的应用历史

中国使用食品添加剂的历史与文明史一样悠久，中华民族为食品添加剂的发现与应用作出了巨大贡献。6000年前的大汶口文化时期，酿酒所用酵母中的转化酶（蔗糖酶）就是食品添加剂，属于食品用酶制剂。据史书记载，周朝时期中国人就已经使用肉桂增香。2000多年前，中国人就掌握了用"卤水"点豆腐，卤水实质上就是食品添加剂，属于食品凝固剂。从南宋开始，我国就以"一矾二碱三盐"的食品添加剂配方比例来炸制油条，而且沿用至今。我国宋朝时，将亚硝酸盐应用于腊肉生产，其作用是防腐和护色，而且这一技术于13世纪传入欧洲，得到欧洲社会的广泛应用和欢迎。经过几千年的发展，食品添加剂已经成为统领食品工业、影响人类生活的重要因素。

**本章小结**

**教学课件**

## 执考知识点总结

本章涉及的2019版及2024版公共卫生执业助理医师资格考试考点对比见表8-2。

表8-2　2019版及2024版公共卫生执业助理医师资格考试考点对比

| 单元 | 细目 | 要点 | 2024版 | 2019版 |
|------|------|------|--------|--------|
| 食品污染及其预防 | 食品添加剂 | （1）概念、使用要求及卫生管理 | √ | √ |
| | | （2）我国常用的食品防腐剂、抗氧化剂、护色剂、甜味剂、着色剂 | √ | √ |

## 拓展练习及参考答案

（贾　茜）

# 第九章  各类食品卫生及管理

⬭学⬭习⬭目⬭标⬭

**素质目标：** 培养学生树立"预防为主，防治结合"的食品安全观。

**知识目标：** 掌握各类食品的主要卫生问题；熟悉无公害食品、绿色食品、有机食品的食品标识；了解常见病畜肉的鉴定和处理原则，乳类的消毒与灭菌方法，油脂酸败的原因、鉴定及预防措施。

**能力目标：** 能根据各类食品的主要卫生问题采取适当的卫生管理措施，以确保食品安全。

食品在生产、加工、运输、储存、销售等各环节都可能出现不同污染物的污染，发生食品安全问题，进而威胁人体健康。由于各类食品所含的营养素、自身的理化性质和所处环境不同，所以其存在的卫生问题存在异同。研究和掌握各类食品的安全卫生问题，有利于采取合理的卫生管理措施，为保障人民饮食安全保驾护航。

---

**案例导入**

**【案例】**

虫害是农业生产的主要危害之一，严重威胁粮食的产量和质量。以玉米螟为例，其造成的玉米产量损失在10%左右，严重年份甚至可以达到30%，而且被玉米螟危害过的玉米籽粒会因虫咬破损而极易感染真菌，其中知名的黄曲霉毒素就是因此产生的，严重影响玉米的品质。

**【问题】**

1. 除病虫害外，粮谷类的主要卫生问题还有哪些？
2. 预防粮谷类污染有哪些有效措施？

---

## 核心知识拆解

### 第一节  植物性食品的卫生及管理

植物性食品包括谷类、豆类、蔬菜和水果等，富含丰富的营养素，若采收、加工、存储不当，容易发生食品卫生问题。

## 一、粮豆类的卫生及管理

粮豆类食品包括粮谷类和豆类食品。其中粮谷类食品是我国居民的主食，包括原粮和成品粮；豆类尤其是大豆及其制品是我国居民优质蛋白的植物性食物来源。粮谷类食品主要存在微生物、农药、有毒有害物、仓储害虫污染等问题。环境温度、湿度，水分和氧气含量等是导致粮豆类食品发霉、出虫的主要因素。

### （一）粮豆类食品的卫生问题

**1. 真菌和真菌毒素的污染**  粮豆类食品在产、运、存、销等过程均有可能受到自然界存在的真菌的污染，尤其是湿度大、温度高时易长真菌，常见污染粮豆的真菌有曲霉、毛霉、青霉、根霉和镰刀菌等。被真菌污染的粮豆不仅感官性状劣化，失去营养和食用价值，其中的真菌毒素还会对人体造成严重危害。

**2. 农药残留**  主要包括：①直接污染，如防治病虫害和除草时直接施用的农药。②间接污染，环境中的农药通过水、空气、土壤等途径进入粮豆作物；在储存、运输及销售过程中由于防护不当受到污染等。

**3. 有毒有害物质的污染**  一般情况下，有害有机成分经过生物、物理及化学方法处理后可减少甚至清除，但以重金属为主的无机有害成分或中间产物不易降解，生物半衰期长，可通过富集作用严重污染农作物。这些有害物包括汞、镉、砷、铅、酚、氰化物等，污染来源为用未经处理的工业废水和生活污水灌溉农田、菜地，某些地区自然环境中本底含量过高，加工过程和包装材料造成的污染。

**4. 仓储害虫**  我国常见的仓储害虫50余种，其中甲虫损害米、麦、豆类，蛾类损害稻谷，螨类损害麦、面粉、花生等。害虫除了蛀食粮谷，其产生的分泌物、排泄物也会造成污染。当仓库温度在 $18 \sim 21℃$、相对湿度在65%以上时，适于虫卵孵化及害虫繁殖；仓库温度10℃以下时，害虫活动受到抑制。

**5. 其他问题**  包括自然陈化，无机夹杂物（如泥土、砂石和金属），有毒种子（如麦仙翁籽、槐籽、曼陀罗籽、苍耳子等）的污染，以及掺杂、掺假。

### （二）粮豆类食品的卫生管理

**1. 控制粮豆类的水分含量**  在贮藏期间粮豆的代谢活动包括呼吸作用和后熟作用。为了抑制真菌、仓虫的生长繁殖，防止粮豆霉变，应将粮豆水分控制在安全贮存所要求的水分含量以下。粮谷的安全水分为12% ～ 14%，豆类为10% ～ 13%。

**2. 粮仓的卫生要求**  为使粮豆在贮藏期不受真菌和昆虫的侵害，保持原有的质量，应严格执行粮库的卫生管理要求。主要包括入库前的质量检查，粮库的清洁卫生，同时控制仓库内温度、湿度，并监测粮豆温度和水分含量，气味、色泽变化及虫害情况，发现问题立即采取措施。

全国各地粮食龙头企业，围绕国家战略需要，牵头开展研发机械通风、谷物冷却、环流熏蒸、粮情测控"四合一"等储粮技术，同时加强智能化粮库建设，推广应用物联网技术、气调储粮、低温和准低温绿色储粮等新技术，大大提高了储粮品质，降低了粮食损耗，有效保障了国家粮食安全，同时减少了储粮不当造成的经济损失。

**3. 粮豆运输销售的卫生要求**  粮豆运输时，粮食和交通运输部门要认真执行安全运输的各项规章制度，做好粮豆运输和包装的卫生管理。销售单位应按食品卫生经营企业的要求设置各种经营房舍，做好环境卫生工作。对于不符合国家安全标准的粮豆不得加工和销售。

**4. 防止农药及有害金属的污染**　粮食种植过程严格按照《食品中农药最大残留限量标准》（GB 2763—2021）合理使用农药，污水灌溉水质应符合《农田灌溉水质标准》，并根据作物品种掌握灌溉时期及灌溉量，定期检测农田污染程度及农作物的毒物残留量。防治贮粮害虫时要控制化学熏蒸剂、杀虫剂和灭菌剂的使用范围和剂量，确保残留量不超过国家限量标准。以杀虫为目的，采用 $^{60}$Co 或 $^{137}$Cs 产生的 $\gamma$ 射线，或能量低于 10MeV 的电子束照射处理的粮豆时，辐照平均吸收剂量豆类 ≤ 0.2 kGy，谷类 0.4 ～ 0.6 kGy。

**5. 防止无机夹杂物及有毒种子的污染**　在粮豆选种和种植时加强田间管理，减少有毒种子污染；在收获和加工中使用过筛、吸铁和风车筛选等设备除去无机夹杂物及有毒种子的污染；制定粮豆中各种有毒种子的限量标准并加强监督管理。

## 二、蔬菜、水果类的卫生及管理

蔬菜和水果含有丰富的维生素和矿物质，还含有特殊生物学作用的植物化学物。有些蔬果虽然含有一些天然毒素，但大多数卫生问题是由细菌、真菌及其毒素、寄生虫、农药、有毒金属、放射性物质等引起的。其中，蔬菜和水果最严重的污染问题是农药残留。

### （一）蔬菜、水果的主要卫生问题

**1. 微生物的污染**　用未经处理的生活污水灌溉农田或直接用人畜粪便施肥，都会使蔬菜、水果受到肠道致病菌和寄生虫卵的污染，若生食受污染的蔬果或烹调加热不彻底将对人体健康造成危害。水果采摘后，在运输、销售等过程中表皮破损也可被肠道致病菌污染。茭白、红菱、荸荠等水生植物可能受到姜片虫囊蚴的污染，人一旦生吃会感染姜片虫病。若蔬菜、水果存放不当，还可遭受真菌及其毒素污染，如苹果、山楂被展青霉素污染。

**2. 有害化学物质的污染**

（1）农药污染：为了除虫除草而直接施用农药，或不遵守安全间隔期滥用农药，易造成蔬菜和水果的农药残留；在栽培过程中利用激素给瓜果蔬菜催熟，可造成激素类农药残留。

（2）重金属污染：工业废水中含有许多有害物质，如有些地区镉是蔬菜、水果的主要污染物，主要因为使用未经处理的工业废水灌溉所致。

（3）其他有害物污染：蔬菜、水果生长时干旱缺水导致光合作用不充分，生长的土壤长期过量施用氮肥，收获后存放、贮藏时间过长或腌制不恰当，硝酸盐和亚硝酸盐含量增加，进而在体内形成 N-亚硝基化合物，有致癌作用。

### （二）蔬菜、水果的卫生管理

**1. 防止肠道致病菌及寄生虫卵的污染**　人畜粪便应经过无害化处理，如沼气池处理后使用；禁止使用未经处理或处理不达标的生活污水灌溉农田；蔬菜和水果采摘后应摘净残叶，去除烂根及破损部分，清洗干净后包装上市；水果和生食的蔬菜在食用前应彻底清洗干净，有的应消毒。

**2. 施用农药的卫生要求**　应严格遵守并执行有关农药安全使用规定，我国已禁用高残留的有机氯农药；甲胺磷、对硫磷等高毒农药不得用于蔬菜、水果；高效低毒低残留农药应根据农药的毒性和残效期来确定使用次数、剂量和安全间隔期，如对茄果类蔬菜在收获前15～20天应少用氮肥，不应在叶面施肥；制定和执行农药在蔬菜和水果中最大残留量限量标准。

**3. 工业废水灌溉卫生要求**　应尽量使用地下水灌溉，避免污水与瓜果蔬菜直接接触。利用工业废水灌溉菜地应经无害化处理，水质符合《城市污水再生利用　农田灌溉用水水质》（GB 20922—2007）

标准后方可使用，在收获前3～4周停止使用工业废水灌溉。

**4. 贮藏的卫生要求** 贮藏条件应根据蔬菜、水果的种类和品种特点而定。温度在10℃左右，微生物的生长繁殖受到抑制，同时蔬菜、水果的组织间隙不易结冰，一般蔬菜、水果推荐在此温度存放。热带水果和易发生冷害的如青椒、韭菜等蔬菜不适合低温保藏。蔬菜水果大量上市时可用冷藏或速冻的方法。需要注意的是，应合理使用保鲜剂来延长蔬菜水果的贮藏期限和提高保藏效果，否则会造成污染。使用$^{60}$Co-γ射线辐照蔬菜、水果能延长其贮藏期，但应按照《国家标准辐照新鲜水果、蔬菜类卫生标准》（GB 14891.5—1997）使用合适的辐照剂量，新鲜水果、蔬菜辐照时总体平均吸收剂量不大于1.5kGy。

# 第二节　动物性食品的卫生及管理

动物性食品主要包括畜禽肉类、水产类、蛋类、乳类等食品，这些食品含有丰富的水分、蛋白质、脂类等，是微生物天然的培养基，不论生熟都容易受到病原微生物的污染。若保存不当，容易腐败变质。

## 一、畜肉的卫生及管理

畜肉是优质蛋白的来源，且味道鲜美，食用价值较高。但肉类易受到致病菌和寄生虫的污染发生腐败变质，导致食品卫生问题。

（一）肉类的主要卫生问题

**1. 肉类的腐败变质** 牲畜宰杀后，从新鲜到腐败变质要经过僵直、后熟、自溶和腐败4个过程。

（1）僵直：指牲畜屠宰后，由于肌肉中肌凝蛋白凝固、肌纤维硬化，所产生的肌肉僵硬挺直的过程。刚宰杀的牲畜，其肉呈中性或弱碱性（pH 7.0～7.4），在组织酶的作用下，肉中糖原和含磷化合物分解为乳酸和游离磷酸，导致肉的酸度增加（pH 5.4～6.7）。在pH 5.4时达到肌凝蛋白的等电点，发生蛋白质凝固，表现为肌纤维硬化，出现肉的僵直。此时的肉属于新鲜肉，但肉的风味较差，不适合食用。

（2）后熟：指肌肉在内源性酶的作用下，糖原减少，乳酸增加，肉质变软多汁的过程，也称为肉的成熟。牲畜宰杀僵直后，肉中的糖原继续分解产生乳酸，使肉的pH持续下降，组织蛋白酶将肌肉蛋白质分解为肽、氨基酸等，ATP分解产生次黄嘌呤核苷酸，同时表面蛋白质凝固形成一层干膜，可以阻止微生物的侵入。经过后熟，肉的滋味变得鲜美，肌肉结缔组织变软变弹，松软多汁，是最适宜食用的新鲜肉。一般温度越高后熟速度越快，4℃保持1～3天即可完成后熟，若牲畜宰杀前较为疲劳，肉中糖原少，其后熟过程可延长。

（3）自溶：指肌肉在内源性酶的作用下，出现肌肉松弛、色泽发暗、变褐、弹性降低、气味和滋味变差的现象。若宰后畜肉在常温下存放，使畜肉原有体温维持较长时间，则其组织酶在无细菌条件下继续活动导致蛋白质、脂肪分解，发生肉的自溶，从而影响肉的质量。自溶过程中，蛋白质分解产生硫化氢、硫醇，可以与血红蛋白或肌红蛋白中的铁结合，在肌肉的表层和深层形成暗绿色的硫化血红蛋白，导致肌肉纤维松弛。当变质程度不严重时，发生自溶的肉必须经高温处理后才可食用。为防止畜肉发生自溶，宰后的畜肉应及时降温或冷藏。

（4）腐败：指肌肉中蛋白质和非蛋白质的含氮物质被有害微生物分解，引起肌肉组织的破坏和色泽变化，产生酸败气味，肉表面发黏的过程。自溶为细菌的入侵和繁殖创造了条件，细菌产生的酶使肉的蛋白质和含氮物质分解产生胺类、醛类、酮类、吲哚、硫化物等具有强烈刺激性气味的小分子化合物，同时 pH 上升，导致肉类变黏、变色、发臭。腐败变质的肉不仅完全失去了食用价值，食用后还会导致中毒。

肉类的腐败变质主要由微生物尤其是细菌引起，最开始是各种需氧球菌，然后是大肠埃希菌、普通变形杆菌、化脓性球菌、兼性厌氧菌（如产气芽孢杆菌、产气荚膜杆菌），最后是厌氧菌。根据菌相的变化可确定肉的腐败变质阶段，从而对腐败变质的肉类进行准确鉴定，严加控制。健康牲畜在屠宰、加工运输、销售等环节中被微生物污染；病畜宰前就有细菌侵入，并蔓延至全身各组织；牲畜因疲劳过度，宰后肉的后熟力不强，产酸少，难以抑制细菌生长繁殖，以上原因都会促使肉的腐败变质。

**2. 常见人畜共患传染病及其病畜肉处理**

（1）炭疽

1）病原体：炭疽杆菌。该病常见于牛、羊和马等，是一种烈性传染病。炭疽杆菌抵抗力弱，未形成芽孢前在 55 ~ 58℃，10 ~ 15 分钟可杀死；炭疽杆菌在空气中 6 小时就可形成芽孢，当形成芽孢后，需 140℃干热 3 小时或 120℃高压蒸汽 10 分钟方能杀灭；在土壤中，可存活 15 年以上。感染途径主要为皮肤、呼吸道，消化道较少。感染炭疽的牛、羊和马，表现为全身出血、脾大、血液呈褐红色且不易凝固。

2）病畜处理：①病畜尸体不能解体，整体高温化制或 2 米深坑加生石灰掩埋，肉尸禁止食用。②同群牲畜应立即隔离，注射炭疽芽孢疫苗和免疫血清进行预防。③屠宰人员的手、衣服用 2% 来苏儿进行消毒，并注射青霉素。④场地 6 小时内用 20% 有效氯、5% 氢氧化钠或 5% 甲醛消毒。

（2）鼻疽

1）病原体：鼻疽假单胞菌。该病常见于马、驴、骡等，是一种烈性传染病。鼻疽假单胞菌不耐干燥，对光敏感，55℃、5 ~ 20 分钟，80℃、5 分钟即可杀灭。感染途径为消化道、呼吸道和损伤的皮肤及黏膜。病畜可表现为肺鼻疽（肺、肝、脾有粟米至豌豆大小不等的结节）、鼻腔鼻疽（鼻腔、喉头和气管内有粟粒状大小、高低不平的结节或边缘不齐的溃疡）和皮肤鼻疽（皮肤形成特异的鼻疽结节、溃疡或瘢痕）。

2）病畜处理：对鼻疽病畜的处理方法同炭疽。

（3）口蹄疫

1）病原体：口蹄疫病毒。该病常见于猪、牛、羊等偶蹄动物，属于急性传染病，是高度接触性人畜共患传染病。其传播速度快、发病率高，对畜牧业危害严重。口蹄疫病毒对外界环境的抵抗力较强，耐干燥，对酸和碱十分敏感，1% ~ 2% 的氢氧化钠溶液、4% 的碳酸钠溶液、福尔马林溶液、过氧乙酸、次氯酸钠等均为良好的消毒剂，但酚类、乙醇、乙醚、氯仿及一些去污剂对该病毒作用不大。病毒对热敏感，水疱液中的病毒如加温至 85℃、80℃、75℃、70℃时，可于 3 分钟、15 分钟或 30 分钟内失去致病力。病畜表现为发热，跛行，在黏膜、皮肤，特别是口腔和蹄叉中发生水泡疹。

2）病畜处理：①立即隔离病畜，对饲养场所进行消毒，必要时应对同群牲畜进行扑杀。②体温升高的病畜，其内脏和副产品经高温处理后出厂。③体温正常的病畜，剔骨肉及内脏经产酸无害化处理，即后熟处理（在 0 ~ 5℃放置 48 小时，或 6℃以上、30 小时，或 10 ~ 12℃、24 小时）后可食用。

（4）猪水疱病

1）病原体：滤过性病毒。只侵害猪，尤其在牲畜集中的地区易流行，属于烈性传染病。病猪的口、蹄、鼻端、奶头等处均有水疱，症状与口蹄疫相似，需实验诊断。致病病毒耐酸不耐热，在 pH = 3 的条件下 3 小时不被破坏，但于 60℃、30 分钟或 80℃、1 分钟可使病毒破坏。-20℃冰冻保存时，病毒可存活540天。人以接触感染为主要途径。

2）病畜处理：对病猪及同群的猪应急宰，病猪的肉、内脏和副产品等经高温处理后出厂，毛皮经消毒后出厂。病猪胃肠内容物及屠宰场所用2%～4%氢氧化钠溶液处理，工人衣物用高压蒸汽消毒。

（5）猪瘟、猪丹毒和猪出血性败血症

1）病原体：猪瘟为猪瘟病毒所致，猪丹毒为丹毒杆菌所致，猪出血性败血症为猪出血性败血杆菌所致。猪瘟、猪丹毒和猪出血性败血症是猪的三大传染病，除猪丹毒可通过皮肤接触传染给人外，其他两种病都不传染人。但因病猪肌肉和内脏中往往有沙门菌继发感染，易引起食物中毒，故应特别注意。

2）病畜处理：根据病畜病变程度而定，肉和内脏有显著病变时工业用或销毁。有轻微病变的肉和内脏应在24小时内经高温处理后出厂，血液工业用或销毁，猪皮消毒后可利用，脂肪炼制后方可食用；若超过24小时即需延长高温处理半小时，内脏工业用或销毁。

（6）结核病

1）病原体：结核分枝杆菌。可见于牛、羊、猪和家禽等，特别是牛型结核分枝杆菌易传染给人，属于慢性传染病。病畜禽的痰液、粪尿、乳汁和生殖道分泌物中都可带菌，污染饲料、食物、饮水、空气和环境而散播传染。本病主要经呼吸道、消化道感染。感染结核病的人畜表现为逐渐消瘦、虚弱、淋巴结及内脏器官发生结核结节与脓溃，最后可能发生钙化。结核分枝杆菌对外环境抵抗力较强，但对热的抵抗力差，60℃、30分钟或煮沸1分钟、烈日暴晒2小时均可将病菌杀死。

2）病畜处理：全身结核且消瘦的病畜肉要全部销毁，局部结核可切除病灶后经高温处理后食用。

（7）布鲁菌病

1）病原体：布鲁菌。羊易感，其次为牛、猪，属于慢性接触性传染病。布鲁菌主要存在于病畜的生殖器官、内脏和血液中，可引起母畜流产，公畜出现睾丸炎。该菌对外界环境的抵抗力不强，煮沸立即死亡，2%烧碱液，或3%～5%来苏尔液能将其杀死。本病主要经呼吸道、消化道及直接接触感染。人感染较家畜严重，病情复杂，多呈波浪热，可出现关节炎，男性睾丸炎、附睾炎，孕妇可流产等。

2）病畜处理：①病畜生殖器官与乳房必须废弃，病畜肉及内脏均要求高温处理（将肉切成8cm厚、2.5kg重以内的肉块煮沸2小时，保证肉中心温度达80℃以上）或盐腌处理（小于2.5kg的肉块用肉重15%的盐干腌，或21%～25%的盐水湿腌60天）后食用。②对血清学诊断为阳性但无临床症状、宰后又未发现病灶的牲畜，除必须废弃生殖器和乳房外，其余可彻底加热后食用。

**3. 常见人畜共患寄生虫病及其病畜肉处理**

（1）囊虫病

1）病原体：牛为无钩绦虫，猪为有钩绦虫。家畜是绦虫的中间宿主。幼虫寄生在牲畜肌肉（如舌肌、咬肌、臀肌、深腰肌、颈肌和膈肌等）中，形成囊尾蚴。感染囊尾蚴的猪肉俗称"米猪肉"或"痘猪肉"。猪肉内囊尾蚴在54℃经5分钟始可杀死。人感染囊尾蚴的方式：①自体内重复感染，体内有猪带绦虫成虫寄生，因肠逆蠕动，孕节或虫卵返入胃内而感染。②自体外重复感染，体内有猪带绦虫成虫寄生，经口感染了自己体内猪带绦虫的虫卵。③异体感染，自体外感染了他人的猪带绦虫虫卵。猪囊尾蚴在人体内可存活3～10年，甚至15～17年。猪囊尾蚴病的症状取决于囊尾蚴的数量和寄生部位，在人体较常见的寄生部位依次为皮下组织、肌肉、脑、眼、心、肝、肺、腹膜等，常见的有脑囊尾蚴病、眼囊尾蚴病和肌肉囊尾蚴病等。

2）病畜肉处理：我国规定猪肉、牛肉在规定检验部位，40cm²面积上，有3个或3个以下囊尾蚴，可以冷冻处理（肌肉深部温度达-10℃后在-12℃放10天，或肌肉深部温度达-12℃后在-13℃放4天）或盐腌处理（小于2.5kg、厚度小于8cm的肉块在浓食盐溶液中浸3周）后出厂；40cm²肌肉上有4～5

个囊尾蚴，高温处理后可出厂；40cm² 肌肉上有6～10个囊尾蚴，工业用或销毁，不允许做食品加工的原料。

（2）旋毛虫病

1）病原体：旋毛虫。猪、狗等易感。旋毛虫幼虫可侵犯机体任何部位的横纹肌，但以舌肌、咽肌、膈肌、胸大肌及肋间肌等受犯较重，形成包囊。包囊对外界环境的抵抗力较强，耐低温，在−12℃下可保持生活力达57天，熏烤、腌制和曝晒等常不足以杀死包囊，但加热至70℃可杀死。当人生食或半生食含旋毛虫包囊的肉类后感染旋毛虫病，经历侵入期、幼虫移行期和成囊期等3个阶段，表现为恶心、呕吐、腹泻、高热、肌肉疼痛、运动受限等症状。当幼虫进入患者脑脊髓可引起脑膜炎症状。

2）病畜肉处理：将畜肉横膈肌部位取样，在低倍显微镜下检查，24个检样中有包囊或钙化包囊5个以下时，高温处理后可食用；超过5个，销毁或工业用，脂肪可炼食用油。

（3）其他：蛔虫、姜片虫、猪弓形虫病等也属于人畜共患寄生虫病。

**4. 原因不明死畜肉**　死畜肉指因外伤、中毒或生病而引起急性死亡的牲畜肉。对于死因不明的畜肉，一律不得食用。

**5. 兽药残留畜肉**　若在牲畜饲养期间滥用或违法使用各种兽药，如抗生素、抗寄生虫药、激素类药物等，会导致兽药残留，危害人体健康。如抗生素使人产生耐药性，还有抗生素过敏问题；雌激素己烯雌酚在肝脏内残留并有致癌性，盐酸克伦特罗（瘦肉精）有急性中毒、致畸、致癌作用，我国都已禁用。

## （二）肉类的卫生管理

**1. 屠宰的卫生要求**　经检疫合格的牲畜可供屠宰，宰前应按国家相关法律法规、标准和规程进行宰前检查。按照有关程序，对入场畜禽进行临床健康检查，对有异常情况的畜禽应隔离观察，测量体温，并做进一步检查。符合屠宰标准的牲畜宰杀前禁食12小时，禁水3小时，测量体温，合理宰杀后做宰后检查，合格的肉品加盖检疫合格章后冷却入库。按照工艺要求，屠宰后的肉品和食用副产品需要进行预冷的，应立即预冷。冷却后，畜肉的中心温度应保持在7℃以下，禽肉中心温度应保持在4℃以下，内脏产品中心温度应保持在3℃以下。加工、分割、去骨等操作应尽可能迅速。生产冷冻产品时，应在48小时内使肉的中心温度达到−15℃以下后方可进入冷藏储存库。屠宰过程应严格遵守我国《食品安全国家标准　畜禽屠宰加工卫生规范》（GB 12694—2016）相关规定。屠宰人员需体检并培训合格，持健康证和相应资格证后上岗工作。直接或间接接触肉类（包括原料、半成品、成品）的水和冰、设备和器具、包装材料等应清洁、卫生和安全。

**2. 包装、贮存和运输的卫生要求**　肉类的包装材料应符合相关标准，不应含有有毒有害物质，不应改变肉的感官特性；包装材料不应重复使用，除非是用易清洗、耐腐蚀的材料制成，并且在使用前经过清洗和消毒。肉类贮存应按不同种类、批次分垛存放，并加以标识，同一贮存库内不应存放可能造成相互污染或者串味的产品。冷库应定期消毒和除霜。肉类运输应根据产品特点配备制冷、保温等设施，过程中应保持适宜的温度。运输工具应及时清洗消毒，保持清洁卫生。不可将合格肉与病畜肉、包装肉与裸装肉、鲜肉与熟肉同车运输。熟肉必须装盒、专车运输。

**3. 肉类产品追溯与召回管理**　建立完善的可追溯体系，确保肉类及其产品存在不可接受的食品安全风险时，能进行追溯。屠宰加工企业应根据相关法律法规建立产品召回制度，当发现出厂产品属于不安全食品时，应进行召回，并报告官方兽医。

---

**知识拓展**

### 肉制品的卫生管理

我国元代《饮膳正要》、清代《随园食单》中就记录了包括数百种肉制品的加工过程。肉制品是以畜禽肉或其可食副产品等为主要原料，添加或不添加辅料，经腌、腊、卤、酱、蒸、煮、熏、烤、烘焙、干燥、油炸、成型、发酵、调制等有关工艺加工而成的生或熟的肉类制品。按加工工艺分为腌腊肉制品、酱卤肉制品、熏烧焙烤肉制品、干肉制品、油炸肉制品、肠类肉制品、火腿肉制品、调制肉制品和其他类肉制品共九大类。

我国畜产品加工业正持续稳步发展，但有些企业为了加速畜禽生长或提升畜产品的"卖相"而不合理地使用了饲料化学添加剂、激素、抗生素或食品添加剂等，严重危害了消费者的健康。食品安全关系到人民群众的身体健康和生命安全，关系到社会的和谐稳定。肉制品的卫生管理更不容忽视。各类肉制品及所用原料肉、食品添加剂、包装材料等均应符合相应的食品安全国家标准，现行有效的肉制品国标如下。

《食品安全国家标准　熟肉制品》（GB 2726—2016）

《食品安全国家标准　腌腊肉制品》（GB 2730—2015）

《风干禽肉制品》（GB/T 31319—2014）

《熏烧焙烤盐焗肉制品加工技术规范》（GB/T 34264—2017）

《火腿肠质量通则》（GB/T 20712—2022）

《熏煮火腿质量通则》（GB/T 20711—2022）

《中式香肠质量通则》（GB/T 23493—2022）

《酱卤肉制品质量通则》（GB/T 23586—2022）

《肉制品生产管理规范》（GB/T 29342—2012）

《食品安全国家标准　熟肉制品生产卫生规范》（GB 19303—2023）

## 二、禽肉的卫生及管理

### （一）禽类的卫生问题

**1. 抗生素残留超标**　禽类养殖过程中，有些饲养者长期过量使用抗生素或违规使用某些抗生素，导致禽类产品抗生素残留超标，直接危害食用者身体健康。

**2. 微生物污染**　主要包括病原微生物污染和非致病微生物污染两类。病原微生物如沙门菌、金黄色葡萄球菌和其他致病菌侵入肌肉深部，食前未充分加热可引起食物中毒或传染病；非致病微生物污染如假单胞菌，低温下仍能生长繁殖，引起禽肉感官性状改变，产生各种色斑，严重时导致禽肉腐败变质，失去食用价值。

### （二）禽类的卫生管理

**1. 合理宰杀**　宰杀前24小时禁食、充分喂水以清洗肠道。禽类的宰杀过程类似牲畜，为吊挂、放血、浸烫（50～54℃或56～65℃）、拔毛、通过排泄腔取出全部内脏，尽量减少污染。

**2. 加强卫生检验**　按照我国《食品安全国家标准　鲜（冻）畜禽产品》（GB 2707—2016）和《食品安全国家标准　畜禽屠宰加工卫生规范》（GB 12694—2016）中规定，宰杀前发现病禽应及时隔离、急宰，宰杀后检验发现的病禽肉尸应根据情况作无害化处理。

**3. 宰杀后冷冻保存** 宰杀后禽肉在 $-30 \sim -25$℃、相对湿度为80% $\sim$ 90%的条件下冷藏，可保存半年。

## 三、鱼类的卫生及管理

鱼类生长的水域受到污染会导致鱼体受污染而危害食用者健康。这些污染主要有重金属、农药、寄生虫等，除此之外，鱼类因含有丰富的蛋白质和水分，储存不当易发生腐败变质。

### （一）鱼类的主要卫生问题

**1. 化学污染** 一方面，鱼类易被金属污染，这是因为鱼类因生活水域被污染，且对重金属如汞、镉、铅等有较强的耐受性，导致重金属在体内蓄积。另一方面，鱼类受到农药污染，农药虽不会直接污染鱼类，但农田里喷洒的农药随雨水流如河内，或农药厂排放的废水污染鱼类生活的水域易造成农药在鱼类体内蓄积。相比较而言，淡水鱼受污染程度高于海水鱼。此外，一些养殖者使用违禁药物来预防和治疗疾病，也会导致鱼体内药物残留严重超标。

**2. 病原微生物污染** 由于人畜粪便及生活污水的污染，使鱼类及其他水产品受到病原微生物的污染，常见致病微生物包括沙门菌、志贺菌、大肠埃希菌等肠道致病菌和肠道病毒。此外，海产鱼类易受到副溶血性弧菌的污染，造成食物中毒。

**3. 寄生虫感染** 自然界中许多寄生虫以淡水鱼、螺、虾、蟹等作为中间宿主。我国常见的鱼类寄生虫有华支睾吸虫（肝吸虫）和卫氏并殖吸虫（肺吸虫），其中肝吸虫的囊蚴寄生在淡水鱼体内，肺吸虫的囊蚴常寄生在蟹体内。当人生食被寄生虫感染的鱼类等水产品，或烹调加热温度与时间不够时，会感染寄生虫病。

**4. 腐败变质** 若按压鱼体不凹陷，体表光泽，眼球光亮，鱼鳃鲜红，这是新鲜鱼的标志。鱼类宰杀后僵直的时间比哺乳动物短，在体内酶作用蛋白质分解，肌肉变软。在高温下存放，比畜禽肉更易腐败变质，这是由于鱼类营养丰富，水分含量高，体内酶的活性高。一般引起海鱼腐败变质的细菌包括假单胞菌属、无色杆菌属、黄杆菌属、摩氏杆菌属等。淡水鱼中除污染海鱼的细菌外，还有产碱杆菌属、气单胞杆菌属和短杆菌属等。鱼体腐败变质表现为眼球凹陷、腮暗褐色、鱼鳞脱落、腹部膨胀、肉骨分离，伴有腐臭味。青皮红肉鱼体内含丰富的组氨酸，不当储存条件下出现腐败时，在微生物作用下脱羧易产生组胺，当人体摄入过量组胺时会引起过敏性食物中毒，又称为鲭鱼中毒。

**5. 体内天然毒素** 有些鱼体内含有天然毒素，如河豚含有的河豚毒素和石斑鱼中的雪卡毒素，都会引起食物中毒。此外，鱼类的器官中也存在毒素，这些毒素包括肝毒毒素、胆毒毒素、卵毒毒素、血毒毒素等，若不慎食入，会对健康造成威胁。

### （二）鱼类的卫生管理

**1. 养殖环境的卫生要求** 首要就是保证养殖水域不被污染，不得排放未经处理的工业废水和生活污水，定期监测养殖水体的生态环境；不得滥用、违规使用渔药；保持合理的养殖密度，以维持鱼类健康。

**2. 鱼类的保鲜** 鱼处在僵直期时组织状态完整，肉质新鲜。为抑制鱼体组织酶的活力和防止微生物污染并抑制其繁殖，使自溶和腐败延缓发生，鱼类储存常采用低温、盐腌等措施达到保鲜要求。盐含量为15%左右的鱼制品具有一定的贮藏性。鱼类的低温储藏包括冷藏和冷冻两种，其中冷藏是使鱼体温度降至10℃左右，保存5～14天；冷冻是选用鲜度较高的鱼在-25℃以下速冻，然后在-18～-15℃条件下冷冻保藏，可保存6～9个月。需要注意的是，脂肪含量高的鱼类不宜长时间冷冻保藏，因脂肪酶在-18℃低温下仍有活力。

**3. 运输销售的卫生要求**　和其他食品一样，与鱼体接触材料要达到食品接触材料国标要求，一般采用食品周转箱或桶包装，以减少鱼体损伤。活鱼运输严格按照《活鱼运输技术规范》（GB/T 27638—2011）执行，运输所用的渔船（车）要经常冲洗，保持清洁、无污染、无异味，备有防雨防尘设施。装运过程中禁止带入污染或潜在污染的化学品。为保证食品安全，不得出售死亡的黄鳝、甲鱼、乌龟、河蟹和贝类，也不得出售鲨鱼、魟鱼的肝脏及野生河豚。

**4. 鱼类制品的卫生要求**　鱼类制品选用的原料鱼应健康、无污染，有害物残留符合国家有关规定和公告，验收合格才可使用。咸鱼应将活体原料鱼处理干净后用95%以上氯化钠腌制。鱼干的晾晒注意场所的卫生环境和温度控制。冷冻鱼糜制作全程要严格控制鱼肉温度不超过10℃，成品鱼糜在3小时内降至-18℃及以下。鱼松需用溶剂抽去鱼体脂肪再进行加工，其水分含量为12%～16%，色泽正常，无异味。

## 四、蛋类的卫生及管理

### （一）蛋类的卫生问题

鲜蛋的卫生问题主要包括致病性微生物污染和腐败菌污染。食用被沙门菌、金黄色葡萄球菌等致病微生物污染的蛋类会导致食物中毒。若储存条件不恰当，假单胞菌分解蛋黄膜，形成"散黄蛋"，若继续存放，蛋白质分解，形成"浑汤蛋"，即蛋黄与蛋清混在一起。此外，蛋白质分解还会产生具有恶臭味的硫化氢、胺类、粪臭素等物质。如果外界霉菌通过蛋壳气孔进入蛋内，可形成"黑斑蛋"。蛋类腐败变质后应及时销毁，不得用于制作蛋制品。

### （二）蛋类的卫生管理

**1. 加强禽类饲养条件的卫生管理**　防止禽类（特别是水禽）在产蛋前受到病原微生物如鸡伤寒沙门菌的污染，同时保持禽体及产蛋场所的卫生，防止细菌侵入蛋壳造成禽蛋腐败变质。

**2. 禽类养殖中规范使用兽药**　严格按照兽药使用规定，在禽类养殖中规范使用抗生素、激素等，保证兽药残留达标，无非法添加物。

**3. 鲜蛋合理储存**　鲜蛋应在相对湿度87%～97%，1～5℃条件保存，最长保存4～5个月。自冷库取出时应先在预暖室内放置一段时间，防止因产生冷凝水而造成微生物对禽蛋的污染。

**4. 蛋类制品的卫生管理**　用新鲜且卫生检验合格的蛋生产液蛋制品、干蛋制品、冰蛋制品和再制蛋（皮蛋、咸蛋和糟蛋等）等蛋类制品。制作冰蛋和蛋粉应严格遵守有关的卫生制度，采取有效措施防止沙门菌的污染，如打蛋前蛋壳预先洗净并消毒，工具容器也应消毒。制作皮蛋时应注意铅的含量，可采用加锌工艺法取代传统工艺，以降低皮蛋内铅含量。

## 五、乳及乳制品的卫生及管理

乳是富含多种营养成分的食品，适宜微生物的生长繁殖，是天然的培养基，存放不当容易腐败变质。虽然刚挤出的乳含有乳素，可抑制细菌的生长，但乳素的抑菌作用有限，而且与乳中菌数和存放的温度有关。

**（一）乳及乳制品的卫生问题**

**1.腐败菌的污染**　乳类在不合理的存放条件下非常容易腐败变质，如乳中的乳糖分解成乳酸，使乳pH下降呈酸味并导致蛋白质凝固。蛋白质分解产生具有臭味的硫化氢、吲哚等物质，导致乳失去食用价值。引起乳类腐败变质的微生物有乳酸菌（最常见）、丙酸菌、丁酸菌、芽孢杆菌属、肠杆菌科等，主要来自乳腔管、乳头管、挤乳人员的手和外界环境。这些腐败菌污染乳后在乳中大量繁殖并分解营养成分，造成乳的腐败变质。

**2.致病微生物的污染**　致病微生物可引起各种人畜疾病，如食物中毒（如沙门菌、大肠埃希菌）、消化道传染病（如伤寒杆菌、痢疾杆菌）、人畜共患疾病（如炭疽杆菌、口蹄疫病毒）、乳畜乳腺炎（如金黄色葡萄球菌）。

**3.其他污染**　乳畜的饲料如果被霉菌的有毒代谢物、农药、有害金属和放射性核素污染，其乳也会在一定程度上受到污染。乳类也可能含有抗生素、激素等兽药残留。

**（二）鲜乳的消毒与灭菌**

鲜乳过滤后进行消毒，主要是杀灭致病菌和导致乳腐败变质的繁殖型微生物。常用的方法如下。

**1.巴氏消毒法**　包括低温长时间消毒法（62℃保持30分钟）、高温短时间消毒法（75℃保持15秒或80～85℃保持10～15秒）。

**2.超高温瞬间灭菌法**　食品工业上常用135℃保持2秒来达到乳类的商业无菌。

**3.煮沸消毒法**　将乳直接加热煮沸保持10分钟。此法虽操作简单但煮沸时泡沫部分因温度低会影响消毒效果（若泡沫层温度提高3.5～4.2℃可保证消毒效果），而且煮沸消毒会影响乳的理化性质和营养成分。

**4.蒸汽消毒法**　利用蒸汽箱或蒸笼中的蒸汽将瓶装生乳在85℃维持10分钟，无巴氏消毒设备时采用此法，乳中营养损失小。

牛乳消毒一般在杀菌温度的有效范围内，温度每升高10℃，乳中细菌芽孢的破坏速度可增加约10倍，而乳褐变的反应速度仅增加约2.5倍，故常采用高温短时间巴氏消毒法，也可采取其他经主管部门认可的有效消毒法。禁止生乳上市。

**（三）乳及乳制品的卫生管理**

**1.乳畜的卫生要求**　为了防止致病菌对乳的污染，预防人畜共患传染病的传播，对乳畜应定期进行预防接种及检疫，对检出的病畜必须做到隔离饲养，防止动物疫情扩散。

**2.挤乳的卫生要求**　挤乳前应做好充分准备工作，保持乳畜清洁和挤乳环境的卫生，防止微生物的污染，如挤乳前1小时停止喂干料并用0.1%高锰酸钾或0.5%漂白粉温水消毒乳房，挤出的乳存放在干净的容器中。产犊前15天的胎乳、产犊后7天的初乳、应用抗生素期间和休药期间的乳汁及患乳房炎的乳汁等应废弃，不应用作生乳。一般情况下，刚挤出的乳中存在少量微生物，以及草屑、牛毛等非溶解性杂质，故应立即净化并冷却降温，防止乳类腐败变质。

**3.病畜乳的处理原则**　患有人畜共患传染病的乳畜所挤出的乳带有致病菌，对人体健康造成严重威胁，要对各种病畜乳给予相应的卫生学处理，具体如下。

（1）结核病畜乳：结核菌素试验阳性并有临床症状的乳畜乳不能供人食用，应就地消毒销毁；仅结核菌素试验阳性，无明显临床症状的乳畜乳，经巴氏消毒（62℃保持30分钟）或煮沸5分钟后可制成乳制品。

（2）布鲁菌病畜乳：凡有症状的乳羊，禁止挤乳；凡有症状的牛，挤出的乳煮沸消毒5分钟后出厂；布鲁菌血清反应阳性而无临床症状乳牛所产的乳，经巴氏消毒或煮沸消毒后可作食品工业用，但不得制乳酪。

（3）口蹄疫病畜乳：凡乳房外出现口蹄疫病变的病畜乳，禁止食用并进行严格消毒处理后废弃；体温正常的病畜乳，经巴氏消毒或煮沸5分钟后允许喂饲牛犊或其他禽兽。

（4）乳房炎畜乳：患乳房炎有明显症状乳畜所产的乳应消毒放弃，仅轻度感染且乳的性状正常时，挤出后立即消毒方可使用。

（5）其他病畜乳的处理：乳畜患炭疽病、牛瘟、传染性黄疸、恶性水肿、沙门菌病等，其乳均严禁食用和工业用，应予消毒后废弃。

**4. 乳类储存、运输、销售的卫生要求**　刚挤出的生乳应在2小时内降温至0～4℃以防止微生物繁殖。为保证质量和新鲜度，应在尽可能短的时间内用密封性良好的不锈钢乳桶或带有保温层的不锈钢乳罐车将生乳运送到收奶站或乳品加工厂。巴氏消毒鲜乳应在2～6℃冷藏，保质期7～10天；超高温瞬时灭菌乳可常温存放，保质期一般为6个月。不得出售过期或掺杂、掺假的乳及制品。

**5. 乳制品加工的卫生要求**　生产乳品的厂房、车间和设备应符合《食品安全国家标准　乳制品良好生产规范》（GB 12693—2010）的要求。厂房内各项设施应保持清洁，地面不应有破损或积水，在生产车间和贮存场所的入口处应设捕虫灯（器），避免使用杀虫剂，窗户等与外界直接相连的地方应当安装纱窗或采取其他措施，防止或消除虫害。用于加工、包装、贮存和运输等的设备及工器具、生产用管道、食品接触面，应定期清洗和消毒。使用清洁、无毒且符合国家标准的乳品包装材料和生产用水，生产过程严格控制微生物、化学和物理污染。合格原料和包装材料使用时应遵照"先进先出"或"效期先出"的原则，合理安排使用。乳品加工过程中各生产工序必须连续，防止原料和半成品积压变质而导致致病菌、腐败菌的繁殖和交叉污染。按相关标准对每批乳产品进行检验，并加强实验室质量管理。

**6. 乳制品从业人员的卫生要求**　从业人员应保持良好的个人卫生，遵守有关卫生制度，定期健康检查，取得健康合格证后方可上岗。对传染病及皮肤病患者应及时调离工作岗位。乳制品加工人员应保持良好的个人卫生，上岗前、如厕后、接触可能污染食品的物品后或从事与生产无关的其他活动后，应洗手消毒。按照要求正确着装并消毒后进行乳品生产加工，注意操作过程中保持手部清洁。

**7. 产品的追溯和召回**　按照《食品安全国家标准　乳制品良好生产规范》（GB 12693—2010）规定，应建立产品追溯制度，确保对产品从原料采购到产品销售的所有环节都可进行有效追溯。应建立产品召回制度，当发现某一批次或类别的产品含有或可能含有对消费者健康造成危害的因素时，应按照国家相关规定启动产品召回程序，及时向相关部门通告，并作好相关记录。应对召回的食品采取无害化处理、销毁等措施，并将食品召回和处理情况向相关部门报告。

---

**知识拓展**

### 乳制品的卫生管理

天天乳制品，营养伴一生。乳制品是能够满足人体营养需求的"完美"食品，也是"强壮国民体质，助力小康生活"不可或缺的重要因素。乳制品是每日膳食必需品，是优质蛋白和钙的良好来源。以牛乳或其他动物乳为主要原料并经过正规工业化加工而生产出来的产品即乳制品，包括巴氏杀菌乳、灭菌乳、调制乳、发酵乳等液态乳制品，乳粉、乳清粉、乳清蛋白粉等粉状乳制品，以及炼乳、奶油、干酪等其他乳制品。

　　2008年震惊全国的"三聚氰胺毒奶粉"事件为乳制品安全敲响了警钟。法治、诚信是社会主义核心价值观的重要内容，每个人都要有遵纪守法，树立法治和诚信意识，敬畏法律、敬畏生命。作为企业更要诚信生产诚信经营，自觉遵守国家法律法规和职业道德，严格按照乳制品食品安全国家标准生产销售，保障食品安全。乳制品相关国标如下。

　　《食品安全国家标准　巴氏杀菌乳》（GB 19645—2010）

　　《食品安全国家标准　灭菌乳》（GB 25190—2010）

　　《食品安全国家标准　调制乳》（GB 25191—2010）

　　《食品安全国家标准　发酵乳》（GB 19302—2010）

　　《食品安全国家标准　乳粉和调制乳粉》（GB 19644—2024）

　　《食品安全国家标准　乳清粉和乳清蛋白粉》（GB 11674—2010）

　　《食品安全国家标准　稀奶油、奶油和无水奶油》（GB 19646—2010）

　　《食品安全国家标准　干酪》（GB 5420—2021）

# 第三节　加工食品的卫生及管理

## 一、食用油脂的卫生及管理

　　天然油脂根据来源分为植物油和动物油脂，绝大多数植物油常温下为液态，习惯称为油，如大豆油、菜籽油、玉米油、花生油等；动物油常温下呈固态或者半固态，习惯称为脂，如猪脂、羊脂、牛脂等。纯净的油脂无色，无异味，没有固定熔沸点。食用油脂除食用植物油和食用动物油脂外，还包括油脂深加工产品，称为食用油脂制品，如调和油、氢化植物油（也称人造奶油，或植物奶油）、起酥油、代可可脂（类可可脂）、植脂奶油等。食用油脂从生产、加工到储存、运输和销售等各个过程中，都有可能受到污染，发生感官性状的变化，出现卫生问题，从而失去食用价值。

### （一）食用油脂的卫生问题

　　**1. 油脂的酸败**　油脂由于含有杂质或在不适宜条件下久藏而发生一系列化学变化和变色、变味等感官性状恶化，称为油脂酸败。酸败油脂散发的气味俗称哈喇味。

　　（1）油脂酸败的原因：油脂酸败的程度与环境紫外线、氧气、温度有关，也与油脂中的水分含量、组织残渣、金属离子、微生物及本身的不饱和程度有关。引起油脂酸败的因素包括生物学因素和化学因素，其中化学性因素为主导。生物学因素引起的酸败又称酶解酸败或酮式酸败，是纯度不高的油脂中含有的动、植物残渣和食品微生物的脂肪酶促使甘油三酯水解，产生的脂肪酸发生氧化断裂生成β-原酮酸，再脱羧生成酮类化合物的酸败过程。饱和脂肪酸和不饱和脂肪酸均可发生酮式酸败。化学因素引起的酸败主要是油脂的水解和自动氧化，称为醛式酸败，是在氧存在的情况下，富含不饱和脂肪酸的油脂发生水解，产生的脂肪酸在紫外线、氧气及金属离子的作用下，自动氧化产生过氧化物，再继续分解生成易挥发的醛、酮、醇等低分子化合物和低级脂肪酸，从而使油脂酸度升高并带有强烈的刺激性臭味。富含不饱和脂肪酸的油脂多发生醛式酸败。

（2）评价油脂酸败常用的卫生学指标

1）酸价（acid value，AV）：是指中和1g油脂中游离脂肪酸所需氢氧化钾（KOH）的毫克数。油脂酸败时游离脂肪酸增加，酸价随之增高，因此可用酸价来评价油脂酸败的程度。

2）过氧化值（peroxide value，POV）：是指油脂中不饱和脂肪酸被氧化形成过氧化物的量，以100g被测油脂使碘化钾析出碘的克数表示。POV用来反映油脂早期的酸败程度，当超过0.25g/100g时，即表示酸败。

3）羰基价（carbonyl group value，CGV）：是指油脂酸败时产生的含有醛基和酮基的脂肪酸或甘油酯及其聚合物的总量。羰基价通常是以被测油脂经处理后在440nm下相当1g（或100mg）油样的吸光度表示，或以相当1kg油样中羰基的毫克当量（mEq）数表示。有明显酸败味的油羰基价可高达70mEq/kg。

4）丙二醛（malondialdehyde，MDA）：是油脂氧化的最终产物，通常用来反映动物油脂酸败的程度。一般用硫代巴比妥酸（TBA）法测定，以TBA值表示丙二醛的浓度。这种方法的优点是简单方便，而且适用于所有食品，并可反映甘油三酯以外的其他物质的氧化破坏程度。MDA与POV不同，其含量可随着氧化的进行而不断增加。

以上评价油脂酸败状况的卫生学指标及国标限量标准见表9-1。

表9-1　评价油脂酸败状况的卫生学指标及国标限量标准

| 指标 | 限量标准 | 国家标准 |
|---|---|---|
| 酸价 | 食用植物油≤3mg/g；<br>食用动物油脂≤2.5mg/g；<br>食用油脂制品≤1mg/g；<br>食用植物油煎炸过程≤5mg/g | 《食品安全国家标准　植物油》（GB 2716—2018）；<br>《食品安全国家标准　食用动物油脂》（GB 10146—2015）；<br>《食品安全国家标准　食用油脂制品》（GB 15196—2015） |
| 过氧化值 | 食用植物油≤0.25g/100g；<br>食用动物油脂≤0.20g/100g | — |
| 羰基价 | 食用植物油煎炸过程≤50mEq/kg | — |
| 丙二醛 | 食用动物油脂≤0.25mg/100g | |

（3）防止油脂酸败的措施

油脂酸败降低了油脂的食用和营养价值，酸败产物对人体健康有害。因此，为防止油脂的酸败，需采取以下措施。

1）保证油脂的纯度：毛油经过脱胶、脱酸、脱色、脱臭和脱蜡等精炼过程，可降低杂质和水分含量，防止微生物生长繁殖和油的水解酸败。油脂水分含量≤0.20%可抑制微生物生长。需要注意的是，油脂精炼不是越纯越好，有的企业为达到高等级油的低酸价、高烟点要求，在加工过程中过度碱炼或物理脱酸，不仅增加能耗，降低出油率，也除去了大量甾醇、维生素E等有益物质。

2）防止油脂自动氧化：紫外线、氧气、金属离子及高温会促进油脂自动氧化，所以油脂加工中应避免金属离子污染，在避光、阴凉处密封储存。

3）应用抗氧化剂：为避免油脂氧化，生产中可按照食品添加剂使用标准在油脂中加入一些抗氧化剂来延长其保质期。常用的有天然抗氧化剂维生素E和人工合成抗氧化剂丁基羟基茴香脑、二丁基羟基甲苯和没食子酸丙酯。

**2. 油脂污染**

（1）细菌和霉菌及其毒素：我国《食品安全国家标准　食用油脂制品》（GB 15196—2015）规定，人造奶油中大肠菌群应≤10CFU/g，霉菌≤50CFU/g。各类油料种子最容易污染的真菌毒素是黄曲霉毒素，花生最容易受到污染，其次为棉籽和油菜籽。碱炼法和吸附法均为有效的去毒方法。我国《食品安全国家标准　食品中真菌毒素限量》（GB 2761—2017）规定，花生油、玉米油中黄曲霉毒素B1应≤20μg/kg，其他植物油应≤10μg/kg。

（2）多环芳烃类化合物：油脂在生产和使用过程中，可受到多环芳烃类化合物尤其是苯并[a]芘的污染。活性炭吸附、脱色等油脂精炼工艺可降低油脂苯并[a]芘含量。我国《食品安全国家标准　食品中污染物限量》（GB 2762—2022）规定，油脂及其制品苯并[a]芘含量应≤10μg/kg。

（3）有害元素：铅和砷主要来自油脂生产、运输中使用的工具和设备。镍来自氢化植物油生产中使用的催化剂。我国《食品安全国家标准　食品中污染物限量》（GB 2762—2022）规定，油脂及其制品中铅含量应≤0.08mg/kg，总砷含量应≤0.1mg/kg，氢化植物油及其产品中镍应≤1.0 mg/kg。

**3. 油脂中天然存在的有害物质**　棉籽油中天然存在的有害物质是棉酚。棉酚包括游离型和结合型两种，其中游离型棉酚会对人的生殖系统、神经系统和心、肝、肾等实质脏器功能产生严重损害，可引起亚急性或慢性中毒。热榨法生产棉籽油可明显降低其游离棉酚的含量，这是由于棉籽经蒸炒加热，游离棉酚与蛋白质作用形成结合棉酚，压榨时大多数留在了棉籽饼中。我国《食品安全国家标准　植物油》（GB 2716—2018）规定，食用棉籽油中游离棉酚含量应≤200mg/kg。

菜籽油中天然有毒成分为芥子油苷和芥酸，其中芥子油苷在植物组织中葡萄糖硫苷酶的作用下可水解为硫氰酸酯（有致甲状腺肿作用）、异硫氰酸盐和腈，在加热过程中可因挥发而被去除；芥酸可导致动物心肌坏死，损害肝、肾等器官，还可导致动物生长发育障碍和生殖功能下降，但对人体的毒性作用还缺乏直接证据。目前，市面上已有双低菜籽油供消费者选择，双低菜籽油是指菜籽中的芥酸含量在3%以下、菜籽饼中的硫苷含量低于30μmol/g的油菜品种。我国的《菜籽油》（GB/T 1536—2021）国家标准规定，低芥酸菜籽油中芥酸含量不超过3%。

**（二）食用油脂的卫生管理**

**1. 食用油脂生产的卫生要求**　根据我国《食品安全国家标准　食用植物油及其制品生产卫生规范》（GB 8955—2016）要求，油厂用于食用植物油油料堆放、晾晒的地面不应对食物植物油料产生污染，如沥青地面等。食用植物油及其制品灌装区域应与其他作业区域进行分隔，防止交叉污染。与原料油、半成品、成品直接接触的设备、工具和容器，应不与食用植物油发生反应、符合食品安全的相关要求，由惰性材料制造时，不应使用铜及其合金等材料。灌装车间、仓库等封闭式的生产、贮存场所应采取有效措施（如纱窗、防鼠板、风幕等），防止鼠类等侵入。贮存散装原料的筒仓、贮罐，应按不同品种、不同质量等级进行分仓、分罐存放。食用植物油料在贮藏期间，应对温度、水分、虫害情况进行检查并做好记录，发现霉变、虫蚀等情况应及时采取相应的处理措施。生产过程应按照国标监控要求严格控制微生物污染、化学污染物和物理污染。

**2. 食用油脂贮存和运输的卫生要求**　散装食用植物油及其制品应根据品种、等级不同，在不同贮罐中分别贮存。应根据食用植物油及其制品的特点和要求，配备保温、冷藏等设施，并对温度等进行监控。运输食用植物油及其制品的车、船等运输工具、容器应符合国家相关法规标准的要求。有特殊要求的产品，应根据其特性采取相应的措施。

**3. 产品追溯与召回**　油脂生产企业应该建立产品追溯系统及产品撤回程序，明确规定产品撤回的方法、范围等，定期进行模拟撤回训练，并记录存档。严禁不符合国家有关质量、卫生要求的食用油脂流入市场销售。

## 二、饮料酒的卫生及管理

饮料酒是指酒精度在0.5%vol以上的酒精饮料。按酒的生产工艺，可分为蒸馏酒、发酵酒和配制酒。其中蒸馏酒是指以粮谷、薯类、水果、乳类等为主要原料，经发酵、蒸馏、经或不经勾调而成的饮料酒，包括威士忌、白兰地、伏特加、朗姆酒、龙舌兰酒、蒸馏型奶酒和我国的白酒等。发酵酒是以粮谷、薯类、水果、乳类等为主要原料，经发酵或部分发酵酿制而成的饮料酒，包括啤酒、黄酒、葡萄酒（酒精度≥7% vol）、果酒（酒精度7%～18% vol）和发酵型奶酒等。配制酒以发酵酒、蒸馏酒、食用酒精等为酒基，加入可食用的原辅料和/或食品添加剂，进行调配和/或再加工制成的饮料酒。

### （一）蒸馏酒与配制酒的卫生问题

**1. 甲醇**　甲醇具有剧烈的神经毒性，主要侵害视神经，摄入过量可导致视网膜受损、视力减退，严重时失明。甲醇的毒性表现为急性中毒时，可出现恶心、呕吐、视物模糊，继而出现呼吸困难、发绀、昏迷，救治不及时可引起死亡。甲醇在体内氧化分解缓慢，有蓄积作用，长期饮用含少量甲醇的酒，可致甲醇慢性中毒。甲醇源于制酒原料中果胶、木质素或半纤维素，在曲霉产生的果胶酶作用下，其中的聚半乳糖醛酸的甲胶酸与甲酯分解出甲氧基，继而形成甲醇。我国《食品安全国家标准　蒸馏酒及配制酒》（GB 2757—2012）规定，以粮谷类为原料的蒸馏酒或其配制酒中甲醇含量应≤0.6g/L，以其他为原料的甲醇含量应≤2.0g/L（均按100%酒精度折算）。

**2. 杂醇油**　杂醇油来源于制酒过程中原料中的蛋白质、氨基酸和糖类分解产生的高级醇类，包括正丁醇、异丁醇、异戊醇（主要成分）等，是酒香的来源。杂醇油的毒性和麻醉力比乙醇强，在体内氧化速度比乙醇慢，因此饮入杂醇油含量高的酒易头痛及大醉。蒸馏时初馏分即酒头含杂醇油最多，所以除去酒头、酒尾可降低蒸馏酒中杂醇油含量。

**3. 醛类**　甲醛、乙醛、丁醛、戊醛等醛类主要来自制酒原料中的糠麸和谷壳等。甲醛的毒性比甲醇大30倍。在蒸馏过程中采用低温排醛措施来控制含量。我国《食品安全国家标准　发酵酒及其配制酒》（GB 2758—2012）规定，啤酒中甲醛含量应≤2.0mg/L。

**4. 氰化物**　用木薯或代用品及果核为原料生产酒，由于原料中含氰甙，在酶和酸的作用下可产生氢氰酸，而造成蒸馏酒中含氢氰酸。在生产过程增加排气量或采用半固体蒸馏法，可降低酒中氰化物含量。我国《食品安全国家标准　蒸馏酒及配制酒》（GB 2757—2012）规定，以木薯为原料者氰化物含量（以HCN计）应≤8mg/L（按100%酒精度折算）。

**5. 铅**　酒中铅主要来源于冷凝器、贮酒容器和管道等，含酸的酒蒸汽和蒸馏液能将铅溶出。铅过多地蓄积于人体时，可引起中毒。我国《食品安全国家标准　食品中污染物限量》（GB 2762—2022）规定，白酒、黄酒中铅含量（以铅计）应≤0.5mg/kg，其他酒类中铅含量应≤0.2mg/kg。

**6. 锰**　常用高锰酸钾-活性炭对发生铁浑浊的酒和非粮食原料制酒时产生的不良气味进行脱臭除杂，若不经过复蒸馏，酒中会残留较多的锰。

### （二）发酵酒的卫生问题

**1. 展青霉素**　展青霉素一般存在于腐烂、生霉的水果尤其是苹果和山楂中。若使用发霉的水果原料生产果酒，成品酒中能检出展青霉素。我国《食品中真菌毒素限量》（GB 2761—2017）中规定，苹果酒和山楂酒中展青霉素的含量应≤50μg/L。

**2. 二氧化硫**　二氧化硫是我国允许使用的食品添加剂，有漂白、防腐和抗氧化的作用。在葡萄酒和果酒生产中加入适量的二氧化硫有澄清、净化和杀菌、增酸、抗氧化和护色等作用，经过足够的发酵，一般很少残留。我国《食品安全国家标准　食品添加剂使用标准》（GB 2760—2014）规定，葡萄酒和果酒二氧化硫最大使用量（以$SO_2$残留量计）应≤0.25g/L，啤酒和麦芽饮料中二氧化硫含量应≤0.01g/kg。

**3. 微生物污染**　发酵酒从原料到成品的整个生产过程中均可能受微生物污染。啤酒易被野生酵母污染导致出现沉淀。乳酸菌、醋酸菌等污染啤酒、葡萄酒可导致酒的酸败，使其失去食用价值。《食品安全国家标准　发酵酒及其配制酒》（GB 2758—2012）规定，发酵酒及其配制酒中不得检出沙门菌和金黄色葡萄球菌。

**4. 其他**　啤酒生产中用甲醛来消除沉淀物，可能存在甲醛残留。发酵酒也可能存在铅污染。在黄酒、葡萄酒等发酵酒中存在微量的致癌物氨基甲酸乙酯，主要在发酵、加热或蒸馏及储存过程形成。

### （三）饮料酒的卫生管理

**1. 原辅材料**　生产过程中使用的原料、辅料、加工助剂等应符合国家相关标准要求，有采购记录和验收记录，不得使用发霉、变质，或含有毒、有害物及被有毒、有害物污染的原料生产。生产特型黄酒的原料应使用普通食品原料、国家批准的既是食品又是药品的物品及新食品原料目录中的产品，并符合相应的要求。

**2. 接触材料**　与酒体直接接触的材料或物料不应有易迁移的醇溶性有害成分，如重金属、邻苯二甲酸酯等。处理和提取原料所用到的所有设备、工具、容器、管道及其附件应进行清洗与消毒。灌装使用的输酒管路、装酒机、储酒罐、过滤机等应做好灭菌。空酒瓶和瓶盖（塞）应清洗干净，确保清洁卫生，经检查无杂质、无破损才可使用。盛装白酒的玻璃酒瓶应符合《玻璃容器　白酒瓶质量要求》（GB/T 24694—2021）要求。可回收啤酒瓶应符合我国《啤酒瓶》（GB 4544—2020）要求。

**3. 生产过程**　白酒生产中应对酒曲定期过筛、纯化，防止有害生物污染；以木薯、果核为原料，应清蒸使氰苷分解；蒸馏时截头去尾，去除杂醇油；用高锰酸钾处理的白酒要复蒸；蒸馏设备和贮酒容器锡纯度＞99%，或采用无锡材料，不得有易迁移的醇溶性有害成分。

果酒生产应按国家有关规定或标准要求对葡萄汁（果汁）或原酒进行验收；发酵过程中使用的酵母、乳酸菌、食品加工助剂及其他辅料等应符合卫生要求，同时应监测不良代谢产物如赭曲霉毒素 A 和氨基甲酸乙酯的产生情况并采取适当措施控制其含量；贮存和陈酿过程中应合理控制温度，并适量使用二氧化硫，适时分离酒脚，防止原酒氧化或微生物繁殖；半成品酒在进入灌装机前应经过过滤除菌或加温灭菌，或者灌装封盖后加温灭菌。

黄酒生产在制曲、浸米、发酵过程中注意所用仪器、设备、工具的卫生，使用前应清洗并消毒；发酵过程中使用的麦曲、酒药、酵母、食品加工助剂及其他辅料等应符合卫生要求，同时应监测不良代谢产物如氨基甲酸乙酯的产生情况并采取适当措施控制其含量；调色用的焦糖色和助滤用硅藻土应符合相关国家标准中规定；压榨过滤用的滤布、滤板和煎酒设备应定期清洗或消毒，煎酒过程中应监控煎酒温度和时间；勾兑完成的半成品酒，不宜存放时间过长，必要时进行冷冻处理，半成品酒在进入灌装机前应经过过滤除菌或加温灭菌，或者灌装封盖后加温灭菌。

配制酒生产应根据酒精度、总糖及pH，确定杀菌及灌装方式（冷灌装或热灌装）；调配好的半成品酒应根据稳定性实验结果，采取相应的处理措施。酒精度≤20%vol的配制酒应建立生产环境和加工过程的微生物监控程序。

### 三、罐头食品的卫生及管理

罐头食品是指以水果、蔬菜、食用菌、畜禽肉、水产动物等为原料，经加工处理、装罐、密封、加热杀菌等工序加工而成的商业无菌的罐装食品。按照包装材料，可将罐头食品分为金属罐，如八宝粥罐头、午餐肉罐头等；玻璃罐，如糖水黄桃罐头、辣椒酱罐头、腐乳罐头等；复合塑料薄膜软罐头，如火腿。罐头食品外包装一般印刷有"外包装如有胀气或破损，请勿食用"字样。

### （一）罐头食品的卫生问题

罐头食品经过适度热杀菌后，要达到商业无菌状态，即不含有致病性微生物，也不含有在通常温度下能在其中繁殖的非致病性微生物。罐头食品卫生学鉴定包括感官、理化和微生物检验三方面，若感官检测不合格即可判为不合格产品。

**1. 胖听**　罐头食品的主要卫生问题是胀罐，又称胖听，即由于罐头内微生物活动或化学作用产生气体，形成正压，使一端或两端外凸的现象。按原因，常见的胖听分为以下3种。

（1）物理性胖听：由于装罐过满或罐内真空不足引起。一般叩击呈实音，穿洞无气体逸出，可食用。

（2）化学性胖听：由于金属罐受酸性内容物腐蚀产生大量氢气所致。一般叩击呈鼓音，穿洞有气体逸出，但无腐败气味，不宜食用。

（3）生物性胖听：由于杀菌不彻底残留的微生物或因罐头有裂缝从外界进入的微生物生长繁殖产气的结果。一般叩击有明显鼓音，保温试验胖听增大，穿洞有腐败味气体逸出，此种罐头禁止食用。

**2. 变色和变味**　除了胖听，罐头食品也存在变色变味问题。如果蔬类罐头变黄是因为在酸性条件下叶绿素脱镁造成的，可食用；蘑菇罐头变黑是因为其含有的酪氨酸与黄酮类化合物在酶作用下形成棕黑色络合物，可食用；肉禽水罐头变黑或变紫是由于杀菌过程中挥发出的硫化氢与罐壁作用产生了黑色的硫化铁或紫色的硫化锡造成的，去除贴壁部分的色斑后可食用。若罐头出现有油脂酸败味、酸味、苦味和其他异味，或伴有汤汁浑浊，肉质液化等，应禁止食用。

**3. 平酸腐败**　是罐头食品常见的一种腐败变质，表现为罐头内容物酸度增加，而外观完全正常。平酸腐败的罐头应销毁，禁止食用。引起低酸性罐头平酸腐败的细菌为嗜热脂肪芽孢杆菌，酸性罐头为嗜热凝结芽孢杆菌，这些平酸菌广泛存在泥土、尘埃之中，容易对原料、辅料（糖、淀粉等）和生产设备构成污染，因此在生产中各个环节都必须严加管理。

### （二）罐头食品的卫生管理

**1. 罐头食品包装要求**　罐头食品的生产要按照《食品安全管理体系　罐头食品生产企业要求》（GB/T 27303—2008）、《罐头食品企业良好操作规范》（GB/T 20938—2007）、《食品安全国家标准　罐头食品生产卫生规范》（GB 8950—2016）、《食品安全国家标准　食品生产通用卫生规范》（GB 14881—2013）等国标要求。罐头食品生产企业使用验收合格的原料并根据罐头食品原料特点，选用合适的包装容器。对于金属罐，按照国标《罐头食品金属容器通用技术要求》（GB/T 14251—2017），确保罐身材质无毒、耐腐蚀，罐内壁无内流胶，若有涂膜应完整，不应剥离或脱落，不应有硫化铁和明显的硫化斑，也不应有集中腐蚀或腐蚀扩散现象及穿孔，卷边处无铁舌。对于玻璃罐，要求无毒、清洁、无有害金属污染，具有抗腐蚀，密封性良好。对于复合塑料薄膜，要求安全、清洁、密闭性好，非充气包装产品不胀罐（袋）、不变形。

**2. 罐头食品热杀菌和冷却要求**　根据罐头食品原料，选择合适的热力杀菌技术参数，严格执行杀菌操作工艺规程，控制最大装罐量、pH、顶隙、装罐温度等，并注意保持封口处的清洁（特别是软包装罐头），使罐头食品达到商业无菌状态。杀菌结束后严格按照杀菌工艺规程进行冷却，如采用反压冷却操作时，降压速度应根据罐内外压力相平衡的原理，采取逐步稳定缓慢降压的方式进行操作。金属罐要防止瘪罐、凸角，对玻璃瓶产品，要同时控制玻璃瓶内外的温差，防止发生跳盖、破瓶等现象，直至容器内中心温度冷却到40℃以下。对某些热敏性差的产品（如粥类罐头等），中心温度可冷却到

45℃以下。做好杀菌安全性评估与管理，及时提出纠偏方案，并做好抽检工作。

**3. 罐头食品贮存和运输的卫生要求**　贮存、运输和装卸罐头食品的容器、工器具和设备应当安全、无害，保持清洁，降低食品污染的风险。装运时应避免日光直射、雨淋，注意显著的温湿度变化和剧烈撞击等，防止食品受到不良影响。贮存环境应干燥、清洁、无异味，仓储温度以10～30℃为宜，避免温度骤然升降，仓库内应保持通风，雨季做好罐头的防潮、防锈、防霉工作，冬季做好防冻。罐头成品箱不应露天堆放或与潮湿地面直接接触。底层仓库内堆放罐头成品时应用垫板垫起，垫板与地面距离10cm以上，箱与墙壁之间的距离10cm以上。罐头成品在贮存过程中，不应接触和靠近潮湿、有腐蚀性或易于发潮的货物，不应与有毒的化学药品和有毒物质放在一起。在正常贮存条件下，低铬铁空罐保质期为6个月，其他空罐及顶底盖保质期为2年。

**4. 产品追溯与召回**　罐头食品生产企业应建立产品追溯程序，能够从最终成品追溯到所使用主要原料的来源。用于产品可追溯的记录应包括原料来源、产品批次、产品的直接接受者、关键工序加工者等信息。罐头食品生产企业应建立与食品安全情况有关记录的标记、收集、编目归档、存储、保管和处理的程序，记录应至少保存至产品保质期过后12个月以上，并不得低于3年。建立罐头食品撤回程序，并规定产品撤回的方法、范围。

# 第四节　保健食品的卫生及管理

保健食品是指具有特定保健功能或者以补充维生素、矿物质为目的的食品。国外又称"功能食品"或"健康食品"。保健食品包括以调节人体机能为目的的功能类产品和以补充维生素、矿物质为目的的营养素补充剂类产品，但保健食品不等于营养素补充剂。

## 一、保健食品的特征

### （一）保健食品属于食品

保健食品应具有食品的共性，即无毒无害、有一定的营养价值并具有相应的色、香、味等感官性状。但保健食品不是普通的食品，并且在食用量上有限制，不能替代正常膳食。

### （二）保健食品不是药物

保健食品是以调节机体功能为主要目的，不能用于治疗疾病，对人体不产生任何急性、亚急性或慢性危害，可以长期服用；而药物则是以治疗疾病为目的，允许有一定的副作用且多数不能长期应用。保健食品为经口摄入，而药物则可通过注射、皮肤及口服等多种途径给药。

### （三）保健食品具有特定的保健功能

可能具有增强免疫力、抗氧化、减肥、促进生长发育、缓解体力疲劳等功能是保健食品区别于普通食品的一个重要特征。

### （四）保健食品适于特定人群食用

保健食品是针对亚健康人群设计的，不同功能的保健食品对应的是不同特征的亚健康人群，这是保健食品区别于普通食品的另一个重要特征。

## 二、保健食品的监督与管理

《中华人民共和国食品安全法》第七十四条明确规定国家对保健食品等特殊食品实行严格监督管理。有关监督管理部门应当依法履职，承担责任。

### （一）注册与备案

国产保健食品注册申请人应当是在中国境内登记的法人或者其他组织；进口保健食品注册申请人应当是上市保健食品的境外生产厂商。注册申请人通过国家市场监督管理总局食品审评中心网站进入保健食品注册申请系统，按规定格式和内容填写并打印注册申请表。保健食品注册申请材料应完整，并符合《保健食品注册与备案管理办法》《保健食品注册检验复核检验管理办法》《保健食品检验与评价技术规范》《保健食品注册审评审批工作细则》等规章、规范性文件的规定。保健食品注册证书有效期5年。转让技术、变更注册或补发的注册证书有效期与原注册证书有效期一致。

### （二）生产经营

保健食品生产企业应按照《保健食品良好生产规范》（GB 17405—1998）中的规定，根据规范要求并结合产品的生产工艺特点，制定生产工艺规程及岗位操作规程，生产符合《食品安全国家标准　保健食品》（GB 16740—2014）要求的保健品。保健食品应作为食品进行经营销售。

### （三）标签、说明书及广告宣传

根据《中华人民共和国食品安全法》及相关法规文件的规定要求，国家市场监管总局制定了《保健食品标志规范标注指南》，根据指南要求，保健食品标志为依法经注册和备案的保健食品的专有标志，保健食品最小销售包装应当规范标注保健食品标志。保健食品标志为蓝帽子标识，见图9-1。

**图9-1　保健食品标志**

扫码看彩图

按《保健食品注册申请服务指南》的要求，产品说明书中标志性成分及含量的标示值以产品技术要求中指标最低值标示，如某产品的技术要求中标志性成分含量为总黄酮≥900mg/100g，说明书中应标示为"每100g含：总黄酮900mg"；如某产品的技术要求中标志性成分含量为总黄酮500～900mg/100g，说明书中应标示为"每100g含：总黄酮500mg"。食用量及食用方法应与产品配方配伍及用量的科学依据、安全性和保健功能评价材料及稳定性试验相符，对于食用时需要特殊注意的应准确描述，如不能一次性食用完毕的产品，应明确可定量食用的方法。例如，每日1次，每次1g，口服（用配备的汤匙量取）。规格为大包装的，应在规格后标注"附量具"，例如，50g/瓶（附量具）。不同原料的保健食品，不适宜人群要求标注，如某保健品主要原料为大豆异黄酮，应标注"本品不适宜少年儿童、孕妇和乳母、妇科肿瘤患者及有妇科肿瘤家族病史者"；主要原料为灵芝、人参、西洋参或蜂王浆的保健品，应标注"本品不适宜少年儿童"。不同原料组方的保健食品，因原料本身的限制，应标注其注意事项，如保健品主要原料为大豆异黄酮，应标注"不宜与含大豆异黄酮成分的产品同时食用，长期食用注意妇科检查"。所有保健品均应注明"本品不能代替药物；适宜人群外的人群不推荐食用本产品"，酒类保健品还需标注"对酒精过敏者慎用；本品不宜超量食用，不宜与其他酒类同时食用"，另外，要注意的是申请注册以酒为载体的保健食品，产品酒精度不得超过38% vol。保健食品在销售时不得夸大其功效。

### （四）监督管理

按照《中华人民共和国食品安全法》《保健食品注册与备案管理办法》《食品生产经营监督检查管理办法》《保健食品理化及卫生指标检验与评价技术指导原则（2020年版）》等标准、法规，对保健食品进行监督管理。

## 第五节　无公害食品、绿色食品和有机食品的卫生及管理

### 一、无公害食品

无公害食品（non-environmental pollution food）是指产地环境生产过程和产品质量符合国家有关标准和规范的要求，经认证合格获得认证证书并允许使用无公害农产品标志的、未经加工或者初加工的食用农产品。无公害食品生产过程中允许限量、限品种、限时间地使用人工合成的安全的化学农药、兽药、渔药、肥料、饲料添加剂等。

### （一）标志

无公害食品的标志由中华人民共和国农业农村部和国家认监委联合制定并发布，是施加于获得全国统一无公害农产品认证的产品或产品包装上的证明性标记。无公害农产品标志图案（图9-2）为圆形，由麦穗、对勾和无公害农产品字样组成。麦穗代表农产品、金色寓意成熟和丰收，绿色象征环保和安全。

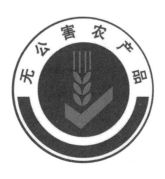

扫码看彩图

图9-2　无公害农产品标志

**（二）无公害农产品的管理**

按照《无公害农产品认定暂行办法》的规定，中华人民共和国农业农村部负责全国无公害农产品发展规划、政策制定、标准制修订及相关规范制定等工作，中国绿色食品发展中心负责协调指导地方无公害农产品认定相关工作。监督管理方面，县级以上农业农村行政主管部门依法对辖区内无公害农产品产地环境、农业投入品使用、产品质量、包装标识、标志使用等情况进行监督检查。省级农业行政主管部门及工作机构负责无公害农产品审核、专家评审、颁发证书和证后监管等职责，同时，应当建立无公害农产品风险防范和应急处置制度，受理有关的投诉、申诉工作。

## 二、绿色食品

绿色食品（green food）是指产自优良生态环境、按照绿色食品标准生产、实行全程质量控制并获得绿色食品标志使用权的安全、优质食用农产品及相关产品。绿色食品比一般食品更强调"无污染"或"无公害"的安全卫生特征，具备"安全"和"营养"的双重质量保证。

### （一）等级和标志

**1. 等级**　中国绿色食品发展中心将绿色食品分为AA级和A级两个技术等级。两种绿色产品都要求产地环境质量符合《绿色食品产地环境质量》（NY/T 391—2021）的要求，遵照绿色食品标准生产，生产过程中遵循自然规律和生态学原理，协调种植业和养殖业的平衡，产品质量符合绿色食品产品标准，经专门机构许可使用绿色食品标志。AA级绿色食品生产过程中不得使用化学合成的肥料、农药、兽药、渔药、添加剂等物质；A级绿色食品生产过程中限量使用限定的化学合成生产资料。两种绿色食品最主要的区别是在生产过程中是否使用化学合成的物质。

**2. 标志**　根据《食品安全国家标准　预包装食品标签通则》（GB 7718—2011）及中国绿色食品发展中心发布的《中国绿色食品商标标志设计使用规范手册（2021版）》规定，绿色食品由统一的标志来标识。绿色食品标志（图9-3）由3个部分组成，即上方的太阳、下方的叶片和中心的蓓蕾，象征自然生态；颜色为绿色，象征着生命、农业、环保；图形为正圆形，意为保护；整个图形表达明媚阳光下人与自然的和谐与生机。AA级绿色食品标志与标准字体为绿色，底色为白色；A级绿色食品标志与标准字体为白色，底色为绿色。

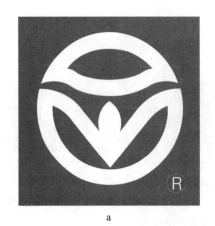
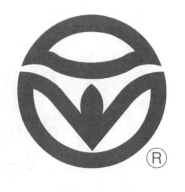

扫码看彩图

a. A级绿色食品标志；b. AA级绿色食品标志。

**图9-3　A级和AA级绿色食品标志**

《中国绿色食品商标标志设计使用规范手册（2021版）》对绿色食品标志的图形、字体、颜色及文字与图形的组合形式，以及在产品包装上使用的位置、大小比例等都作了严格统一的规定。标志使用人须按照相关要求，将绿色食品标志及企业信息码组合使用在其产品包装上，不得随意设计使用。

### （二）绿色食品的卫生管理

**1. 绿色食品生产加工、包装、储运的卫生要求** 按照《绿色食品 产地环境质量》（NY/T 391—2021）规定，绿色食品的生产应选择生态环境良好、无污染的地区，远离工矿区、公路铁路干线和生活区，避开污染源，环境质量符合要求。绿色食品生产中使用的药、饲料及饲料添加剂、肥料要符合农业农村部发布的《绿色食品 农药使用准则》（NY/T 393—2020）、《绿色食品 兽药使用准则》（NY/T 472—2022）、《绿色食品 渔药使用准则》（NY/T 755—2022）、《绿色食品 饲料及饲料添加剂使用准则》（NY/T 471—2023）、《绿色食品 肥料使用准则》（NY/T 394—2023）中的规定。生产绿色食品不应使用的食品添加剂参照《绿色食品 食品添加剂使用准则》（NY/T 392—2023）中的要求，其他可用添加剂按照食品添加剂国标GB 2760相关规定。

按照《绿色食品 包装通用准则》（NY/T 658—2015）规定，应根据不同绿色食品的类型、性质、形态和质量特性等，选用符合标准规定的包装材料，不应使用含有邻苯二甲酸酯、丙烯腈和双酚A类物质的包装材料；绿色食品的包装上印刷的油墨或贴标签的黏合剂不应对人体和环境造成危害，且不应直接接触绿色食品；包装上应印有符合《中国绿色食品商标标志设计使用规范手册》规定的绿色食品商标标志和包装回收标志；直接接触绿色食品的包装还应注明"食品接触用""食品包装用"或类似用语。

按照《绿色食品 储藏运输准则》（NY/T 1056—2021）规定，储藏方面，依据产品属性确定环境温度、湿度、光照和通风等储藏要求。需预冷的食品应及时预冷，需冷藏或冷冻的食品应保证其中心温度尽快降至所需温度；活水产品应按照要求的降温速率实施梯度降温；应优先使用物理的保质保鲜技术；储存室要定期清理、消毒和通风换气，保持洁净卫生，定期检查储存情况。运输方面，根据绿色食品的类型、特性、运输季节、运输距离及产品保质储藏的要求选择不同的运输工具。运输工具在装入绿色食品之前应清理干净，必要时进行灭菌消毒；绿色食品与非绿色食品运输时应严格分开，性质相反或风味易交叉影响的绿色食品不应混装在同一运输工具中；冷藏食品在装卸货及运输过程中的温度波动范围应不超过±2℃，冷冻食品在装卸货及运输过程中温度上升不应超过2℃，运输过程中应轻装、轻卸，防止挤压、剧烈震动和日晒雨淋。

**2. 绿色食品的管理** 农业农村部指定的部级环保及食品检测部门对"绿色食品"企业进行抽检和复检。有资质的检测机构应严格执行《绿色食品产地环境调查、监测与评价规范》（NYT 1054—2021）、《绿色食品产品抽样准则》（NY/T 896—2015）、《绿色食品 产品检验规则》（NY/T 1055—2015）中的各项要求，规范采样和检测结果。

## 三、有机食品

有机食品（organic food）指来自有机农业生产体系，根据有机农业生产的规范生产加工，并经独立的认证机构认证的农产品及其加工产品。与传统农业相比，有机农业是遵照一定的有机农业生产原则，在生产中不使用化学合成的农药、化肥、生长调节剂等物质和基因工程生物及其产物，而且遵循自然规律和生态学原理，采取一系列可持续发展的农业技术，协调种植业和养殖业的平衡，以维持农业生态系统良性循环的一种生产方式。有机食品是有机产品的一类，目前我国的有机食品主要包括谷物、蔬菜、水果、食用菌、茶叶、肉及肉制品、乳制品、食用油、酒类、饮料十大类。有机食品与绿色食品、无公害食品比较，其安全质量要求更高，与AA级绿色食品在标准上类似。以上三类食品都具有无公害、无污染、安全、营养等特征，但三者在产地环境、生产资料和生产加工技术、标准体系和管理上又存在一定的差异。

### （一）标志

中国有机产品的认证标志分为中国有机产品认证标志和中国有机转换产品认证标志两种（图9-4）。中国有机产品认证标志标有中文"中国有机产品"字样和相应的英文"ORGANIC"；图案主要由三部分组成，即外围的圆形、中间的种子图形及其周围的环形线条。其中标志外围的圆形形似地球，象征和谐、安全，圆形中的"中国有机产品"字样为中英文结合方式，表示中国有机产品与世界同行；标志中间类似于种子的图形代表生命萌发之际的勃勃生机，象征了有机产品是从种子开始的全过程认证，同时昭示出有机产品就如同刚刚萌发的种子，正在中国大地上茁壮成长；种子图形周围圆润自如的线条象征环形道路，与种子图形合并构成汉字"中"，体现出有机产品植根中国，处于平面的环形又是英文字母"C"的变体，种子形状也是"O"的变形，意为"China Organic"；绿色代表环保、健康，表示有机产品给人类的生态环境带来完美与协调；橘红色代表旺盛的生命力，表示有机产品对可持续发展的作用。获有机产品证的产品（如为加工产品，有机成分需在95%以上）应在产品的最小包装上使用有机产品国家标志及其唯一编号（有机码）、认证机构名称或者其标识。中国有机转换产品认证标志是指在有机产品转换期内生产的产品或者以转换期内生产的产品为原料的加工产品所使用的认证标志。该标志标有中文"中国有机转换产品"字样和相应英文"CONVERSION TO ORGANIC"。图案和中国有机食品认证标志相同，区别是图案的颜色以棕色为主。

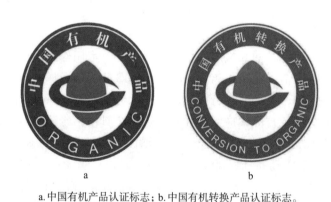

a                         b                                         扫码看彩图

a.中国有机产品认证标志；b.中国有机转换产品认证标志。

**图9-4　中国有机产品认证标志和中国有机转换产品认证标志**

### （二）有机食品的卫生管理

有机食品的生产与管理应按照我国《有机产品　生产、加工、标识与管理体系要求》（GB/T 19630—2019）中的规定，使用体积占比95%以上的有机原料和有机配料，不使用转基因的配料、添加剂和加工助剂，加工和贮藏过程中不得使用辐照处理，采用无污染、可回收利用的或者生物降解的包装材料。中国绿色食品发展中心负责有机产品的认证工作。农业农村部及相关部门对有机产品的生产、加工、销售活动进行监督检查，对证书、标志的使用情况进行抽查，对销售的有机产品进行检查，受理认证投诉、申诉，查处认证违法、违规行为。

知识拓展

## 转基因技术及其相关产物

基因技术日新月异，为现代社会的发展带来了新的科技变革。转基因技术是将高产、抗逆、抗病虫、提高营养品质等已知功能性状的基因，通过DNA重组方法转入到受体生物体中，使受体生物在原有遗传特性基础上增加新的功能特性，获得新品种，生产新产品。例如科学家利用基因工程技术研制的转基因抗虫作物，可以保障粮食安全；研制的耐除草剂转基因作物，让农民告别"锄禾日当午"的艰辛。转基因食品是指以利用基因工程技术改变基因组构成的生物直接生产的食品或为原料加工制成的食品。转基因食品包括三大类：①转基因动植物、微生物产品，如转基因玉米、转基因大豆。②转基因动植物、微生物直接加工品，如转基因大豆制得的大豆油。③以转基因动植物、微生物或者其直接加工品为原料生产的食品和食品添加剂，如用转基因大豆油加工的食品。

目前全球批准商业化种植的转基因作物现在已经有32种，全球73.7%的大豆、32.9%的玉米、80.4%的棉花、23.8%的油菜都是转基因品种，主要有抗虫和耐除草剂的能力。农业转基因技术本身是中性的，既可以造福于人类，也可能产生风险，关键在于如何使用。国际食品法典委员会、联合国粮食及农业组织与世界卫生组织等制定了科学严谨的评价标准对转基因产品进行安全评价。我国对转基因生物实行分阶段安全评价管理制度，包括实验研究、中间试验、环境释放、生产性试验、申请安全证书5个阶段。转基因生物安全评价内容分为食用安全风险和环境安全风险，其中食用安全风险包括营养学评价、致敏性评价、毒理学评价及可能的非预期效应；环境安全风险包括生存竞争能力评价、基因漂移的环境影响评价、生物多样性影响评价及靶标害虫抗性风险评价。转基因作物需经国家农业转基因生物安全委员会安全性评价合格审批后才能发放农业转基因安全证书。需要知道的是，市售圣女果、彩椒、彩色玉米、小南瓜都不是转基因食品。

本章小结

教学课件

执考知识点总结

本章涉及的2019版及2024版公共卫生执业助理医师资格考试考点对比见表9-2。

表9-2  2019版及2024版公共卫生执业助理医师资格考试考点对比

| 单元 | 细目 | 要点 | 2024版 | 2019版 |
|---|---|---|---|---|
| 各类食品的卫生 | 植物性食品的卫生 | （1）粮谷的主要卫生问题 | √ | √ |
| | | （2）蔬菜的主要卫生问题 | √ | √ |
| | 动物性食品的卫生 | （1）肉类的腐败变质 | √ | √ |
| | | （2）常见病畜肉的鉴定和处理原则 | 新增"鉴定" | √ |
| | | （3）鱼类的主要卫生问题 | √ | √ |
| | | （4）乳及乳制品的主要卫生问题及消毒与灭菌 | √ | √ |
| | 加工食品的卫生 | （1）油脂酸败的原因、鉴定及预防措施 | √ | √ |
| | | （2）饮料酒的主要卫生问题 | √ | √ |
| | | （3）罐头的主要卫生问题 | √ | √ |

## 拓展练习及参考答案

（何　苗）

# 第十章 食源性疾病及其预防

**素质目标：** 培养学生树立正确的食物选择、加工、储存的食品安全观念。

**知识目标：** 掌握食源性疾病与食物中毒的概念，食物中毒的发病特点、流行病学特点，各种食物中毒的临床特点，引起中毒的食品和预防措施，食物中毒事件的调查内容与判定、技术处理原则；熟悉食源性疾病的病原物种类，各种食物中毒的流行病学特点和发病机制；了解真菌毒素食物中毒的有毒成分与预防措施。

**能力目标：** 能正确判断常见的食物中毒，并运用食物中毒的相关知识来预防和处理食物中毒事件，对食品安全进行监督管理。

　　食源性疾病（foodborne disease）是当今世界上分布最广泛、最常见的疾病之一，也是最为突出的公共卫生问题之一。"食源性疾病"一词由传统的"食物中毒"逐渐发展而来，是对"由食物摄入引起的疾病"认识上的不断深入。食物中的致病因子存在广泛，因此，食源性疾病发病频繁，且波及面广，涉及人多，对人体健康和社会经济的影响较大，但食源性疾病的发生是可以预防的。

---

**案例导入**

**【案例】**

　　某年6月25日午后，某市一大学食堂的就餐人员先后出现呕吐、发热、乏力、腹泻等症状，至26日一早到医务室就诊的类似症状患者越来越多，部分严重的患者被送往附近医院治疗，约有80人就餐后出现类似症状。

　　一位同学介绍说，25日中午，他在学校二楼的食堂就餐，吃的土豆烧鸡块，很快就感觉肠胃不舒服，并出现呕吐、腹泻的症状。他同宿舍的几位同学也吃了土豆烧鸡块，大家都出现严重腹泻，大便为水样便，带黏液，班上同学的朋友圈里全是求止泻药的留言。

**【问题】**

　　1. 此次事件能否判定为食物中毒？依据是什么？

　　2. 如何对此次事件进行调查和处理？

# 第一节　食源性疾病

食源性疾病的预防与控制是一个世界范围的问题。食源性疾病最常见的临床表现为胃肠道症状，然而，摄入受污染的食品也可能造成全身多器官衰竭，甚至引发癌症，从而造成残疾和死亡。

## 一、概述

### （一）食源性疾病的概念

WHO对食源性疾病的定义为"通过摄食进入人体的各种致病因子引起的、通常具有感染或中毒性质的一类疾病"。《中华人民共和国食品安全法》中对其定义为"食品中致病因素进入人体引起的感染性、中毒性等疾病，包括食物中毒"。食源性疾病包括3个基本要素：①食物（水）是携带和传播病原物质的媒介。②导致人体罹患疾病的病原物质是食物中所含有的各种致病因子。③临床特征为中毒或感染两种病理变化为主要特点的各类临床综合征。

随着人们对疾病认识的深入和发展，食源性疾病的范畴也在不断扩大。它既包括传统的食物中毒，还包括经食物而感染的肠道传染病、食源性寄生虫病、人畜共患传染病、食物过敏，以及由食物中有毒、有害污染物所引起的慢性中毒性疾病。

### （二）引起食源性疾病的致病因子

能引起人类食源性疾病的致病因子多种多样，主要包括生物性、化学性和物理性三大类。

1. 生物性因素

（1）细菌及其毒素：细菌及其毒素是引起食源性疾病最重要的病原物，主要包括：①引起细菌性食物中毒的病原菌。②引起人类肠道传染病的病原菌。③引起人畜共患病的病原菌。这些细菌及其毒素可通过其污染的食物进入人体而致病。

（2）真菌及其毒素：包括黄曲霉、赭曲霉、镰刀菌、展青霉、杂色曲霉等及其产生的毒素。

（3）病毒和立克次体：可引起腹泻或肠道传染病，如轮状病毒、柯萨奇病毒、埃可病毒、腺病毒、冠状病毒、诺如病毒、甲型肝炎病毒、朊病毒等。

（4）寄生虫和原虫：可引起人畜共患寄生虫病的有囊尾蚴（绦虫）、毛线虫（旋毛虫）、弓形虫及其他寄生虫。

（5）有毒动物及其毒素：河豚体内的河豚毒素、某些海鱼体内的雪卡毒素、贝类中的石房蛤毒素等，除此之外，还包括动物性食物储存时产生的毒性物质，如鱼体不新鲜或腐败时所形成的组胺。

（6）有毒植物及其毒素：果仁尤其是苦杏仁及木薯中的氰苷类；粗制棉籽油中所含的毒棉酚；四季豆中的皂素；鲜黄花菜中的类秋水仙碱；马铃薯在储存时其芽眼处产生的龙葵素等。

2. 化学性因素　主要包括农药残留；兽药（抗生素）残留；不符合要求的食品生产工具、食品接触材料以及非法添加物；有毒有害化学物质如镉、铅、砷、偶氮化合物等；食品加工中可能产生的有毒化学物质，如反复高温加热油脂产生的油脂聚合物；烘烤或烟熏动物性食物产生的多环芳烃类；食品腌制过程中产生的亚硝酸盐等。

3. 物理性因素　主要来源于放射性物质的开采、冶炼，国防核武器，以及放射性核素在生产活动和科学实验中使用时，其废弃物不合理的排放及意外性的泄漏，通过食物链的各个环节污染食品，尤其是半衰期较长的放射性核素$^{131}$碘、$^{90}$锶、$^{137}$铯污染的食品，可引起人体慢性损害及远期的损伤效应。

### （三）食源性疾病的流行情况

食源性疾病是一个日趋严重的公共卫生问题。2015年，世界卫生组织首次估算了细菌、真菌毒素、病毒、寄生虫和化学品等31种病原体造成的食源性疾病负担，并指出全球每年有多达6亿人或近十分之一的人因食用受到污染的食品而患病。造成42万人死亡，其中5岁以下儿童12.5万人，几乎占食源性疾病死亡的30%。该报告指出，腹泻病占食源性疾病的50%以上，每年有5.5亿人患病和23万人死亡。儿童是患食源性腹泻危险性极高的人群，每年有2.2亿儿童患病和9.6万儿童死亡。

腹泻通常是因为食用受到诸如病毒、弯曲杆菌、沙门菌和致病性大肠埃希菌污染的未煮熟的肉、蛋、新鲜农产品和乳制品所致。导致食源性疾病的其他因素还有伤寒、甲型病毒性肝炎、猪带绦虫（绦虫）和黄曲霉毒素等。非伤寒沙门菌引起的疾病，是全世界所有地区的公共卫生问题；其他疾病如伤寒、食源性霍乱，以及由致病性大肠埃希菌引起的疾病在低收入国家更为常见；而弯曲杆菌是高收入国家的重要病原菌。

从世界范围来看，非洲和东南亚的食源性疾病发病率和死亡率均最高，我国食源性疾病的发病率亦呈上升趋势。目前世界上只有少数发达国家建立了食源性疾病年度报告制度，且漏报率较高，可高达90%，发展中国家的漏报率在95%以上。据WHO报告，食源性疾病的实际病例数要比报告的病例数多300～500倍，报告的发病率不到实际发病率的10%。

### （四）食源性疾病的监测

无论在发达国家还是在发展中国家，食源性疾病都是重要的公共卫生问题。不仅影响到人类的健康，而且对经济、贸易甚至社会安定产生极大的影响。世界各国纷纷建立起食源性疾病监测系统，以保障全球食品安全战略的实施。

**1. 国际食源性疾病监测情况**　国际组织和世界各国建立了多个监测网络，如WHO建立的全球沙门菌监测系统（WHO Global Salm-Surv，WHO GSS），美国食源性疾病主动监测网（The Foodborne Diseases Active Surveillance Network，FoodNet），美国实验室分子分型监测网络（PulseNet），欧盟沙门菌、产志贺样毒素的大肠埃希菌监测网（EnterNet），丹麦综合耐药性监测和研究项目（The Danish Integrated Antimicrobial Resistance Monitoring and Research Programme，DANMAP）。

**2. 我国食源性疾病监测情况**　我国自2000年起建立国家食源性致病菌监测网，对食品中的沙门菌、肠出血性大肠埃希菌$O_{157}:H_7$、单核细胞增生李斯特菌和弯曲菌进行连续主动监测。2002年建立食源性疾病监测网。2005年我国制订了与5种肠道传染病（痢疾、伤寒/副伤寒、霍乱、小肠结肠炎耶尔森菌、肠出血性大肠埃希菌$O_{157}:H_7$）相关的监测方案，在全国对暴发疫情、病原学、细菌耐药性和流行因素进行监测。

从2010年开始，国家开始建立食源性疾病监测的体系和框架，将被动报告和主动监测相结合。经过十多年的发展，已建立了涵盖散发病例、暴发事件、人群调查和细菌分型的综合监测网络。其中，食源性疾病病例监测系统的监测对象是食源性疾病疑似病例、确诊病例和食源性聚集性病例；食源性疾病暴发监测系统的监测内容是所有发病人数在2人及以上或死亡人数在1人及以上的食源性疾病暴发事件。

### 二、食物中毒

#### （一）食物中毒的概念

食物中毒（food poisoning）是指摄入了含有生物性、化学性有毒有害物质的食品或者把有毒有害物质当作食品摄入后所出现的非传染性（不属于传染病）的急性、亚急性疾病。

食物中毒不包括因暴饮暴食而引起的急性胃肠炎、食源性肠道传染病（如霍乱）和寄生虫病，也不包括因一次大量或长期少量多次摄入某些有毒、有害物质而引起的以慢性损害为主要特征（如致癌、致畸、致突变）的疾病。一般按发病原因，可将食物中毒分为细菌性食物中毒、真菌及其毒素食物中毒、有毒动植物中毒和化学性食物中毒。

#### （二）食物中毒的发病特点

食物中毒发生的原因各不相同，但发病具有如下共同特点。

1. 发病潜伏期短，来势急剧，呈暴发性，短时间内可能有多人发病。

2. 发病与食物有关，患者有食用同一有毒食物史，流行波及范围与有毒食物供应范围相一致，停止该食物供应后，流行即终止。

3. 中毒患者临床表现基本相似，以恶心、呕吐、腹痛、腹泻等胃肠道症状为主。

4. 一般情况下，人与人之间无直接传染。发病曲线呈突然上升之后又迅速下降的趋势，无传染病流行时的余波。

#### （三）食物中毒的流行病学特点

1. **发病的季节性特点**　食物中毒发生的季节性特点与食物中毒的种类有关，如细菌性食物中毒主要发生在 6 ~ 10 月，化学性食物中毒全年均可发生。

2. **发病的地区性特点**　绝大多数食物中毒的发生有明显的地区性，如我国沿海地区多发生副溶血性弧菌食物中毒，肉毒中毒主要发生在新疆等地区，霉变甘蔗中毒多见于北方地区等。但由于近年来食品的快速配送，食物中毒发病的地区性特点越来越不明显。

3. **食物中毒原因的分布特点**　在我国引起食物中毒的原因构成不同。2018 年报告的数据中，细菌性食物中毒事件占 36.8%，有毒动植物食物中毒占 33.3%，化学性食物中毒占 8.3%，其他占 21.6%。中毒人数最多的为细菌性食物中毒，占总中毒人数的 63.1%。

微生物导致的食物中毒事件中，主要病原菌为沙门菌、副溶血性弧菌、蜡样芽孢杆菌、金黄色葡萄球菌及其肠毒素、致泻性大肠埃希菌、肉毒梭菌等。副溶血性弧菌引起的食物中毒起数和中毒人数近年来在我国报道中最多。有毒动植物引起的食物中毒事件中，主要致病因素为毒蘑菇、未煮熟四季豆、油桐果、蓖麻籽、河豚等，其中毒蘑菇食物中毒事件占该类食物中毒事件报告起数的 60.3%。化学性食物中毒事件的主要致病因素为亚硝酸盐、毒鼠强、有机磷农药、克百威、甲醇、氟乙酰胺等。

4. **食物中毒病死率特点**　2018 年，我国报告食物中毒 291 起，中毒人数 7856 人，死亡人数 98 人，病死率为 1.2%，死亡原因以有毒动植物食物中毒最多，占死亡总数的 63.3%，病死率为 5.6%；其次为化学性食物中毒，死亡人数占死亡总数的 20.4%，病死率为 4.5%；细菌性食物中毒引起的死亡人数较少，占死亡总数的 10.2%，病死率为 0.2%。

5. **食物中毒发生场所分布特点**　食物中毒发生的场所多见于家庭、集体食堂和饮食服务单位，2018 年报告事件起数分别占 36.4%、36.1% 和 20.6%。2018 年，发生在集体食堂的食物中毒人数最多，占食物中毒总人数的44.0%；发生在家庭的食物中毒死亡人数最多，占总死亡人数的86.7%。

# 第二节　细菌性食物中毒

## 一、概述

细菌性食物中毒是食物中毒中最常见的一类，是因摄入被致病性细菌或其毒素污染的食品而引起的中毒。

### （一）细菌性食物中毒的分类

根据病原和发病机制的不同，可将细菌性食物中毒分为感染型、毒素型和混合型三类。

**1. 感染型**　病原菌随食物进入肠道后，在肠道内继续生长繁殖，附于肠黏膜或侵入黏膜及黏膜下层，引起肠黏膜充血、白细胞浸润、水肿、渗出等炎性病理变化。除引起腹泻等胃肠道综合征之外，这些病原菌还进入黏膜固有层，被吞噬细胞吞噬或杀灭，菌体裂解，释放出内毒素。内毒素可作为致热原，刺激体温调节中枢，引起体温升高。所以感染型食物中毒的临床表现多有发热症状。

**2. 毒素型**　食品中的病原菌大量生长繁殖并产生肠毒素（外毒素），这些肠毒素激活了肠壁上皮细胞的腺苷酸环化酶或鸟苷酸环化酶，使胞浆内的环磷酸腺苷或环磷酸鸟苷的浓度增高，通过胞浆内蛋白质的磷酸化过程，进一步激活了细胞内的相关酶系统，使细胞的分泌功能发生变化。由于$Cl^-$的分泌亢进，肠壁上皮细胞对$Na^+$和水的吸收受到抑制，导致腹泻。常见的毒素型细菌性食物中毒有金黄色葡萄球菌食物中毒等。

**3. 混合型**　病原菌进入肠道后，除侵入黏膜引起肠黏膜的炎性反应外，还产生肠毒素，引起急性胃肠道症状。这类病原菌引起的食物中毒是由致病菌对肠道的侵入与它们产生的肠毒素协同作用引起的，因此，其发病机制为混合型。常见的混合型细菌性食物中毒有副溶血性弧菌食物中毒等。

### （二）细菌性食物中毒的特点

**1. 发病原因**

（1）致病菌的污染：畜禽生前感染和宰后污染，以及食品在运输、储藏、销售等过程中受到致病菌的污染。

（2）储藏方式不当：被致病菌污染的食物在不适当的温度下存放，食品中适宜的水分活性、pH及营养条件使其中的致病菌大量生长繁殖或产生毒素。

（3）烹调加工不当：被污染的食物未经烧熟煮透或煮熟后被带菌的食品加工工具、食品从业人员中的带菌者再次污染。

**2. 流行病学特点**

（1）发病率及病死率：细菌性食物中毒在国内外都是最常见的食物中毒，发病率高，但病死率则因致病菌的不同而有较大的差异。常见的细菌性食物中毒，如沙门菌、葡萄球菌、变形杆菌等食物中毒，病程短、恢复快、预后好、病死率低。但李斯特菌、小肠结肠炎耶尔森菌、肉毒梭菌、椰毒假单胞菌食物中毒的病死率较高，且病程长、病情重、恢复慢。

（2）季节性：细菌性食物中毒全年皆可发生，但在夏秋季高发，5～10月较多。这与夏季气温高，细菌易于大量繁殖和产生毒素密切相关，也与机体的防御功能降低，易感性增高有关。

（3）中毒食品种类：动物性食品是引起细菌性食物中毒的主要食品，其中畜肉类及其制品居首位，其次为禽肉、鱼、乳、蛋类。植物性食物如剩米饭、米糕、米粉则易引起金黄色葡萄球菌、蜡样芽孢杆菌食物中毒。

### （三）细菌性食物中毒的临床表现及诊断

**1. 临床表现**　细菌性食物中毒的临床表现以急性胃肠炎为主，主要表现为恶心、呕吐、腹痛、腹泻等。葡萄球菌食物中毒呕吐较明显，呕吐物含胆汁，有时带血和黏液，腹痛以上腹部及脐周多见，且腹泻频繁，多为黄色稀便和水样便。侵袭性细菌（如沙门菌等）引起的食物中毒，可有发热、腹部阵发性绞痛和黏液脓血便。

**2. 诊断**　细菌性食物中毒的诊断主要根据流行病学调查资料、患者的临床表现和实验室检查分析资料。

（1）流行病学调查资料：根据发病急、短时间内同时发病、发病范围局限在食用同一种有毒食物的人群等特点，找到引起中毒的食物。

（2）患者的临床表现：潜伏期和中毒表现符合食物中毒特有的临床特征。

（3）实验室检查分析资料：对中毒食物或与中毒食物有关的物品或患者的样品进行检验的资料，包括对可疑食物、患者的呕吐物及粪便等进行细菌学及血清学检查（菌型的分离鉴定、血清学凝集试验）。对怀疑细菌毒素中毒者，可通过动物实验检测细菌毒素的存在。

（4）判定原则：根据上述3种资料，可判定为由某种细菌引起的食物中毒。对于因各种原因无法进行细菌学检验的食物中毒，则由3名副主任医师以上的食品卫生专家进行评定，得出结论。

**3. 鉴别诊断**

（1）非细菌性食物中毒：食用有毒动植物（发芽马铃薯、河豚或毒蕈等）引起的食物中毒的临床特征是潜伏期很短，一般不发热，以多次呕吐为主，腹痛、腹泻较少，但神经症状较明显，病死率较高。汞、砷引起食物中毒时，主要表现为咽痛、充血、吐泻物中含血，经化学分析可确定病因。

（2）霍乱：霍乱的潜伏期短则6～8小时，也可长至2～3天不等，主要表现为剧烈的上吐下泻，大便呈水样，常伴有血液和黏液，有时会发生肌肉痉挛。由于过度地排出水分，常导致患者严重脱水，由此可确诊。常伴有二代病例的出现。

（3）急性细菌性痢疾：一般呕吐较少，常有发热、里急后重，粪便多混有脓血，下腹部及左下腹部压痛明显，镜检发现粪便中有红细胞、脓细胞及巨噬细胞，粪便培养约半数有痢疾杆菌。

（4）病毒性胃肠炎：临床上以急性胃肠炎为特征，潜伏期24～72小时，主要表现为发热、恶心、呕吐、腹胀、腹痛及腹泻，水样便或稀便，吐泻严重者可发生水、电解质及酸碱平衡紊乱。

### （四）细菌性食物中毒的防治原则

**1. 预防措施**

（1）加强卫生宣教：改变吃生食等不良的饮食习惯；严格遵守牲畜屠宰过程中的卫生要求，防止污染；食品加工、储存和销售过程要严格遵守卫生制度，做好盛放食物容器及烹调用具的消毒，避免生熟交叉污染；食品食用前加热彻底，以杀灭病原体和破坏毒素；低温储存食品，以控制细菌的繁殖和毒素的形成；食品加工人员、医院、托幼机构人员和炊事员应认真执行就业前体检和录用后定期体检的制度，经常接受食品卫生教育，养成良好的个人卫生习惯。

（2）加强食品卫生质量检查和监督管理：应加强对食堂、食品餐饮点、食品加工厂、屠宰场等相关部门的卫生检验检疫工作。

（3）建立快速可靠的病原菌检测技术：根据致病菌的生物遗传学特征和分子遗传特征，结合现代分子生物学等检测手段和流行病学方法，分析病原菌的变化、扩散范围和趋势等，为大范围食物中毒暴发的快速诊断和处理提供相关资料，防止更大范围内的传播和流行。

**2. 处理原则**

（1）现场处理：将患者进行分类，轻者在原单位集中治疗，重症者送往医院或卫生机构治疗；及时收集资料，进行流行病学调查及病原学的检验工作，以明确病因。

（2）对症治疗：常用催吐、洗胃、导泻的方法迅速排出毒物。同时治疗腹痛、腹泻，纠正酸中毒和电解质紊乱，抢救呼吸衰竭。

（3）特殊治疗：对细菌性食物中毒通常无须应用抗菌药，可以经对症疗法治愈。对症状较重、考虑为感染性食物中毒或侵袭性腹泻者，应及时选用抗菌药，但对金黄色葡萄球菌肠毒素引起的中毒，一般不用抗生素，以补液、调节饮食为主。对肉毒毒素中毒，应及早使用多价抗毒素血清。

## 二、沙门菌食物中毒

### （一）病原学特点

沙门菌属（Salmonella）是肠杆菌科的一个重要菌属。目前国际上有2500多种血清型，我国已发现200多种。大部分沙门菌的宿主特异性极弱，既可感染动物也可感染人类，极易引起人类的食物中毒。

沙门菌为革兰阴性杆菌，需氧或兼性厌氧，绝大部分具有周身鞭毛，能运动。沙门氏菌属不耐热，55℃ 1小时，60℃ 15～30分钟或100℃数分钟即被杀死。此外，由于沙门菌属不分解蛋白质、不产生靛基质，食物被污染后无感官性状的变化，故对储存较久的肉类，即使没有腐败变质的表象，也应注意彻底加热灭菌，以防引起食物中毒。

### （二）流行病学特点

**1. 发病率及影响因素** 沙门菌食物中毒的发病率高低受活菌数量、菌型和个体易感性等因素的影响。一般情况下，食品中沙门菌的含量达到$2\times10^5$CFU/g可引起食物中毒；猪霍乱沙门菌的致病力最强，其次为鼠伤寒沙门菌，鸭沙门菌的致病力较弱；对于幼儿、体弱老人及其他疾病患者等易感性较高的人群，更容易发生该食物中毒。

**2. 流行特点** 虽然全年皆可发生，但季节性较强，多见于夏、秋两季，5～10月的发病起数和中毒人数可达全年发病起数和中毒人数的80%。发病点多、面广，暴发与散发并存。青壮年多发，且以农民、工人为主。

**3. 中毒食品种类** 引起沙门菌食物中毒的食品主要为动物性食品，特别是畜肉类及其制品，其次为禽肉、蛋类、乳类及其制品。由植物性食品引起者很少，但2009年1月，美国花生公司布莱克利工厂生产的花生酱被沙门菌污染，导致9人死亡，引发震惊全美的"花生酱事件"。

**4. 食品中沙门菌的来源** 由于沙门菌属在自然界中广泛分布，在人和动物中有广泛的宿主，因此，沙门菌污染肉类食物的概率很高，特别是家畜中的猪、牛、羊、马，家禽中的鸡、鸭、鹅等。健康家畜、家禽肠道沙门菌的检出率为2%～15%，病猪肠道沙门菌的检出率可高达70%。正常人粪便中沙门菌的检出率为0.02%～0.20%，腹泻患者的检出率为8.6%～18.8%。

（1）家畜、家禽沙门菌的来源：家禽、家畜在宰杀前已感染沙门菌，是肉类食品中沙门菌的主要来源。家畜、家禽在屠宰的过程中或屠宰后可被带沙门菌的粪便、容器、污水等污染。

（2）乳中沙门菌的来源：患沙门菌病奶牛的乳中可能带菌，即使是健康奶牛的乳在挤出后亦容易受到污染。

（3）蛋类中沙门菌的来源：蛋类及其制品感染或污染沙门菌的机会较多，尤其是鸭、鹅等水禽及其蛋类，其带菌率一般在30%～40%。除因原发和继发感染使家禽的卵巢、全身及卵黄带菌外，禽蛋经泄殖腔排出时，粪便中的沙门菌可污染肛门腔的蛋壳，进而通过蛋壳的气孔侵入蛋内。

（4）熟制品中沙门菌的来源：烹调后的熟制品可再次受到带菌的容器、烹调工具等污染或被食品从业人员带菌者污染。

### （三）中毒机制

大多数沙门菌食物中毒是沙门菌活菌对肠黏膜的侵袭而导致的感染型中毒。肠炎沙门菌、鼠伤寒沙门菌可产生肠毒素，通过对小肠黏膜细胞膜上腺苷酸环化酶的激活，抑制小肠黏膜细胞对$Na^+$的吸收，促进$Cl^-$的分泌，使$Na^+$、$Cl^-$和水在肠腔潴留而致腹泻。

### （四）临床表现

潜伏期短，一般为4～48小时，长者可达72小时。潜伏期越短，病情越重。沙门菌食物中毒有多种临床表现，可分为胃肠炎型、类霍乱型、类伤寒型、类感冒型、败血症型，其中以胃肠炎型最为常见。开始表现为头痛、恶心、食欲缺乏，随后出现呕吐、腹泻、腹痛。腹泻一日可达数次至十余次，主要为水样便，少数带有黏液或血。体温升高，可达38～40℃，轻者3～4天症状消失。

### （五）诊断和治疗

1. **诊断**　按照《沙门氏菌食物中毒诊断标准及处理原则》（WS/T 13—1996）进行诊断。判定原则包括：符合本菌的流行病学特点及临床表现；实验室检查从可疑食物、患者呕吐物或腹泻便中检出血清型别的沙门菌；无可疑食品，从患者呕吐物或腹泻便中检出血清型别相同的沙门菌也可。

2. **治疗**　轻症者以补充水分和电解质等对症处理为主，对重症、患菌血症和有并发症的患者，需用抗生素治疗。

### （六）预防措施

针对细菌性食物中毒发生的3个环节采取相应的预防措施。

1. **防止沙门菌污染食品**　加强对肉类、禽蛋类食品的卫生监督及家畜、家禽屠宰的卫生检验。防止被沙门菌污染的畜、禽肉尸、内脏及蛋进入市场。加强卫生管理，防止肉类食品在储藏、运输、加工、烹调或销售等各个环节被沙门菌污染，特别要防止食品从业人员带菌者，带菌的容器及生食物污染。

2. **控制食品中沙门菌的繁殖**　影响沙门菌繁殖的主要因素是储存温度和时间。低温储存食品是控制沙门菌繁殖的重要措施。加工后的熟肉制品应尽快食用，或低温储存，并尽可能缩短储存时间。

3. **彻底加热以杀灭沙门菌**　加热杀灭病原菌是防止食物中毒的关键措施，但必须达到有效的温度。经高温处理后可供食用的肉块，重量不应超过1kg，并持续煮沸2.5～3.0小时，或应使肉块的深部温度至少达到80℃，并持续12分钟，使肉中心部位变为灰色而无血水，以便彻底杀灭肉类中可能存在的沙门菌并灭活毒素。禽蛋类需将整个蛋洗净后，带壳煮或蒸，煮沸8～10分钟或以上。

## 三、副溶血性弧菌食物中毒

### （一）病原学特点

副溶血性弧菌（vibrio parahemolyticus）为革兰阴性杆菌，呈弧状、杆状、丝状等多种形态，无芽孢，主要存在于近岸海水、海底沉积物和鱼、贝类等海产品中。副溶血性弧菌在30～37℃、pH 7.4～8.2、含盐3%～4%的培养基上和食物中生长良好，而在无盐的条件下不生长，故称为嗜盐菌。该菌不耐热，56℃加热5分钟，或90℃加热1分钟，或用含醋酸1%的食醋处理5分钟，均可将其杀灭。该菌在淡水中的生存期短，在海水中可生存47天以上。

副溶血性弧菌有845个血清型，主要通过13种耐热的菌体抗原（O抗原）鉴定，而7种不耐热的包膜抗原（K抗原）可用来辅助鉴定。其致病力可用神奈川（Kanagawa）试验来区分。该菌能使人或家兔的红细胞发生溶血，在血琼脂培养基上出现β溶血带，称为神奈川试验阳性（K$^+$）。神奈川试验阳性菌的感染能力强，引起食物中毒的副溶血性弧菌90%神奈川试验阳性，通常在12小时内出现症状。K$^+$菌株能产生一种耐热型直接溶血素，K$^-$菌株能产生一种热敏型溶血素，而有些菌株能产生这两种溶血素。

### （二）流行病学特点

**1. 地区分布**　我国沿海地区为副溶血性弧菌食物中毒的高发区。近年来，随着海产食品大量流向内地，内地也有此类食物中毒事件的发生。

**2. 季节性及易感性**　7～9月是副溶血性弧菌食物中毒的高发季节。男女老幼均可发病，但以青壮年为多。

**3. 中毒食品种类**　主要是海产食品，其中以墨鱼、带鱼、黄花鱼、虾、蟹、贝、海蜇最为多见，如墨鱼的带菌率达93%，其次为盐渍食品，如咸菜、腌制的畜禽类食品等。

**4. 食品中副溶血性弧菌的来源**　海水及沉积物中含有副溶血性弧菌，海产品容易受到污染而带菌率高。沿海地区的饮食从业人员、健康人群及渔民副溶血性弧菌的带菌率为11.7%左右，有肠道病史者带菌率可达31.6%～88.8%。沿海地区炊具副溶血性弧菌的带菌率为61.9%。此外，熟制品还可受到带菌者、带菌的生食品、容器及工具等污染。被副溶血性弧菌污染的食物在较高温度下存放，食用前加热不彻底或生吃，从而导致食物中毒。

### （三）中毒机制

副溶血弧菌食物中毒属于混合型细菌性食物中毒。摄入一定数量的致病性副溶血性弧菌数小时后，引起肠黏膜细胞及黏膜下炎症反应等病理病变，并可产生肠毒素及耐热性溶血毒素。大量的活菌及耐热性溶血毒素共同作用于肠道，引起急性胃肠道症状。

### （四）中毒症状

潜伏期为2～40小时，多为14～20小时。发病初期主要为腹部不适，尤其是上腹部疼痛或胃痉挛。继之恶心、呕吐、腹泻，体温一般为37.7～39.5℃。发病5～6小时后，腹痛加剧，以脐部阵发性绞痛为特点。粪便多为水样、血水样、黏液或脓血便，里急后重不明显。重症患者可出现脱水、意识障碍、血压下降等，病程3～4天，预后良好。近年来国内报道的副溶血性弧菌食物中毒，临床表现不一，可呈胃肠炎型、菌痢型、中毒性休克型或少见的慢性肠炎型。

### （五）诊断和治疗

**1. 诊断**　中毒判定原则：符合本菌的流行病学特点与临床表现，经细菌学检验确定为副溶血性弧菌即可作出诊断，有条件可进行血清学检验或动物实验。按《副溶血性弧菌食物中毒诊断标准及处理原则》（WS/T 81—1996）进行。

**2. 治疗**　以补充水分和纠正电解质紊乱等对症治疗为主。

## （六）预防措施

与沙门菌食物中毒的预防基本相同，也要抓住防止污染、控制繁殖和杀灭病原菌3个主要环节，其中控制繁殖和杀灭病原菌尤为重要。各种食品，尤其是海产食品及各种熟制品应低温储藏。鱼、虾、蟹、贝类等海产品应煮透。凉拌食物清洗干净后在食醋中浸泡10分钟或在100℃沸水中漂烫数分钟即可杀灭副溶血性弧菌。此外，盛装生、熟食品的器具要分开，并注意消毒，以防止交叉污染。

## 四、李斯特菌食物中毒

### （一）病原学特点

李斯特菌属（Listeria）是革兰阳性、短小的无芽孢杆菌，包括格氏李斯特菌、单核细胞增生李斯特菌、默氏李斯特菌等8个种。引起食物中毒的主要是单核细胞增生李斯特菌，这种细菌本身可致病，并可在血液琼脂上产生被称为李斯特菌溶血素O的β-溶血素。

李斯特菌在5～45℃均可生长。在5℃的低温条件下仍能生长是该菌的特征。该菌在58～59℃10分钟可被杀死，在-20℃可存活一年。该菌耐碱不耐酸，在pH为9.6的条件下仍能生长，在含10%NaCl的溶液中可生长，在4℃的20% NaCl中可存活8周。该菌可以在潮湿的土壤中存活295天或更长时间。

李斯特菌分布广泛，在土壤、健康带菌者和动物的粪便、江河水、污水、蔬菜、青贮饲料及多种食品中均可分离出该菌，而且该菌在土壤、污水、粪便、牛乳中存活的时间比沙门菌长。稻田、牧场、淤泥、动物粪便、野生动物饲养场和有关地带的样品，单核细胞增生李斯特菌的检出率为8.4%～44.0%。

### （二）流行病学特点

**1. 季节性** 春季可发生，在夏、秋季发病率呈季节性增高。

**2. 中毒食品种类** 主要有乳及乳制品、肉类制品、水产品、蔬菜及水果。尤以在冰箱中保存时间过长的乳制品、肉制品最为多见。

**3. 易感人群** 为孕妇、婴儿，50岁以上的人群，因患其他疾病而身体虚弱者和处于免疫功能低下状态的人。

**4. 食品中李斯特菌的来源** 牛乳中的李斯特菌主要来自粪便，人类及其他哺乳动物、鸟类的粪便均可携带李斯特菌，如人粪便的带菌率为0.6%～6.0%。即使是消毒的牛乳，污染率也在21%左右。此外，由于肉类在屠宰的过程易被污染，在销售过程中，食品从业人员的手也可造成污染，以致在生的和直接入口的肉制品中该菌的污染率高达30%。受热处理的香肠也可再污染该菌。国内有人从冰糕、雪糕中检出了李斯特菌，检出率为17.39%，其中单核细胞增生性李斯特菌为4.35%。由于该菌能在低温条件下生长繁殖，故用冰箱冷藏食品不能抑制其繁殖。

### （三）中毒机制

李斯特菌引起食物中毒主要为大量李斯特菌的活菌侵入肠道所致，此外也与李斯特菌溶血素O有关。

### （四）临床表现

临床表现有2种类型：侵袭型和腹泻型。侵袭型的潜伏期在2～6周。患者开始常有胃肠炎的症状，最明显的表现是败血症、脑膜炎、脑脊膜炎、发热，有时可引起心内膜炎。孕妇可出现流产、死胎等后果，幸存的婴儿则易患脑膜炎，导致智力缺陷或死亡，免疫系统有缺陷的人则易出现败血症、脑膜炎。少数轻症患者仅有流感样表现。病死率高达20%～50%。腹泻型患者的潜伏期一般为8～24小时，主要症状为腹泻、腹痛、发热。

### （五）诊断和治疗

**1. 诊断** 中毒判定原则：符合本菌的流行病学特点与特有的临床表现，经细菌学检验确定为李斯特菌即可作出诊断。

**2. 治疗** 进行对症和支持治疗，用抗生素治疗时可选择氨苄西林/舒巴坦、亚胺培南、莫西沙星、左氧氟沙星等。

### （六）预防措施

由于李斯特菌在自然界广泛存在，且对杀菌剂有较强的抵抗力，因而从食品中消灭李斯特菌不切实际。食品生产者和加工者应该把注意力集中在减少李斯特菌对食品的污染方面。必须按照严格的食品生产程序生产，用危害分析与关键控制点（hazard analysis and critical control point，HACCP）原理进行监控。

## 五、大肠埃希菌食物中毒

### （一）病原学特点

埃希菌属（Escherichia）俗称大肠杆菌属，为革兰阴性杆菌，多数菌株有周身鞭毛，能发酵乳糖及多种糖类，产酸产气。该菌主要存在于人和动物的肠道内，属于肠道的正常菌群，通常不致病。该菌随粪便排出后，广泛分布于自然界中。该菌在自然界的生活力强，在土壤、水中可存活数月，繁殖所需的最小水分活性为0.94～0.96。

当人体的抵抗力降低或食入被大量的致病性大肠埃希菌活菌污染的食品时，便会发生食物中毒。引起食物中毒的致病性大肠埃希菌的血清型主要有$O_{157}:H_7$、$O_{111}:B_4$、$O_{55}:B_5$、$O_{26}:B_6$、$O_{86}:B_7$、$O_{124}:B_{17}$等。目前已知的致病性大肠埃希菌包括如下5型。

**1. 肠产毒性大肠埃希菌（enterotoxigenic Escherichia coli，ETEC）** 是导致婴幼儿和旅游者腹泻的常见病原菌，可从水中和食物中分离到。ETEC的毒力因子包括菌毛和毒素，毒素分耐热毒素（ST）和不耐热毒素（LT），菌株可单独产生ST或LT，或同时产生两种毒素。LT有与霍乱肠毒素相似的作用，ST能活化鸟苷酸环化酶引起小肠分泌功能亢进，其中以产LT毒素菌株引起腹泻者较多，且临床表现较重。

**2. 肠侵袭性大肠埃希菌（enteroinvasive Escherichia coli，EIEC）** 较少见，主要感染儿童和成人，具有类似于志贺氏菌和伤寒沙门菌侵入肠黏膜上皮细胞的能力，发病特点很像细菌性痢疾，因此，又称它为志贺样大肠埃希菌。不同的是，EIEC不具有痢疾志贺氏菌 Ⅰ 型所具有的产生肠毒素的能力。EIEC主要特征是能侵入小肠黏膜上皮细胞，并在其中生长繁殖，导致炎症、溃疡和腹泻。

**3. 肠致病性大肠埃希菌（enteropathogenic Escherichia coli，EPEC）** 是引起流行性婴儿腹泻（持续性重度腹泻）的常见病原菌。EPEC不产生肠毒素，不具有与致病性有关的K88、CFAI样菌毛，但可通过表达黏附素（如成束菌毛、EspA菌丝、紧密黏附素等）黏附于肠黏膜上皮细胞，并产生痢疾志贺样毒素，侵袭部位是十二指肠、空肠和回肠上段，引起黏膜刷状缘破坏、微绒毛萎缩、上皮细胞排列紊乱及功能受损，导致严重腹泻，发病特点很像细菌性痢疾，因此容易误诊。

**4. 肠出血性大肠埃希菌（enterohemorrhagic Escherichia coli，EHEC）** 是1982年首次在美国发现的引起出血性肠炎的病原菌，主要血清型是 $O_{157}:H_7$、$O_{26}:H_{11}$。EHEC 不产生肠毒素，不具有 K88、K99等黏附因子，不具有侵入细胞的能力，但可产生志贺样Vero毒素，有极强的致病性，引起上皮细胞脱落、肠道出血、肾远曲小管和集合管变性、内皮细胞损伤和血小板聚集。人群普遍易感，但以老人和儿童为主，并且老人和儿童感染后往往症状较重。临床特征是出血性结肠炎，剧烈的腹痛和便血，严重者出现溶血性尿毒症。

**5. 肠集聚性大肠埃希菌（enteroaggregative Escherichia coli，EAEC）** 不侵袭细胞，有4种不同形态的菌毛，细菌通过菌毛特征性地聚集黏附于肠黏膜上皮细胞，形成砖状排列，阻止液体吸收，并产生毒素，常引起婴儿持续性腹泻，脱水，偶有血便。毒素为肠集聚耐热毒素和大肠埃希菌的α-溶血素。

### （二）流行病学特点

**1. 季节性** 多发生在夏秋季。

**2. 中毒食品** 引起中毒的食品种类与沙门氏菌相同。

**3. 食品中大肠埃希菌的来源** 健康人肠道致病性大肠埃希菌的带菌率为2%～8%，高者可达44%。成人患肠炎、婴儿患腹泻时，带菌率较健康人高，可达29%～52%。大肠埃希菌随粪便排出而污染水源和土壤，进而直接或间接污染食品。食品中致病性大肠埃希菌的检出率高低不一，高者可达18.4%。饮食行业的餐具易被大肠埃希菌污染，检出率高达50%，致病性大肠埃希菌的检出率为0.5%～1.6%。

### （三）中毒机制

与致病性埃希菌的类型有关。肠产毒性大肠埃希菌、肠出血性大肠埃希菌和肠黏附（集聚）型大肠埃希菌引起毒素型中毒；肠致病性大肠埃希菌和肠侵袭性大肠埃希菌主要引起感染型中毒。

### （四）临床表现

临床表现因致病性埃希菌的类型不同而有所不同，主要有以下3种类型。

**1. 急性胃肠炎型** 主要由肠产毒性大肠埃希菌引起，易感人群主要是婴幼儿和旅游者。潜伏期一般为10～15小时，短者6小时，长者72小时。临床症状为水样腹泻、腹痛、恶心，体温可达38～40℃。

**2. 急性菌痢型** 主要由肠侵袭性大肠埃希菌和肠致病性大肠埃希菌引起。潜伏期一般为48～72小时，主要表现为血便或脓黏液血便、里急后重、腹痛、发热。病程1～2周。

**3. 出血性肠炎型** 主要由肠出血性大肠埃希菌引起。潜伏期一般为3～4天，主要表现为突发性剧烈腹痛、腹泻，先水样便后血便，严重者出现溶血性尿毒综合征、血栓性血小板性紫癜。病程10天左右，病死率为3%～5%，老人、儿童多见。

### （五）诊断和治疗

**1. 诊断** 按《病原性大肠埃希氏菌食物中毒诊断标准及处理原则》（WS/T 8—1996）进行。判定原则包括：符合本菌的流行病学特点及临床表现；经细菌性检验确定为大肠埃希菌或者经血清学鉴定从可疑食物、患者呕吐物或腹泻便中检出血清学型别的大肠埃希菌。

**2. 治疗**　主要是对症治疗和支持治疗，对部分重症患者应尽早使用抗生素。首选药物为亚胺培南、美洛匹宁、哌拉西林＋他唑巴坦。

### （六）预防措施

大肠埃希菌食物中毒的预防同沙门菌食物中毒的预防。

## 六、变形杆菌食物中毒

### （一）病原学特点

变形杆菌（Proteus）属肠杆菌科，为革兰阴性杆菌。变形杆菌食物中毒是我国常见的食物中毒之一，引起食物中毒的变形杆菌主要是普通变形杆菌、奇异变形杆菌。变形杆菌属腐败菌，一般不致病，需氧或兼性厌氧，生长繁殖对营养的要求不高，在 $4 \sim 7{}^\circ\!C$ 即可繁殖，属低温菌。因此，该菌可以在低温储存的食品中繁殖。变形杆菌对热的抵抗力不强，加热 $55{}^\circ\!C$ 持续 1 小时即可将其杀灭。变形杆菌在自然界分布广泛，在土壤、污水和垃圾中均可检测出该菌。据报道，健康人肠道的带菌率为 $1.3\% \sim 10.4\%$，其中以奇异变形杆菌为最高，可达半数以上，其次为普通变形杆菌和摩氏摩根菌，雷氏普罗威登斯菌最低。腹泻患者肠道的带菌率可达 $13.3\% \sim 52.0\%$。人和食品中变形杆菌的带菌率的高低因季节而异，夏秋季较高，冬春季下降。

### （二）流行病学特点

**1. 季节性**　全年均可发生，大多数发生在 5—10 月，7—9 月最多。

**2. 中毒食品种类**　主要是动物性食品，特别是熟肉及内脏的熟制品。变形杆菌常与其他腐败菌同时污染生食品，使生食品发生感官上的改变，但熟制品被变形杆菌污染后通常无感官性状的变化，极易被忽视而引起中毒。

**3. 食物中变形杆菌的来源**　变形杆菌广泛分布于自然界，也可寄生于人和动物的肠道，食品受其污染的机会很多。生的肉类食品，尤其是动物内脏变形杆菌的带菌率较高。在食品的烹调加工过程中，由于处理生、熟食品的工具、容器未严格分开，被污染的食品工具、容器可污染熟制品。受污染的食品在较高温度下存放较长的时间，变形杆菌便会在其中大量繁殖，食用前未加热或加热不彻底，食用后即可引起食物中毒。

### （三）中毒机制

主要是大量活菌侵入肠道引起的感染性食物中毒。此外，摩氏摩根菌等组氨酸脱羧酶活跃，可引起组胺过敏样中毒。

### （四）临床表现

潜伏期一般为 $12 \sim 16$ 小时，短者 $1 \sim 3$ 小时，长者 60 小时。主要表现为恶心、呕吐、发冷、发热、头晕、头痛、乏力、脐周阵发性剧烈绞痛。腹泻物为水样便，常伴有黏液，恶臭，一日数次。体温一般在 $37.8 \sim 40.0{}^\circ\!C$，但多在 $39{}^\circ\!C$ 以下。发病率较高，一般为 $50\% \sim 80\%$。病程较短，为 $1 \sim 3$ 天，多数在 24 小时内恢复，一般预后良好。

（五）诊断和治疗

**1. 诊断** 中毒判定原则：符合本菌的流行病学特点与临床表现，经细菌学检验确定为变形杆菌即可作出诊断，有条件可进行血清学凝集分型试验、血清凝集效价测定或动物实验。按《变形杆菌食物中毒诊断标准及处理原则》（WS/T 9—1996）进行。

**2. 治疗** 变形杆菌食物中毒的治疗一般不必用抗生素，仅需补液等对症处理。对重症患者可给予氯霉素、庆大霉素等抗菌药。

（六）预防措施

变形杆菌食物中毒的预防同沙门菌食物中毒的预防。

## 七、金黄色葡萄球菌食物中毒

（一）病原学特点

葡萄球菌属微球菌科，有19个菌种，在人体内可检出12个菌种，包括金黄色葡萄球菌、表皮葡萄球菌等。葡萄球菌为革兰阳性兼性厌氧菌，生长繁殖的最适pH为7.4，最适温度为30～37℃，可以耐受较低的水分活性（0.86），能在含氯化钠10%～15%的培养基或在含糖浓度较高的食品中繁殖。葡萄球菌的抵抗能力较强，在干燥的环境中可生存数月。

金黄色葡萄球菌是引起食物中毒的常见菌种，对热具有较强的抵抗力，在70℃时需1小时方可灭活。有50%以上的菌株可产生肠毒素，并且一个菌株能产生2种以上的肠毒素。能产生肠毒素的菌株凝固酶试验常呈阳性。多数金黄色葡萄球菌肠毒素能耐100℃ 30分钟，并能抵抗胃肠道中蛋白酶的水解。因此，若要完全破坏食物中的金黄色葡萄球菌肠毒素需在100℃加热2小时。

引起食物中毒的肠毒素是一组对热稳定的单纯蛋白质，由单个无分支的肽链组成，分子量为26000～30000Da。根据抗原性的不同将肠毒素分为A、B、C₁、C₂、C₃、D、E，F共8个血清型，其中F型为引起毒性休克综合征的毒素，其余各型均能引起食物中毒，以A、D型较多见，B、C型次之。也有2种肠毒素混合引起的中毒。各型肠毒素的毒力不同，A型较强，B型较弱。

（二）流行病学特点

**1. 季节性** 全年皆可发生，但多见于夏秋季。

**2. 中毒食品种类** 引起中毒的食品种类很多，主要是营养丰富且含水分较多的食品，如乳类及乳制品、肉类、剩饭等，其次为熟肉类，偶见鱼类及其制品、蛋制品等。近年来，由熟鸡、鸭制品引起的食物中毒事件增多。

**3. 食品被污染的原因**

（1）食物中金黄色葡萄球菌的来源：金黄色葡萄球菌广泛分布于自然界，人和动物的鼻腔、咽、消化道的带菌率均较高。上呼吸道被金黄色葡萄球菌感染者，鼻腔的带菌率为83.3%，健康人的带菌率也达20%～30%。人和动物的化脓性感染部位常为污染源，如奶牛患化脓性乳腺炎时，乳汁中就可能带有金黄色葡萄球菌；畜、禽有局部化脓性感染时，感染部位可对其他部位造成污染；带菌从业人员也常对各种食物造成污染。

（2）肠毒素的形成：与温度、食品受污染的程度、食品的种类及性状有密切的关系。食品被葡萄球菌污染后，如果没有形成肠毒素的合适条件（如在较高的温度下保存较长的时间），就不会引起中毒。一般说来，在37℃以下，温度越高，产生肠毒素需要的时间越短，在20～37℃时，经4～8小时即可产生毒素，而在5～6℃时，需经18天方可产生毒素。食物受污染的程度越严重，葡萄球菌繁殖越快，也越易形成毒素。此外，含蛋白质丰富，含水分较多，同时又含一定量淀粉的食物，如奶油糕点、冰激凌、冰棒、油煎荷包蛋等及含油脂较多的食物，受金黄色葡萄球菌污染后更易产生毒素。

### （三）中毒机制

金黄色葡萄球菌食物中毒属毒素型食物中毒。摄入含金黄色葡萄球菌活菌而无肠毒素的食物不会引起食物中毒，摄入达到中毒剂量的肠毒素才会中毒。肠毒素作用于胃肠黏膜，引起充血、水肿，甚至糜烂等炎症变化及水与电解质代谢紊乱，出现腹泻，同时刺激迷走神经的内脏分支而引起反射性呕吐。

### （四）临床表现

发病急骤，潜伏期短，一般为2～5小时，极少超过6小时。主要表现为明显的胃肠道症状，如恶心、呕吐、中上腹部疼痛、腹泻等，以呕吐最为显著。呕吐物常含胆汁，或含血及黏液。剧烈吐泻可导致虚脱、肌痉挛及严重失水。体温大多正常或略高。病程较短，一般在数小时至1～2天内迅速恢复，很少死亡，发病率为30%左右。儿童对肠毒素比成人更为敏感，故其发病率较成人高，病情也较成人重。

### （五）诊断和治疗

**1. 诊断**　按《葡萄球菌食物中毒诊断标准及处理原则》（WS/T 80—1996）进行。中毒判定原则包括：符合该菌的流行病学特点及临床表现；实验室从中毒食品、患者吐泻物中经培养检出金黄色葡萄球菌，菌株经肠毒素检测证实在不同样品中检出同一型别毒素；或从不同患者吐泻物中检出金黄色葡萄球菌，其肠毒素均为同一型别。

**2. 治疗**　按照一般急救处理的原则，以补水和维持电解质平衡等对症治疗为主，一般不需用抗生素。对重症者或出现明显菌血症者，除对症治疗外，还应根据药物敏感性试验结果采用有效的抗生素，不可滥用广谱抗生素。

### （六）预防措施

**1. 防止金黄色葡萄球菌污染食物**

（1）避免带菌人群对各种食物的污染：要定期对食品加工人员、饮食从业人员、保育员进行健康检查，有手指化脓、化脓性咽炎、口腔疾病时应暂时调换工作。

（2）避免葡萄球菌对畜产品的污染：应经常对奶牛进行兽医卫生检查，对患有乳腺炎、皮肤化脓性感染的奶牛应及时治疗。奶牛患化脓性乳腺炎时，其乳不能食用。在挤乳的过程中要严格按照卫生要求操作，避免污染。健康奶牛的乳在挤出后，除应防止金黄色葡萄球菌污染外，还应迅速冷却至10℃以下，防止该菌在较高的温度下繁殖和产生毒素。此外，乳制品应以消毒乳为原料。

**2. 防止肠毒素的形成**　食物应冷藏，或置阴凉通风的地方，放置的时间不应超过6小时，尤其在气温较高的夏、秋季节，食用前还应彻底加热。

## 八、肉毒梭菌食物中毒

### （一）病原学特点

肉毒梭菌（Clostridium botulinum）为革兰阳性、厌氧、产芽孢的杆菌，广泛分布于自然界，特别是土壤中。所产的孢子为卵形或圆筒形，着生于菌体的端部或亚端部，在20～25℃可形成椭圆形的芽孢。当pH低于4.5或大于9.0时，或当环境温度低于15℃或高于55℃时，芽孢不能繁殖，也不能产生毒素。食盐能抑制芽孢的形成和毒素的产生，但不能破坏已形成的毒素。提高食品的酸度也能抑制肉毒梭菌的生长和毒素的形成。芽孢的抵抗力强，需在180℃干热加热5～15分钟，或在121℃高压蒸汽加热30分钟，或在100℃湿热加热5小时方可致死。

肉毒梭菌食物中毒是由肉毒梭菌产生的毒素即肉毒毒素（botulinus toxin）所引起。肉毒毒素是一种毒性很强的神经毒素，对人的致死量为$10^{-9}$mg/（kg·bw）。肉毒毒素对消化酶（胃蛋白酶、胰蛋白酶）、酸和低温稳定，但对碱和热敏感。在正常的胃液中，24小时不能将其破坏，故可被胃肠道吸收。根据血清反应特异性的不同，可将肉毒毒素分为A、B、$C_\alpha$、$C_\beta$、D、E、F、G共8型，其中A、B、E、F 4个型别可引起人类中毒，A型比B型或E型的致死能力更强。

## （二）流行病学特点

**1. 季节性** 一年四季均可发生，主要发生在4～5月。

**2. 地区分布** 肉毒梭菌广泛分布于土壤、水及海洋中，且不同的菌型分布存在差异。A型主要分布于山区和未开垦的荒地，如新疆察布查尔地区是我国肉毒梭菌中毒多发地区，未开垦荒地该菌的检出率为28.3%，土壤中为22.2%；B型多分布于草原区耕地；E型多存在土壤、湖海淤泥和鱼类肠道中，我国青海省发生的肉毒梭菌中毒主要为E型；F型分布于欧、亚、美洲海洋沿岸及鱼体。

**3. 中毒食品种类** 引起中毒的食品种类因地区和饮食习惯的不同而异。国内以家庭自制植物性发酵品为多见，如臭豆腐、豆酱、面酱等，对罐头瓶装食品、腊肉、酱菜和凉拌菜等引起的中毒也有报道。在新疆察布查尔地区，引起中毒的食品多为家庭自制谷类或豆类发酵食品；在青海，主要为越冬密封保存的肉制品。在日本，90%以上的肉毒梭菌食物中毒由家庭自制的鱼和鱼类制品引起。欧洲各国的中毒食物多为火腿、腊肠及其他肉类制品。美国主要为家庭自制的蔬菜、水果罐头、水产品及肉、乳制品。

**4. 食品被污染及食物中毒的原因** 食物中的肉毒梭菌主要来源于带菌的土壤、尘埃及粪便，尤其是带菌的土壤，并对各类食品原料造成污染。在家庭自制发酵和罐头食品的生产过程中，加热的温度或压力尚不足以杀死存在于食品原料中的肉毒梭菌芽孢，却为芽孢的形成与萌发及其毒素的产生提供了条件。如果有食品制成后不经加热而食用的习惯，更容易引起中毒的发生。

## （三）中毒机制

肉毒毒素经消化道吸收进入血液后，主要作用于中枢神经系统的脑神经核、神经肌肉的连接部和自主神经末梢，抑制神经末梢乙酰胆碱的释放，导致肌肉麻痹和神经功能障碍。

## （四）临床表现

以运动神经麻痹的症状为主，而胃肠道症状少见。潜伏期数小时至数天，一般为12～48小时，短者6小时，长者8～10天，潜伏期越短，病死率越高。临床特征表现为对称性脑神经受损的症状。早期表现为头痛、头晕、乏力、走路不稳，以后逐渐出现视物模糊、上睑下垂、瞳孔散大等神经麻痹症状。重症患者则首先表现为对光反射迟钝，逐渐发展为语言不清、吞咽困难、声音嘶哑等，严重时出现呼吸困难，常因呼吸衰竭而死亡。病死率为30%～70%，多发生在中毒后的4～8天。国内由于广泛采用多价抗肉毒毒素血清治疗本病，病死率已降至10%以下。患者经治疗可于4～10天恢复，一般无后遗症。

婴儿肉毒毒素中毒的主要症状为便秘、头颈部肌肉软弱、吮吸无力、吞咽困难、上睑下垂、全身肌张力减退，可持续8周以上。大多数在1～3个月自然恢复，重症者可因呼吸麻痹猝死。

### （五）诊断和治疗

**1. 诊断** 按《肉毒梭菌食物中毒诊断标准及处理原则》（WS/T 83—1996）进行，主要根据流行病学调查、特有的中毒表现及毒素检验和菌株分离进行诊断。

**2. 治疗** 早期使用多价抗肉毒毒素血清，并及时采用支持疗法及进行有效的护理，以预防呼吸肌麻痹和窒息。

### （六）预防措施

1. 加强卫生宣教，建议牧民改变肉类的储藏方式或生吃牛肉的饮食习惯。

2. 对食品原料进行彻底的清洁处理，以除去泥土和粪便。家庭制作发酵食品时应彻底蒸煮原料，加热温度为100℃，并持续10～20分钟，以破坏各型毒素。

3. 加工后的食品应迅速冷却并在低温环境储存，避免再污染和在较高温度或缺氧条件下存放，以防止毒素产生。

4. 食用前对可疑食物进行彻底加热是破坏毒素预防中毒发生的可靠措施。

5. 生产罐头食品时，要严格执行卫生规范，彻底灭菌。

## 九、其他细菌性食物中毒

### （一）蜡样芽孢杆菌食物中毒

蜡样芽孢杆菌（Bacillus cereus）为革兰阳性、需氧或兼性厌氧芽孢杆菌，有鞭毛，无荚膜，生长6小时后即可形成芽孢。繁殖体不耐热，生长繁殖的温度范围为28～35℃，10℃以下不能繁殖，在100℃时经20分钟可被杀死，在pH为5以下时对繁殖体的生长繁殖有明显的抑制作用。蜡样芽孢杆菌在发芽的末期可产生引起人类食物中毒的肠毒素，包括腹泻毒素和呕吐毒素。腹泻毒素系不耐热肠毒素，毒性作用类似大肠埃希菌和霍乱弧菌产生的毒素。腹泻毒素对胰蛋白酶敏感，45℃加热30分钟或56℃加热5分钟均可失去活性，几乎所有的蜡样芽孢杆菌均可在多种食品中产生不耐热肠毒素。呕吐毒素是低分子耐热肠毒素，126℃加热90分钟也不失活，且对酸、碱、胃蛋白酶、胰蛋白酶均不敏感。呕吐毒素常在米饭类食品中形成。

蜡样芽孢杆菌食物中毒发生的季节性明显，以夏、秋季，尤其是6～10月为多见。引起中毒的食品种类繁多，包括乳及乳制品、肉类制品、蔬菜、米粉、米饭等。在我国引起中毒的食品以米饭、米粉最为常见。食物受蜡样芽孢杆菌污染的机会很多，带菌率较高，肉及其制品为13%～26%，乳及其制品为23%～77%，米饭为10%，豆腐为4%，蔬菜为1%。污染源主要为泥土、尘埃、空气，其次为昆虫、苍蝇、不洁的用具与容器。受该菌污染的食物在通风不良及温度较高的条件下存放时，其芽孢便可发芽，并产生毒素，若食用前不加热或加热不彻底，即可引起食物中毒。

蜡样芽孢杆菌食物中毒的发生为蜡样芽孢杆菌在食物中生长、繁殖并产生肠毒素所致，临床表现因毒素的不同而分为腹泻型和呕吐型两种。

蜡样芽孢杆菌食物中毒的诊断按《蜡样芽孢杆菌食物中毒诊断标准及处理原则》（WS/T 82—1996）进行；检验按《食品安全国家标准食品 微生物学检验 蜡样芽孢杆菌检验》（GB 4789.14—2014）检验。治疗以对症治疗为主，重症者可采用抗生素治疗。预防以减少污染为主。在食品的生产加工过程中，企业必须严格执行食品良好操作规范。此外，剩饭及其他熟食品只能在10℃以下短时间储存，且食用前须彻底加热，一般应在100℃加热20分钟。

## （二）产气荚膜梭菌食物中毒

产气荚膜梭菌（Clostridium perfringens）为厌氧的革兰阳性粗大芽孢杆菌，在烹调的食品中很少产生芽孢，而在肠道中却容易形成芽孢。产气荚膜梭菌食物中毒为该菌产生的肠毒素所引起。该毒素的抵抗力弱，在60℃加热45分钟后丧失生物活性，在100℃瞬时也可被破坏，但对胰蛋白酶和木瓜蛋白酶有抗性。

产气荚膜梭菌在自然界分布较广，在污水、垃圾、土壤、人和动物的粪便、食品中及昆虫的体内均可检出，在受无症状带菌者的粪便直接或间接污染的食品中亦可检测出。产气荚膜梭菌食物中毒的发生有明显的季节性，以夏、秋气温较高的季节为多见。引起中毒的食品主要是鱼、肉、禽等动物性食品，主要原因是加热不彻底或冷食这些食品。

产气荚膜梭菌肠毒素食物中毒的潜伏期多为10～20小时，短者3～5小时，长者可达24小时。发病急，多呈急性胃肠炎症状，以腹泻、腹痛为多见，每日腹泻次数达10余次，一般为稀便和水样便，很少有恶心、呕吐。

诊断按《产气荚膜梭菌食物中毒诊断标准及处理原则》（WS/T 7—1996）执行。检验按《食品安全国家标准 食品微生物学检验 产气荚膜梭菌检验》（GB 4789.13—2012）检验。治疗一般以对症和支持治疗为主。预防措施同沙门菌食物中毒的预防。

## （三）椰毒假单胞菌酵米面亚种食物中毒

椰毒假单胞菌酵米面亚种食物中毒传统上称为臭米面食物中毒（或酵米面食物中毒），是由椰毒假单胞菌酵米面亚种所产生的外毒素引起的。椰毒假单胞菌为革兰阴性菌，在自然界分布广泛，产毒的椰毒假单胞菌检出率为1.1%，在玉米、臭米面、银耳中都能检出。

椰毒假单胞菌酵米面亚种食物中毒主要发生在东北三省，以七八月为最多。这类食物中毒的发生与当地居民特殊的饮食习惯有关，引起中毒的食品主要是谷类发酵制品，为米酵菌酸和毒黄素所致的毒素型食物中毒。

临床上胃肠道症状和神经症候群的出现较早。继消化道症状后，也可能出现肝大、肝功能异常等中毒型肝炎为主的临床表现，重症者出现肝性昏迷，甚至死亡。对肾脏的损害一般出现得较晚，轻者出现血尿、蛋白尿等，重者出现血中尿素氮含量增加、少尿、无尿等尿毒症症状，严重时可因肾衰竭而死亡。因椰毒假单胞菌毒素的毒性较强，且目前尚缺乏特效的解毒药，致使该类食物中毒的病死率高达30%～50%。

由于该类食物中毒发病急、多种脏器受损、病情复杂、进展快、病死率高，应及早作出诊断。中毒发生后应进行急救和对症治疗。

# 第三节　真菌及其毒素食物中毒

真菌及其毒素食物中毒是指食用被真菌及其毒素污染的食物而引起的食物中毒。发生中毒主要由被真菌污染的食品引起，用一般烹调方法加热处理不能破坏食品中的真菌毒素。真菌及其毒素食物中毒发病率、死亡率较高，发病的季节性及地区性均较明显。

## 一、赤霉病麦中毒

麦类、玉米等谷物被镰刀菌污染引起的赤霉病是一种世界性病害，它的流行除了造成严重的减产外，还会引起人畜中毒。从赤霉病麦中分离的主要菌种是禾谷镰刀菌（无性繁殖期的名称，其有性繁殖期的名称为玉米赤霉）。此外，还从病麦中分离出串珠镰刀菌、燕麦镰刀菌、木贼镰刀菌、黄色镰刀菌、尖孢镰刀菌等。赤霉病麦中的主要毒性物质是这些镰刀菌产生的毒素，包括单端孢霉烯族化合物中的脱氧雪腐镰刀菌烯醇（deoxynivalenol，DON）、雪腐镰刀菌烯醇（nivalenol，NIV）和另一种镰刀菌毒素玉米赤霉烯酮。DON主要引起呕吐，故也称呕吐毒素。这些镰刀菌毒素对热稳定，一般的烹调方法不能将它们破坏而去毒。摄入数量越多，发病率越高，病情也越严重。

### （一）流行病学特点

赤霉病多发生于多雨、气候潮湿地区。在全国各地均有发生，以淮河和长江中下游一带最为严重。

### （二）中毒症状及处理

潜伏期一般为10 ~ 30分钟，也可长至2 ~ 4小时，主要症状有恶心、呕吐、腹痛、腹泻、头晕、头痛、嗜睡、流涎、乏力，少数患者有发烧、畏寒等。症状一般在1天左右自行消失，缓慢者持续一周左右，预后良好。个别重病例呼吸、脉搏、体温及血压波动，四肢酸软，步态不稳，形似醉酒，故有的地方称之为"醉谷病"。一般患者无须治疗而自愈，对呕吐严重者应补液。

### （三）预防

关键在于防止麦类、玉米等谷物受到真菌的污染和产毒。根据粮食中毒素的限量标准，加强粮食的卫生管理。去除或减少粮食中的病粒或毒素。加强田间和储藏期间的防霉措施，包括选用抗霉品种、降低田间的水位、改善田间的小气候，使用高效、低毒、低残留的杀菌剂，及时脱粒、晾晒，使谷物的水分含量降至安全水分以下，贮存的粮食要勤加翻晒，并注意通风。

## 二、霉变甘蔗中毒

霉变甘蔗中毒是指食用了保存不当而霉变的甘蔗引起的食物中毒。甘蔗霉变主要是由于甘蔗在不良的条件下长期储存，如过冬，导致微生物大量繁殖所致。霉变甘蔗的质地较软，瓤部的色泽比正常甘蔗深，一般呈浅棕色，闻之有霉味，其中含有大量的有毒真菌及其毒素，这些毒素对神经系统和消化系统有较大的损害。

将霉变甘蔗切成薄片，在显微镜下可见有真菌菌丝污染，从霉变甘蔗中分离出的产毒真菌为甘蔗节菱孢霉。甘蔗新鲜时甘蔗节菱孢霉的污染率仅为0.7% ~ 1.5%，但经过3个月的储藏，污染率可达34% ~ 56%，因长期储藏的甘蔗是节菱孢霉繁殖的良好培养基。

### （一）流行病学特点

霉变甘蔗中毒常发生于我国北方地区的初春季节，2—3月为发病高峰期，多见于儿童和青少年，病情常较严重，甚至危及生命。

## （二）中毒机制

甘蔗节菱孢霉产生的3-硝基丙酸（3-nitropropionic acid，3-NPA）是一种强烈的嗜神经毒素，主要损害中枢神经系统。

## （三）中毒表现

潜伏期短，最短仅十几分钟，轻度中毒者的潜伏期较长，重度中毒者多在2小时内发病。中毒症状最初表现为一时性消化道功能紊乱，表现为恶心、呕吐、腹痛、腹泻、黑便，随后出现头晕、头痛和复视等神经系统症状。重者可发生阵发性抽搐，抽搐时四肢强直，屈曲内旋，手呈鸡爪状，眼球向上，偏侧凝视，瞳孔散大，继而进入昏迷状态。患者可死于呼吸衰竭，幸存者则留下严重的神经系统后遗症，导致终身残疾。

## （四）治疗与预防

发生中毒后应尽快洗胃、灌肠，以排除毒物，并对症治疗。由于目前尚无特殊的治疗方法，故应加强宣传教育，教育群众不买、不吃霉变的甘蔗。因不成熟的甘蔗容易霉变，故应成熟后再收割。为了防止甘蔗霉变，储存的时间不能太长，同时应注意防捂、防冻，并定期进行感官检测。严禁出售霉变的甘蔗。

# 第四节　有毒动植物中毒

有毒动植物中毒是指一些动植物本身含有某种天然有毒成分或由于储存条件不当形成某种有毒物质，被人食用后所引起的中毒。在近年的食物中毒事件中，有毒动植物引起的食物中毒导致的死亡人数最多，应引起注意。

## 一、河豚中毒

河豚（globefish）又名河鲀，我国沿海各地及长江下游均有出产，属无鳞鱼的一种，在淡水、海水中均能生活。河豚味道鲜美，但由于其含有剧毒，民间自古就有"冒死吃河豚"的说法。

### （一）有毒成分的来源

引起中毒的河豚毒素（tetrodotoxin，TTX）是一种非蛋白质神经毒素，其毒性比氰化钠强1000倍，0.5mg可致人死亡。河豚毒素为无色针状结晶、微溶于水，易溶于稀醋酸，对热稳定，煮沸、盐腌、日晒均不能将其破坏。

河豚的河豚毒素含量在卵巢、肝脏和肠中最高，皮肤中只含少量的河豚毒素。卵巢中的毒素含量与生殖周期有关，每年春季为河豚卵巢发育期，毒素含量最高。通常情况下，河豚的肌肉大多不含毒素或仅含少量毒素，但菊黄东方豚、虫纹东方豚肌肉中的河豚毒素含量可达到或超过1000μg/g。另外，不同品种的河豚毒素含量相差很大，如棕斑东方豚的肌肉、肝脏、皮中的河豚毒素分别为未检出、未检出和0.03μg/g；而菊黄东方豚以上3个部位中的河豚毒素含量均大于1000μg/g。人工养殖的河豚一般不含有河豚毒素。

## （二）流行病学特点

河豚中毒多发生在沿海居民中，以春季发生中毒的次数、中毒人数和死亡人数为最多。引起中毒的河豚有鲜鱼、内脏，以及冷冻的河豚和河豚鱼干。引起中毒的河豚主要来源于市售、捡食、渔民自己捕获等。

## （三）中毒机制及中毒症状

河豚毒素可直接作用于胃肠道，引起局部刺激作用；河豚毒素还选择性地阻断细胞膜对 $Na^+$ 的通透性，使神经传导阻断，呈麻痹状态。首先感觉神经麻痹，随后运动神经麻痹，严重者脑干麻痹，引起外周血管扩张，血压下降，最后出现呼吸中枢和血管运动中枢麻痹，导致急性呼吸衰竭，危及生命。

河豚中毒的特点是发病急速而剧烈，潜伏期一般在10分钟至3小时。起初感觉手指、口唇和舌有刺痛，然后出现恶心、呕吐、腹泻等胃肠症状。同时伴有四肢无力、发冷、口唇、指尖和肢端知觉麻痹，并有眩晕。重者瞳孔及角膜反射消失，四肢肌肉麻痹，以致身体摇摆、共济失调，甚至全身麻痹、瘫痪，最后出现语言不清、血压和体温下降。一般预后较差。常因呼吸麻痹、循环衰竭而死亡。一般情况下，患者直到临死前意识仍然清楚，死亡通常发生在发病后4～6小时以内，最快为1.5小时，最迟不超过8小时。由于河豚毒素在体内排泄较快，中毒后若超过8小时未死亡者，一般可恢复。

## （四）急救与治疗

河豚毒素中毒尚无特效解毒药，一般以排出毒物和对症处理为主。主要方法如下。

（1）催吐、洗胃、导泻，及时清除未吸收毒素。

（2）大量补液及利尿，促进毒素排泄。

（3）早期给予大剂量激素和莨菪碱类药物。肾上腺皮质激素能减少组织对毒素的反应和改善一般情况；莨菪碱类药物能兴奋呼吸循环中枢，改善微循环。

（4）支持呼吸、循环功能，必要时行气管插管，心搏骤停者行心肺复苏。

## （五）预防措施

1. 加强卫生宣传教育，首先让广大居民认识到野生河豚有毒，不要食用；其次让广大居民能识别河豚，以防误食。

2. 水产品收购、加工、供销等部门应严格把关，防止鲜野生河豚进入市场或混进其他水产品中。

3. 采用河豚去毒工艺，活河豚加工时先断头、放血（尽可能放净）、去内脏、去鱼头、扒皮，肌肉经反复冲洗，直至完全洗去血污为止，经专职人员检验，确认无内脏、无血水残留，做好记录后方可食用。将所有的废弃物投入专用处理池，加碱、加盖、密封发酵，待腐烂后用作肥料。冲洗下的血水，也应排入专用处理池，经加碱去毒后再排放。

## 二、鱼类引起的组胺中毒

鱼类引起组胺（histamine）中毒的主要原因是食用了某些不新鲜的鱼类（含有较多的组胺），同时也与个人体质的过敏性有关，组胺中毒是一种过敏性食物中毒。

### （一）有毒成分的来源

海产鱼类中的青皮红肉鱼，如鲣鱼、鲹鱼、鲐巴鱼、鱼师鱼、竹夹鱼、金枪鱼等鱼体中含有较多的组氨酸。当鱼体不新鲜或腐败时，发生自溶作用，组氨酸被释放出来。污染鱼体的细菌，如组胺无色杆菌或摩氏摩根菌产生脱羧酶，使组氨酸脱羧基形成大量的组胺。一般认为当鱼体中组胺含量超过200mg/100g即可引起中毒。也有食用虾、蟹等之后发生组胺中毒的报道。

### （二）流行病学特点

组胺中毒在国内外均有报道。多发生在夏秋季，在温度15～37℃、有氧、弱酸性（pH 6.0～6.2）和渗透压不高（盐分含量3%～5%）的条件下，组氨酸易于分解形成组胺引起中毒。

### （三）中毒机制及中毒症状

组胺是一种生物胺，可导致支气管平滑肌强烈收缩，引起支气管痉挛；循环系统表现为局部或全身的毛细血管扩张，患者出现低血压，心律失常，甚至心搏骤停。

组胺中毒临床表现的特点是发病急、症状轻、恢复快。患者在食鱼后10分钟至2小时内出现面部、胸部及全身皮肤潮红和热感，全身不适，眼结膜充血并伴有头痛、头晕、恶心、腹痛、腹泻、心搏过速、胸闷、血压下降、心律失常，甚至心搏骤停。有时可出现荨麻疹，咽喉烧灼感，个别患者可出现哮喘。一般体温正常，大多在1～2天内恢复健康。

### （四）急救与治疗

一般可采用抗组胺药物和对症治疗的方法。常用药物为口服盐酸苯海拉明，或静脉注射10%葡萄糖酸钙，同时口服维生素C。

### （五）预防措施

1. 防止鱼类腐败变质，禁止出售腐败变质的鱼类。
2. 鱼类食品必须在冷冻条件下储藏和运输，防止组胺产生。
3. 避免食用不新鲜或腐败变质的鱼类食品。
4. 对于易产生组胺的青皮红肉鱼类，家庭在烹调前可采取一些去毒措施。首先应彻底刷洗鱼体，去除鱼头、内脏和血块，然后将鱼体切成两半后以冷水浸泡。在烹调时加入少许醋或雪里蕻或红果，可使鱼中组胺含量下降65%以上。
5. 制定鱼类食品中组胺最大允许含量标准。我国《食品安全国家标准　鲜、冻动物性水产品》（CB 2733—2015）中规定，鲐鱼、鲹鱼、竹荚鱼、鲭鱼、鲣鱼、金枪鱼、秋刀鱼、青占鱼、沙丁鱼等高组胺鱼类低于40mg/100g，其他含组胺的鱼类低于20mg/100g。

### 三、毒蕈中毒

蕈类（mushroom）通常称为蘑菇，属于真菌植物。我国有可食用蕈300多种，毒蕈80多种，其中含剧毒能对人致死的有10多种。毒蕈（toxic mushroom）与可食用蕈不易区别，常因误食而中毒。毒蕈中毒目前为国内食物中毒致死的主要原因。

（一）有毒成分的来源

不同类型的毒蕈含有不同的毒素，也有一些毒蕈同时含有多种毒素。

**1. 胃肠毒素**　含有这种毒素的毒蕈很多，主要为黑伞蕈属和乳菇属的某些蕈种，毒性成分可能为类树脂物质、苯酚、类甲酚、胍啶或蘑菇酸等。

**2. 神经、精神毒素**　存在于毒蝇伞、豹斑毒伞、角鳞灰伞、臭黄菇及牛肝菌等毒蘑菇中。这类毒素主要有四大类：①毒蝇碱（muscarine），存在于毒蝇伞蕈、丝盖伞属及杯伞属蕈、豹斑毒伞蕈等毒蕈中。②鹅膏蕈氨酸（ibotenic acid）及其衍生物，存在于毒伞属的一些毒蕈中。③光盖伞素（psilocybin）及脱磷酸光盖伞素（psilocin），存在于裸盖菇属及花褶伞属蕈类。④致幻剂（hallucinogens），主要存在于橘黄裸伞蕈中。

**3. 溶血毒素**　鹿花蕈（gyromitra esculenta）也叫马鞍蕈，含有马鞍蕈酸，属甲基联胺化合物，有强烈的溶血作用。此毒素具有挥发性，对碱不稳定，可溶于热水，烹调时如弃去汤汁可去除大部分毒素。这种毒素抗热性差，加热至70℃或在胃内消化酶的作用下可失去溶血性能。

**4. 肝肾毒素**　引起此型中毒的毒素有毒肽类、毒伞肽类、鳞柄白毒肽类、非环状肽等，具有肝肾毒性。这些毒素主要存在于毒伞属蕈、褐鳞小伞蕈及秋生盔孢伞蕈中。此类毒素为剧毒，如毒肽类对人类的致死量为0.1mg/（kg·bw），因此肝肾损害型中毒危险性大，病死率高，云南省报告为22%（2019年），贵州省报告为33%（2021年），因此一旦发生中毒，应及时抢救。

**5. 类光过敏毒素**　在胶陀螺（又称猪嘴蘑）中含有光过敏毒素。

（二）流行病学特点及中毒症状

毒蕈中毒在云南、广西、四川三省区发生的起数较多，毒蕈中毒多发生于春季和夏季，雨后气温开始上升，毒蕈迅速生长，常由于不认识毒蕈而采摘食用，引起中毒。

毒蕈中毒的临床表现各不相同，一般分为以下几类。

**1. 胃肠型**　主要刺激胃肠道，引起胃肠道炎症反应。一般潜伏期较短，多为0.5～6.0小时，患者有剧烈恶心、呕吐、阵发性腹痛，以上腹部疼痛为主，体温不高。经过适当处理可迅速恢复，一般病程2～3天，很少死亡。

**2. 神经精神型**　潜伏期约1～6小时，临床症状除有轻度的胃肠反应外，主要有明显的副交感神经兴奋症状，如流涎、流泪、大量出汗、瞳孔缩小、脉缓等。少数病情严重者可有精神兴奋或抑制、精神错乱、谵妄、幻觉、呼吸抑制等表现。误食牛肝蕈、橘黄裸伞蕈等毒蕈，除胃肠炎症状外，多有幻觉（小人国幻视症）、谵妄等症状，部分患者有迫害妄想，类似精神分裂症。

**3. 溶血型**　中毒潜伏期多为6～12小时，红细胞大量破坏，引起急性溶血。主要表现为恶心、呕吐、腹泻、腹痛。发病3～4天后出现溶血性黄疸、肝脾大，少数患者出现血红蛋白尿。病程一般2～6天，病死率低。

**4. 肝肾损害型**　此型中毒最严重，可损害人体的肝、肾、心脏和神经系统，其中对肝损害最大，可导致中毒性肝炎。病情凶险而复杂，病死率非常高。按其病情发展一般可分为6期：①潜伏期，多为10～24小时，短者为6～7小时。②胃肠炎期，患者出现恶心、呕吐、脐周腹痛、水样便腹泻，多在1～2天后缓解。③假愈期，胃肠炎症状缓解后患者暂时无症状或仅有轻微乏力、不思饮食，而实际上毒素已逐渐进入内脏，肝损害已开始，轻度中毒患者肝损害不严重可进入恢复期。④内脏损害期，严重中毒患者在发病2～3天后出现肝、肾、脑、心等内脏损害的症状，可出现肝大、黄疸、转氨酶升高，甚至出现肝坏死、肝性昏迷，肾损害症状可出现少尿、无尿或血尿，严重时可出现肾功能衰竭、尿毒症。⑤精神症状期，此期的症状主要是由于肝脏的严重损害出现肝性昏迷所致，患者主要表现为烦躁不安、表情淡漠、嗜睡，继而出现惊厥、昏迷，甚至死亡，一些患者在胃肠炎期后很快出现精神症状，但看不到肝损害明显症状，此种情况属于中毒性脑病。⑥恢复期，经过积极治疗的患者，一般在2～3周进入恢复期，各项症状体征逐渐消失而痊愈。

**5. 类光过敏型**  误食后可出现类似日光性皮炎的症状。在身体暴露部位出现明显的肿胀、疼痛，特别是嘴唇肿胀外翻。另外还有指尖痛、指甲根部出血等。

### （三）急救与治疗

1. 及时催吐、洗胃、导泻、灌肠，迅速排出毒物。凡食毒蕈后10小时内均应彻底洗胃，洗胃后可给予活性炭吸附残留的毒素。无腹泻者，洗胃后用硫酸镁20～30g或蓖麻油30～60ml导泻。

2. 对各型毒蕈中毒根据不同症状和毒素情况采取不同的治疗方案。①胃肠炎型可按一般食物中毒处理。②神经精神型可采用阿托品治疗。③溶血型可用肾上腺皮质激素治疗，一般状态差或出现黄疸者，应尽早应用较大量的氢化可的松，同时给予保肝治疗。④肝肾型可用二巯基丙磺酸钠治疗，保护体内含巯基酶的活性。

3. 对症治疗和支持治疗。

### （四）预防措施

预防毒蕈中毒最根本的方法是不要采摘自己不认识的蘑菇食用；毒蕈与可食用蕈很难鉴别，民间百姓有一定的实际经验，如在阴暗肮脏处生长的、颜色鲜艳的、形状怪异的、分泌物浓稠易变色的、有辛辣酸涩等怪异气味的蕈类一般为毒蕈。但以上经验不够完善、可靠。

## 四、含氰苷类食物中毒

含氰苷类食物中毒是指因食用苦杏仁、桃仁、李子仁、枇杷仁、樱桃仁、木薯等含氰苷类食物引起的食物中毒。

### （一）有毒成分的来源

含氰苷类食物中毒的有毒成分为氰苷，其中苦杏仁含量最高，平均为3%，而甜杏仁则平均为0.1%，其他果仁的氰苷平均含量在0.4%～0.9%。木薯中亦含有氰苷。当果仁在口腔中咀嚼和在胃肠内消化时，氰苷被果仁所含的水解酶水解释放出氢氰酸并迅速被黏膜吸收入血引起中毒。

### （二）流行病学特点

苦杏仁中毒多发生在杏子成熟的初夏季节，儿童中毒多见，常因儿童不知道苦杏仁的毒性食用后引起中毒，还有因为吃了加工不彻底未完全消除毒素的凉拌杏仁造成的中毒。

### （三）中毒机制及中毒症状

氢氰酸的氰离子可与细胞色素氧化酶中的铁离子结合，使呼吸酶失去活性，氧不能被组织细胞利用，导致组织缺氧而陷于窒息状态。另外，氢氰酸可直接损害延髓的呼吸中枢和血管运动中枢。苦杏仁氰苷为剧毒，对人的最小致死量为0.4～1.0mg/（kg·bw），相当于1～3粒苦杏仁。

苦杏仁中毒的潜伏期短者为半小时，长者为12小时，一般为1～2小时。木薯中毒的潜伏期短者为2小时，长者为12小时，一般为6～9小时。

苦杏仁中毒时，出现口中苦涩、流涎、头晕、头痛、恶心、呕吐、心悸、四肢无力等。较重者胸闷、呼吸困难、呼吸时可嗅到苦杏仁味。严重者意识不清、呼吸微弱、昏迷、四肢冰冷，常发生尖叫，继之意识丧失、瞳孔散大、对光反射消失、牙关紧闭、全身阵发性痉挛，最后因呼吸麻痹或心脏停搏而死亡。此外，还可引起多发性神经炎。

木薯中毒的临床表现与苦杏仁中毒相似。

### （四）急救与治疗

**1. 催吐**　用5%的硫代硫酸钠溶液洗胃。

**2. 解毒治疗**　首先吸入亚硝酸异戊酯0.2ml，每隔1～2分钟1次，每次15～30秒，数次后，改为缓慢静脉注射亚硝酸钠溶液，成人用3%溶液，儿童用1%溶液，每分钟2～3ml。然后静脉注射新配制的50%硫代硫酸钠溶液25～50ml，儿童用20%硫代硫酸钠溶液，每次0.25～0.50ml/（kg·bw），如症状仍未改善者，重复静注硫代硫酸钠溶液，直到病情好转。

**3. 对症治疗**　根据患者情况给予吸氧，呼吸兴奋药、强心药及升压药等。对重症患者可静脉滴注细胞色素C。

### （五）预防措施

**1. 加强宣传教育**　向广大居民，尤其是儿童进行宣传教育，勿食苦杏仁等果仁，包括干炒果仁。

**2. 采取去毒措施**　加水煮沸可使氢氰酸挥发，可将苦杏仁等制成杏仁茶、杏仁豆腐。木薯所含氰苷90%存在于皮内，因此食用时通过去皮，蒸煮等方法可使氢氰酸去除。

---

**知识拓展**

#### 常见有毒植物

现代很多人追求绿色食品，喜欢吃各种野菜，但是有些植物有可能引发食物中毒，所以不要随意采摘食用。

曼陀罗又称洋金花，种类很多，大多是野生，全株有毒，主要成分是莨菪碱、阿托品及东莨菪碱等生物碱。根、茎、叶、花、果实种子含毒量不等，以种子含毒量最高，小儿内服3～8个种子即可发生曼陀罗中毒。毒性作用是对中枢神经先兴奋、后抑制，阻断乙酰胆碱反应。

滴水观音，属于观赏植物，全株有毒，茎干毒性最大，人体皮肤接触滴水观音的汁液就会出现瘙痒，眼与汁液接触会导致失明，误食茎或叶会引起舌、喉发痒，肿胀，流涎，甚至会出现肠胃烧痛、恶心、呕吐、腹泻、出汗、惊厥，严重者甚至会窒息，心脏停搏而亡。

常春藤，有毒部位在果实、种子和叶子，误食会引起腹痛、腹泻等症状，严重时会引发肠胃发炎、昏迷乃至呼吸困难等。

---

## 五、其他有毒动植物中毒

除前面已经介绍的能够引起食物中毒的动植物外，在自然界中还有一些动物性食品或植物性食品中含有毒素，如加工烹调不当或误食，均可引起食物中毒。见表10-1。

表10-1　其他有毒动植物中毒

| 名称 | 有毒成分 | 临床特点 | 急救处理 | 预防措施 |
|---|---|---|---|---|
| 动物甲状腺中毒 | 甲状腺素 | 潜伏期10～24小时，头痛、乏力、烦躁、抽搐、震颤、脱发、脱皮、多汗、心悸等 | 抗甲状腺素药，促肾上腺皮质激素，对症处理 | 加强兽医检验，屠宰牲畜时除净甲状腺 |
| 动物肝脏中毒（犬、鲨鱼、海豹、北极熊等） | 大量维生素A | 潜伏期0.5～12.0小时，头痛、恶心、呕吐、腹部不适、皮肤潮红、脱皮等 | 对症处理 | 含大量维生素A的动物肝脏不宜过量食用 |
| 发芽马铃薯中毒 | 龙葵素 | 潜伏期数分钟至数小时，咽部瘙痒、发干、胃部烧灼、恶心、呕吐、腹痛、腹泻，伴头晕、耳鸣、瞳孔散大 | 催吐、洗胃、对症处理 | 马铃薯储存干燥阴凉处，食用前挖去芽眼、削皮，烹调时加醋 |
| 四季豆中毒（扁豆） | 皂素，植物血凝素 | 潜伏期1～5小时，恶心、呕吐、腹痛、腹泻、头晕、出冷汗等 | 对症处理 | 扁豆煮熟煮透至失去原有的绿色 |
| 鲜黄花菜中毒 | 类秋水仙碱 | 潜伏期0.5～4.0小时，呕吐、腹泻、头晕、头痛、口渴、咽干等 | 及时洗胃、对症处理 | 鲜黄花菜须用水浸泡或用开水烫后弃水炒煮后食用 |
| 有毒蜂蜜中毒 | 生物碱 | 潜伏期1～2天，口干、舌麻、恶心、呕吐、头痛、心悸、腹痛、肝大、肾区痛 | 输液、保肝、对症处理 | 加强蜂蜜检验，防止有毒蜂蜜进入市场 |
| 白果中毒 | 银杏酸，银杏酚 | 潜伏期1～12小时，呕吐、腹泻、头痛、恐惧感、惊叫、抽搐、昏迷，甚至死亡 | 催吐、洗胃、灌肠、对症处理 | 白果须去皮加水煮熟煮透后弃水食用 |

# 第五节　化学性食物中毒

化学性食物中毒是指由于食用了被有毒有害化学物污染的食品，食用了被误认为是食品及食品添加剂或营养强化剂的有毒有害物质、添加了非食品级的或伪造的或禁止食用的食品添加剂和营养强化剂的食品，超量使用了食品添加剂的食品或营养素发生了化学变化的食品（如油脂酸败）等所引起的食物中毒。化学性食物中毒发生的起数和中毒人数相对微生物食物中毒较少，但病死率较高。

## 一、亚硝酸盐中毒

### （一）理化特性

常见的亚硝酸盐有亚硝酸钠和亚硝酸钾，为白色和嫩黄色结晶，呈颗粒状粉末，无臭，味咸涩，易潮解，易溶于水。

### （二）引起中毒的原因

**1. 意外事故中毒**　亚硝酸盐价廉易得，外观上与食盐相似，容易误将亚硝酸盐当作食盐食用而引起中毒。

**2. 食品添加剂滥用中毒**　亚硝酸盐是一种食品添加剂，不但可使肉类具有鲜艳色泽和独特风味，而且还有较强的抑菌效果，所以在肉类食品加工中被广泛应用，食用含亚硝酸盐过量的肉类食品可引起食物中毒。

**3. 食用含有大量硝酸盐、亚硝酸盐的蔬菜而引起中毒**　蔬菜储存过久、腐烂、煮熟后放置过久或刚腌制不久等，均可引起亚硝酸盐含量增加。当胃肠道功能紊乱、贫血、患肠道寄生虫病及胃酸浓度降低时，胃肠道中的硝酸盐还原菌大量繁殖，如同时大量食用硝酸盐含量较高的蔬菜，即可使肠道内亚硝酸盐形成速度过快或数量过多以致机体不能及时将亚硝酸盐分解为氨类物质，从而使亚硝酸盐大量吸收入血导致中毒。

**4. 饮用含硝酸盐较多的井水中毒**　个别地区的井水含硝酸盐较多（一般称为"苦井"水），用这种水煮饭，如存放过久，硝酸盐在细菌的作用下可被还原成亚硝酸盐。

### （三）流行病学特点

亚硝酸盐食物中毒全年均有发生，多数由于误将亚硝酸盐当作食盐食用而引起食物中毒，也有食入含有大量硝酸盐、亚硝酸盐的蔬菜而引起的食物中毒，多发生在农村或集体食堂。

### （四）毒性及中毒症状

亚硝酸盐具有很强的毒性，其生物半衰期为24小时，摄入0.3～0.5g就可以中毒，1～3g可致人死亡。亚硝酸盐摄入过量会使血红蛋白中的$Fe^{2+}$氧化为$Fe^{3+}$，使正常血红蛋白转化为高铁血红蛋白，失去携氧能力导致组织缺氧。另外，亚硝酸盐对周围血管有麻痹作用。

亚硝酸盐中毒发病迅速，潜伏期一般为1～3小时，短者10分钟，大量食用蔬菜引起的中毒可长达20小时。中毒的主要症状为口唇、指甲及全身皮肤出现青紫等组织缺氧表现，也称为"肠源性青紫病"。患者自觉症状有头晕、头痛、乏力、胸闷、心率增快、嗜睡或烦躁不安、呼吸急促，并有恶心、呕吐、腹痛、腹泻，严重者昏迷、惊厥、大小便失禁，可因呼吸衰竭导致死亡。

### （五）急救与治疗

轻症中毒一般不需要治疗，重症中毒要及时抢救和治疗。

**1. 尽快排出毒物**　采用催吐、洗胃和导泻的办法，尽快将胃肠道还没有吸收的亚硝酸盐排出体外。

**2. 及时应用特效解毒剂**　主要解毒剂为亚甲蓝（又称美蓝）。亚甲蓝用量为每次1～2mg/（kg·bw）。通常将1%的亚甲蓝溶液以25%～50%葡萄糖20ml稀释后，缓慢静脉注射。1～2小时后如青紫症状不退或再现，可重复注射以上剂量或半量。亚甲蓝也可口服，剂量为每次3～5mg/（kg·bw），每6小时1次或一日三次。同时补充大剂量维生素C，有助于高铁血红蛋白还原成亚铁血红蛋白，起到辅助解毒作用。

亚甲蓝的用量要准确，可少量多次使用。因亚甲蓝具有氧化剂和还原剂双重作用，过量使用时，体内的还原型辅酶Ⅱ不能把亚甲蓝全部还原，从而发挥其氧化剂的作用，不但不能解毒，反而会加重中毒症状。

**3. 对症治疗**　根据症状对症治疗。

### （六）预防措施

1. 加强对集体食堂尤其是学校食堂、工地食堂的管理，禁止餐饮服务单位采购、储存、使用亚硝酸盐，避免误食。

2. 肉类食品企业要严格按照《食品安全国家标准　食品添加剂使用标准》（GB 2760—2024）的规定添加硝酸盐和亚硝酸盐。

3. 保持蔬菜新鲜，勿食存放过久或变质的蔬菜；剩余的熟蔬菜不可在高温下存放过久；腌菜时所加盐的含量应达到12%以上，至少需腌制15天以上再食用。

4．尽量不用苦井水煮饭，不得不用时，应避免用长时间保温后的水来煮饭菜。

## 二、有机磷农药中毒

### （一）理化特性

有机磷农药在酸性溶液中较稳定，在碱性溶液中易分解失去毒性，故绝大多数有机磷农药与碱性物质，如肥皂、碱水、苏打水接触时可被分解破坏，但敌百虫例外，其遇碱可生成毒性更大的敌敌畏。

### （二）引起中毒的原因

1．误食农药拌过的种子，或误把有机磷农药当作酱油、食用油食用，或把盛装过农药的容器再盛装油、酒及其他食物等引起中毒。

2．喷洒农药不久的瓜果、蔬菜，未经安全间隔期即采摘食用，可造成中毒。

3．误食被农药毒杀的家禽家畜，也可引起中毒。

### （三）流行病学特点

有机磷农药是我国生产使用最多的一类农药，因此食物中有机磷农药残留较为普遍。污染的食物以水果和蔬菜为主，尤其是叶菜类；夏秋季高于冬春季，夏秋季节害虫繁殖快，农药使用量大，污染严重。

### （四）毒性及中毒症状

有机磷农药进入人体后与体内胆碱酯酶迅速结合，形成磷酰化胆碱酯酶，使胆碱酯酶活性受到抑制，失去催化水解乙酰胆碱的能力，结果使大量乙酰胆碱在体内蓄积，导致以乙酰胆碱为传导介质的胆碱能神经处于过度兴奋状态，从而出现中毒症状。

中毒的潜伏期一般在2小时以内，误服农药纯品者可立即发病，在短期内引起以全血胆碱酯酶活性下降出现毒蕈碱、烟碱样和中枢神经系统症状为主的全身症状。根据中毒症状的轻重可将急性中毒分为3度。

**1. 急性轻度中毒** 进食后短期内出现头晕、头痛、恶心、呕吐、多汗、胸闷无力、视物模糊等，瞳孔可能缩小。全血中胆碱酯酶活力一般在50%～70%。

**2. 急性中度中毒** 除上述症状外，还出现肌束震颤、瞳孔缩小、轻度呼吸困难、流涎、腹痛、步履蹒跚、意识清楚或模糊。全血胆碱酯酶活力一般在30%～50%。

**3. 急性重度中毒** 除上述症状外，如出现下列情况之一，可诊断为重度中毒：①肺水肿。②昏迷。③脑水肿。④呼吸麻痹。全血胆碱酯酶活力一般在30%以下。

需要特别注意的是某些有机磷农药，如马拉硫磷、敌百虫、对硫磷、苯硫磷、乐果、甲基对硫磷等有迟发性神经毒性，即在急性中毒后的2～3周，有的患者出现感觉运动型周围神经病，主要表现为下肢软弱无力、运动失调及神经麻痹等。神经-肌电图检查显示神经源性损害。

### （五）急救与治疗

**1. 迅速排出毒物** 迅速给予中毒者催吐、洗胃，必须反复、多次洗胃，直至洗出液中无有机磷农药臭味为止。洗胃液一般可用2%苏打水或清水，但误服敌百虫者不能用苏打水等碱性溶液，可用1∶5000高锰酸钾溶液或1%氯化钠溶液。但对硫磷、内吸磷、甲拌磷及乐果等中毒时不能用高锰酸钾溶液，以免这类农药被氧化而增强毒性。

**2. 应用特效解毒药**　轻度中毒者可单独给予阿托品，以拮抗乙酰胆碱对副交感神经的作用，解除支气管痉挛，防止肺水肿和呼吸衰竭。中度或重度中毒者需要阿托品和胆碱酯酶复能剂（如解磷定、氯解磷定）两者并用。胆碱酯酶复能剂可迅速恢复胆碱酯酶活力，对于解除肌束震颤、恢复患者神态有明显的疗效。敌敌畏、敌百虫、乐果、马拉硫磷中毒时，由于胆碱酯酶复能剂的疗效差，治疗应以阿托品为主。

**3. 对症治疗**　根据症状对症治疗。

**4. 症状消失后继续观察**　急性中毒者临床表现消失后，应继续观察2～3天。乐果、马拉硫磷、久效磷等中毒者，应适当延长观察时间。中度中毒者，应避免过早活动，以防病情突变。

### （六）预防措施

在遵守《农药安全使用标准》的基础上应特别注意以下几点。

1. 有机磷农药必须由专人保管，必须有固定的专用储存场所，其周围不得存放食品。

2. 喷药及拌种用的容器应专用，配药及拌种的操作地点应远离畜圈、饮水源和瓜菜地，以防污染。

3. 喷洒农药必须穿工作服，戴手套、口罩，并在上风向喷洒，喷药后须用肥皂洗净手、脸，方可吸烟、饮水和进食。

4. 喷洒农药及收获瓜、果、蔬菜等，必须遵守安全间隔期。

5. 禁止食用因有机磷农药致死的各种畜禽。

6. 禁止孕妇、乳母参加喷药工作。

# 第六节　食物中毒调查处理

食物中毒是最常见的食品安全事故之一。按《中华人民共和国食品安全法》的定义，食品安全事故指食源性疾病（包括食物中毒）、食品污染等源于食品，对人体健康有危害或者可能有危害的事故。而食物中毒事件又属于突发公共卫生事件，因此，食物中毒的调查处理，应按《中华人民共和国突发事件应对法》《中华人民共和国食品安全法》《中华人民共和国食品安全法实施条例》《突发公共卫生事件应急条例》《国家突发公共事件总体应急预案》《国家食品安全事故应急预案》等的要求进行。

## 一、食物中毒调查处理的组织协调和经常性准备

### （一）明确职责，建立协调机制

**1. 明确职责**　明确各部门职责，建立协调机制，调动各相关机构在食物中毒调查处理中的主动性，充分发挥其职能。

按照我国目前的食品安全监管体制及其部门分工，国家市场监督管理总局负责食品安全监督管理综合协调工作，并负责食品安全事故应急体系建设，组织和指导食品安全事故应急处置和调查处理工作，监督事故查处落实情况。

按《中华人民共和国食品安全法》（以下简称《食品安全法》）规定，发生食品安全事故的单位应当立即采取措施，防止事故扩大。

疾病预防控制机构负责食物中毒事件的流行病学调查和对事故现场的卫生处理；进行实验室检验，调查诊断中毒原因；填报食物中毒登记报告表，完成流行病学调查报告并向同级食品药品监督管理、卫生行政部门提交；并承担日常的技术培训工作等。

食品药品监督管理部门应当会同有关部门进行事故责任调查，督促有关部门履行职责，向本级人民政府和上一级人民政府食品药品监督管理部门提出事故责任调查处理报告。

**2. 制定食物中毒应急预案** 食物中毒属于食品安全事故。《食品安全法》规定，由国务院组织制定国家食品安全事故应急预案。食品安全事故应急预案应当对食品安全事故分级、事故处置组织指挥体系与职责、预防预警机制、处置程序、应急保障措施等作出规定。

**3. 开展食物中毒调查处理的监测和培训工作**

（1）省级卫生行政部门应建立由流行病学、病原微生物、分析化学、毒理学、卫生监督及临床医学等相关专业技术人员组成的常设专家小组，有计划地开展食物中毒流行病学监测和常见食物中毒的病原学研究。

（2）开展经常性培训工作。卫生行政部门和其他相关部门应经常对有关人员进行食物中毒报告及处理的技术培训，提高对食物中毒的诊断、抢救和控制水平。

（3）食品药品监督管理部门应定期向食品经营单位和个人宣传食物中毒的防控知识，并使其掌握食物中毒发生后的报告和应急处理方法。

### （二）保障经费和所需物资设备

各级政府部门应充分满足食物中毒和相关突发事件调查处理的人力、物资和经费需求；疾病预防控制机构应配备常用的食物中毒诊断试剂和调查处理所需的工具器材；医疗机构应配备食物中毒特效治疗药物，并定期更新、补充。

### 二、食物中毒报告制度

发生食品安全事件的单位，应当在2小时内向所在地县级食品药品监督管理部门、卫生行政部门报告。医疗机构发现其收治的患者可能与食品安全事件有关的，应当在2小时内向所在地县级食品药品监督管理部门、卫生行政部门报告。食品安全事件的报告应当及时、客观、真实，任何单位或者个人不得隐瞒、谎报、缓报。

食品药品监督管理部门接到食品安全事件报告或者通报后，应当立即进行初步核实，报告本级人民政府和上级食品药品监督管理部门。各级食品药品监督管理部门应当按照食品安全事件级别逐级上报，每级上报时间不得超过2小时。

报告内容应包括中毒单位、地址、中毒发生的时间、中毒和死亡人数、可疑中毒食品、主要的临床症状和患者所在的医疗机构进行救治情况、已采取措施等。

### 三、食物中毒诊断及技术处理

### （一）食物中毒诊断

食物中毒诊断主要以流行病学调查资料及患者的潜伏期和中毒的特有表现为依据，中毒的病因诊断则应根据实验室检查结果进行确定。

食物中毒的确定应尽可能有实验室诊断资料，但由于采样不及时或已用药或其他技术、学术上的原因而未能取得实验室诊断资料时，可判定为原因不明食物中毒，但一般应由3名副主任医师以上的食品卫生专家进行评定。

### （二）食物中毒技术处理

#### 1. 对患者采取紧急处理，并及时报告专门负责机构

（1）停止食用中毒食品。

（2）采取患者标本，以备送检。

（3）对患者的急救治疗：包括急救（催吐、洗胃、清肠），对症治疗和特殊治疗。

#### 2. 对中毒食品控制处理

（1）保护现场，封存中毒食品或疑似中毒食品。

（2）追回已售出的中毒食品或疑似中毒食品。

（3）对中毒食品进行无害化处理或销毁。

#### 3. 对中毒场所采取的消毒处理　根据不同的中毒食品，对中毒场所采取相应的消毒处理。

## 四、食物中毒调查处理程序与方法

食品安全事件调查应当成立调查组，由食品药品监督管理部门主要负责人或者主管食品安全应急管理工作的负责人担任组长，卫生行政部门组织县级以上疾病预防控制机构开展现场流行病学调查，按照规定及时向调查组提交流行病学调查报告，明确事件范围、发病人数、死亡人数、事件原因、致病因素、污染食品及污染原因等。

### （一）食物中毒现场调查处理的主要目的

1. 查明食物中毒暴发事件发病原因，确定是否为食物中毒及中毒性质；确定食物中毒病例，查明中毒食品，确定食物中毒致病因子，查明致病因子的致病途径。

2. 查清食物中毒发生的原因和条件，并采取相应的控制措施防止蔓延。

3. 为患者的急救治疗提供依据，并对已采取的急救措施给予补充或纠正。

4. 积累食物中毒资料，分析中毒发生的特点、规律，制订有效措施以减少和控制类似食物中毒发生。

5. 收集对违法者实施处罚的证据。

### （二）报告登记

食物中毒或疑似食物中毒事故的流行病学调查应使用统一的调查登记表，登记食物中毒事故的有关内容，尽可能包括发生食物中毒的单位、地点、时间、可疑及中毒患者的人数、进食人数、可疑中毒食品、临床症状及体征、患者就诊地点、诊断、抢救和治疗情况等。同时应通知报告人采取保护现场，留存患者呕吐物及可疑中毒食物等措施，以备后续的取样和送检。

### （三）食物中毒的调查

接到食物中毒报告后，应立即指派2名以上相关专业人员赴现场调查，对涉及面广、事故等级较高的食物中毒，应成立由3名以上调查员组成的流行病学调查组。调查员应携带采样工具、无菌容器、生理盐水和试管、棉拭子，卫生监督笔录、采样记录、卫生监督意见书、卫生行政控制书等法律文书，取证工具如照相机、摄像机、录音笔等，食物中毒快速检测箱，各类食物中毒的特效解毒药，记号笔、

白大衣、帽子及口罩等。

**1. 现场卫生学和流行病学调查** 包括对患者、同餐进食者的调查，对可疑食品加工现场的卫生学调查。应尽可能采样进行现场快速检验，根据初步调查结果提出可能的发病原因、防控及救治措施。

（1）对患者和进食者进行调查，以了解发病情况：调查内容包括各种临床症状、体征及诊治情况，应详细记录其主诉症状、发病经过、呕吐和排泄物的性状、可疑餐次（无可疑餐次应调查发病前72小时的进食情况）的时间和食用量等信息。

通过对患者的调查，应确定发病人数，共同进食的食品，可疑食物的进食者人数范围及其去向，临床表现及其共同点（包括潜伏期、临床症状、体征），掌握用药情况和治疗效果，并提出进一步的救治和控制措施建议。

对患者的调查应注意：①调查人员首先要积极参与组织抢救患者，切忌不顾患者病情而只顾向患者询问。②应重视首发病例，并详细记录第一次发病的症状和发病时间。③尽可能调查到所发生的全部病例的发病情况，如人数较多，可先随机选择部分人员进行调查。④中毒患者临床症状调查应按规范的"食物中毒患者临床表现调查表"进行逐项询问调查和填写，并须经调查对象签字认可，对住院患者应抄录病历有关症状、体征及化验结果。⑤进餐情况应按统一制定的"食物中毒患者进餐情况调查表"调查患者发病前24～48小时进餐食谱，进行逐项询问和填写，以便确定可疑中毒食物，中毒餐次不清时，需对发病前72小时内的进餐情况进行调查，调查结果亦须经调查对象签字认可。⑥调查时应注意了解是否存在食物之外的其他可能的发病因子，以确定是否为食物中毒，对可疑刑事中毒案件应及时通报公安部门。

（2）可疑中毒食物及其加工过程调查：在上述调查的基础上追踪可疑中毒食物的来源、食物制作单位或个人。对可疑中毒食物的原料及其质量、加工烹调方法、加热温度和时间、用具和容器的清洁度、食品贮存条件和时间，加工过程是否存在直接或间接的交叉污染、进食前是否再加热等进行详细调查。在现场调查过程中发现的食品污染或违反食品安全法规的情况，应进行详细记录，必要时进行照相、录像、录音等取证。

（3）食品从业人员健康状况调查：疑为细菌性食物中毒时，应对可疑中毒食物的制作人员进行健康状况调查，了解近期有无感染性疾病或化脓性炎症等，并进行粪便及咽部、皮肤涂抹采样等。

**2. 样品的采集和检验**

（1）样品的采集

1）食物样品采集：尽量采集剩余可疑食物。无剩余食物时可采集用灭菌生理盐水洗刷可疑食物的包装材料或容器后的洗液，必要时还应采集可疑食物的半成品或原料。

2）可疑中毒食物制、售环节的采样：应对可疑中毒食品生产过程中所用的容器、工（用）具如刀、墩、砧板、筐、盆、桶、餐具、冰箱等进行棉拭子采样。

3）患者呕吐物和粪便的采集：采集患者吐泻物应在患者服药前进行，无吐泻物时，可取洗胃液或涂抹被吐泻物污染的物品。

4）血、尿样采集：疑似细菌性食物中毒或发热患者，应采集患者急性期（3天内）和恢复期（2周左右）静脉血各3ml，同时采集正常人血样作对照。对疑似化学性食物中毒者，还需采集其血液和尿液样品。

5）从业人员可能带菌样品的采集：使用采便管采集从业人员大便（不宜留便）。对患有呼吸道感染或化脓性皮肤病的从业人员，应对其咽部或皮肤病灶处进行涂抹采样。

6）采样数量：对发病规模较大的中毒事件，一般至少应采集10～20名具有典型症状患者的相关样品，同时采集部分具有相同进食史但未发病者的同类样品作为对照。

（2）样品的检验

1）采集样品时应注意避免污染并在采样后尽快送检，不能及时送样时应将样品进行冷藏保存。

2）结合患者临床表现和流行病学特征，推断导致食物中毒发生的可能原因和致病因子的性质，从而选择针对性的检验项目。

3）对疑似化学性食物中毒，应将所采集的样品尽可能地用快速检验方法进行定性检验，以协助诊断和指导救治。

4）实验室在收到有关样品后应在最短的时间内开始检验，若实验室检验条件不足时，应请求上级机构或其他有条件的部门予以协助。

**3. 取证**　调查人员在食物中毒调查的整个过程中必须注意取证的科学性、客观性、法律性，可充分利用照相机、摄像机、录音笔等，客观地记录下与当事人的谈话及现场的卫生状况。在对有关人员进行询问和交谈时，必须做好个案调查笔录并经调查者复阅签字认可。

### （四）调查资料的技术分析

**1. 确定病例**　病例的确定主要根据患者发病的潜伏期和各种症状（包括主诉症状和伴随症状）与体征的发生特点，并同时确定患者病情的轻重分级和诊断分级，以及流行病学相关因素。提出中毒病例的共同性，确定相应的诊断或鉴定标准，对已发现或报告的可疑中毒病例进行鉴别。

**2. 对病例进行初步的流行病学分析**　绘制发病时间分布图，可有助于确定中毒餐次；绘制发病的地点分布地图，可有助于确定中毒食物被污染的原因。

**3. 分析病例的可能原因**　根据确定的病例和流行病学资料，提出是否属于食物中毒的意见，并根据病例的时间和地点分布特征、可疑中毒食品、可能的传播途径等，形成初步的病因假设，以采取进一步的救治和控制措施。

**4. 对食物中毒的性质做出综合判断**　根据现场流行病学调查、实验室检验、临床症状和体征、可疑食品的加工工艺和储存情况等进行综合分析，按各类食物中毒的判定标准、依据和原则作出综合分析和判断。

### （五）食物中毒事件的控制和处理

**1. 现场处理**　食品安全事件发生单位应当妥善保护可能造成事件的食品及其原料、工具、用具、设施设备和现场。任何单位和个人不得隐匿、伪造、毁灭相关证据。调查组成立后应当立即赶赴现场，按照监督执法的要求开展调查。根据实际情况，可以采取以下措施：①保护现场，封存中毒食品或可疑中毒食品。②采取剩余可疑中毒食品，以备送检。③追回已售出的中毒食品或可疑中毒食品。④对中毒食品进行无害化处理或销毁。

**2. 对救治方案进行必要的纠正和补充**　通过以上调查结果和对中毒性质的判断，对原救治方案提出必要的纠正和补充，尤其应注意对有毒动、植物中毒和化学性食物中毒是否采取针对性的特效治疗方案提出建议。

**3. 处罚**　调查过程中发现相关单位涉及食品违法行为的，调查组应当及时向相关食品药品监督管理部门移交证据，提出处罚建议。相关食品药品监督管理部门应当依法对事发单位及责任人予以行政处罚，涉嫌构成犯罪的，依法移送司法机关追究刑事责任。发现其他违法行为的，食品药品监督管理部门应当及时向有关部门移送。

**4. 信息发布**　依法对食物中毒事件及其处理情况进行发布，并对可能产生的危害加以解释和说明。

**5. 撰写调查报告**　调查工作结束后，应及时撰写食物中毒调查总结报告，按规定上报有关部门，同时作为档案留存和备查。调查报告的内容应包括发病经过、临床和流行病学特点、患者救治和预后情况、控制和预防措施、处理结果和效果评估等。

本章小结      教学课件

执考知识点总结

本章涉及的2019版及2024版公共卫生执业助理医师资格考试考点对比见表10-2。

表10-2 2019版及2024版公共卫生执业助理医师资格考试考点对比

| 单元 | 细目 | 要点 | 2024版 | 2019版 |
|---|---|---|---|---|
| 食源性疾病及其预防 | 概述 | （1）食源性疾病和食物中毒的概念 | √ | 只有食物中毒的概念，没有食源性疾病的概念 |
| | | （2）食物中毒的特点 | √ | √ |
| | 细菌性食物中毒 | （1）细菌性食物中毒的流行病学特点 | √ | √ |
| | | （2）沙门氏菌、变形杆菌、金黄色葡萄球菌、副溶血性弧菌、肉毒梭菌食物中毒的流行病学特点、中毒症状及预防措施 | √ | √ |
| | 有毒动植物中毒 | （1）河豚中毒 | √ | √ |
| | | （2）鱼类引起的组胺中毒 | √ | √ |
| | | （3）含氰苷类植物中毒 | √ | √ |
| | | （4）其他有毒植物中毒 | √ | √ |
| | 化学性食物中毒 | （1）亚硝酸盐中毒 | √ | √ |
| | | （2）有机磷农药中毒 | √ | √ |
| | 食品安全事故调查处置 | （1）食物中毒的诊断及技术处理 | √ | √ |
| | | （2）食物中毒的调查处理程序 | √ | √ |

拓展练习及参考答案

（肖婷婷）

# 第十一章　食品安全与食品安全监督管理

**学习目标**

**素质目标：** 培养学生法律意识和食品安全意识，培养保障食品安全的社会责任感。

**知识目标：** 掌握食品安全监督管理的基本概念、原则和内容，预包装食品标签、食品营养标签；熟悉无公害食品、绿色食品、有机食品、保健食品标识；了解食品安全标准的概念、性质、主要技术指标以及食品中有毒有害物质的制定。

**能力目标：** 能够识别不同种类食品的食品安全监管重点。

我国为了加强和规范食品生产经营活动，督促食品生产经营者落实主体责任，保障食品安全，制定了《中华人民共和国食品安全法》及其实施条例等法律法规、部门规章，制定了以食品安全国家标准在内的各类食品安全标准，在经历了数次改革后建立了完整的食品安全管理体系。

**案例导入**

【案例】

某市场监督管理局在国家食品安全抽样检验信息系统收到检验报告，显示甲公司生产日期为2020—12—22的马铃薯手工粉条（规格为210g/袋，细粉）经检验，铝的残留量项目不符合《食品安全国家标准　食品添加剂使用标准》（GB 2760—2014）要求，检验结论为不合格，经核查，甲公司上述粉条原料为从乙公司处购进。

经查，乙公司于2020年12月3日将其定量生产的马铃薯手工粉条（细粉）全部销售给甲公司，由甲公司进行二次分装后销售，销售金额共计5000元。

【问题】

1. 《食品安全国家标准　食品添加剂使用标准》（GB 2760—2014）按照性质分类属于哪一类食品安全标准？

2. 铝过量食用的危害有哪些？

3. 对于乙公司的处罚，你有哪些建议？

## 核心知识拆解

# 第一节　概　述

### 一、基本概念

食品安全指食品无毒、无害，符合应当有的营养要求，对人体健康不造成任何急性、亚急性或者慢性危害。

食品安全监督管理是指国家职能部门为保证食品安全，保障公众身体健康和生命安全，根据法律法规的规定对食品生产经营活动和食品生产经营者的行政监督管理，督促检查食品生产经营者执行食品安全法律法规的情况，并对其违法行为追究行政法律责任的过程。

### 二、食品安全监督管理体系

我国食品安全监督管理体系是在不断完善、不断发展的。

基础阶段：从1949年开始，当时我国的食品卫生目标低，群众需求少，主要以保障温饱为主，监管主要是思想教育，法律法规少，群众文化水平不高，运用法律保护自己的意识薄弱，直到1965年出台《食品卫生管理试行条例》，才开始对这方面进行规范。

发展阶段：随着国家综合水平的提升，人们对食品安全的需求开始逐步提升，生产企业开始在食品安全管理上逐步发挥作用，国家层面各项制度标准逐步推出，1983年7月1日颁布《中华人民共和国食品卫生法（试行）》，1995年修订并实施《中华人民共和国食品卫生法》。体制上食品卫生监督为主，其他部门参与管理。

分段监管：2004年《国务院关于进一步加强食品安全工作的决定》出台，按照一个监管环节、一个部门监管的原则，采取分段监管为主、品种监管为辅的方式。2006年《农产品质量安全法》出台，标志着食品安全分段监管模式的完整法律体系已经形成。

综合治理：2008年前后，三鹿奶粉等一系列食品安全事件暴露了监管体制问题，食品链和食品安全综合治理概念得到重视。2009年《中华人民共和国食品安全法》取代了《中华人民共和国食品卫生法》，并作为食品安全领域的基本法开始实施。2015年4月24日，新修订的《中华人民共和国食品安全法》经第十二届全国人大常委会第十四次会议审议通过，共十章，154条，于2015年10月1日正式实施，被称为"史上最严"的食品安全法。

我国的食品安全监管体系主要分为法律法规体系、标准体系、监管机构三大部分。其中我国关于食品安全的法律法规主要由《中华人民共和国食品安全法》《中华人民共和国农产品质量安全法》《食品安全法实施条例》等构成，法律法规的制定为食品安全监管工作提供了法律依据。

目前我国的食品安全标准分为国家标准、行业标准、地方标准、企业标准，食品安全标准的制定是保障食品安全、促进行业发展和保障公平贸易的重要手段，是食品安全监管重要的技术依据，截至目前，我国已制定并公布了乳品安全标准、真菌毒素、农兽药残留、食品添加剂和营养强化剂使用、预包装食品标签和营养标签通则等1563项食品安全国家标准，覆盖了2.3万余项食品安全指标。

目前我国的食品安全工作由各个部门协同开展，国务院设立食品安全委员会，组织协调各部门职能，国务院食品安全监督管理部门、卫生行政、农业行政部门等共同工作。其中食品安全监督管理部门对食品生产经营活动实施监督管理；卫生行政部门组织开展风险监测和风险评估，制定并公布食品安全国家标准；农业行政部门负责农业农产品管理工作；国家出入境检验检疫部门对进出口食品安全实施监督管理；其他部门协同开展工作。

食品生产经营者对其生产经营食品的安全负责，食品生产经营者应当主动承担社会责任，诚信经营，严格旅行法律法规，提高自身食品安全管理水平，依照法律、法规和食品安全标准从事生产经营活动。

县级以上地方人民政府对本行政区域的食品安全监督管理工作负责，统一领导、组织、协调本行政区域的食品安全监督管理工作以及食品安全突发事件应对工作，建立健全食品安全全程监督管理工作机制和信息共享机制。

# 第二节　食品安全法律法规体系

## 一、概述

我国现行的食品安全法律法规体系是有关食品的安全质量标准、安全质量检测标准，及相关法律、法规、规范文件构成的有机体系，称为食品安全法律法规体系。

我国现行的食品安全法律法规体系：《中华人民共和国食品安全法》《中华人民共和国农产品质量安全法》等法律，《食品安全法实施条例》等行政法规，地方性法规，《食品生产许可管理办法》《食品召回管理办法》《食品相关产品质量安全监督管理暂行办法》等规章和规范性文件，以及食品安全标准等构成我国食品安全法律法规体系框架。

## 二、食品安全法调整的法律关系

法律关系是指法律规范在调整人们的行为过程中所形成的具有法律上权利义务形式的社会关系。食品安全是人们生活中最重要的问题之一，随着科技的进步和社会的发展，食品安全问题变得越来越突出。

食品安全法是保障人民生命安全和身体健康的法律依据，它包括了食品的生产、运输、储存及销售等各个环节，食品安全法的出台和法律调整让食品监管在法律的框架下更加科学、规范，为食品从业者提供了准确的法律依据，并规定了违反食品安全法所面临的处罚措施和民事责任。

食品安全法律调整的主要是食品安全监管机构、食品生产经营者和食品、食品添加剂、食品相关产品之间的关系，包括为保障食品安全采取的措施和破坏食品安全的违法行为。

## 三、食品安全法律规范

### （一）《中华人民共和国食品安全法》

2009年制定，2015年修正，2018年、2021年修订，30 000字左右，共十章154条。出台这部法律的意义在于：①有利于更好地保证食品安全，保障人民群众的身体健康和生命安全。②有利于推动食品行业的健康发展。③有利于进一步加强我国的食品安全监管能力建设。④确立了食品安全管理的"科学、理性、法治"三个理念、"预防为主、风险管理、全程控制、社会共治"四项原则。

《中华人民共和国食品安全法》建立了预防为主和风险防范的食品安全体系，落实了生产经营者的主体责任和监管部门的监管责任，倡导食品安全社会共治，完善特殊食品的监管，建立了严格的法律责任制度。

### （二）《中华人民共和国农产品质量安全法》

2006年制定，2018年修正，2022年修订。共八章节81条，5500余字。新修订的《中华人民共和国农产品质量安全法》包括总则、农产品质量安全风险管理和标准制定、农产品产地、农产品生产、农产品销售、监督管理、法律责任、附则八章。

### （三）《中华人民共和国食品安全法实施条例》

《中华人民共和国食品安全法实施条例》国务院令第721号，2019年12月1日施行。强化了食品安全监管，补充规定了随机监督检查、异地监督检查等监管手段，完善举报奖励制度，并建立严重违法生产经营者黑名单制度和失信联合惩戒机制。

> **知识拓展**
>
> **食品从业人员法律限制**
>
> 被吊销许可证的食品生产经营者及其法定代表人、直接负责的主管人员和其他直接责任人员自处罚决定作出之日起5年内不得申请食品生产经营许可，或者从事食品生产经营管理工作、担任食品生产经营企业食品安全管理人员。
>
> 因食品安全犯罪被判处有期徒刑以上刑罚的，终身不得从事食品生产经营管理工作，也不得担任食品生产经营企业食品安全管理人员。
>
> 违反《中华人民共和国食品安全法》规定，受到开除处分的食品检验机构人员，自处分决定作出之日起10年内不得从事食品检验工作；因食品安全违法行为受到刑事处罚或者因出具虚假检验报告导致发生重大食品安全事故受到开除处分的食品检验机构人员，终身不得从事食品检验工作。

## 第三节  食品安全标准

### 一、食品安全标准的概念、性质和意义

食品安全标准是为了对食品生产、加工、流通和消费食品链全过程中影响食品安全质量的各种要素及各关键环节进行控制和管理，经协商一致认定并由公认机构批准，共同使用和重复使用的一种规范性文件。

食品安全标准是食品安全法律法规体系的重要组成部分，是保障消费者健康、确保食品安全生产经营的强制性技术要求，是依法开展食品安全监督管理的依据。

## 二、食品安全标准的分类

现行食品安全标准分类大体有4种分类。

### （一）按性质分类

1. **强制性标准** 指具有法律属性，在一定范围内通过法律、行政法规等强制手段加以实施的标准。
2. **推荐性标准** 鼓励根据需要而采用的标准。

### （二）按级别分类

1. **国家标准** 由国家标准化管理委员会制定并颁布的强制性标准，是保障食品安全的基础。
2. **行业标准** 由相关行业协会或组织制定并推行的标准，主要是针对特定的食品行业，是对国家标准的补充和细化。
3. **地方标准** 由地方政府或相关部门制定并实施的地方性标准，主要是为了适应当地的食品生产和消费特点，保障本地食品安全。
4. **企业标准** 由食品生产企业自行制定并执行的标准，是企业自我管理和自我约束的重要手段。

### （三）按内容分类

1. **基础标准** 在一定范围内作为其他标准的基础并普遍适用，具有广泛的指导意义。如食品中污染物限量、食品中致病菌限量、食品中真菌毒素限量、食品添加剂使用、营养强化剂使用、食品中农药残留限量、食品中兽药残留限量、预包装食品标签标准、食品包装材料用添加剂使用等标准。
2. **产品标准** 规定某一种或某一类别产品的各种规范值，保证产品的适用性。
3. **方法标准** 以试验、检查、分析、抽样统计、计算、测定、作业等各种方法为对象制定的标准。
4. **卫生标准** 为保护人的健康，对食品、医药及其他方面的卫生要求而制定的标准。

## 三、食品安全标准的制定

### （一）食品安全标准体系及其技术指标

制定食品安全标准，应当以保障公众身体健康为宗旨，做到科学合理、安全可靠。食品安全标准是保证食品安全，保障公众身体健康的重要技术支撑。目前我国已初步建立了一个以国家标准为主体、门类齐全、结构相对合理、具有一定配套性和完整性，与中国食品产业发展、提高食品安全水平、保障公众身体健康的要求基本相适应的食品安全标准体系。

食品安全标准的主要技术指标包括：①食品、食品相关产品中的致病性微生物、农药残留、兽药残留、重金属、污染物质以及其他危害人体健康物质的限量规定。②食品添加剂的品种、使用范围、用量。③专供婴幼儿和其他特定人群的主辅食品的营养成分要求。④对与食品安全、营养有关的标签、标志、说明书的要求。⑤食品生产经营过程的卫生要求。⑥与食品安全有关的质量要求。⑦食品检验方法与规程。⑧其他需要制定为食品安全标准的内容。

### （二）食品安全标准的强制性及公开性规定

食品安全标准是强制执行的标准。除食品安全标准外，不得制定其他食品强制性标准。食品生产经营者应当遵守法律的要求，食品安全标准是食品生产经营者应当遵守的强制性技术性要求，在此基础上，才可以进行技术上的改进，任何违反法律法规的食品生产经营者必将受到应有的惩罚。

省级以上人民政府卫生行政部门应当在其网站上公布制定和备案的食品安全国家标准、地方标准和企业标准，供公众免费查阅、下载。

对地方特色食品，没有食品安全国家标准的，省、自治区、直辖市人民政府卫生行政部门可以制定并公布食品安全地方标准，报国务院卫生行政部门备案。食品安全国家标准制定后，该地方标准即行废止。

国家鼓励食品生产企业制定严于食品安全国家标准或者地方标准的企业标准，在本企业适用，并报省、自治区、直辖市人民政府卫生行政部门备案。

省级以上人民政府卫生行政部门应当在其网站上公布制定和备案的食品安全国家标准、地方标准和企业标准，供公众免费查阅、下载。

### （三）食品中有毒有害物质限量标准的制定

**1. 风险评估的基本原则** 我国食品安全法明确指出，制定食品安全标准应以食品安全风险评估的结果为依据，食品安全风险分析包括风险评估、风险管理和风险交流三部分。风险评估是风险分析的基础，其目的是判定食品中有毒有害物质对人群健康危害的风险程度。风险评估包括危害识别、危害特征描述、暴露评估和风险特征描述4个步骤。

**2. 制定食品中有毒有害物质限量标准的具体步骤** 根据食品安全风险评估的原则和方法，制定食品中有毒有害物质限量的具体步骤包括：确定动物最大无作用剂量、确定人体每日容许摄入量、确定每种食物中的最大容许量、制定食品中有毒有害物质的限量标准。

---

**知识拓展**

#### 食品安全标准内容

食品安全标准应当包括下列内容：

1. 食品、食品添加剂、食品相关产品中的致病性微生物，农药残留、兽药残留、生物毒素、重金属等污染物质，以及其他危害人体健康物质的限量规定。
2. 食品添加剂的品种、使用范围、用量。
3. 专供婴幼儿和其他特定人群的主辅食品的营养成分要求。
4. 对与卫生、营养等食品安全要求有关的标签、标志、说明书的要求。
5. 食品生产经营过程的卫生要求。
6. 与食品安全有关的质量要求。
7. 与食品安全有关的食品检验方法与规程。
8. 其他需要制定为食品安全标准的内容。

---

## 四、国际食品安全标准体系

### （一）国际标准化组织

国际标准化组织（International Organization for Standardization，ISO）是世界上最大、最具权威的标准化机构，成立于1946年10月14日，现有146个成员国，我国于1978年申请恢复加入国际标准化组织，同年8月被ISO接纳为成员。

ISO的宗旨是在全世界范围内促进标准化工作的开展，以便利用国际物资交流和相互服务，并在知识、科学技术和经济领域开展合作。

### （二）国际食品法典委员会（Codex Alimentarius Commission，CAC）

**1. 食品法典的含义** 食品法典（或食品法规）是一套食品安全和质量的国际标准、食品加工规范和准则，旨在保护消费者的健康并消除国际贸易中不平等的行为。

**2. 运行机制** 国际食品法典委员会是由联合国粮食及农业组织和世界卫生组织共同建立，以保障消费者的健康和确保食品贸易公平为宗旨的一个制定国际食品标准的政府间组织。自1961年第11届粮农组织大会和1963年第16届世界卫生大会分别通过了创建CAC的决议以来，已有180多个成员国和1个成员国组织（欧盟）加入该组织，覆盖全球99%的人口。

### （三）国际乳品业联合会（International Dairy Federation，IDF）

国际乳品业联合会是一个独立的、非政治性的、非营利性的民间国际组织，也是乳品行业唯一的世界性组织。它代表世界乳品工业参与国际活动。

学术委员会又设有6个专业委员会，每个专业委员会负责一个特定领域的工作，它们是：乳品生产、卫生和质量委员会，乳品工艺和工程委员会，乳品行业经济、销售和管理委员会，乳品行业法规、成分标准、分类和术语委员会，乳与乳制品的实验室技术和分析标准委员会，乳品行业科学、营养和教育委员会。IDF每4年召开一次国际乳品代表大会，每年召开一次年会。

### （四）国际葡萄与葡萄酒组织（International Vine and Wine Organization，OIV）

国际葡萄与葡萄酒组织该组织的主要职责是收集、研究有关葡萄种植，以及葡萄酒、葡萄汁、食用葡萄和葡萄干的生产、保存、销售及消费的全部科学、技术和经济问题，并出版相关书刊。

## 第四节 食品安全监督管理

### 一、食品安全监督管理的原则

2015年10月1日起实施的《中华人民共和国食品安全法》确立了"预防为主、风险管理、全程控制、社会共治"食品安全监管的基本原则。

"预防为主"即在食品生产、加工、运输、储存、销售过程中，采取有效的措施把食品中可能存在的危害因素，控制和消除在对人体产生健康危害之前，防患未然，将食品安全事件消灭在萌芽状态。

"风险管理"即运用风险分析的基本原理，科学地开展风险监测和风险评估。根据食品安全风险监测和评估，确定监管重点、方式和频次，实施风险四级管理，科学、合理地采取风险管控措施和技术手段，降低或防范食品安全风险，以最小的成本获得对公众最大的食品安全保障。

"全程控制"包涵两层含义。一是从农田到餐桌的全过程控制。既包括了食用农产品的种植养殖、收获屠宰，以及食品的生产加工、包装、运输、储藏、销售和餐饮消费等全过程的监管，还包括了食品的原料与产品、食品添加剂、食品包装材料、食品用洗涤剂和消毒剂、生产食品的机械设备等，以及生产经营的场所和环境的监管。二是食品生产经营企业在食品生产经营过程的全程控制。如实施良好生产规范（Good Manufacturing Practice，GMP）和危害分析与关键控制点（Hazard Analysis and Critical Control Point，HACCP）等全程控制体系。

"社会共治"指调动社会各方力量，包括政府监管部门、相关职能部门、食品生产经营者、行业协会、消费者组织、新闻媒体、社会第三方组织及每个社会成员，共同关心、支持、参与食品安全工作的社会格局。

## 二、食品安全监督管理的内容

食品安全监管的主要内容包括食品安全监管部门依据法律法规，对食品生产经营者实施的行政许可、行政检查、监督抽检、食品安全事故调查处理、行政处罚等内容，也包括制定和实施食品安全标准、公布食品安全信息、宣传食品安全知识，同时各级各部门包括行业协会、生产经营企业内部管理也属于食品安全监督管理的内容。

"双随机、一公开"即在监管过程随机抽取检查对象，随机选派执法检查人员，抽查情况及查处结果及时向社会公开。"双随机、一公开"是国务院办公厅于2015年8月发布的《国务院办公厅关于推广随机抽查规范事中事后监管的通知》中要求在全国全面推行的一种监管模式。"双随机、一公开"的全面推开将为科学高效监管提供新思路，为落实党中央、国务院简政放权、放管结合、优化服务改革的战略部署提供重要支撑。

## 三、食品生产的监督管理

食品生产企业的监督检查是落实企业安全主体责任，强化食品安全监管的重要组成部分。食品生产监督的依据是《中华人民共和国食品安全法》《中华人民共和国食品安全法实施条例》《食品生产许可管理办法》《食品生产经营监督检查管理办法》《食品生产通用卫生规范》。

1. **食品良好生产规范** 是为保障食品安全、质量而制定的贯穿食品生产全过程的一系列措施、方法和技术要求。基本内容包括：①人员，包括人员素质、教育与培训。②企业的设计与设施，包括厂房环境、厂房设施、设备工具。③质量管理，包括机构、质量管理部门的任务、生产过程管理、原料、半成品、成品的品质管理。④成品的储存与运输。⑤标识。⑥卫生管理。⑦成品售后意见处理。

2. **危害分析关键控制点体系** 是预防性的食品安全保证体系，但它不是一个孤立的体系，必须建筑在良好操作规范（GMP）和卫生标准操作程序（Sanitation Standard Operating Procedures，SSOP）的基础上。具体表现为对食品生产加工过程中造成食品污染发生或发展的各种危害因素进行系统和全面的分析，进而在能对上述危害因素起作用的关键点上进行控制，以有效保障食品安全。

食品生产环节监督检查要点应当包括食品生产者取得的各种资质和生产过程中使用的各种原辅料的资质合格证明、生产环境条件、生产过程控制、产品检验、贮存、不合格食品管理和食品召回、标签和说明书、食品安全自查、从业人员管理、信息记录和追溯、食品安全事故处置等。

委托生产食品、食品添加剂的，委托方、受托方应当遵守法律、法规、食品安全标准及合同的约定，并将委托生产的食品品种、委托期限、委托方对受托方生产行为的监督等情况予以单独记录，留档备查。

## 四、食品经营的监督管理

食品经营监督管理依据:《中华人民共和国食品安全法》《中华人民共和国食品安全法实施条例》

《食品经营许可和备案管理办法》《食品生产经营监督检查管理办法》《中华人民共和国农产品质量安全法》。

食品销售环节监督检查要点应当包括食品销售者资质、一般规定执行、禁止性规定执行、经营场所环境卫生、经营过程控制、进货查验、食品贮存、食品召回、温度控制及记录、过期及其他不符合食品安全标准食品处置、标签和说明书、食品安全自查、从业人员管理、食品安全事故处置、进口食品销售、食用农产品销售、网络食品销售等情况。特殊食品销售环节监督检查要点还应当包括禁止混放要求落实、标签和说明书核对等情况。下面为几种常见的标签标识。

（一）预包装食品标签

预包装食品，指预先定量包装或者制作在包装材料和容器中的食品，包括预先定量包装以及预先定量制作在包装材料和容器中并且在一定量限范围内具有统一的质量或体积标识的食品。

我国《食品安全国家标准　预包装食品标签通则》（GB 7718—2011）中规定向消费者直接提供的预包装食品标签内容应包括食品名称、配料表、净含量和规格、生产者和/或经销者的名称、地址和联系方式、生产日期和保质期、贮存条件、食品生产许可证编号、产品标准代号及其他需要标示的内容。非直接提供给消费者的预包装食品标签应标示食品名称、规格、净含量、生产日期、保质期和贮存条件，其他内容如未在标签上标注，则应在说明书或合同中注明。

（二）食品营养标签

预包装食品标签上向消费者提供食品营养信息和特性的说明，包括营养成分表、营养声称和营养成分功能声称。营养标签是预包装食品标签的一部分。《食品安全国家标准　预包装食品营养标签通则》（GB 28050—2011）对相关内容均作出了规定。

营养素指食物中具有特定生理作用，能维持机体生长、发育、活动、繁殖以及正常代谢所需的物质，包括蛋白质、脂肪、碳水化合物、矿物质及维生素等。

营养成分指食品中的营养素和除营养素以外的具有营养和/或生理功能的其他食物成分。各营养成分的定义可参照《食品营养成分基本术语》（GB/Z 21922—2008）。

核心营养素指营养标签中的核心营养素包括蛋白质、脂肪、碳水化合物和钠。

营养成分表指标有食品营养成分名称、含量和占营养素参考值百分比的规范性表格，见图11-1。

营养成分表

| 项目 | 每100毫升 | 营养素参考值 |
| --- | --- | --- |
| 能量 | 177千焦 | 2% |
| 蛋白质 | 1.0克 | 2% |
| 脂肪 | 1.1克 | 2% |
| 碳水化合物 | 7.0克 | 2% |
| 钠 | 57毫克 | 3% |

图11-1　营养成分表

营养素参考值指专用于食品营养标签，用于比较食品营养成分含量的参考值。

营养声称指对食品营养特性的描述和声明，如能量水平、蛋白质含量水平。营养声称包括含量声称和比较声称。

### （三）保健食品

保健食品是指声称并具有特定保健功能或以补充维生素、矿物质为目的的食品。即适宜于特定人群食用，具有调节机体功能，且不以治疗疾病为目的，并且对人体不产生任何急性、亚急性或慢性危害的食品。

它的根本属性是：一种特殊的食品，与药品有严格的区分。对特定人群具有一定的调节机体功能的作用，但不能取代药物对患者的治疗作用。

我国法律明确规定，保健食品的标签和说明书都不得涉及疾病预防或治疗作用。在购买保健食品时，要到合法店铺购买，认准产品包装上的保健食品专用标识（小蓝帽）及保健食品的批准文号，通过批准文号，可以在国家市场监督管理总局政务服务平台网站（https://zwfw.samr.gov.cn/needSearch）查询产品信息和真伪。同时在购买时要仔细查看标签上的功效成分、保健功能、适宜人群等信息，并保管好购买凭证。

---

**知识拓展**

#### 食品经营许可

食品经营许可证编号由 JY（"经营"的汉语拼音首字母缩写）和十四位阿拉伯数字组成。数字从左至右依次为：一位主体业态代码、两位省（自治区、直辖市）代码、两位市（地）代码、两位县（区）代码、六位顺序码、一位校验码。

在中华人民共和国境内从事食品销售和餐饮服务活动，应当依法取得食品经营许可。下列情形不需要取得食品经营许可。

1. 销售食用农产品。
2. 仅销售预包装食品。
3. 医疗机构、药品零售企业销售特殊医学用途配方食品中的特定全营养配方食品。
4. 已经取得食品生产许可的食品生产者，在其生产加工场所或者通过网络销售其生产的食品。
5. 法律、法规规定的其他不需要取得食品经营许可的情形。

除上述情形外，还开展其他食品经营项目的，应当依法取得食品经营许可。

---

### 五、餐饮服务的监督管理

餐饮服务监督管理的依据：《中华人民共和国食品安全法》《中华人民共和国食品安全法实施条例》《食品生产经营监督检查管理办法》《食品安全国家标准 餐饮服务通用卫生规范》。餐饮服务的定义为通过即时加工制作、商业销售和服务性劳动等，向消费者提供食品或食品和消费设施的服务活动。餐饮服务监督管理的主要内容包括餐饮服务提供者资质、从业人员健康管理、原料控制、加工制作过程、食品添加剂使用管理、场所和设备设施清洁维护、餐饮具清洗消毒、食品安全事故处置等情况，应当强化学校等集中用餐单位供餐的食品安全要求。

《食品安全国家标准 餐饮服务通用卫生规范》（GB 31654—2021）2022年2月22日正式实施，该标准由国家卫生健康委员会、国家市场监管总局联合发布，是我国首部餐饮服务行业规范类食品安全国家标准，对于提升我国餐饮业安全水平，保障消费者饮食安全、适应人民群众日益增长的餐饮消费需求具有重要意义。该标准规定了餐饮服务活动中食品采购、贮存、加工、供应配送和餐（饮）具、食品容器及工具清洗、消毒等环节场所、设施、设备、人员的食品安全基本要求和管理准则。包括术语和定义，场所与布局，设施与设备，原料采购、运输、验收与贮存，加工过程的食品安全控制，供餐要求，配送要求，清洁维护与废弃物管理，有害生物防治，人员健康与卫生，培训，食品安全管理等内容。

## 六、食用农产品的监督管理

农产品是指来源于种植业、林业、畜牧业和渔业等的初级产品，即在农业活动中获得的植物、动物、微生物及其产品。农产品质量安全是指农产品质量达到农产品质量安全标准，符合保障人的健康、安全的要求。为了保障农产品质量安全，维护公众健康，促进农业和农村经济发展，我国制定《中华人民共和国农产品质量安全法》。

### （一）食用农产品的常见问题

1. 农药残留的问题，农作物生长过程中不合理或非法使用，农药、生长调节剂等有毒有害残留物可能对人体健康造成潜在风险。

2. 兽药或抗生素残留的问题，在畜牧养殖业中，不合理使用抗生素或兽药可能对人体健康存在安全问题。

3. 土壤和水污染的问题，农业生产过程中或者工业、生活中可能污染土壤和地下水，产地环境带来的铅、镉、汞、砷等重金属元素，对人体存在安全隐患。

4. 产品自身的生长发育过程中的黄曲霉毒素、赤霉素、沙门菌、禽流感病毒等。

### （二）无公害农产品、绿色食品、有机食品

无公害农产品政府运作，公益性认证，产地认定与产品认证相结合。在产地环境、生产过程和产品质量方面符合国家有关标准和规范的要求，经认证合格获得认证证书并允许使用无公害农产品标志的未经加工或者初加工的食用农产品。

绿色食品是政府推动、市场运作，产自优良生态环境、按照绿色食品标准生产，检验指标符合绿色食品产品标准，并获得绿色食品标志使用权食用农产品及相关产品。绿色食品分为两个等级，即A级标准和AA级标准。

有机食品是指以有机农业方式生产、加工，符合有关有机标准的要求，并通过专门的认证机构认证和监管的农副产品及其加工品。

无公害农产品、绿色食品和有机食品的相同点和不同点如下。

**1. 相同点**

（1）均需要专业的机构认证，并授权使用标志。

（2）无公害农产品是绿色食品和有机食品发展的基础。

（3）选择生产环境、技术标准、产品质量都有严格要求。

**2. 不同点**

（1）无公害农产品

1）需要产地认定，产地环境符合国家标准。

2）安全质量符合相应的国家标准要求，达到规定的农产品重金属及有害物质限量和农药最大残留

限量。

（2）绿色食品

1）有产地环境、产品感官要求和理化要求。

2）对具体的安全卫生标准进行了规定。

3）分为A级和AA级两种。

4）是安全优质的精品品牌，目标是满足高层次消费需求。

（3）有机产品

1）须严格遵循有机食品生产、采集、加工、包装、贮藏、运输标准。

2）禁止使用化学合成的农药、化肥、激素、抗生素、食品添加剂等。

3）禁止使用基因工程技术及该技术的产物及其衍生物。

4）有严格的质量管理体系、生产过程控制体系和追踪体系。

5）且需要得到有机食品认证机构的认证。

6）彰显生态安全特点，满足公众追求生态、环保的消费需求。

**本章小结**

**教学课件**

**执考知识点总结**

本章涉及的2019版及2024版公共卫生执业助理医师资格考试考点对比见表11-1。

表11-1　2019版及2024版公共卫生执业助理医师资格考试考点对比

| 单元 | 细目 | 要点 | 2024版 | 2019版 |
|---|---|---|---|---|
| 食品安全与食品安全监督管理 | 概述 | 食品安全监督管理的基本概念、原则和内容 | √ | √ |
| | 食品安全标准 | （1）概念、性质 | √ | √ |
| | | （2）主要技术指标 | √ | √ |
| | | （3）食品中有毒有害物质的制定 | √ | √ |
| | 食品标签与标识 | （1）食品标签：预包装食品标签、食品营养标签 | √ | √ |
| | | （2）食品标识：无公害食品、绿色食品、有机食品、保健食品 | √ | √ |

## 拓展练习及参考答案

（王银成）

# 参 考 文 献

［1］柳春红. 食品卫生学［M］. 北京：中国轻工业出版社，2022.

［2］孙秀发，凌文华. 临床营养学［M］. 北京：科学出版社，2016.

［3］孙长颢. 营养与食品卫生学［M］. 8版. 北京：人民卫生出版社，2022.

［4］王瑞. 食品卫生与安全［M］. 3版. 北京：化学工业出版社，2022.

［5］杨月欣，葛可佑. 中国营养科学全书［M］. 北京：人民卫生出版社，2019.

［6］姚卫蓉，于航，钱和. 食品卫生学［M］. 3版. 北京：化学工业出版社，2021.

［7］中国营养学会. 中国居民膳食营养素参考摄入量［M］. 2023版. 北京：人民卫生出版社，2023.

［8］中国营养学会. 中国居民膳食指南（2022）［M］. 北京：人民卫生出版社，2022.

［9］钟耀广. 食品安全学［M］. 3版. 北京：化学工业出版社，2020.